W0256853

DIE TUBERKULOSE UND IHRE GRENZGEBIETE IN EINZELDARSTELLUNGEN

BEIHEFTE ZU DEN BEITRÄGEN ZUR KLINIK DER TUBERKULOSE UND
SPEZIFISCHEN TUBERKULOSEFORSCHUNG

HERAUSGEGEBEN VON

H. WURM-WIESBADEN UND E. GAUBATZ-HEIDELBERG

BAND 15

DER TUBERKULÖSE IM STRAFVOLLZUG

VON

TH. JOHANNES

PROFESSOR DR. MED. DR. PHIL.
EHEM. OBERARZT AN DER MEDIZINISCHEN
UND NERVENKLINIK DER UNIVERSITÄT JENA

MIT EINER ÜBERSICHTSTAFEL

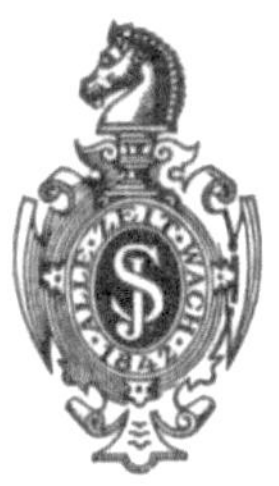

SPRINGER-VERLAG
BERLIN · GÖTTINGEN · HEIDELBERG
1964

© by Spinger-Verlag OHG / Berlin · Göttingen · Heidelberg 1964
Softcover reprint of the hardcover 1st edition 1964
Library of Congress Catalog Card Number 63—23085

ISBN 978-3-642-86177-2   ISBN 978-3-642-86176-5 (eBook)
DOI 10.1007/978-3-642-86176-5

Druck der Druck- und Verlagsanstalt Konrad Triltsch, Würzburg

Meiner Frau Eva Johannes geb. Henneberg

Vorwort

Tatbestände und Erwägungen, die in der vorliegenden Arbeit zur Erörterung kommen müssen, berühren eine Reihe zum Teil recht verschiedenartiger Wissensgebiete. In erster Linie sind es die Innere Medizin und die Lungenheilkunde, die Psychiatrie und Psychologie, die Kriminologie und die Sozialpädagogik. Dies mag auch der Grund dafür sein, daß, soweit uns bekannt ist, keine umgreifende Darlegung der Behandlung des dissozialen Tuberkulösen und seiner Betreuung vorliegt. Nur als Einzelarbeiten im Schrifttum der benannten Wissensgebiete verstreut, finden sich die zahlreichen Fragestellungen und Ergebnisse dieses Problemkreises bearbeitet. Alle Einzelfragen des Themas stehen jedoch immer mit anderen in engem Zusammenhang und verlangen eine Überschau über das Gesamtgebiet bei der klinischen Arbeit.

Der Strafvollzug, eine Welt für sich, doch mit zahlreichen gewichtigen Beziehungen zum freien Leben, verlangt für den dort tätigen Tuberkulosearzt eine Einführung in die laufenden, oft recht schwierigen Fragen seines Bereichs. Eigenes Arbeiten auf dem Gebiet der Inneren Medizin, im besonderen der Tuberkulose, der Psychiatrie und vor allem die Tätigkeit auf einer Tuberkuloseabteilung des Strafvollzugs ließen den Entschluß reifen, diesem unbestreitbar allgemein vorhandenen und auch selbst empfundenen Bedürfnis entgegenzukommen. Die vorliegende Arbeit möchte den Arzt bei der Betreuung von Lungentuberkulösen, die als Störer auftreten oder im Strafvollzug gelandet sind und einer Rehabilitation bedürfen, an das Verständnis der ihm Anvertrauten heranführen, ihm die Möglichkeit geben, sich schnell über die im Vollzug zu beachtenden Probleme und Erkenntnisse ihrer Behandlung zu unterrichten, und ihn durch reichliche Schrifttumsangaben in die Lage versetzen, seine Arbeit zu vertiefen. Darüber hinaus werden sich auch der Jurist, Psychologe, Sozialpädagoge, Sozialfürsorger und andere, die ihre Arbeit mit dem tuberkulösen Rechtsbrecher zusammenführt, durch die folgende Darstellung einen Einblick in die vielschichtigen, von der medizinischen Wissenschaft her bestimmten ärztlichen Aufgaben bei der Betreuung der tuberkulösen Unrechttäter verschaffen können. — Gewisse einheitliche Grundgedanken und Tendenzen in der Strafbehandlung des Tuberkulösen aus neuerer Zeit haben sich bereits in der Praxis durchgesetzt. Anderes ist noch im Fluß und bedarf der Darlegung.

Die Durchführung der praktischen Vollzugsmaßnahmen im einzelnen weicht infolge der unterschiedlich zur Verfügung stehenden Einrichtungen und Mittel sowie mangels eines bundeseinheitlichen Strafvollzugs-Rahmengesetzes noch vielfach örtlich voneinander ab. Hierfür sind in Einzelfragen die regionalen amtlichen Veröffentlichungen maßgebend. Bei der Notwendigkeit, in absehbarer Zeit ein solches bundeseinheitliches Strafvollzugsgesetz zu schaffen, möchte die vorliegende Arbeit die Sonderstellung des Rechtsbrechers, der an einer Tuberkulose leidet, unterstreichen und Unterlagen für seine sachgemäße Betreuung im Strafvollzug beibringen.

Die eingangs erwähnte neuzeitliche Zusammenarbeit einer ganzen Reihe wissenschaftlicher Einzeldisziplinen wird bei den Bemühungen um konkrete Fragestellungen hinsichtlich der Behandlung des tuberkulösen Rechtsbrechers in körperlicher wie in seelischer Hinsicht dazu führen, daß dieses scheinbar abgelegene Gebiet bei intensiver Weiterarbeit berufen sein wird, durch Synthese der in aller Breite erfaßten Einzeltatsachen einen wichtigen Beitrag zur vertieften Erkenntnis menschlichen Wesens beizusteuern.

Homberg/Oberhessen, November 1963   Th. Johannes

Inhaltsverzeichnis

Einleitung

Die heute lebendige Forderung, den tuberkulösen Kranken jederzeit in seiner leib-seelischen Einheit und Eigenart zu sehen, um ihm die bestmögliche Behandlung an-gedeihen zu lassen, ist in erhöhtem Maße auch auf die Behandlung des Tuberkulösen im Strafvollzug anzuwenden. Im wesentlichen sind es *drei Bedingungskomplexe*, denen sich der Arzt im Erscheinungsbild des tuberkulösen Häftlings gegenübersieht: die tuberkulöse Infektion, die nicht selten psychisch abnorme Haltung des Kranken und die eigentümliche Lage des Kranken, des Menschen in Gefangenschaft. In jedem dieser Bereiche werden wiederum Einzelfaktoren sichtbar, die Berücksichtigung ihrer selbst wie ihrer Wirkungszusammenhänge mit anderen erfordern. Bald stehen diese, bald jene Geschehensanteile mehr im Vordergrund, so daß dem Arzt in der körper-lich-seelischen Einheit des Kranken eine Vielfalt von Erscheinungsbildern gegenüber-tritt, die nicht zu einfach und einseitig gesehen werden dürfen, soll Heilung und Rück-führung ins freie Leben nicht Schaden leiden. Die Schwierigkeit, die in erster Linie zu berücksichtigenden Gegebenheiten darzustellen, um die kranke Einzelperson in ihrer Eigenart, Entwicklung und in ihren Beziehungen zur Umwelt und zur Straftat zu begreifen und einfühlend zu verstehen, liegt darin, daß sie in der menschlichen Person innig miteinander verwoben als ein *Zugleich* gegeben sind, wobei das Einzelne durch die unmittelbare Erfahrung im Zusammenhang mit dem Ganzen verstanden wird, während in der beschreibenden Analyse das *Nacheinander* der Erörterung von Einzel-heiten in Kauf genommen werden muß. Bei dem Bemühen um eine wissenschaftlich vertiefte Zusammenschau der bestimmenden Umstände und um geeignete Behandlung steht der Arzt in seiner praktischen Arbeit auf der Tuberkuloseabteilung des Gefäng-nisses mehr als sonst in der Krankenbehandlung mitten in einer lebhaften Spannung zwischen Anwendung der von der medizinischen Wissenschaft zur Verfügung gestell-ten Erkennungs- und Behandlungsmethoden und dem persönlichen Umgang von Mensch zu Mensch bei dem ihm Anvertrauten. — Der Tuberkulosearzt des Strafvoll-zuges wird hierzu außer den Kenntnissen in der Erkennung und Behandlung der körperlichen Krankheit Tuberkulose auch Kenntnisse, Neigung und Fähigkeiten zur psychologischen und kriminalbiologischen Beurteilung und Führung seiner Kranken mitbringen müssen, um seiner Aufgabe gerecht werden zu können. Gute psychiatrische Vorbildung ist notwendig. Ist „die Beschäftigung mit der psychischen Situation und das Wissen um mögliche psychische Alterationen bei Tuberkulosekranken zu einem wichtigen Nebengebiet innerhalb der Phthisiologie" (HEUSSER) bereits auf der nor-malen Tuberkuloseabteilung geworden, so trifft dies um vieles mehr noch für die Tuberkuloseabteilung des Strafvollzugs zu. Bei jedem schwierigeren und unklaren psychischen Verhalten eines Kranken wird der Tuberkulosearzt darüber hinaus die Hilfe des kriminalbiologisch geschulten, erfahrenen Psychiaters mit heranziehen.

I. Der tuberkulöse Infekt im Strafvollzug. Die Tuberkulose als somatopsychische Allgemeinerkrankung

1. Allgemeiner Strafvollzug

Die tuberkulöse Infektion innerhalb des *allgemeinen* Strafvollzugs stellt bei der großen Zahl der Gefangenen ein schwerwiegendes Ereignis dar. In der Bundesrepublik befinden sich im Tagesdurchschnitt aller Vollzugsanstalten der Justiz daselbst rund 60 000 Menschen. Mindestens die vierfache Anzahl geht jährlich durch die Anstalten [ZfStrVo 10, 78 (1961)]. Nur zu leicht kann in der Strafanstalt infolge des engen Zusammenlebens der Gefangenen die unerkannte Lungentuberkulose eines Häftlings auf andere Personen, auf Mithäftlinge oder das Anstaltspersonal, übertragen werden.

Unter 75 Strafgefangenen fand PACZOWSKY (1950) 31, bei denen im Gefängnis die Lungentuberkulose erstmalig festgestellt wurde. Nach den amerikanischen Autoren MEYERS, JACOBSON und OECHSLI (1952) schwankt die Zahl der Tuberkulosekranken bei Gefängnisinsassen verschiedener Strafanstalten zwischen dem zwei- bis zehnfachen der Durchschnittsbevölkerung. Die Gesamtzahl der aktiven Tuberkulosen im Landesgefängnis Los Angeles betrug 6,3%, die Zahl der erstmalig erfaßten aktiven Tuberkulosen 2,1%. Damit ergab die Zahl dieser frischen aktiven Tuberkulosen, die vor der Inhaftierung nicht bekannt waren, mehr als das Doppelte der Durchschnittszahl für die Bevölkerung der Stadt Los Angeles und mehr als das Dreifache des Landes Los Angeles. Nach Meinung der Autoren reichen bei kritischer Prüfung die in den Strafanstalten zur Erfassung und Bekämpfung der Tuberkulose getroffenen Vorkehrungen im allgemeinen nicht aus.

Bei den seit 1953 in den Strafvollzugsanstalten von Nordrhein-Westfalen regelmäßig durchgeführten Röntgen-Schirmbilduntersuchungen lag die Zahl der dabei entdeckten aktiven bzw. offenen Tuberkulosefälle nicht wesentlich höher als bei der freien Bevölkerung (EICK, 1959).

Die *Maßnahmen zur Verhütung* tuberkulöser Erkrankungen in der Strafanstalt erfordern daher größte Aufmerksamkeit. Es ist zu bedenken, daß die Lungentuberkulose noch eine der meist vorkommenden Infektionskrankheiten ist und die beginnende, aber auch die fortgeschrittene Tuberkulose keinerlei dem Kranken selbst oder seiner Umgebung bemerkbare Erscheinungen hervorzurufen braucht; selbst der Husten kann fehlen [„Tuberculosis inappercepta" (BRAEUNING)]. Bei jeder *Neuaufnahme* in die Strafanstalt ist daher besonders auf Lungentuberkulose zu fahnden. Jeder neuzugegangene Häftling, der angibt, an Tuberkulose zu leiden, muß sofort, noch vor der ersten Vorführung beim Arzt, isoliert werden. Unter diesen wird sich allerdings mancher befinden, der nicht an einer ansteckungsfähigen Tuberkulose leidet. Im allgemeinen pflegen die zugehenden, namentlich straferfahrenen Häftlinge, die an einer Tuberkulose leiden, dies von sich aus mitzuteilen, weil sie sich hiervon Vorteile im Strafvollzug und auch Strafmilderung versprechen. So werden auch längst überwundene inaktive tuberkulöse Prozesse immer wieder gern herausgestellt. Bedenkt man aber, wie fließend und schwer bestimmbar die Grenze zwischen ansteckungsfähiger und nicht ansteckungsfähiger Tuberkulose ist, so ist es schon besser, im allgemeinen Strafvollzug diese und andere tuberkuloseverdächtige Zugänge zunächst einmal zu isolieren. Alle derartigen auf Tuberkulose verdächtigen Personen müssen vom Tuberkulosefachmann überprüft werden.

Die *Röntgenuntersuchung* (Thoraxdurchleuchtung und -aufnahme) ist zur frühzeitigen Erkennung der Tuberkulose unerläßlich und sollte in kürzester Frist nach der Aufnahme durchgeführt werden. Für eine notwendig werdende Ausführung des zu untersuchenden Gefangenen aus der Anstalt zur röntgenologischen Untersuchung ist die Zustimmung des Richters oder Staatsanwaltes erforderlich. Weiterhin ist eine fortlaufende *Überwachung* sämtlicher Anstaltsinsassen und des Personals in den Vollzugsanstalten der Justizverwaltung auf Lungentuberkulose mit allen neuzeitlichen Hilfsmitteln erforderlich. Das gleiche gilt für die zu Sicherungsverwahrung oder Arbeitshaus Verurteilten. Insbesondere sind Gefangene und Anstaltsbedienstete, die im Sanitäts-, Küchen- oder Kammerdienst verwendet werden sollen, unmittelbar vor Aufnahme ihres Dienstes oder solche Gefangenen, die tuberkuloseverdächtig erscheinen, einer Sonderuntersuchung zu unterziehen. Für die systematischen Wiederholungsuntersuchungen in Form von Röntgen-Reihenuntersuchungen ist bei hohen Belegzahlen das Schirmbildverfahren zwecks Früherkennung ansteckender und behandlungsbedürftiger Lungentuberkulose oder unspezifischer Lungenerkrankungen (LINDIG) die Methode der Wahl. Je enger die Belegung und je größer der Wechsel der Gefangenen ist, um so mehr steigt natürlich die Gefahr der Infektionen. Das günstigste und erstrebenswerte Intervall für Röntgenreihenuntersuchungen der Bevölkerung liegt nach GRIESBACH, LIEBKNECHT und anderen Autoren bei einem Jahr; im Strafvollzug ist es gegebenenfalls zu verkürzen. Namentlich in Zeiten einer Grippeepidemie, bei hartnäckigen Katarrhen der Luftwege und bei bestimmten Personengruppen mit herabgesetzter Resistenz (Schwangere, Magenresezierte, Alkoholiker, ältere Menschen, nach ernsten Erkrankungen oder Verletzungen) sind häufigere Untersuchungen erforderlich. — Die Ergebnisse der röntgenologischen Untersuchungen sind außer in den Krankenpapieren auch in den Personalakten der untersuchten Gefangenen und Anstaltsbediensteten zu vermerken. Die dokumentarische Festlegung des Lungenbefundes durch das Röntgenbild bei der Entlassung kann bei späteren Ansprüchen wegen tuberkulöser Ansteckung in der Anstalt, wie sie gar nicht so selten dem Strafvollzugsamt gegenüber geltend gemacht werden, wichtig werden. — Der Staat ist strafgesetzlich verpflichtet, dafür zu sorgen, daß dem Gefangenen aus der Freiheitsentziehung während seines Aufenthalts in der Strafanstalt keine besonderen Schäden entstehen. Der Häftling ist also ebenso wie das Personal vor der tuberkulösen Infektion mit allen Mitteln zu schützen. In der *Absonderung* tuberkulosekranker oder auch nur infektionsverdächtiger Fälle hat der Arzt laut höchstrichterlicher Rechtssprechung so streng wie möglich zu verfahren (BLITTERSDORF). Das Pflegepersonal muß über die Früherkennung der Lungentuberkulose aufgeklärt sein. — „Die Lungentuberkulose kann nicht gehört, sie kann nur gesehen werden" (HOFBAUER 1950). Das heißt: im Röntgenbild können bereits geringe spezifische Veränderungen der Lunge nachgewiesen werden, die mit der Perkussion und Auskultation nicht zu erfassen sind. Erforderlich ist allerdings, daß die Auswertung des *Röntgenbildes* durch den erfahrenen Röntgenarzt geschieht. Die Durchleuchtung der Lunge allein, besonders als Erstuntersuchung, genügt nicht, eine Erkrankung der Lunge auszuschließen. Es ist eine Röntgenaufnahme der Lunge anzufertigen. Die Röntgenuntersuchung ist gegebenenfalls durch das Schichtverfahren, durch Tuberkulintestungen, häufig wiederholte Auswurfuntersuchungen (frisch ausgeworfen mikroskopisch, durch Kulturverfahren oder Tierversuch), Kehlkopfabstrich zu ergänzen. Die Untersuchung des Magensaftes wird vielfach dem Kehlkopfabstrich vorgezogen. Dabei dürfen die klinischen Untersuchungsmethoden (Vorgeschichte, Allgemeinbefund, rektale Temperaturmessungen bei Bettruhe und gegebenenfalls nach körperlicher Belastung, BSR usw.) nicht vernachlässigt werden. — Positiver Tuberkelbakteriennachweis im Auswurf bei negativem Röntgenbefund der Lunge wurde u. a. bei bronchoglandulärer Perforation beschrieben (TOMÁNEK u. HYKEŠ). Die *beginnende* Lungentuberkulose kann sich hinter mannigfaltigen Krankheitszeichen und Krankheitsbildern verbergen und nach Art der sog. *maskierten Formen* der Tuberkulose in Erscheinung treten, die sich subjektiv lediglich in Herz- und Magenbeschwerden äußern oder als Anaemie, vegetative Dystonie o. ä.

laufen. Auftreten von Blut oder feinen Blutfäserchen im Auswurf fordert zu genauer, bei normalem Röntgenbefund auch zu bronchoskopischer (GADRAT) Untersuchung auf. Hinter *asthmatischen* oder asthmaähnlichen Zuständen, die entsprechend einer häufig vorhandenen neuropathischen Konstitution der Inhaftierten nicht selten sind, verbirgt sich mitunter eine Lungentuberkulose, wenngleich der Vagusreizzustand des Asthmatikers in Gegensatz zur Erkrankungsneigung an Tuberkulose steht und das Asthma bronchiale bei einer aktiven Tuberkulose selten ist. Bei kräftig gebauten Menschen, den sog. *Sthenikern*, die zur chronisch verlaufenden Lungentuberkulose neigen, kann ebenfalls ein tuberkulöser Prozeß leicht übersehen werden. Unerkannt sind sie dann eine große Gefahr für ihre Umgebung. — Besonders gefährdet sind unter den Insassen von Haftanstalten die sogenannten „Inaktiven" (JANTZEN). Der Gruppe der *„inaktiven"* *Tuberkulösen* ist daher besondere Aufmerksamkeit zu widmen. Die Abgrenzung einer inaktiven Tuberkulose von einer aktiven bietet mitunter erhebliche Schwierigkeiten. Schwierig ist oft die Bewertung der Blutsenkung und des negativen Bakterienbefundes. Hier sind wiederholte Untersuchungen, vornehmlich mit Auswurfuntersuchungen und Röntgenaufnahmen, einschließlich Schichtaufnahmen, angezeigt. Die Lungentuberkulose des *alternden Menschen* jenseits des 50. Lebensjahres, vorwiegend alter Männer, wird, als Folge der Reaktivierung eines alten Prozesses, in jüngster Zeit sehr viel häufiger gefunden. Sie verläuft im allgemeinen ohne auffällige Symptome unter dem Bilde der chronischen Bronchitis. Nicht selten werden ältere Leute über 50 Jahre in die Strafanstalt eingeliefert, deren Tuberkulose bislang nicht bekannt war, obwohl sie sich bereits in einem fortgeschrittenen Stadium befindet. — Besondere Beaufsichtigung verlangen die *Diabetiker* durch regelmäßige, mindestens halbjährige Röntgenkontrolle. In Halle wurde 1960 durch die Schirmbildaktion bei Diabetikern fast die fünffache Anzahl an unbekannten aktiven Lungentuberkulosen als bei Stoffwechselnormalen gefunden (PFAFFENBERG). Die diabetische Stoffwechsellage begünstigt Wachstum und Ausbreitung von Tuberkelbakterien. Die Tuberkulose des Diabetikers verläuft auffallend symptomarm (MÜLLER-WIELAND). Liegen besondere Umstände vor, z. B. eine tuberkulöse Familienanamnese o. ä., so sind die Betreffenden u. U. noch öfter röntgenologisch zu kontrollieren. Auch jedes Absinken der Kohlehydrattoleranz eines Diabetikers muß zur Kontrolluntersuchung der Lunge auffordern, weil dies der Ausdruck der Belastung des Organismus durch die tuberkulöse Infektion sein kann, falls keine anderen Ursachen für die Stoffwechselentgleisung vorliegen. Bereits geringe tuberkulöse Befunde sind beim Diabetiker von besonderer Bedeutung, sie verlangen eine sorgsame langdauernde Kontrolle, weil es beim Diabetiker leichter als beim Stoffwechselgesunden zu Exacerbationen kommen kann; der tuberkulinnegative Diabetiker sollte sich einer BCG-Impfung unterziehen, um der gefährlichen Spätprimärinfektion zu entgehen (PFAFFENBERG).

Die *Gesundheitspflege* des allgemeinen Strafvollzugs muß in allem auf die Tuberkuloseverhütung ausgerichtet sein. Hierzu gehört die hygienische Beaufsichtigung der Räumlichkeiten einer Strafanstalt, der verabreichten Kost und der Bekleidung sowie die Sorge für genügende Freizeit oder Arbeit im Freien, um nur einige Punkte zu nennen. Sämtliche Anstaltsbediensteten, namentlich das Aufsichtspersonal, sollten durch fortlaufende Unterweisung in der Lage sein, bei der Fahndung nach einer tuberkulösen Erkrankung und bei den Bemühungen um gesundheitlich einwandfreie Verhältnisse sachverständig mitzuwirken. — Jeder unklare Fall im Strafvollzug, der den begründeten *Verdacht auf Lungentuberkulose* erweckt und dort nicht unverzüglich geklärt werden kann, bedarf schnellstens, ohne lange Verschleppung durch den Dienstweg, der Überweisung in die Tuberkuloseabteilung des Strafvollzugs, um dort aus der Gesamtheit aller Befunde und einer Verlaufsbeobachtung bei genügender Beobachtungsdauer sachverständig beurteilt zu werden (TRAUTWEIN). Besondere Beobachtungsbetten sind hier unerläßlich. Solange eine aktive Tuberkulose nicht nachgewiesen ist, darf der Häftling nicht mit Aktivtuberkulösen zusammengebracht oder in einem nichtdesinfizierten Raum, in dem vorher ein aktivtuberkulöser Kranker gepflegt wurde, untergebracht werden (FREUDENTHAL). — Es kann sich mitunter um eine *Fehldiagnose* bei dem überwiesenen Häftling handeln, indem eine unspezifische Lungenerkrankung, etwa ein Bronchialcarcinom, eine Pilzerkrankung der Lunge o. a. (LINDIG), für eine Lungentuberkulose angesehen wurde, zumal wenn säurefeste Bakterien gefunden wurden. Dann ist die Untersuchung des Kranken auf der Lungenspezialabteilung ebenfalls von großem Wert, etwa um einen lungenchirurgischen Eingriff oder eine Probethoraktomie zum Ausschluß einer malignen Veränderung zu veranlassen oder um eine andere Behandlung durchzuführen. Hat sich bei der Untersuchung gezeigt, daß der Verdacht auf eine im Gang befindliche Tuberkulose unbegründet war, so ist der betreffende Häftling auch gegen seinen Willen, falls er den Aufenthalt auf der Tuberkuloseabteilung hinauszögern möchte, unverzüglich in den allgemeinen Strafvollzug zurückzugeben, wobei gegebenenfalls Nachuntersuchungstermine festzulegen sind. Verbleibt ein solcher Häftling länger als unbedingt nötig auf der Tuberkuloseabteilung, so setzt sich der Arzt nur zu leicht dem Vorwurf aus, den Kranken fahrlässig im infektiösen Milieu belassen und womöglich eine tuberkulöse Ansteckung verschuldet zu haben.

2. Die Tuberkuloseabteilung des Strafvollzugs

Jeder als *aktiv tuberkulös* erkannte Gefangene ist schnellstens, möglichst innerhalb 24 Stunden, der *Tuberkuloseabteilung des Strafvollzugs* zu übergeben. Die Desinfektion des von ihm bis dahin bewohnten Raumes und aller Gegenstände, mit denen er in Berührung kam, sowie Umgebungsuntersuchungen sind sofort vorschriftsmäßig durchzuführen. Unter einer „aktiven" (behandlungsbedürftigen) Tuberkulose sind sowohl die fortschreitenden als auch die stationär-aktiven und die in Rückbildung begriffenen Verlaufsformen zu verstehen (BREU). Die Frage nach der Aktivität im Einzelfall setzt selbstverständlich eine gute klinisch-röntgenologisch-bakteriologische Diagnostik voraus; in einer Reihe von Fällen ist erst durch eine eingehende Verlaufsbeobachtung eine Klärung zu erzielen. Sonderabteilungen des Strafvollzugs zur Behandlung lungentuberkulöser Justizgefangener haben sich als unumgänglich notwendig erwiesen zur Ausschaltung der Infektionsgefahr für die anderen Gefangenen und das Vollzugspersonal sowie zur bestmöglichen Behandlung und Pflege der tuberkulösen Häftlinge unter einwandfreien seuchenhygienischen Bedingungen. Die Tuberkuloseabteilungen des Strafvollzugs müssen selbständig, in sich geschlossen und für die Sonderaufgabe der Tuberkulosebehandlung eingerichtete Anstalten sein, um den vielfältigen, heute an die Behandlung Tuberkulöser zu stellenden Anforderungen gerecht werden zu können. Kleine, dem allgemeinen Strafvollzug zugehörige Tuberkulosestationen sind ungeeignet. Da es sich hier meist nur um wenige zu behandelnde Kranke handelt, ist es nicht möglich, die notwendigen Einrichtungen und genügend geschultes Pflege- und Aufsichtspersonal zur Verfügung zu stellen. Dadurch ist nicht nur die medizinische und erziehliche Behandlung der Kranken unzureichend, sondern es werden sich auch die seuchenhygienischen Maßnahmen nicht so durchführen lassen, daß ein sicherer Schutz für die übrige Anstalt gewährleistet ist. Die unterschiedliche Behandlung der Tuberkulösen gegenüber den anderen Gefangenen bringt zudem große Unzuträglichkeiten mit sich, auch wenn sie voneinander getrennt in der gleichen Anstalt untergebracht sind: Die aktiv Tuberkulösen können nicht wie die übrigen Häftlinge zur körperlichen Arbeit herangezogen werden, sie erhalten bevorzugte Ernährung und können bei schweren Verstößen gegen die Gefängnisordnung nicht mit den gleichen Hausstrafen belegt werden. So spricht alles — einschließlich der Kostenfrage — für die Anlage eines zentral gelegenen Tuberkulosegefängnisses (SEIBERT).

Bei den heutigen Transportmöglichkeiten ist es durchaus möglich, die tuberkulosekranken Gefangenen eines größeren Bereichs in einer derartigen Sonderstrafanstalt
für Tuberkulosekranke zusammenzuziehen, die dann mit allen neuzeitlichen Einrichtungen und Hilfsmitteln sowie dem entsprechenden Personal für die Tuberkulosebehandlung auszustatten ist. Selbständige Tuberkuloseabteilungen sind seit Jahrzehnten in Deutschland eingeführt und in der Nachkriegszeit mit dem Ansteigen der
Erkrankungszahl der Bevölkerung an Tuberkulose und mit Zunahme der Kriminalität
vermehrt und erweitert worden.

Die *Sterblichkeit* an Tuberkulose war in den alten Haftanstalten teilweise außerordentlich hoch (STRAUSS).

In den Jahren 1777—1786 starben im Zuchthaus Brieg über 7% der Gefangenen (FISCHER).
In einer rumänischen Arbeit (ROMANESCU) wurde angegeben, daß von 100 Todesfällen in
einem Gefängnis im Jahre 1921 61 Gefangene an Tuberkulose starben. Es heißt da: „Die Frei-
gelassenen gefährden ihre Umgebung somit nicht nur moralisch, sondern auch gesundheitlich." Die Tuberkulose wurde also aus dem Gefängnis als Infektionsquelle in die Bevölkerung
getragen. Es werden dabei schlimme Zustände hinsichtlich der Hygiene und Verpflegung dieser
Anstalt angegeben. Nach Errichtung einer besonderen Abteilung für tuberkulöse Sträflinge
sank die Erkrankungsziffer sofort stark ab. — Aus einer amerikanischen Zusammenstellung
vom Jahre 1950 (KATZ u. PLUNKETT) ergab sich bei etwa 15 000 Insassen von Strafanstalten
im State New York eine Erkrankungsziffer der männlichen Insassen an klinisch aktiver
Tuberkulose von 1,2%. Die Erkrankungsziffer an klinisch aktiver Tuberkulose der allgemeinen Bevölkerung wurde zu gleicher Zeit mit 0,3% angenommen. Ob im allgemeinen
körperliche oder geistige Erkrankungen im Gefängnis heute verhältnismäßig häufiger als in
der Freiheit sind, darüber liegen keine einwandfreien zahlenmäßigen Angaben vor. Die Häftlinge sind häufig bereits bei der Aufnahme in die Haftanstalt nicht völlig gesund.

Auf der Tuberkuloseabteilung des Strafvollzugs kommen sämtliche Formen der
Lungentuberkulose zusammen (ADÁM u. Mitarb.). Sie verlangen eine geeignete *fachärztliche Betreuung*, damit auch während der Haftzeit keine Möglichkeit versäumt
wird, die Krankheit zu bessern. — Die Abteilung ist hinsichtlich *Lage, Bau, Einrichtung und Arbeitsweise* den bewährten Methoden der Tuberkuloseanstalten (GRIES-
BACH) unter Berücksichtigung der Grundsätze beim Bau neuzeitlicher Haftanstalten
(KREBS) anzugleichen. Das gleiche gilt für die Versorgung mit genügend ärztlichen,
pflegerischen und hauswirtschaftlichen Kräften, zu denen die Gruppe der eigentlichen
Strafanstaltsbediensteten hinzutritt. Die Größe der Abteilung wird sich nach dem
Bedarf richten. Dreihundert Insassen dürfte wohl die oberste Grenze sein. *Neubauten*
zur Unterbringung von tuberkulösen Häftlingen werden in Zukunft entsprechend
neueren medizinischen und juristischen Anschauungen über die zukünftige Entwicklung des Strafvollzugs, die neben der Sicherung der Gesellschaft das Ziel der erziehlichen Beeinflussung, der Resozialisierung des Häftlings verfolgen, in ihrem Äußeren
ein wesentlich anderes Gepräge erhalten müssen als die finsteren, bedrückenden Ge-
fängnisbauten der (noch nicht allzu fernen) Vergangenheit. Sie dienten lediglich dem
Vergeltungs- und Abschreckungsgedanken in der Gefangenenbehandlung und zeigten
einen überbetonten Sicherungszweck. An die Stelle enger, abstoßender Spazierhöfe
haben in Zukunft Grünanlagen mit genügender Bewegungsfreiheit und möglichst
unsichtbarer Sicherung ohne düstere Mauern zu treten. Eine günstige *klimatische Lage*
der Anstalt ist anzustreben. Der Bioklimatologe ist zur Beratung heranzuziehen.
Zwar gibt es keine spezifische Klimaart, die für die Therapie der Lungentuberkulose
allein als vorteilhaft zu gelten habe. Doch haben als günstig nach PFLEIDERER für die
Tuberkulosebehandlung zu gelten: Geringe und milde Luftströmungen und nicht zu
hohe Temperaturen. Ungünstig sind Klimalagen, in denen man mit plötzlichen
Temperaturschwankungen, Nebelbildung, warmen und schwülen Nächten sowie schädlichen Luftverunreinigungen wie Staub, Abgasen oder wie sie in Industriegegenden
und Großstädten auftreten, rechnen muß. Der Wert des Meeresklimas ist umstritten.
Die Unterbringung in waldreicher Höhenlage wirkt sich sowohl auf die Atmung wie

auf das seelische Befinden des Kranken in günstiger Weise aus (DEIST). Fiebernde Kranke und solche mit Herz- und Kreislaufstörungen bedürfen eines Schonklimas (DEIST). Für Lärmschutz ist zu sorgen. — Zum Entwurf der Gesamtanlage von Haftanstalten wies mit Recht bereits WILMANNS auf die Anstalten für Geisteskranke als Vorbild hin. — Es sind mehr oder weniger zusammenhängende Bauteile zur getrennten Unterbringung sorgfältig gesichteter Erziehungsgruppen mit genügend Einzelzellen zum Aufenthalt für die Nacht-, Ruhe- und Freizeit und gelegentlich auch zum Arbeiten vorzusehen. Ferner sind ausreichende gemeinsame Arbeits-, Tagesaufenthalts- und Vortragsräume erforderlich. Wichtig sind eine geeignete Unterbringungsmöglichkeit für psychisch Kranke und deren Pflege sowie ein festes Haus für die echten Ausbrechertypen. Eine Zugangsabteilung mit besonderer Sicherung, die Räume für den normalen Vollzug und solche für die Vorbereitung der Entlassung (KREBS) lassen den Stufengang im Aufenthalt des Gefangenen erkennen. Werkstätten, landwirtschaftliche Betriebsanlagen und die Wirtschaftsräume bedürfen einer entsprechenden Eingliederung. Desgleichen zweckdienliche Räume für die Beamten. Klare Trennung der einzelnen Abteilungen bei straffer Zusammenfassung aller Räume zwecks guter Überwachung und Versorgung sowie zur Einsparung von Pflegepersonen ist wichtig. Bei gemeinsamer Verwaltung von Frauen- und Männerabteilungen ist vollständige Trennung von weiblichen und männlichen Gefangenen unbedingt erforderlich. Auch ein Zusammentreffen männlicher und weiblicher Gefangener in den gemeinsamen Anstaltsräumen (Küche, Gemeinschaftsräume usw.) muß unter allen Umständen vermieden werden. — Um künftigen Anforderungen gewachsen zu bleiben, sind genügend Erweiterungs- und Änderungsmöglichkeiten der Baulichkeit einzuplanen (FREY). — Wie im allgemeinen Krankenhaus bewähren sich kleinere Räume für etwa 3—6 Kranke besser als große Säle. Es sind lichte, helle Räume mit großen Fenstern ohne die bedrückend wirkende Vergitterung — stattdessen Drehfenster — zu fordern. Sie haben hinsichtlich des Kubikinhalts an Luft, Mindestbodenfläche, Beleuchtung, Heizung und Lüftung den neuzeitlichen Ansprüchen zu genügen. Geeignete sanitäre Einrichtungen, Bade- und Brauseeinrichtungen sind vorzusehen. Technische Neuerungen wie Durchsagevorrichtungen mittels Lautsprecher und Kopfhörer in den Zellen, Alarmanlagen und die Einrichtung von Funksprechanlagen zur Erhöhung der Sicherheit der Beamten usw. (KREBS) sollten eine Selbstverständlichkeit sein.

3. Überwachung der Gesundheitsverhältnisse in der Haftanstalt

Außer der Krankenbehandlung gehört zu den Obliegenheiten des Anstaltsarztes die *Überwachung der allgemeinen Gesundheitsverhältnisse* der Tuberkulosehaftanstalt. Sie hat sich vor allem zu erstrecken auf den Zustand der Baulichkeiten und ihre Einrichtung in hygienischer Hinsicht, ihre Reinlichkeit, Belüftung, Entstaubung, Heizung und Beleuchtung sowie die Wasserversorgung; ferner auf die Wasch-, Bade-, Desinfektions- und Kücheneinrichtungen; auf die Beköstigung, Körperpflege, Bekleidung und Unterbringung (Lagerstätten, Luftinhalt der Hafträume) der Inhaftierten. Die Anstalten haben heute neuzeitlich eingerichtete Küchen und meist auch Bäckereien. Die Leistungen der landwirtschaftlichen Betriebsabteilung sind zu fördern, damit vor allem reichlich frisches Gemüse zur Verfügung steht. — Auf peinliche Reinhaltung der Hafträume, der Zellen- und Gemeinschaftsräume, Nebenräume und Aborte ist Wert zu legen. Die Gefangenen sind zur Sauberkeit, Körperpflege, im besonderen auch Zahnpflege, anzuhalten. Es stehen ihnen regelmäßig Brause- und Vollbäder zu. Von der Erziehung des Tuberkulösen zu hygienischem Verhalten wird noch die Rede sein. — Ungeziefervertilgung hat durch Fachleute zu geschehen. Die Überwachung der Desinfektionsmaßnahmen erstreckt sich auf die laufende Desinfektion am Krankenbett (Händedesinfektion, Desinfektion von Eß- und Trinkgerät, Wäsche, Kleidern,

Räumen, von Auswurf, Stuhl und Urin) sowie die Schlußdesinfektion mit anerkannten wirksamen Desinfektionsmitteln (HEICKEN). Besonders sorgsam ist auf eine regelmäßige, lückenlose Röntgenkontrolle aller Angestellten, Arbeiter und sonst auf der Tuberkuloseabteilung tätigen Personen zu achten. Die Arbeitsräume der Anstalt sind ständig gewerbetechnisch und gleichfalls hygienisch zu beaufsichtigen. Die Arbeitsschutzvorschriften sind sorgfältig einzuhalten. Auch die einwandfreie Beseitigung der Abfälle, Abwässer und Fäkalien muß überwacht werden[1]. Das Kübelsystem entspricht nicht mehr neuzeitlichen ärztlichen Ansprüchen. Für jede Zelle sind Wasch- und Klosettbecken mit fließendem Wasser zu fordern. — Alle Mängel sollten rechtzeitig erkannt und auf ihre Abstellung gedrungen werden. Soweit erforderlich, sind *Beanstandungen*, Änderungsvorschläge und Anordnungen schriftlich niederzulegen. Der Arzt ist in allen hygienischen Fragen der ausschlaggebende Berater des Anstaltsvorstandes. Alle Maßnahmen für oder gegen den Gefangenen sind in ihrer gesundheitlichen Auswirkung auf ihn zu prüfen. Die für den Unterhalt einer Tuberkuloseabteilung des Strafvollzugs aufzuwendenden Kosten sind erheblich. Da die tuberkulösen Häftlinge mit wenigen Ausnahmen nicht zu gewinnbringender Arbeit herangezogen werden können, ist es auch nicht möglich, die Kosten durch Arbeitseinkünfte der Gefangenen herabzumindern.

4. Grundsätze der Tuberkulosebehandlung

Durch die neueren chemotherapeutischen Heilmittel gegen Lungentuberkulose und durch thoraxchirurgische Eingriffe sind auch im Strafvollzug besssere Erfolge in der *Behandlung* der Tuberkulose zu erreichen. Auch den Häftlingen haben alle neueren Behandlungsmöglichkeiten restlos zugute zu kommen. Allgemein besteht Einigkeit darüber, daß die üblichen bewährten Maßnahmen der Allgemeinbehandlung und der symptomatischen Behandlung neben der Chemotherapie auf alle Fälle beizubehalten und sorgsam durchzuführen sind, da sie als Voraussetzung jeglicher Tuberkulosebehandlung das Selbstheilungsbestreben des tuberkulösen Organismus aufs beste unterstützen. Unter anderem ist daher geeignete Kost, viel Aufenthalt in frischer Luft, so auch die Möglichkeit zu Freiluftliegekuren in zweckentsprechenden Liegehallen, für den Haftkranken zu fordern. Das gleiche gilt für die operative Behandlung, deren rechtzeitige Anzeigestellung nicht versäumt werden darf. Sie ist im Zusammengehen mit dem Lungenchirurgen im gegebenen Fall der Justizbehörde vorzutragen und ihre Durchführungsmöglichkeit zu verlangen. Auf der Tuberkuloseabteilung des Strafvollzugs muß es möglich sein, alle wichtigen lungenchirurgischen Operationen durchzuführen.

Wo diese Möglichkeit nicht besteht, treten erhebliche Schwierigkeiten auf. Der Kranke muß dann in ein Krankenhaus *außerhalb der Strafanstalt* mit Genehmigung der vorgesetzten Dienstbehörde gebracht werden. Entweder bleibt er dann Gefangener, die Strafzeit läuft weiter und die Kosten werden von der Vollzugsbehörde getragen. Dabei muß für genügende Sicherung gesorgt werden. U. U. wird versucht, die fremde Anstalt für die Sicherung verantwortlich zu machen. Auf einer gewöhnlichen offenen chirurgischen Abteilung kann diese aber keinesfalls übernommen werden. Der behandelnde Arzt sollte sich nicht zu Verpflichtungen verleiten lassen, die er nicht einzuhalten in der Lage ist. Nicht selten wird der Kranke versuchen, die Zeit bis zur Operation im offenen Krankenhaus zur Flucht zu benutzen. „Der Kranke", so heißt es dann in den Berichten, „ist am Tage vor der Operation aus dem Krankenhaus entwichen". Man wird den Kranken also besonders bis zur Operation vorsorglich bewachen lassen müssen und ihn, falls er den chirurgischen Eingriff verweigert, weil es ihm offenbar gar nicht um die chirurgische Behandlung ging, umgehend in die Haftanstalt

---

[1] Gesichtspunkte betr. Desinfektion d. Abwässer von Tuberkulose-Anstalten, herausgeg. v. Dtsch. Zentralkomitee zur Bekämpfung der Tuberkulose (Geschäftsstelle: Augsburg, Schießgrabenstraße 24). — Heicken, K.: Über die Desinfektion infektiöser Abwässer. Zbl. Bakt. I. Abt. Orig. **165**, 156 (1956).

wieder zurückbringen lassen. — Oder es muß die Haftentlassung für die Zeit der Operation und der ersten Nachsorge im offenen Krankenhaus beantragt werden, die nicht so ohne weiteres ausgesprochen werden kann. Geschieht dies, dann ist der bisherige Gefangene frei. Es wird dann erwartet, daß das Krankenhaus mitteilt, wann der Haftentlassene wieder haftfähig ist, damit er dann alsbald wieder in die Strafanstalt zurückgebracht werden kann.

Auch wenn irgendwelche Spezialuntersuchungen außerhalb der Vollzugsanstalt stattfinden müssen, besteht immer Fluchtgefahr. Der Kranke muß von sehr erfahrenen Aufsichtspersonen begleitet werden. Meist wird der Kranke durch ein Nebenzimmer des Untersuchungsraumes zu entweichen versuchen. Ein auffälliges Abweichen im Verlauf des Lungenprozesses während der Behandlung in der Haft gegenüber Kranken auf offenen Tuberkuloseabteilungen wird im allgemeinen nicht beobachtet.

5. Soziales Milieu tuberkulöser Gefangener

Die Zahl der an Tuberkulose erkrankten nächsten *Familienangehörigen* fanden wir bei den Häftlingen wesentlich höher als bei der übrigen Bevölkerung; und zwar übertraf die Zahl der an Tuberkulose erkrankten blutsverwandten Familienangehörigen Gefangener (also Ehegatten nicht mit eingerechnet) auf der Tuberkuloseabteilung des Strafvollzugs im gleichen Zeitraum die Zahl der an Tuberkulose erkrankten blutsverwandten Angehörigen im offenen Tuberkulosekrankenhaus um über das Doppelte. Dabei kommt bei den Häftlingen noch hinzu, daß sie sich häufiger als die Angehörigen der übrigen Bevölkerung aus dem Familienverbande völlig gelöst haben oder vielfach nur sehr lockere Verbindungen zu den Mitgliedern der eigenen Familie unterhalten, so daß sie von mancher Erkrankung an Tuberkulose in der Familie überhaupt nichts erfahren. Eine Bestätigung unseres Befundes fanden wir bei SCHWAB, der ebenfalls eine überdurchschnittliche Häufung von Tuberkulosekranken im Verwandtenumkreis Gefangener feststellte. Wie weit hierbei vermehrte Umweltschäden oder Anlageschäden, intrafamiliäre Infektion oder vererbte Abwehrlosigkeit gegen Tuberkulose (KLARE) mitspielen mögen, ist außerordentlich schwer zu entscheiden. Aus der zahlenmäßigen Angabe allein wird man nicht ohne weiteres schließen können, daß ein größerer Teil der Häftlinge auf Grund ihrer Erbanlage eine geringere Widerstandsfähigkeit gegenüber der Tuberkulose besitzt als die übrige Bevölkerung, wenn wir heute auch den personalen Faktor bei der Tuberkulose für äußerst wichtig halten. Es ist zu berücksichtigen, daß die Widerstandskraft des einzelnen gegenüber der Tuberkulose zeitlich erheblichen Schwankungen, namentlich durch äußere Einflüsse, unterliegt. Belastungen von unheilvollem Einfluß sind aber gerade die Angehörigen des Strafvollzugs und ihre Familienmitglieder mehr als die übrige Bevölkerung ausgesetzt: ungünstige äußere Lebensverhältnisse, seelische Schwierigkeiten, Entbehrungen hinsichtlich geeigneter Ernährung, Heizung und Wohnung sowie Durchseuchung verschiedenster Art. Hinzu kommt eine vermehrte Ansteckungsmöglichkeit meist von Kindheit an durch eine erhöhte Zahl fließender Infektionsquellen im Milieu der eingewiesenen Häftlinge und durch Einwirkung massierter oder hochvirulenter Keimmengen infolge engen Zusammenlebens. LEVENDEL und MEZEI stellten erheblich häufiger die eine oder andere Konstellation schädlicher Belastungsfaktoren der Persönlichkeitsentwicklung in der Kindheit Tuberkulöser als bei Gesunden fest. 36,4% der Patienten waren schon vor dem 15. Lebensjahr Halb- oder Vollwaisen gegenüber dem Landesdurchschnitt von etwa 21%. Auch Scheidung der Eltern, schwere Trunksucht eines Elternteils, längere Abwesenheit vom Elternhaus als Kind und sonstige familiäre Störungen einschneidender Art fanden sich zahlreicher. LEVENDEL nimmt an, daß ein Zusammenhang zwischen den schweren Erlebnissen in der Kindheit mit Störung der Persönlichkeitsentwicklung und späterer Anfälligkeit gegen Krankheit einerseits und der Schwere und Prognose des tuberkulösen Prozesses andererseits besteht. Als Folge der Haft ist oft beim tuberkulösen Gefangenen zu sehen, wie allein durch die eingetretene Ruhe und Ordnung, geregelte gediegene Kost, Körperpflege und seelische Entspannung sehr bald eine Besserung im Allgemeinzustand des Häftlings mit erheblicher Gewichtszunahme eintritt. Auch subjektiv wird vom tuberkulösen Häftling die Aufnahme in die Tuberkuloseabteilung des Strafvollzugs im allgemeinen als beruhigend und erholsam empfunden.

6. Pflegepersonal

Das *Personal* der Tuberkuloseabteilung des Strafvollzugs bedarf einer sorgfältigen, fortlaufenden gesundheitlichen Betreuung mit lückenloser Röntgenmusterung und einer eingehenden Beaufsichtigung seiner Tätigkeit. Es gilt dies besonders für ein strenges Einhalten der Infektionsverhütungsmaßnahmen. Die statistischen Aufstellungen von KAYSER-PETERSEN, ICKERT, KREUSER, REID u. a. ergaben eine deutlich höhere Erkrankungshäufigkeit des Personals in Tuberkulose-Fachanstalten als in anderen Krankenanstalten. Die Erkrankungsziffer ist beim Pflegepersonal zwar am höchsten, aber auch beim technischen Personal, bei Wäscherei- und sonstigen Hausangestellten nicht unbeträchtlich. Die Staubinfektion, der bei weitem häufigste Infektionsmodus, wird neben der Tröpfcheninfektion dabei wohl die wichtigste Rolle spielen Die Arbeit im tuberkulösen Milieu erhöht die Gefahr der exogenen Reinfektion (MITCHELL). Maßgeblich für die Infektionsgefährdung ist die Krankheitsschwere des zu pflegenden Krankengutes. Die massive Bakterienausscheidung Moribunder ist besonders zu beachten. Die Gefahr an Tuberkulose zu erkranken, ist ferner in hohem Maße von den hygienischen Verhältnissen der Tuberkuloseabteilung und namentlich von der Befolgung der erlassenen Vorbeugungsvorschriften abhängig. — Die gesundheitliche Überwachung des Personals auf Tuberkuloseabteilungen ist oft unzureichend. Häufig wird die Lungentuberkulose erst nach Auftreten von auffälligen Krankheitserscheinungen erkannt (JENSEN). Es ist zu beachten, daß dem Personal, das ständig mit Tuberkulosekranken zusammenkommt, die ihm zustehende, arbeitsrechtlich vorgeschriebene Gefahrenzulage (JANTZEN) und Zusatzurlaub in vollem Umfang zur Hebung der Infektionsabwehr zugute kommt. Die *Gefährdetenzulage* sollte in Form geeigneter Naturalien (Milch, Butter) verabfolgt werden. Dadurch ist sichergestellt, daß die Zulagen nicht bestimmungsfremd verwendet werden. —

Bei der *Einstellung* des Krankenpflegepersonals ist nach den allgemeinen Vorschriften zu verfahren. Tuberkulinnegative Personen dürfen nicht eingestellt werden. (Vgl. d. Richtlinien für die Tuberkuloseschutzimpfung mit BCG vom Zentralkomitee zur Bekämpfung der Tuberkulose.) Das gleiche hat für das aufsichtsführende Personal im Strafvollzug zu gelten. Keineswegs sind alle Erwachsenen tuberkulinpositiv. Bis zum Ende der Schulzeit (14. L.J.) sind erst rund 43%, bis zum 29. Jahr 85% der Menschen tuberkulinpositiv. Auch kann eine positive Tuberkulinreaktion im Laufe der Zeit wieder negativ werden. Es ist daher zur Diagnostik und zum Schutz versicherungsrechtlicher Ansprüche nach Bekanntgabe des Deutschen Zentralkomitees zur Bekämpfung der Tuberkulose unerläßlich, daß sämtliche Angehörige des Personals einer Tuberkuloseabteilung bei der Einstellung einer *Tuberkulinprobe* unterzogen werden. Eine Erstinfektion mit Tuberkulose bzw. eine Erstherdtuberkulose beim Erwachsenen im tuberkulösen Milieu, muß unter allen Umständen verhütet werden, weil sie häufig besonders bösartig verläuft. Zum Personal rechnen alle Personen, welche mit Tuberkulosekranken oder mit infektiösem Material im Rahmen ihrer Tätigkeit in Berührung kommen können, also nicht nur Ärzte, Schwestern, Pfleger, sondern auch technische Assistentinnen, Sprechstundenhilfen, Stationsfrauen, Handwerker, Aufsichtspersonal des Strafvollzugs usw. Erkrankungen an Tuberkulose sind durch Infektionen bei bakteriologischen Arbeiten und bei Autopsien nicht selten. Die strikte Einhaltung des Schutzalters für das Pflegepersonal ist ebenso wie für andere Tuberkulose-Fach-anstalten (JENSEN) geboten. Unter 25 Jahre alte Pflegepersonen werden wegen ihrer Jugendlichkeit zum Dienst im Strafvollzug sowieso nicht herangezogen werden. Ältere, widerstandsfähige, in sich gefestigte Personen, die sich bereits auf einer Tuber-kulosestation bewährt haben, sind für den Dienst in der Haftanstalt geeigneter. — *Werdende und stillende Mütter* dürfen nach dem Mutterschutzgesetz auf Stationen mit Offentuberkulösen nicht beschäftigt werden (ICKERT). Andererseits dürfen Frauen aus Anlaß ihrer Schwangerschaft nicht gegen ihren Willen entlassen werden. Tritt während ihrer Tätigkeit in der Anstalt eine Schwangerschaft ein, so sind sie daher, falls sie nicht entlassen werden wollen, so zu beschäftigen, daß sie nicht in überdurchschnitt-lichem Maß durch Ansteckung mit Tuberkulose gefährdet sind. — Sowohl beim Pflege- als auch beim Stationspersonal kommt viel auf dessen menschliche *Eigen-schaften* an. Mißmutig-unfreundliche, launische, reizbare oder gar überhebliche und herrschsüchtige Personen sind hier fehl am Platz, zumal sich unter den kranken Gefangenen eine ganze Anzahl psychisch abwegiger Persönlichkeiten befindet.

Die Tätigkeit des gesamten Pflegepersonals hat der Arzt zu *überwachen* und dafür Sorge zu tragen, daß alle Pflegepersonen über die Schutzmaßnahmen zur Verhütung von Ansteckung und über die sachgemäße Pflege von Tuberkulösen durch *fortlaufende Unterweisung* genügend unterrichtet sind, diese gewissenhaft durchführen und sich die Erziehung der Kranken zu hygienisch einwandfreiem Verhalten angelegen sein lassen. Dazu kommt die Unterweisung und Beaufsichtigung des nicht medizinisch vor-gebildeten Aufsichtspersonals, das auf Grund seiner Unkenntnis der Lage meist ent-weder leichtsinnig oder überängstlich gegenüber der Infektion ist.

Als wichtigste Maßnahmen bei der Einstellung und bei Beaufsichtigung der Tätigkeit des Personals (Arbeitsschutzbestimmung) sind zu erwähnen: *Bei der Einstellung:* Auf der Tuber-kuloseabteilung dürfen nicht beschäftigt werden Bewerber unter 25 Jahren (Ausnahmen s. Be-stimmungen), Personen mit erheblicher tuberkulöser Belastung in der Familie, Schwangere und stillende Mütter. Vor der Einstellung Tuberkulinprüfung, allgemein-klinische Untersuchung, Röntgendurchleuchtung und -aufnahme, gegebenenfalls Tuberkulose-Schutzimpfung mit BCG (Bacille Calmette-Guérin), s. Richtlinien des DZK; u. U. Mituntersuchung der Kinder. Vor Beginn der Tätigkeit eingehende Belehrung über Ansteckungsmöglichkeiten und -wege bei der Tuberkulose und erste Desinfektionsanweisungen durch den leitenden Arzt. Dabei hat sich der Arzt durch Kontrollfragen zu überzeugen, ob der Belehrte das Vorgetragene verstanden hat. Zu übergeben sind die Merkblätter des Deutschen Zentralkomitees zur Bekämpfung der Tuberkulose (zu beziehen von der Geschäftsstelle, Augsburg, Schießgrabenstraße 24): (a) „Was jedermann von der Tuberkulose wissen muß" und (b) „Desinfektionsmaßnahmen bei Tuber-kulose". Durch Unterschrift ist von dem Beschäftigten zu bestätigen, daß er belehrt wurde und die Merkblätter erhalten hat.

Während der Tätigkeit: In jedem Vierteljahr Röntgendurchleuchtung durch einen sachver-ständigen Arzt. Bei Personen unter 30 Jahren ist auch jedesmal eine Röntgenaufnahme anzu-fertigen, bei Personen über 30 Jahre jedes halbe Jahr eine Röntgenaufnahme. Gegebenenfalls zugehörige Kinder mituntersuchen. Die Befunde sind aktenmäßig niederzulegen und den Beschäftigten mitzuteilen. Personen, die sich krank fühlen, haben sich sofort dem Arzt vor-zustellen. — In regelmäßigen Zeitabständen sind die Beschäftigten wie bei der Einstellung zu belehren, darüber hinaus besonders eingehend über die Desinfektionsmaßnahmen bei Tuber-kulose an Hand des Merkblattes des DZK, das dieses Thema behandelt (s. o.). In dem Merk-blatt sind alle im einzelnen durchzuführenden Maßnahmen (A) bei der laufenden Desinfek-tion am Krankenbett und (B) bei der Schlußdesinfektion bei Tuberkulose genau beschrieben. Hier soll nur auf einige wichtige Maßregeln zum Schutze des einzelnen und der Allgemeinheit nochmals hingewiesen werden (s. a. GRASSL, HEICKEN, LIEBERMEISTER). Die Desinfektionsvor-schriften sind an gut sichtbarer Stelle auszuhängen.

Nach den Desinfektionsvorschriften sind bei der *laufenden Desinfektion* am Krankenbett zu behandeln: Der Auswurf (und das Auswurf-Auffanggerät), die Wäsche (Leib- und Bett-wäsche, Handtücher, Taschentücher, Behältnisse für Taschentücher), das Eß- und Trink-gerät, die Kleider des Patienten, das Krankenzimmer (Möbel, Fußboden, Wände, Gebrauchs-gegenstände, die zum Aufwischen benutzten Tücher), gegebenenfalls Stuhl und Urin und die Hände des Personals. — An Einzelheiten sei noch folgendes erwähnt: Die Spuckflasche oder das Speigefäß wird *vor* Gebrauch zu etwa zwei Dritteln mit einem der Desinfek-tionsmittel in der vorgeschriebenen Verdünnung gefüllt. Nach der letzten Benutzung bleiben die Mischungen mindestens 4 Stunden stehen. Die nachträgliche Reinigung des Speigefäßes erübrigt sich, wenn es mit dem Auswurf vernichtet wird. — Besondere Vorsichtsmaßnahmen sind beim Transport der Wäsche einzuhalten (u. a. keine Trockenzählung, Einsammeln in keimdichte Wäschesäcke, die nur ³/₄ gefüllt werden, um die Entleerung in das Desinfektionsbad bzw. in die Wäschetrommel nicht zu erschweren). — Die Desinfektion der Eß- und Trinkgeräte erfolgt zweckmäßigerweise durch kurzes Auskochen in etwa 1%iger Sodalösung. Das Geschirr des Personals ist von dem der Kranken getrennt zu halten und getrennt zu reinigen. Das gleiche gilt für die Wäsche (Handtücher) des Personals. Essen und Trinken in den Krankenzimmern ist für das Personal verboten. Keine Nahrungsmittel oder Getränke in unverpackter, offener Form von den Kranken annehmen, soweit dies überhaupt erlaubt ist. — Stärker infizierte Kleidung ist in der Desinfektionsanstalt zu desinfizieren. Während des Dienstes ist eine abschließende, waschbare Schutzkleidung zu tragen, die zur Verfügung gestellt wird. Sie ist, so oft erforderlich, zu reinigen und zu desinfizieren. — Bei der Reinigung des Krankenzimmers ist jedes Staubaufwirbeln zu vermeiden. Also kein Ausklopfen der Polstermöbel und Teppiche, kein Kehren der Fußböden. Vielmehr ist zur Staubbeseitigung in Krankenzimmern tägliches Aufwischen mit feuchten Tüchern, die vorher mit einer der vorgeschriebenen Desinfektionslösung gut zu durchfeuchten sind, anzuwenden. Gegenstände, die nicht feucht gewischt werden können (Polstermöbel), reinigt man am besten mit dem Staubsauger und verbrennt dessen Inhalt. Bei Arbeiten mit Staubentwicklung (Bettenmachen) Gesichtsmaske tragen. Reinigung der Türen, besonders der Türklinken mit Desinfektionslösung. Erforderlich ist die Desinfektion der Scheuertücher, Wischlappen, Besen, Schrubber und verunreinigter Stellen; ferner der Leib- und Bettwäsche sowie der Matratzen der Kranken. Desinfektion der eigenen, vom Kranken mitgebrachten Sachen nach der Aufnahme (Verlausung). Aus umgefallenen Speigefäßen stammender Auswurf wird mit Zellstoff oder Torfmull bzw. Sägespänen bedeckt und nach Aufsaugen durch diese Stoffe mit mehreren Lagen Zeitungspapier aufgenommen. Der aufgenommene Zellstoff oder Torfmull bzw. die Sägespäne sind zusammen mit dem Zeitungspapier zu verbrennen. Haftengebliebene Reste von Auswurf sind entsprechend den Anweisungen für die Desinfektion bei groben Verunreinigungen zu behandeln. — Der Urin von Kranken mit Nieren- oder Blasentuberkulose und der Stuhl Darmtuberkulöser müssen vorsichtig, ohne zu verspritzen, nach vorheriger Desinfektion fortgegossen werden. Kalkmilch versagt bei der Desinfektion von tuberkelhaltigem Stuhl vollständig. Unbrauchbar sind auch Chloramin, Aktivin und Chlorkalk zur Stuhldesinfektion. — Die Händedesinfektion geschieht mit 60—70%igem Alkohol. Bei grober Verunreinigung mit tuberkulösem Auswurf ist entsprechend den Angaben des DZK bei Händedesinfektion zu verfahren. Vor jeder Nahrungsaufnahme Hände gründlich reinigen. Wascheinrichtungen mit fließendem Wasser, Seife und Handbürste sind ausreichend unentgeltlich (ebenso wie für die Kranken) bereitzustellen. Aufstellen von Schüsseln mit Desinfektionslösung.

Weitere Einzelanweisungen für das Personal: Das Merkblatt für Tuberkulöse ist gewissenhaft an alle Tuberkulösen auszugeben. — Überall hat größte Sauberkeit zu herrschen. Sauberkeit des Körpers, insbesondere der Hände. — Der Kranke soll nur die ihm zu ausschließlichem Gebrauch zugewiesenen Gegenstände wie Eß-, Trink-, Waschgeschirr, Mundglas, Zahnbürste, Spuckglas, Taschen- und Handtücher usw. benutzen. — Vorschriftsmäßige Desinfektion der Verbandstoffe, soweit sie nicht verbrannt werden. — Der Fernsprecher des Personals ist nicht von den tuberkulösen Patienten zu benutzen. — Eine dringliche Aufgabe des Personals ist die Erziehung der Patienten zu hygienischem Verhalten. Es ist auf „Hustendisziplin" der Kranken zu achten: Unnötiger (trockener) Husten ist zu unterdrücken. Beim Husten ist der linke Handrücken vor den seitlich abgewendeten Mund zu halten. Beim Gespräch 1 m Entfernung einhalten. Beim Niesen Taschentuch vorhalten. Zum Auffangen des Auswurfs darf unterwegs nur die Taschenspuckflasche, die der Kranke stets bei sich zu tragen hat, verwendet werden; nicht das Taschentuch, weil der Auswurf eintrocknet und die Bakterien zerstäubt werden. Spuckglas vorsichtig entleeren und desinfizieren. Hände gründlich waschen. —

Die Unterkunfts- und Wohnräume der Beschäftigten sind von den Krankenräumen zu trennen. Das gilt auch für die Aufenthalts- und Speiseräume, für Aborte und Baderäume. Wohnungen von verheirateten Angestellten dürfen nicht in den mit Kranken belegten Gebäuden untergebracht sein und sollen auch abseits von den Verkehrswegen der tuberkulösen Kranken liegen. — Tuberkulös erkrankte Beschäftigte haben gegenüber gesunden Beschäftigten die für Kranke vorgeschriebenen Vorsichtsmaßnahmen zu beachten. Die für die gesunden Beschäftigten bereitgestellten, gesonderten Aborte und Baderäume sind von ihnen nicht zu benutzen. Die gesundheitliche Überwachung dieser Personen ist von der Tuberkuloseeinrichtung in Zusammenarbeit mit der zuständigen Tuberkulosefürsorge vorzunehmen. — Neben die laufende Desinfektion des Krankenzimmers mit seinen Einrichtungsgegenständen und der mit dem Kranken nach außerhalb verbrachten Gegenstände tritt die besonders sorgfältig durchzuführende (HEICKEN) sog. *Schlußdesinfektion*. Sie besteht in der vorschriftsmäßigen, gründlichen Desinfektion des Krankenraumes und aller Gebrauchsgegenstände mit anschließender Reinigung. Eher dürfen das Zimmer des Tuberkulösen, das Bett sowie andere

Einrichtungs- und Gebrauchsgegenstände im Krankenzimmer nicht wieder in Benutzung genommen werden.

Bei Beendigung der Tätigkeit: Wiederholung der Röntgendurchleuchtung und -aufnahme nach 3 und 12 Monaten. Über weitergehende Forderungen bei exponiert gewesenen Pflegepersonen s. b. JENSEN. Falls bei einem auf der Abteilung Beschäftigten Krankheitserscheinungen festgestellt werden, die den begründeten Verdacht einer *Berufskrankheit,* also im vorliegenden Fall einer Tuberkulose, rechtfertigen, ist unverzüglich Anzeige hierüber auf entsprechendem Formular zu erstatten. Zur Anzeige verpflichtet ist jeder Arzt.

Für bakteriologische *Laboratorien* ist noch folgendes zu beachten: Räume und Geräte sind in größter Ordnung und Sauberkeit zu halten. Wände und Fußböden der Arbeitsräume müssen mit Plattenbelag versehen sein. Die Tische, Wände, Fußböden und Instrumentenschränke müssen sich gründlich reinigen lassen. Es ist geeignete, leicht wasch- und desinfizierbare Schutzkleidung zu tragen, die vor Verlassen der Arbeitsräume abzulegen ist. Sie ist vor dem Waschen zu desinfizieren. Nach Beschmutzung mit ansteckungsverdächtigen Stoffen ist sie sofort zu wechseln. — Große Sorgfalt ist auf sauberste Arbeitstechnik zu verwenden, ganz besonders beim Arbeiten mit Kulturen. Infektiöses Material ist in geeigneten Behältern unter Verschluß zu halten, die nur bei Entnahme von Material geöffnet werden dürfen. Auch fixierte gefärbte Bakterienpräparate sind in den ersten Tagen noch infektiös. Die Ausstriche dürfen daher nicht länger als nötig auf dem Arbeitsplatz liegen bleiben, sondern sind sogleich nach Durchsicht in die dafür vorgesehenen Behälter mit Desinfektionslösungen zu geben. Gleichfalls können die zur Trocknung der frisch fixierten und gefärbten Bakterienpräparate benutzten Fließpapiere zur Infektionsquelle für das Laboratoriumspersonal werden (RUDAT). Einwandfreie und unverzügliche Sterilisierung aller keimbehafteten Gegenstände nach Anweisung des verantwortlichen Leiters des Laboratoriums. Laboratoriumszentrifugen sind gleichmäßig zu belasten, der zugehörige Deckel ist vor Inbetriebnahme fest aufzusetzen und sicher zu verschließen. Infektiöse Flüssigkeiten ohne besondere Vorsichtsmaßnahmen mit dem Munde in Pipetten hochzusaugen, ist verboten. Essen, Trinken, Rauchen sowie Schnupfen und Kauen von Tabak und Gummi ist in Räumen, in denen mit infektiösem Material gearbeitet wird, ebenfalls verboten. Das Merkblatt über „Sofortmaßnahmen bei Infektionen mit verschiedenen Erregern" ist an gut sichtbarer Stelle aufzuhängen und die darauf angeordneten Maßnahmen sind im gegebenen Fall durchzuführen. Das gleiche gilt für die allgemeinen Vorschriften über das Arbeiten mit infektiösem Material, Desinfektionsmaßnahmen sowie betriebliche Sonderanweisungen, die vom verantwortlichen Leiter auszuarbeiten sind. Jeder Beschäftigte hat durch Unterschrift zu bestätigen, daß er Kenntnis von den Anweisungen erhalten hat. Dort wo vorwiegend mit tuberkulösen Stoffen gearbeitet wird, gelten sinngemäß die Anweisungen über Einstellung, gesundheitliche Überwachung während der Tätigkeit und über Belehrungen des Personals in Tuberkulosekrankenanstalten. Tuberkelbakterienhaltige Sprays und Aerosole können bei jedem Arbeitsvorgang im Laboratorium erzeugt werden. Das Tuberkuloselaboratorium ist ebenso wie ein mit Offentuberkulösen belegtes Krankenzimmer als infektiös anzusehen (ALBRECHT).

Auch in den *pathologisch-anatomischen Arbeitsräumen* besteht erhöhte Ansteckungsgefahr durch Schmierinfektion sowie Inhalation des lebenden Erregers oder von Erregerstadien, die unterhalb der Auflösbarkeit des Lichtmikroskops liegen, oder durch Antigene, die nicht nur bei der Sektion, sondern auch beim Umgang mit Fixierflüssigkeiten tuberkulöser Gewebe auftreten. Dadurch kann es dann zur Exacerbation alter Herde kommen. In der Tuberkulosemorbidität der ärztlichen Berufsgruppe steht der pathologische Anatom an erster Seite (KELLER, LÜCHTRATH).

7. Tuberkulose als somatopsychische Allgemeinerkrankung

Nun zu einigen Vorfragen für die Beurteilung und Behandlung des einzelnen tuberkulösen Rechtsbrechers. Nur zu leicht engt sich das Blickfeld des Arztes auf die, allerdings im Mittelpunkt der klinischen Untersuchung stehende Organerkrankung, auf die Betrachtung der tuberkulösen *Lungen*veränderung ein, was durch das Zur-Handnehmen des Röntgenbildes am Krankenbett als wichtigster Untersuchungsgrundlage beim Krankenbesuch unwillkürlich unterstützt wird. Die Tuberkulose ist aber eine in Schüben verlaufende *Allgemeinerkrankung* des Körpers. Sie geht nicht selten einher mit ausgesprochenen (psychischen) *Verhaltensauffälligkeiten.* Gerade diese aber lassen im vorliegenden Zusammenhang, bei der Betrachtung des dissozialen Verhaltens Tuberkulöser, eine außerordentliche Tragweite erkennen. Verschiedene Organe können gleichzeitig oder nacheinander von der tuberkulösen Infektion ergriffen werden, wie die genetische Analyse lehrt (REINER W. MÜLLER). Bevor auf dem Röntgenbild die

ersten Zeichen einer spezifischen Erkrankung sichtbar werden, hat die Infektion, im
Inneren des Körpers verborgen, bereits einen längeren Entwicklungsgang hinter sich.
Die weitschichtigen Auswirkungen der allgemeinen Körpererkrankung lassen sich
dabei auf den verschiedensten Körpergebieten pathologisch-anatomisch, tierexperimentell und klinisch nachweisen, so u. a. im Lymphdrüsensystem, Darm, Leber-Milz-
system, an den Drüsen mit innerer Sekretion und am Nervensystem. Im besonderen
hängen Entstehung und Verlauf der tuberkulösen Erkrankung offenbar eng mit der
Tätigkeit von *Nervensystem und Endokrinium* zusammen. Zwar ließ sich noch kein
eindeutiges Bild geben, wie weit und auf welche Weise dies geschieht. Doch geben die
bisher vorliegenden Forschungsergebnisse zahlreiche Hinweise auf bedeutungsvolle
Vorgänge in diesen Funktionsgebieten beim Abwehrkampf des tuberkulös infizierten
Organismus. Die erwähnte nicht selten zu beobachtende (psychische) Verhaltensänderung tuberkulös erkrankter Personen, von der im nächsten Abschnitt noch näher
die Rede sein wird, wirft die Frage nach dem inneren Zusammenhalt leib-seelischen
Geschehens im tuberkulösen Organismus auf. Mehr als bisher wird man auf somato-
psychisch durch die Tuberkulose bedingte Erscheinungen gerade auch beim tuberkulösen Rechtsbrecher zu achten haben, um seiner Beurteilung und Behandlung besser
gerecht zu werden. Nach der neueren medizinischen Persönlichkeitslehre (EWALD,
KRETSCHMER, BLEULER u. a.) wird man nicht nur die eigentümlichen psychischen
Veränderungen seelisch veränderter Kranker und so auch des Tuberkulosekranken
aufzuzeigen haben, sondern, um die gesamte innere Dynamik der in ihrem Verhalten
geänderten Persönlichkeit zu erfassen, den Versuch unternehmen, sie zu den körperlichen Gegebenheiten in Korrelation zu setzen. Zu beachten sind dabei jeweils Anlage
und Umwelt des Kranken. Die Außenwelt vermag durch psychische Einflüsse und
körperliche Außenfaktoren, wie infektiöse und körperlich belastende Umstände, bei
einschlägiger Disposition wirksam zu werden. Für den körperlich-vitalen Untergrund
der Persönlichkeit kommt, bei aller gebührenden Zurückhaltung hinsichtlich theoretischer Vorstellungen, neben dem Großhirn, dem vorwiegend die intellektuellen
Leistungen zugeordnet werden müssen, dem Hirnstamm und dem gesamten vegetativen System des Organismus, dem vegetativen Nervensystem und Endokrinium entscheidende Bedeutung zu. Diese Organgebiete und Funktionssysteme hängen in ihrer
Tätigkeit offensichtlich eng mit der Affektivität (im weitesten Sinn) zusammen, die
den Kern der Persönlichkeit mit seinen charakterologischen Triebkräften, Dispositionen und Strebungen ausmacht.

Bei der Lungentuberkulose lassen sich nun mannigfache *Abweichungen* gerade in
diesen Funktionsgebieten erkennen, sowohl im klinischen als auch im pathologisch-
anatomischen Bild. Es ist wichtig, sich dieser Gegebenheiten bei Betrachtung der
somatopsychischen Ganzheitlichkeit des Organismus, die es bei der ärztlichen Betreuung des Kranken zu erfassen gilt, stets zu vergegenwärtigen. So wie Einstrahlungen aus der psychischen Sphäre zweifellos das vegetative System mit seinen humoralen
und neuralen Teilfunktionen umzustimmen und damit den infektiösen Krankheitsprozeß zu beeinflussen vermögen, vermag offenbar auch umgekehrt die Entwicklung
vegetativer Betriebsstörungen und Entgleisungen auf Grund des tuberkulösen Krankheitsprozesses nervöse Erscheinungen und psychische Veränderungen, u. U. mit weit-
reichender Veränderung der psychophysischen Gesamtstruktur des Kranken, nachsichzu-
ziehen. Allerdings sind unsere Kenntnisse hierüber noch sehr mangelhaft. Körperlich-
seelische Funktionsbeziehungen dieser Art sind viel verwickelter und undurchsichtiger,
als man früher annahm, so daß größte Zurückhaltung im einzelnen bei der Zuordnung
von körperlichen und psychischen Verrichtungen geboten ist. So entsprechen etwa — abgesehen von einzelnen endokrinen Erkrankungen, wie gewisse Schilddrüsenfunktions-
störungen — umschriebene endokrine Organerkrankungen keineswegs einheitlich
kennzeichnende Psychosyndrome. Die Beteiligung des Endokriniums bei krankhaften

Persönlichkeitsentwicklungen ist vielmehr allgemein gekennzeichnet durch Veränderungen der Antriebshaftigkeit, einzelner Triebe und der Stimmungen (BLEULER), zeitlich beschränkt oder dauerhaft. Dabei spielt die durch ihre angeborenen Anlagen und durch die gesamte Lebensgeschichte geformte Persönlichkeit des Kranken eine ausschlaggebende Rolle. Es läßt sich nicht sagen, diese oder jene Triebabweichung, diese oder jene Stimmungsanomalie sei allein auf einen hormonalen Vorgang zurückzuführen; aber jede Trieb- oder Stimmungsänderung kann gelegentlich durch hormonales Geschehen mitbedingt oder verursacht sein, wobei nicht zu eng an das uns bisher bekannte Blutdrüsensystem im engeren Sinn zu denken wäre, sondern an den gesamten Chemismus des Blutes und der übrigen Körperflüssigkeiten, in den das endokrine System funktionell eingefügt ist und an dem letzten Endes jedes Körpergewebe Anteil nimmt. Diese Erkenntnis, daß endokrine Abweichungen störend auf den elementaren Untergrund der Persönlichkeit mit ihren emotionellen Antrieben und Eigenschaften im Sinne der angeführten Persönlichkeitsänderungen einzuwirken vermögen, ist gerade im Zusammenhang der vorliegenden Arbeit von Bedeutung. Es wäre jedenfalls fehlerhaft, bei Betrachtung der Verhaltensweisen Tuberkulöser über die im Verlauf der Erkrankung häufig zu beobachtenden endokrinen Besonderheiten und neurovegetativen Störungen einfach hinwegzusehen. Doch läßt sich zunächst nicht vielmehr tun, als auf die Vielzahl neuroendokriner Abweichungen mehr oder weniger ausgesprochener Art beim Tuberkulösen hinzuweisen, indem man die wichtigsten aufzählt. Die Kenntnis dieser Vorgänge ist nicht nur für die Behandlung des Tuberkulösen, sondern darüber hinaus für seine rechtliche Beurteilung, wie noch auszuführen sein wird, von Wichtigkeit.

Die *innersekretorischen Organe* (SCHÄFER) können tuberkulöse, pathologisch-anatomisch faßbare Veränderungen ihres Organgewebes, infektiös-toxische allgemeine Funktionsänderungen — auch ohne anatomisch nachweisbare Abweichungen ihrer Gewebsstruktur — und unspezifische Veränderungen aufweisen, wie sie auch bei anderen chronisch-infektiösen und konsumierenden Erkrankungen vorkommen. Sämtliche innersekretorischen Organe können gelegentlich Veränderungen ihrer Funktion im Verlauf einer Tuberkulose erkennen lassen. Wahrscheinlich kommt dem innersekretorischen System eine besondere Bedeutung bei der Abwehr der tuberkulösen Infektion zu. Da die Beziehungen zwischen innerer Sekretion und Tuberkulose klinisch und pathologisch-anatomisch schwer zu durchschauen sind, wurden tierexperimentelle Untersuchungen zur weiteren Klärung mit hinzugenommen (SCHÄFER).

Eine spezifisch tuberkulöse Organerkrankung der *Schilddrüse* kommt verhältnismäßig selten vor. Um so häufiger finden sich funktionelle Änderungen der Schilddrüsentätigkeit. Zeichen der Schilddrüsenüberfunktion mit Anschwellen der Thyreoidea in frühen Stadien der Lungentuberkulose sind häufig und können mitunter so ausgesprochen sein, daß die zugrunde liegende Tuberkulose in ihrem Anfangsstadium übersehen wird. Hyperthyreotische Zustandsbilder sind gerade bei Gefangenen, verbunden mit entsprechenden Störungen, wie Steigerung der Aktivität, intensivem Erleben, Wechselhaftigkeit der Stimmungen, Übersteigerungen der emotionellen Wallungen, Wärmescheu, Bewegungsunruhe, Erregungszuständen, nicht selten. Eine mäßige sympathikoton-hyperthyreotische Gegenregulation zu Beginn der Tuberkulose spricht offenbar für eine günstige Abwehrlage des Organismus. Auch in fortgeschrittenen Fällen finden sich gelegentlich hyperthyreotische Zeichen, doch zeigt sich im allgemeinen bei chronischem Verlauf der Erkrankung eine zunehmende Herabsetzung der Schilddrüsenfunktion, u. U. histologisch mit Atrophie des follikulären Drüsenbaus. Dementsprechend pflegt sich der Grundumsatz, der bei der beginnenden Tuberkulose bzw. beim frischen tuberkulösen Schub häufig erhöht gefunden wird, später allmählich zu normalisieren und bei kachektischen Formen erniedrigt zu sein. Unter 262 Grundumsatzprüfungen bei Tuberkulösen fanden BÖHLAU, DENNHARDT und ROTHE 63% normale, 24% erhöhte und 13% erniedrigte Werte. Im Verlauf der Chemotherapie stellten sie bei 50% der tuberkulostatisch Behandelten ein Absinken des Grundumsatzes gegenüber den Ausgangswerten fest. Nach BAAKE fand sich bei 581 an Tuberkulose erkrankten Patienten eine erhöhte Radio-Jod-Speicherung, vor allem bei infiltrativen Prozessen (Männer 70%, Frauen 88%). Verhältnismäßig selten ist das Zusammentreffen einer Lungentuberkulose mit einer echten Thyreotoxikose. Während dann der

Verlauf im allgemeinen nicht ungünstig ist, zeigt sich der Ablauf einer Tuberkulose bei Unterfunktion der Schilddrüse meist als recht bösartig. Nach Schilddrüsenresektion kann eine ruhende Lungentuberkulose wieder in Gang kommen. Durch Hemmung der Schilddrüsentätigkeit mittels Methylthiouracil (wahrscheinlich infolge thyreostatischer Blockierung der Tyroxinsynthese) konnte ein ungünstiger Verlauf der experimentellen Meerschweinchentuberkulose beobachtet werden (KOCH u. SCHÄFER, GAEDECKE u. JACOB, BACKMANN). — Auch die Tätigkeit der *Epithelkörperchen* bei der Steuerung des Mineralstoffwechsels des Tuberkulösen, insbesondere die Beeinflussung des Calciumgehalts der Gewebe, hat die Aufmerksamkeit der Tuberkuloseforscher schon seit langem beansprucht. Ob durch sie tatsächlich einer kalkigen Konsolidierung von tuberkulösen Lungenherden, wie behauptet wurde, Vorschub geleistet wird und welche Folgerungen sich daraus ergeben, bedarf noch der Abklärung. SCHÄFER untersuchte den Einfluß des Parathormons auf den Verlauf der experimentellen Meerschweinchentuberkulose. Er fand nach anfänglicher Entzündungsverstärkung an den tuberkulösen Herden „im weiteren Verlauf offenbar auch stärkere reparative Bestrebungen" des Organismus. — Im Gebiet der *Nebennieren*tätigkeit des Tuberkulösen findet sich die ausgeprägteste innersekretorische Störung, der Morbus Addison. Es handelt sich dann meist um eine beiderseitige verkäsende Nebennierentuberkulose. Auffällig ist, daß eine aktive Lungentuberkulose kaum jemals einen Morbus Addison mit sich bringt, während eine primäre Nebennierentuberkulose sich nicht selten mit einer Lungentuberkulose vergesellschaftet. (Im übrigen ist nicht in jedem Fall eine Tuberkulose die Ursache eines Morbus Addison.) Auch sonst werden bei der Obduktion von Lungentuberkulösen gelegentlich spezifische Veränderungen der Nebennieren gefunden. Funktionelle Störungen der Nebennieren mit den klinischen Zeichen der geschädigten Nebennierenrinde wie Pigmentanomalien, Blutdrucksenkung, Adynamie und Herabsetzung der Widerstandsfähigkeit gegenüber geringen Infekten sind bei chronischen Lungentuberkulosen oft beschrieben worden. Wieweit toxisch bedingte Nebennierenveränderungen bei der Tuberkulose als spezifisch angesehen werden können, ist eine Frage für sich. Die neuerdings tierexperimentell und auch beim Menschen durchgeführten Behandlungsversuche mit ACTH bzw. Cortison ließen meist deutliche Folgen auf den tuberkulösen Prozeß erkennen. Die Bestimmung der Gonadotropin-Ausscheidung bei der menschlichen Lungentuberkulose wurde von GREUL und SCHÄFER durchgeführt. — Das Zusammentreffen einer Funktionsstörung des *Inselorgans* in Form des Diabetes mellitus mit einer Lungentuberkulose ist nicht selten. Es ist immer ein ernstes Ereignis. Geringfügige Blutzuckerschwankungen als Ausdruck einer Labilität des Kohlehydratstoffwechsels lassen sich häufig, je nach Schwere der Erkrankung, nachweisen. — Oft wurde ferner auf Beziehungen zwischen Tuberkuloseaktivität und *Keimdrüsen*tätigkeit beim weiblichen Geschlecht im Zyklusgeschehen und während der Schwangerschaft hingewiesen. Die nachteilige Wirkung einer Schwangerschaft wurde früher allerdings überschätzt. Menarche, Menstruation, Gravidität, Stillperiode und Klimakterium bedingen Labilitätszustände, die sich auf die Tuberkulose ungünstig auswirken können. Neben Menstruationsstörungen werden menstruelle, prae- und postmenstruelle Temperatursteigerungen sowie schädigende Wirkungen auf die Sexualfunktion der Frau (PATAT) bei Tuberkulose verzeichnet. Reaktivierungen kommen gelegentlich im Zusammenhang mit der Menstruation vor. Die Pubertätsphthise ist ein ernstes Ereignis. Steigerung der Keimdrüsentätigkeit wird vielfach als ungünstig für den Ablauf der Tuberkulose angesehen. Umgekehrt konnte der im Tierversuch feststellbare günstige Einfluß einer Kastration auf die Tuberkulose für beide Geschlechter auch beim Menschen teilweise bestätigt werden. Die Frage der gesteigerten sexuellen Erregbarkeit ist immer noch umstritten (s. u.). — Auch die *Hypophyse* — sehr selten als spezifische Organerkrankung und in ihren Auswirkungen schwer zu übersehen — ebenso wie die *Zirbel-* und die *Thymusdrüse* können in das Krankheitsgeschehen der Tuberkulose miteinbezogen sein. Tuberkulose der Nebenniere und als äußerst seltenes Ereignis die tuberkulöse Hypophysenerkrankung (BERBLINGER) können als Todesursache wirksam werden. Die tuberkulöse Organerkrankung der Nebenniere ist dabei nicht von vornherein unmittelbar lebensbedrohlich und sollte rechtzeitig dem Versuch einer Hormonbehandlung unterzogen werden. Mitunter kommt der Ausfall beider Nebennieren durch ausgedehnte Verkäsung als Ursache eines *plötzlichen* Todes vor. Im Zusammenspiel innersekretorischer Drüsen ist wohl vor allem dem Hypophysen- und Nebennierensystem eine erhebliche Bedeutung bei der Infektionsabwehr zuzumessen. Vielleicht können hierbei auch „Einstrahlungen aus der psychischen Sphäre via Zwischenhirn-Hypophyse die Nebenniere beeinflussen" (PARADE).

Häufiger noch und unmittelbarer bieten sich täglich im klinischen Bild Tuberkulosekranker Funktionsstörungen des in enger Beziehung zum Endokrinium stehenden *neurovegetativen Systems*, oft gerade im Beginn der Erkrankung, an.

So etwa die Beschleunigung der Herztätigkeit, die Blutdruckveränderungen, Atemstörungen, die Eigentümlichkeit der Regulation der Körperwärme und Schweißabgabe mit Hitzegefühl und nächtlichen Schweißen, die wechselnde Zusammensetzung des Blutbildes, Appetit- und

Verdauungsstörungen, die vasomotorisch bedingte hektische Wangenröte, die Hämoptoë. Bei Kreislaufuntersuchungen mit der Schellongschen Regulationsprüfung fand PATSCH schon in Ruhe labile Werte, bei Belastung sehr häufig deutliche Regulationsstörungen. Es lassen sich also eine ganze Reihe Veränderungen der an das vegetative Nervensystem gebundenen Vasomotorik aufzeigen, die in engster Beziehung zur Affektivität, also dem wichtigsten Wesensanteil der Persönlichkeit, steht. MARKWELL wies mit zahlreichen unterschiedlichen experimentellen Untersuchungen Gleichgewichtsstörungen des vegetativen Nervensystems beim Tuberkulösen nach. Als klinische Zeichen der veränderten Neuroregulation sind ferner anzuführen die nicht selten vorhandene Pupillendifferenz mit Erweiterung einer Pupille, die sensiblen und motorischen Reflexe bei tuberkulösen Lungenveränderungen mit Schmerzen und Spannungen im Bereich der Hals- und Brustmuskulatur oder mit muskelatrophischen Vorgängen, Headsche Zonen, die Empfindlichkeit gegenüber gewissen Arzneimitteln wie Pilocarpin. Elektrisch und mechanisch veränderte Erregbarkeit der neuromuskulären Gewebe sprechen für veränderte Ansprechbarkeit der nervösen Funktionen. BAUER konnte mit Hilfe chronaximetrischer Untersuchungen bei Tuberkulösen beträchtliche funktionelle Wandlungen der Reaktionsleistungen im sensiblen, motorischen und vegetativen Nervensystem feststellen. Schließlich wären zu erwähnen die Allgemeingefühle der Schwäche und schnellen Ermüdbarkeit, der veränderten „Stimmung", der Unruhe und Ängstlichkeit. Aus heute noch nicht erkennbaren Ursachen stehen einmal mehr sympathikotone, ein andermal mehr vagotone Zeichen im Vordergrund. Auch sind nahe Beziehungen zwischen den vegetativen Innervationsverhältnissen und den bei der Tuberkulose bedeutsamen allergischen Phänomenen zu erkennen, im besonderen beim Tuberkulinreiz (BAUER). Histologisch wurden im zentralen, peripheren und namentlich im vegetativen Nervensystem morphologische Veränderungen nachgewiesen (JARYGIN, GORDELADZE, DRABKINA u. GOUBANOW). POPELIANSKI konnte pathologisch-anatomisch bei Tuberkulosekranken meningo-encephalitische Veränderungen nachweisen, die klinisch nicht in Erscheinung getreten waren. 1933 wurden erstmalig cerebrale Tuberkulome, ältere tuberkulös verkäste kleine leicht zu übersehende Herde beschrieben (RICH u. McCORDOCK, ANDERS), die in der Hirnrinde und in tiefen Teilen des Gehirns sowie im Rückenmark oft in großer Zahl verteilt liegen und als infektionsausschüttende Herde einen Teil der tuberkulösen Meningitiden und andere Streuherde im Körper verursachen können (R. W. MÜLLER). Umgekehrt können bei jeder tuberkulösen Leptomeningitis die Hirnrinde und auch tiefere Partien durch Gefäßprozesse mit folgender Mangeldurchblutung in Form von anämischen Infarkten und Erweichungen in Mitleidenschaft gezogen werden (R. W. MÜLLER). —

Wir wissen heute, durch Tierversuche in der Erkenntnis der Krankheitsvorgänge bei der Lungentuberkulose unterstützt, daß die oft leicht faßbaren peripheren neuroendogenen und endokrinen Störungszeichen mit Ausdruck einer umfassenden, für Entstehung und Ablauf der tuberkulösen Lungenveränderungen maßgeblichen, zentralen Steuerung sind. Offenbar werden hier richtunggebende Einflüsse der neurovegetativen und endokrinen Regulationsstätten des Gehirns sichtbar unter Einschluß der erb- und altersbedingten, auch allergischen Reaktionslage des Organismus. Daß die zahlreichen, nur im Umriß angeführten, körperlichen pathologischen Vorgänge endokriner und neurovegetativer Art, die beim Tuberkulosekranken eine mehr oder minder tiefgreifende Umstimmung des gesamten nervösen Tonus erkennen lassen, offensichtlich in Korrelation zu den (psychischen) Verhaltensbesonderheiten tuberkulös Erkrankter stehen müssen, dürfte einleuchtend sein.

II. Verhaltenseigentümlichkeiten Tuberkulöser

1. Ordnungsstörungen durch Tuberkulöse

Neben der körperlich-tuberkulösen Infektion mit ihren seuchenhygienisch notwendigen Folgerungen ist es häufig das psychisch abnorme Verhalten, das bei Beurteilung und Behandlung des tuberkulösen Justizgefangenen bedeutsam wird.

Schon bei oberflächlicher Betrachtung lassen sich *psychische Eigenschaften und Eigentümlichkeiten* bei manchen Tuberkulösen feststellen, die geeignet sind, die Heilbehandlung zu stören, zu Spannungen mit der Umwelt und daher gelegentlich auch zu Konflikten mit dem Staat und seiner Ordnung zu führen. Der tägliche Vergleich im allgemeinen Krankenhaus zwischen dem Verhalten der Kranken auf den Abteilungen für innerlich und sonstig Kranke einerseits und der Benehmensweise der Patienten auf der offenen Tuberkuloseabteilung sowie der Tuberkuloseabteilung des Strafvollzugs andererseits läßt alsbald den Unterschied in der Haltung der Kranken offenkundig werden: auf der Tuberkuloseabteilung, die mit frischen und älteren behandlungsfähigen Kranken belegt ist, kommt es häufig zu Reibereien und Schwierigkeiten bis zu erregten Auftritten zwischen Kranken und Personal oder zwischen den Kranken untereinander, zu Beschwerden sowie namentlich zu Nörgeleien über die Wirtschaftsführung — im Gegensatz zu den übrigen Krankenabteilungen. In Militärlazaretten waren es besonders häufig frisch erkrankte tuberkulöse Soldaten, die Disziplinschwierigkeiten machten (HOLM, zit. nach BOENING u. BRAEUNING). Vollends sind Schwierigkeiten bei den tuberkulösen Gefangenen an der Tagesordnung. Beschwerden über die Verpflegung, um zunächst das häufigste Vorkommnis herauszugreifen, lassen sich, wie das gelegentlich geschieht, nicht ohne weiteres und nicht immer allein auf die lange Dauer des Aufenthaltes des Tuberkulösen auf der Abteilung zurückführen. Die Beschwerdeführer sind keineswegs immer Patienten, die schon längere Zeit im gleichen Krankenhaus untergebracht sind. Wenn Schinken und andere kostbare Nahrungsmittel zum Fenster hinausgeworfen werden, Geflügel zurückgewiesen wird mit der Bemerkung, es sei nicht eßbar, weil das Tier notgeschlachtet sei, oder Fleischfasern als Maden vorgewiesen werden (MELZER), so hat das nichts mit „Abgegessen-sein" zu tun. Hier kommt offensichtlich die durch die tuberkulöse Infektion bedingte *Appetitstörung* zum Ausdruck, die, zentral bedingt wie Herzklopfen, Nachtschweiße und andere vegetative Dysregulationserscheinungen, oftmals eine der ersten Krankheitszeichen der Tuberkulose sein kann. Vielerlei funktionelle, unspezifische, toxisch-infektiöse Störungen der Magenfunktion treten beim Lungentuberkulösen in Erscheinung. Sie hinterlassen häufig auch histologisch faßbare Veränderungen der verschiedensten Genese in den Wandschichten des Magens (ABATE u. ZANNONI).

Häufig werden veränderte kinetische und sekretorische Leistungen des Magens, insbesondere veränderte Säureverhältnisse des Magens bei der aktiven Tuberkulose gefunden. Sie müssen als Ausdruck einer im Zusammenhang mit der tuberkulösen Infektion stehenden Änderung der Tonuslage des vegetativen Systems angesehen werden (KRISTÒ u. POLGAR). Mit Besserung des Lungenprozesses pflegen sie sich weitgehend zu normalisieren.
WILLIAMS und SMITH (zit. n. FLECK) fiel auf, daß sich nach einer Meningitis tuberculosa die Appetitlosigkeit bisweilen weit in die Zeit der Heilung hineinzog. Ein unmittelbarer Zusammenhang zwischen Appetit und Säureverhältnissen des Magens besteht nicht. Meist handelt es sich um einen mehr oder weniger starken Säuremangel. Aber auch Superacidität und Hypersekretion wurden nachgewiesen, und zwar schienen leichtere und exsudative Formen zu Erhöhung der Säurewerte des Magensaftes zu neigen. Ausgesprochene Gastritiden werden ebenfalls gefunden.

Während aber der Kranke der internen Abteilung im allgemeinen eine Appetitlosigkeit auf seine Krankheit bezieht und nicht von vornherein der Küche oder dem Betrieb einen Vorwurf daraus machen wird, daß ihm das Essen nicht schmeckt, verhält sich der Tuberkulöse anders, er greift oft genug seine Umgebung vorwurfsvoll an. Einer ähnlichen Angriffssucht sieht sich gelegentlich der Arzt gegenüber, wenn z. B. der Kranke, der an einer ausgedehnten exsudativen Lungentuberkulose leidet, dem Arzt in heftiger Tonart vorwirft, daß das Fieber nicht heruntergehe. Der Geistliche macht die Erfahrung, daß er auf der Tuberkulosestation in einer so scharfen, „gehässigen" Weise angegriffen wird, wie auf keiner anderen Krankenabteilung des Krankenhauses. Mitunter wird geschimpft, „weil ein natürliches affektives Entladungsbedürfnis der Kranken eben kein geistvolleres Ziel findet" (KLOOS u. NÄSER). — Für das Personal ist es nicht nur die Infektionsgefahr, sondern vor allem auch die seelische Haltung des Tuberkulösen, die den Dienst auf der Tuberkuloseabteilung gegenüber anderen Abteilungen besonders erschwert. Namentlich dann, wenn diese veränderte psychische Eigenart des Kranken vom Arzt oder von den Pflegenden nicht erkannt und nicht in der richtigen Weise berücksichtigt wird. Auch im Ausland wurde die Verhaltensänderung des Lungentuberkulösen nach der schwierigen Seite hin beschrieben [R. MITCHELL (Amerika), S. WARREN (Frankreich), M. SUGA (Japan)]. Der Tuberkulosearzt sollte daher durch Kenntnis der Wechselbeziehungen zwischen Tuberkulose und Psyche in der Lage sein, diese in Rechnung zu setzen.

2. Verhaltensänderungen Tuberkulöser

In den letzten dreißig Jahren ist viel über das *psychische Bild* des Tuberkulösen geschrieben worden. Während einige Autoren überhaupt keine psychischen Veränderungen beim Tuberkulösen anerkennen wollen, beschrieben andere, um zunächst die widersprechendsten Ansichten anzuführen, den „spezifisch tuberkulösen Charakter“. Auch heute sind die Erörterungen über Art und Entstehung von Verhaltensauffälligkeiten beim Tuberkulösen noch nicht zum Abschluß gekommen, wenn sich auch vieles geklärt hat (BOENING u. BRAEUNING, HEUSSER, KLOOS, KLOOS u. NÄSER, MELZER, STERN u. a.). Namentlich die Genese tuberkulöser Verhaltensbesonderheiten ist, wie noch gezeigt werden soll, problematisch und undurchsichtig. Da das gleiche für die psychosomatischen Zusammenhänge selbst ausgesprochener symptomatischer (FLECK) und anderer Psychosen (THIELE) gilt, ist dies jedoch nicht verwunderlich. Man wird sich an die rein psychologischen Tatsachen halten müssen und die für die Praxis im Umgang mit dem auffällig gewordenen Tuberkulösen sich ergebenden Folgerungen für die rechtliche Beurteilung und Behandlung ziehen. Zweifellos können seelische Veränderungen bei einer Anzahl von Tuberkulösen beobachtet werden. Freilich ist es notwendig, für seelische Gegebenheiten einen Blick zu haben und auch dieser Seite des Krankseins bewußt und sorgfältig seine Aufmerksamkeit zuzuwenden. Eigentliche symptomatische Psychosen bei Tuberkulose sind ausgesprochen selten. Sie kommen nur im Endstadium vor. Von einem eigentlichen „tuberkulösen Charakter“, einer Persönlichkeitsstruktur der Tuberkulösen mit spezifischen, gemeinsamen Eigenschaften, darüber sind sich alle Autoren heute einig, kann nicht gesprochen werden. Doch finden sich auffällige psychische und nervöse Störungen häufig (ALEXANDER). Vielfach handelt es sich nur um eine vorübergehende Phase einer seelischen Veränderung. An und für sich nicht erhebliche psychisch-nervöse Abweichungen vermögen besonders in kritischen Zeiten oder dann leicht zu Konflikten zu führen, wenn derartig veränderte Persönlichkeiten mit anderen Kranken ähnlicher Art, also mit Tuberkulösen zusammenkommen oder mit Personen, die in irgendeiner Weise vom Durchschnitt abweichen. Ein Einzelner, der zu hetzen versteht, vermag sehr schnell eine Gruppe tuberkulöser Gefangener in gefährlicher Weise aufzuwiegeln. Doch genügt auch nicht selten die abwegige Eigenart eines einzelnen Tuberkulösen gegenüber dem Durchschnittsmenschen, eine Konfliktsituation mit allen ihren Folgeerscheinungen heraufzubeschwören. Treten Schwierigkeiten durch einen Lungentuberkulösen bei der Behandlung im Familienleben oder in seinem Verkehr mit anderen Menschen oder mit Behörden, namentlich in Form von aggressiven Tendenzen gegen irgendwelche Personen oder Einrichtungen auf, so wird häufig die dahinterstehende, krankhaft bedingte oder mitbedingte psychisch-abnorme Verhaltensänderung des tuberkulös Erkrankten nicht gesehen und die dabei auftretenden nervösen Reizsymptome nicht als krankheitsbedingt gewertet. Veränderte Verhaltensweisen treten nur bei einem Teil Tuberkulöser, und zwar in verschieden stark ausgeprägtem Grade, auf. Das psychische Verhalten der Tuberkulösen läßt sich, wie die unbefangene Betrachtung lehrt, nicht in schablonenhafte Vorstellungen und Begriffe einfangen. Sofern man — abgesehen von eigenen Beobachtungen — sich nicht nur an die Erfahrungen Einzelner, die immer nur begrenzt sein können und vielfach durch bestimmte theoretische Gedankengänge vorbelastet sind, sondern an die im Laufe der letzten Jahrzehnte gemachten sachlichen, unabhängig voneinander gewonnenen, zum Teil sich auch widersprechenden und in zahlreichen Arbeiten niedergelegten Beobachtungen hält, sie sichtet, das Wesentliche der Mitteilungen herauszustellen versucht und von künstlichen Erklärungsversuchen und Deutungen absieht, so zeigt sich, daß gewisse Züge im Seelenleben der Lungentuberkulösen erfahrenen Tuberkuloseärzten immer wieder auffielen und beschrieben wurden. Diese mögen im folgenden, soweit sie geeignet sind, Bedeutung für die vorliegenden Fragen des tuberkulösen Rechtsbrechers zu erlangen, kurz aufgeführt werden.

3. Nervöse Erscheinungen und Veränderungen der affektiven und Sexual-Sphäre Tuberkulöser. Deliktsformen

Im Vordergrund der häufigen, weniger ausgesprochenen Erscheinungen, oft nicht leicht erkennbar und leicht zu übersehen, stehen 1. *allgemein-nervöse Erscheinungen.* MELZER spricht von einem neurasthenieähnlichen Symptomenkomplex bei Tuberkulose. Die Symptome treten unter dem Bild der reizbaren Schwäche auf, wie die alte, aber noch brauchbare Definition nervöser Störungen lautet. Es verbinden sich bei ihr Zeichen der Überempfindlichkeit und Erregbarkeit mit solchen der Leistungsherabsetzung. Ähnliche nervöse Erscheinungen werden bei Erschöpfungszuständen, Intoxikationen, im Beginn chronischer Gehirnerkrankungen und konstitutionell gefunden. Die nervösen Erscheinungen bei Tuberkulose sind vielfach psychisch nicht ableitbar und dürften dann weitgehend als körperlich begründbar durch das Krankheitsgeschehen angesehen werden. Auffällig sind ferner mehr oder weniger ausgesprochene und in bestimmter Richtung liegende 2. *Veränderungen der affektiven Sphäre* Aktivtuberkulöser, teils mit passiven, teils mit aktiven Tendenzen. Sehr vereinfachend hat man zunächst einmal depressives Verhalten und demgegenüber Aggressivität, beide Erscheinungen nicht immer getrennt, herausgestellt. Bei vorhandenen Stimmungsschwankungen wird vorerst an die Möglichkeit zu denken sein, daß sie durch ein bestimmtes seelisches Erlebnis ausgelöst sein könnten oder durch seelische Belastungen unterhalten werden und somit als seelisch-reaktive Vorgänge angesehen werden müssen. Lassen sich jedoch keine bestimmten Erlebnisse oder sozialen Umweltsfaktoren ausmachen, die die veränderte Stimmungslage von hier aus ableitbar und verständlich machen können, wird man an den tuberkulösen Infekt als ursächlich denken müssen. Zusammen mit den erwähnten vegetativ-nervösen Störungen des Tuberkulösen dürften derartige Stimmungsanomalien darauf hinweisen, daß ausgedehntere Hirnstammgebiete beim tuberkulösen Prozeß irritiert (EWALD) sind. Aus dem Gesamt der erkennbaren Eigenheiten veränderten seelischen Verhaltens lassen sich meist einzelne kennzeichnende Merkmale affektiver Natur herausheben.

Experimentell-psychologische Untersuchungen an Tuberkulösen mit Hilfe des Rorschach-Tests durch MELZER wie durch SAMALE mit Hilfe des Rorschach-Tests und des TAT (Thematic apperception test) ließen die zentrale Bedeutung affektiver Vorgänge bei der Mehrzahl der Tuberkulösen gegenüber Gesunden erkennen. Auf Grund des Schriftbildes Tuberkulöser kommt WEISS zu einem ähnlichen Ergebnis, wobei er besonders die innere, gefühlsmäßige Labilität mit starken Stimmungsschwankungen betont.

Im einzelnen ist folgendes zu sagen: Die zahlreichen Kranken, die *allgemeinnervöse,* vegetativ-dystone, pseudoneurasthenische Erscheinungen zeigen, sind leicht erregbar, reizbar, launenhaft, empfindlich, auch mißtrauisch, ermüdbar, vermögen sich nicht recht zu konzentrieren und ergehen sich in Klagen über Vergeßlichkeit, Mattigkeit und körperliche Mißempfindungen der verschiedensten Art. In erethisch nervösen Zeiten wird sich eine Steigerung gewisser persönlicher Eigentümlichkeiten bemerkbar machen. Je nach ihrer seelischen Veranlagung ergeben sich somit mannigfache Mischformen des pseudoneurasthenischen Syndroms, dessen tuberkulöse Verursachung in der Sprechstunde nur zu leicht übersehen werden kann. Es kann ein nervöses Syndrom über lange Zeit hin die einzige Äußerungsform einer *beginnenden* Lungentuberkulose sein und schon zu einer Zeit auftreten, da die Tuberkulose körperlich noch nicht nachweisbar ist (KLOOS u. NÄSER), wie dies auch bei anderen Infektionskrankheiten vorkommt. Offenbar spielt die anlagebedingte Neigung zu nervösen Reaktionen eine gewichtige Rolle, indem diese unter dem Einfluß der Tuberkulose somatogen oder psychogen oder durch beide Bedingungen gleichzeitig ausgelöst und weiterhin getragen, in gesteigertem Maße hervortritt. Wir glauben dies auf Grund der Lebensgeschichte zahlreicher Kranker annehmen zu können, wobei wir ähnlichen Gedankengängen v. MURALTS beipflichten müssen. Das Heer der zu nervösen Erscheinungen neigenden Menschen ist sicherlich größer als es gemeinhin vermerkt wird, da nervöse Erscheinungen zunächst häufig nicht in den Bereich des als krankhaft Anzusehenden hineinreichen. Dagegen ist die alte Annahme, das gesamte Gebiet der konstitutionellen Nervosität umgekehrt auf die Formel einer tuberkulösen Schädigung bringen zu können, in keiner Weise begründet. Unter den *affektiven Abweichungen* wird mitunter eine länger anhaltende, *gehobene Grundhaltung* mit Selbstüberschätzung und Großtuerei beobachtet, namentlich im Gegensatz zur Ernsthaftigkeit der Erkrankung. Vielfach geht sie einher mit Sorglosigkeit, Leichtsinn, Kritiklosigkeit (HIPPOKRATES) und mit geringschätziger Beurteilung des eigenen Krankheitszustandes. Sie ist, auch ohne Temperaturerhöhung, vielfach mit erheblicher Reizbarkeit, Überempfindlichkeit, Ruhelosigkeit, Aggressivität sowie mit suggestibler Beeinflußbarkeit verbunden. Manche Tuberkulösen werden von dem Drang ergriffen, sich noch einmal rasch ausleben zu müssen. Eine wahrscheinlich tuberkulotoxisch und auch hypoxaemisch bedingte, ausgesprochene Euphorie („Spes phthisica"), manchmal verbunden mit unwahrscheinlichen Zukunftsplänen, die in grellem Gegensatz zu der Schwere des objektiven Befundes stehen, ist in den Endzuständen vielfach zu finden. Bekannt ist ferner das häufig *fehlende Krankheitsgefühl*, so daß sich die Kranken mitunter lange Zeit für gesund halten. Während andere Kranke beim Auftreten von Fieber im allgemeinen matt und hinfällig sind, fühlt sich der Tuberkulöse oft gerade im Anfangsstadium recht leistungsfähig, unternehmungslustig und zu allerhand Plänen angeregt. — *Depressive Stimmung* (LAENNECs passions tristes) und innere Unsicherheit finden sich ebenfalls, oft wenig ausgesprochen, mit Tagträumen und gesteigerter Phantasietätigkeit, mitunter mit erheblichem Mißtrauen verbunden, und zwar meist zu Beginn der Erkrankung, gelegentlich aber auch in späteren Stadien. Manche ergeben sich zu Zeiten der Verstimmung dem übermäßigen Alkoholgenuß. Paranoid gefärbte Einstellung (LEVENDEL u. MEZEI) führt zu dem Gefühl, dauernd zurückgesetzt zu sein, und damit häufig zu Klagen über Rücksichtslosigkeit des Personals und der Mitkranken.

WERROLT stellte die Atmosphäre der Tuberkuloseabteilung derjenigen einer chirurgischen Abteilung gegenüber und beschreibt sie als wesentlich andersartig infolge einer „einheitlichen seelischen Verfassung des Lungentuberkulösen", die gekennzeichnet sei durch eine gewisse Gedrücktheit, unfrohe Stimmung, Unfreiheit, Insichzurückgezogenheit, mißmutige Unzufriedenheit, Reizbarkeit und ausgesprochene Nörgelsucht gegenüber Verpflegung, Kurordnung, Ärzten und Schwestern und sich aus einer allgemeinen Unzufriedenheit mit dem Dasein ergibt.

Wiederholt wurde in der Literatur (STERN u. a.) darauf hingewiesen, welch niederdrückende, beunruhigende oder lähmende Wirkung die — übrigens unumgänglich notwendige (KAYSER-PETERSEN) — ärztliche Mitteilung für den Kranken habe, daß er an einer Tuberkulose leide. Es wird von psychischem Schock, psychischem Trauma und deren langanhaltender Wirkung gesprochen. Sicher trifft das auf eine Reihe von Kranken zu, kann aber nicht verallgemeinert werden und dürfte nicht ohne weiteres als „besonders hoher Grad von Verantwortungsgefühl" gewertet werden. Die meisten Kranken fangen sich bald, sind gefaßt und ergeben sich in ihr Schicksal. Für manche sozial schlecht gestellten Patienten, namentlich Frauen, die in der Häuslichkeit und vielleicht durch zusätzliche Arbeit besonders belastet sind, bedeutet vielmehr oft genug die richtige Erkennung der Krankheit und ihre sachgemäße Behandlung eine Befreiung von nicht mehr tragbaren täglichen Tageslasten. Aktiv tätige Menschen fühlen sich mitunter erleichtert durch die Klärung, woher ihre in der letzten Zeit beobachtete Leistungsminderung stammt (KLOOS). Die Überführung des Gefangenen auf die Tuberkuloseabteilung jedenfalls bringt für ihn meist das Gefühl des Geborgenseins trotz aller äußeren Umstände mit sich. Gelegentlich hört man Äußerungen und Berichte von Träumen, die darauf schließen lassen, daß die Kranken über ihr Leiden und den Tod nachdenken. Andere Kranke ergehen sich in hypochondrischen Gedankengängen oder lassen Gleichgültigkeit, erhebliche Antriebsschwäche, geistige und körperliche Trägheit, geringe Ausdauer erkennen. In den späteren Stadien können auch körperliche Krankheitszustände zu Niedergeschlagenheit führen: Schmerzen etwa bei Kehlkopftuberkulose, gehäuftes stärkeres Lungenbluten, hartnäckige Durchfälle und Blasenschmerzen, Bewegungsstörungen bei Spondylitis, hartnäckige Katarrhe der oberen Luftwege, asthmatische Erscheinungen, Fisteln. Doch wird heute durch die neuen chemotherapeutischen Mittel gerade hier vielfach Erleichterung zu schaffen sein. Immer wieder wird auch auf eine, meist als „Sanatoriumsprodukt" angesehene, *egozentrische Einstellung* der Tuberkulösen hingewiesen; darüber hinaus entwickelt sich bei manchen Kranken verstärkt eine eigensüchtige Einstellung, die schließlich zu Rücksichtslosigkeiten schlimmster Art, ja zu feindlicher Einstellung gegenüber der Umwelt, den Gesunden gegenüber führt, worüber bei Besprechung der asozialen Kranken noch mehr zu sagen sein wird.

Die affektiven Veränderungen zeigen zahlreiche *Mischformen* und keinen gesetzmäßigen Verlauf. Stimmungsumschläge werden nicht selten beobachtet. Es finden sich daher sehr verschiedene Erscheinungsbilder je nach der Reaktionsart des Kranken auf das „Tuberkuloseschicksal" (F. KÖHLER) und den verschieden schweren Lungenprozeß. Handelt es sich um besonders auffällige psychische Störungen z. B. um Äußerungen von ausgesprochenen Beziehungs- und Beeinträchtigungsgedanken, so werden sie den Tuberkulosearzt veranlassen, den Psychiater zu Rate zu ziehen. Insgesamt fallen zahlreiche Tuberkulöse bei lebhafter Empfindlichkeit durch eine von altersher bekannte *psychische Labilität*, insbesondere hinsichtlich ihrer Stimmung auf, die „durch äußere Einflüsse leicht beeinflußbar ist und gegenüber geringen Anstößen von außen schlecht im Gleichmaß gehalten werden kann" (HEZEL), und mit einer Unbeständigkeit des Wollens einhergeht. Bei manchen Tuberkulösen führt diese Labilität zu Unbeherrschtheiten und zu unüberlegten Entschlüssen, zumal derartig pscholabile Kranke allerlei Einflüsterungen nur zu leicht und nachhaltig zugänglich sind. Es liegt nahe, das labil wechselnde Gestimmtsein oder die, wie wir heute annehmen, von der „Stimmung" des vegetativen Systems abhängige (SIEBECK), labile *seelische* Stimmung im Sinne einer Erregung oder Entspannung — Begriffe, die sowohl im somatischen wie im psychischen Bereich Gültigkeit besitzen — in Korrelation zu dem wechselvollen Schwanken des neuro-vegetativen Tonus der Tuberkulösen zu sehen. U. a. sei auf die Steigerung der Körperwärme schon auf verhältnismäßig geringe körperliche oder auch psychische Belastungen hin erinnert. Derart bedingtes Schwanken der Körpertemperatur ist weniger von anderen Infektionskrankheiten her bekannt, ehestens noch bei gewissen vegetativ-labilen Persönlichkeiten zu sehen. Wie eng verwoben psychische Vorgänge und vegetatives Geschehen gerade beim Tuberkulösen ineinandergreifen, zeigt das seit langem bekannte Beispiel hoher *Suggestibilität*: Tuberkulöse Kranke, die unter der Suggestion standen, Tuberkulin bei der Injektion erhalten zu haben, tatsächlich aber physiologische Kochsalzlösung erhielten, antworteten mit einer fieberhaften Reaktion, die sogar auf eine vom Arzt vorausbestimmte Stunde eintrat.

Kennzeichnend für die psychische Eigenart des Tuberkulösen ist schließlich noch ein Gespannt- oder Geladensein des Kranken mit aggressiven Tendenzen, eine häufig vorhandene *innere Spannung,* die sich in einem dranghaften, widerstrebenden, meist langdauernden Nörgeln, Schimpfen und in ungerechtfertigten Vorwürfen Luft macht. Wenn sich die Möglichkeit dazu bietet, versucht mancher Tuberkulöse, sie im Alkoholrausch zur Lösung zu bringen. Diese innere Spannung erklärt in mancherlei Hinsicht das Verhalten gerade auch der Inhaftierten. Haftquerulanten dürften eine Zuspitzung ihrer Art zu ausgesprochener Kampfstimmung durch die Tuberkulose erhalten. Oft ist es nur ein einzelner Kranker, der die anderen Kranken, wiederum auf Grund ihrer spezifisch krankheitsbedingten, gesteigerten Suggestibilität leicht beeinflußt, mitzieht und zu unberechtigter Kritik veranlaßt. Verheerender aber als Vorwürfe gegen Küche und Anstalt wirkt sich ein solches Verhalten dahin aus, daß durch das Verächtlichmachen des Essens manchem der übrigen Mitkranken der letzte Rest geringen Appetits vollends genommen und er damit unmittelbar an seiner Gesundheit geschädigt wird, ganz abgesehen davon, daß der allgemeine Gesundungswille der Mitkranken durch das Verhalten eines solchen Störers geschwächt wird. In der Hauptsache sind es nach unseren Erfahrungen Männer mittleren Alters, die in eine derartige Kampfstimmung geraten. In der Häuslichkeit machen herrschsüchtiges und eigensüchtiges Wesen den Tuberkulösen nicht selten unerträglich. — In einem Zustand von hoher nervöser Dauerspannung verloren wir einen 25jährigen Patienten durch plötzlichen Tod bei der Punktion des Pleuraraums auf der offenen Tuberkuloseabteilung.

Es handelte sich nach Vorgeschichte und Verhalten des Kranken um eine ausgesprochen neuropathische Persönlichkeit. Auf der Abteilung wie in der Ehe tat er sich fortgesetzt als störender Tunichtgut hervor. Die Behandlung seines tuberkulösen Pleuraempyems hatte gute Fortschrittte gemacht bei Behandlung mit Kinetin. Wir hätten ihn gern bis zur endgültigen Heilung behalten, mußten aber infolge seines Verhaltens die Verlegung in ein anderes Tuberkulosekrankenhaus, mit dem wir ähnlich schwierige Kranke von Zeit zu Zeit auszutauschen pflegten, zu seiner Beruhigung vorsehen. Aus besonderen Gründen kam es aber nicht zur Verlegung. In den letzten Tagen vor dem Eingriff war er trotz Beruhigungsmitteln sehr erregt. Am Nachmittag tags zuvor hatte er vor Erregung am ganzen Leibe gezittert, wie die Schwester später berichtete, und u. a. vor den Mitkranken fingierte Ferngespräche mit hochstehenden Persönlichkeiten und Behörden geführt. Am nächsten Morgen wurde ihm vom behandelnden Arzt vorgeschlagen, die übliche Pleurapunktion wegen der bevorstehenden Verhandlung, in der er als Ankläger auftreten wollte, zu verschieben. Er behauptete aber dadurch in seiner freien Betätigung und beim Reden vor der Kommission behindert zu sein. So entschloß sich sein Arzt, der schon sehr zahlreiche Punktionen bei ihm durchgeführt hatte und dem Patienten allein erwünscht war, zur Punktion. Er führte die Nadel in den Pleuraraum ohne irgendwelche andere Manipulationen ein und schon sank der Kranke tot um. Alle Gegenmaßnahmen auch anderer erfahrener Ärzte, die unmittelbar zur Stelle waren, hatten keinen Erfolg mehr. Bei der Sektion konnte kein besonderer Befund erhoben werden. Offenbar handelte es sich um einen *tödlichen Vagusreflex auf den Pleurareiz* beim Einführen der Nadel. Tödliche Folgen bei ähnlich geringfügigen Eingriffen in den Brustraum sind wiederholt beschrieben worden. FASSBENDER nimmt an, daß es sich hierbei um schwerste, auf dem Wege eines parasympathischen Reflexvorganges ausgelöste Reizleitungsstörungen mit Herzstillstand handelt, wobei er als morphologischen Ausdruck des Geschehens subendocardiale Blutungen nachweisen konnte. Wir möchten in unserem Falle außerdem annehmen, daß die Gesamtsituation des neurovegetativen Systems mit einer aufs höchste gesteigerten allgemeinen nervösen Spannung und Erregung die Grundlage für den tödlichen Ausgang gegeben hat. —

W. HOLLMANN sieht das eigentliche tuberkulöse „Psychom" (im Sinne von HELLPACH), bei welchem bestimmte seelische Besonderheiten mit gewisser Regelmäßigkeit wiederkehren, in der Zusammenordnung einer erhöhten Reizempfindlichkeit, psychischer Unruhe und Erregbarkeit, übergroßer Wachheit, starker Labilität der Grundstimmung, gesteigertem Bedürfnis nach neuen zwischenmenschlichen Bindungen wie überhaupt in einem Reizhunger jeder Art, wobei der Tuberkulöse auflockernd auf seine Umgebung einwirkt. Er ist für eine krisenhafte Erledigung des Eheproblems und des Berufsproblems prädisponiert. Auf körperlichem Gebiet bestehen gleichzeitig starke Gefäßlabilität, zeitweise glänzende Augen, leichtes Schwitzen, Herzklopfen, gesteigerte Sexualität u.a.m. Dieses Syndrom sieht HOLLMANN als Teilerscheinung der allgemeinen tuberkulösen Hyperergie des Organismus in bestimmten Stadien der Erkrankung und bei bestimmten Personen an. So kommt es in erster Linie beim Generalisationsstadium und bei einzelnen Stadien der Lungentuberkulose, namentlich dem frischen mit perifokaler Entzündung einhergehenden Schub vor. Es fehlt gänzlich den extrapulmonalen Formen. So richtig aber dieses Syndrom der „biophysischen tuberkulösen Hyperergie" (HOLLMANN) gesehen sein mag, so stellt es doch offensichtlich nur einen Teil der bei Tuberkulose immer wieder vorkommenden veränderten Verhaltensweisen dar, wie aus den vorstehenden Darlegungen zu ersehen sein mag.

Von jeher wurde eine *erhöhte geschlechtliche Erregbarkeit* durch die Tuberkulose behauptet; beharrlich hielt sich das Zitat: omnis phthisicus alax. Und zwar gerade für die leichteren stationären Formen. Sie tritt wohl namentlich in Zeiten der allgemein erhöhten nervösen Erregbarkeit auf, kann aber keineswegs verallgemeinert werden und dürfte in vorgerückten Krankheitsstadien nur als Ausnahme anzusehen sein. Es ist immer zu bedenken, daß die ausgedehnte Ruhelage, reichliche Verpflegung und erzwungene Enthaltsamkeit in der Anstalt an sich schon eine Steigerung der sexuellen Bedürfnisse mit sich zu bringen vermag. Doch kann in manchen Fällen eine Steigerung der sexuellen Erregbarkeit durch den Krankheitsprozeß mitbedingt angenommen werden. Bei ausgesprochen psychopathologischen Erscheinungen der tuberkulösen Häftlinge auf dem Gebiete des Geschlechtslebens wird die tuberkulös bedingte Komponente ein wenn auch im einzelnen schwer, am ehesten noch durch die Anamnese aufzeigbarer Bestandteil des Gesamtbildes bei einer von Hause aus zu psychopathischen Reaktionen neigenden Persönlichkeit sein. — In neuerer Zeit ist WESTERMANN bei Tuberkulösen den Teilgegebenheiten des Sexualtriebes nachgegangen und hat versucht, gefundene Veränderungen zahlenmäßig zu den Schweregraden der tuberkulösen Lungenerkrankung in Beziehung zu setzen. Er fand in 50% eine Abweichung der Sexualität von der Norm während der tuberkulösen Infektion gegenüber gesunden Zeiten. Dabei ergab sich ein deutlicher Unterschied zwischen leichtkranken Tuberkulösen einerseits und den anderen Krankheitsgraden. Eine deutlich gesteigerte Erregbarkeit zugleich mit Steigerung der Libido und Potenz, unabhängig von äußeren Bedingungen war bei Leichtkranken nachweisbar, bei denen eine Toxinausschwemmung nach Art und Größe des Krankheitsprozesses wahrscheinlich nur gering war. Aus den Störungen der Sexualität ergaben sich bei ihnen mancherlei Schwierigkeiten des Ehelebens. Derartige Störungen waren ohne wesentlichen Unterschied bei beiden Geschlechtern vorhanden. Bei mittelschweren Lungenerkrankungen war diese Steigerung geringer, bei Schwerkranken war die Minderung der Sexualität erheblich. Der hyperergische Tuberkulöse pflegt, wie HOLLMANN darlegt, im Bestreben nach immer neuen zwischenmenschlichen Beziehungen auch immer neue sexuelle Beziehungen anzuknüpfen, ohne sich in ihnen zu fixieren. Er bildet dadurch ein immer wieder neuaufgeladenes Spannungsfeld. Mit Entgleisungen auf sexuellem Gebiet ist daher, wie wir hinzufügen möchten, zu rechnen.

Für die Kriminalbiologie bzw. Strafgefangenenpflege besteht die Frage, *ob gewisse Delikte gehäuft* bei den tuberkulösen Unrechttuern vorkommen. Ein Autor stellte die Behauptung auf, daß bei Tuberkulösen am seltensten Vergehen gegen das Eigentum vorkämen. Hierfür lassen sich jedoch keinerlei Belege beibringen. Unter den von uns bald nach dem II. Weltkrieg beobachteten tuberkulösen Häftlingen der Strafvollzugsabteilung befand sich sogar ein verhältnismäßig hoher Hundertsatz von Gefangenen, die wegen Eigentumvergehens in Strafe genommen waren. Um sagen zu können, ob sich der tuberkulöse Unrechttuer hinsichtlich der Häufigkeit von bestimmten Delikten anders verhält als die übrige Bevölkerung, wird man umfangreiche statistische Erhebungen durchführen müssen und ohne eingehende mehrdimensionale, konstitutionsbiologisch vorgehende Durchuntersuchung der einzelnen kriminellen Persönlichkeit, die den tuberkulösen Rechtsbrecher psycho-somatologisch allseitig erfaßt (KRETSCHMER), kaum weiterkommen. Im übrigen liegen ausreichende Kriminalitätszahlen für spezielle Verbrechertypen, die zum Vergleich herangezogen werden könnten, für nichttuberkulöse Rechtsbrecher nicht vor. Bei Untersuchungen über Eigentumsvergehen müßten zudem statistische Untersuchungen durchgeführt werden, die mit großen Zahlen arbeiten und alle einschlägigen Wirtschafts- und sonstigen Bedingungen (SELLIN) zur Zeit der Tat berücksichtigen. Eingehende kriminalbiologische Untersuchungen (EXNER) ergaben nämlich, daß die Diebstahlskurve ganz wesentlich von Schwankungen des Wirtschaftslebens, namentlich von den Bewegungen der Lebensunterhaltungskosten beeinflußt wird. Es hat den Anschein, als ob sich der Tuberkulöse hinsichtlich der Eigentumsvergehen nicht anders verhält als der Nichttuberkulöse. — Einer ähnlich kritischen Aufarbeitung müßten auch alle Angaben über die Häufigkeit anderer Straftaten bei Tuberkulose unterzogen werden. Eine gewisse Wahrscheinlichkeit hat nach unseren Erfahrungen wohl die Behauptung für sich, daß Kapitalverbrechen bei Tuberkulösen verhältnismäßig selten vorkommen. Es könnte dies mit einer durch die Krankheit bereits hervorgerufenen allgemeinen körperlichen Schwächung zusammenhängen.

4. Gestaltungsfaktoren abnormen Verhaltens Tuberkulöser

Nach der Schilderung auffälliger psychischer Erscheinungen bei Tuberkulösen, die meist nur in mäßigem Grade vorhanden sind, vielfach fließend in alltägliche Reaktionen übergehen, meist erst bei aufmerksamer Beobachtung des psychischen Verhaltens dem Arzt bewußt werden und im Drange der ärztlichen Tagesarbeit, bei der zunächst der körperliche Befund im Vordergrunde steht, leicht übersehen werden und nur in besonderen Fällen zu schwierigen Störungserscheinungen führen, muß aber ausdrücklich betont werden, daß der Großteil der Tuberkulösen im Rahmen dessen, was man einem chronisch Kranken zubilligen muß, *ohne wesentliche psychische Veränderungen* lebt, unauffällig bleibt oder nur vorübergehende Abweichungen zeigt. Einzelne Kranke erscheinen auch völlig gleichgültig gegenüber ihrer Krankheit. Dies ist wenigstens der Fall, wenn man die Gesamtheit aller Tuberkulösen überblickt. Auf der Tuberkuloseabteilung des Strafvollzugs kommen dagegen vermehrt Tuberkulöse mit abnorm seelischen Reaktionen zusammen. — Der Vollständigkeit halber sei daran erinnert, daß neben den mehr oder weniger *negativ* zu beurteilenden tuberkulösen Folgeerscheinungen psychischer Art, die beim tuberkulösen Inhaftierten vorwiegend sichtbar werden, bei entsprechender Anlage auch *schöpferische Kräfte* mit geistiger Regsamkeit und Phantasiereichtum hervortreten können, wie die Reihe tuberkulosekranker berühmter Dichter, Musiker und Philosophen (Chateaubriand, Gorki, Mozart, Kant, Spinoza u. a.) zeigt. — Jedenfalls ergibt sich für den aufmerksamen Beobachter schon nach diesem kurzen Überblick ein viel bunteres psychisches Bild des Tuberkulösen, als es gemeinhin durch Erwähnen etwa einer Euphorie oder der gesteigerten Sexualität gekennzeichnet werden soll. Die Lehrbücher der Psychiatrie geben mit wenigen Ausnahmen kaum Auskunft über psychische Veränderungen, wie sie bei inneren Erkrankungen gefunden werden, da der Psychiater solche weniger zu sehen bekommt, sie fast nie so massiv wie eigentliche Psychosen sind und ihnen ein besonderer Krankheitswert meist nicht zukommt. — Ausschlaggebend für Art und Umfang der seelischen Störung ist die Struktur der *prämorbiden Persönlichkeit* mit den ihr eigenen, zeitlich veränderlichen körperlich-seelischen Reaktionsmöglichkeiten auf den unterschiedlich schweren Infekt. Wie besonders von STERN geschildert wurde, leiten sich die mannigfaltigen Verhaltensweisen des Tuberkulösen aus der Verschiedenheit des Lebensalters und des Geschlechts, aus dem Rassen- und Volkscharakter, dem Temperament und der Spannkraft, der inneren Einstellung zur Welt und zum Leben, der Form und Schwere der Erkrankung und anderen treibenden Kräften her. Der syntone Pykniker scheint weniger zu auffälligen Verhaltensänderungen zu neigen als der vegetativ übererregbare, empfindsame Astheniker. Abnorme Verhaltensweisen und psychische Auffälligkeiten können bei Leichtkranken und bei schwerer Kranken zutage treten. Die persönliche Eigenart entscheidet auch letztlich über die Gesamtentwicklung des Krankheitsverlaufs, ob es im „Tuberkuloseschicksal" (F. KÖHLER) zu fortschreitendem Zerfall der psychischen Widerstandskräfte kommt oder ob der Kranke als Persönlichkeit wächst. Gleichzeitig formen in bedeutsamer Weise Umwelteinflüsse,

Lebenskreis, soziale Verhältnisse und Einzelerlebnisse das Gesamtbild. In der Heilstätte kommt das Erlebnis der völlig veränderten Lebenshaltung und beim Häftling noch zusätzlich die schwere Belastung durch das Strafverfahren hinzu. — Auf diese Weise kommen *zahlreiche unterschiedliche Erlebnisreaktionen und Verhaltensweisen* zustande. Vieles im auffälligen Verhalten der Tuberkulösen kann als *verständlich,* nacherlebbare seelische Reaktion auf die Lage, in der sich der Kranke befindet, angesehen werden, so etwa eine depressive Stimmungslage oder paranoide Gedankengänge. Verständlich ist eine Bedrückung durch die lange Dauer der so ausgesprochenen chronischen Infektionskrankheit mit dem fast stets einhergehenden Absinken der sozialen Lebenslage. Gleich verständlich ist das Verhalten bei Auftreten körperlicher Mißempfindungen, die wir anführten. Andere Einflüsse, etwa das Abgeschlossensein in der Heilanstalt mit ihren veränderten Lebensbedingungen, vermögen zu einer erheblichen seelischen Wandlung, die oft beschrieben wurde, führen. Demgegenüber ist ein Teil der depressiven Verstimmungszustände, namentlich im Beginn der tuberkulösen Erkrankung *nicht als allein reaktiv bedingt* zu deuten. Ausgesprochener gilt dies noch für hyperthyme Zustände bei Krankheitsbeginn, zuweilen deutlich mit gesteigerter Regsamkeit und Leistungsfähigkeit verbunden, die als unmittelbare Folge des infektiösen Körpergeschehens angesehen werden können. Intelligente, kritisch eingestellte Kranke berichten gar nicht so selten nach Besserung oder Gesundung über derartige „unbegreifliche" Zustände zu Beginn ihrer Erkrankung. Und die Behauptung mancher Autoren (DUCHENNE, MELZER), daß dem Auftreten der ersten körperlichen Erscheinungen eine Zeit von etwa bis zu einem Jahr vorausgehen könne, in der der Intellektuelle zu deutlich erhöhter Schaffenskraft angeregt sei, besteht unseres Erachtens nach entsprechenden Aussagen von Kranken auch zu Recht. Auch nervösen Schwächezuständen mit ihren zahlreichen pseudoneurasthenischen Erscheinungen liegen infektiöse Vorgänge offensichtlich zugrunde. Gewisse Veränderungen des psychischen Erscheinungsbildes Tuberkulöser lassen sich methodologisch als *körperlich begründbare* seelische Veränderungen anderer chronischen Krankheiten, insbesondere chronischen Infektionskrankheiten, an die Seite stellen. Dazu wären „Zuspitzungen" von Eigenheiten der Persönlichkeit zu rechnen und verstärkte Äußerungen psychopathischer Charaktereigenheiten, von denen man häufig zu hören bekommt, indem die Angehörigen mitteilen, der Kranke habe zwar immer schon diese oder jene Eigenschaften andeutungsweise gezeigt, aber in letzter Zeit während seiner tuberkulösen Erkrankung, sei es „ganz schlimm damit geworden". Auch vom „Abbau der Persönlichkeit" in Form einer Abnahme von Takt, Rücksichtsnahme, feineren seelischen Schwingungen, war und wird noch die Rede sein. Ferner gehören hierher das Nachlassen der geistigen Spannkraft und gewisse Äußerungen von Schwäche des Gemütslebens und des Wollens bei längerer Dauer der Erkrankung. Diese Erscheinungen sowie eine „Abschwächung" der persönlichen Eigenschaften pflegen jedoch meist kaum trennbar mit dem physischen Absinken in die eigentliche Phthise zusammenzufallen. — Man hat immer wieder versucht, die Dynamik der seelischen Veränderungen beim Tuberkulösen in Parallele zu den *Entwicklungsstufen* der körperlichen Erkrankung zu setzen und Einteilungen bestimmter Phasen psychophysischen Verhaltens zu geben. Das ist jedoch nur in gewisser Hinsicht möglich. Von einem faßbaren gesetzmäßigen Ablauf psychosomatischer Vorgänge im Verlauf der Krankheit kann nicht gesprochen werden. Das psychische Bild und die damit einhergehenden körperlichen Vorgänge trotzen offensichtlich einer Verengung in denkökonomische Schachtelungen. So einfach liegen die Dinge nicht, daß etwa die psychisch-nervösen Erscheinungen in Zeiten einer gesteigerten Aktivität der körperlichen Krankheitsvorgänge besonders hervorträten. Sie gehen keineswegs der Schwere der Erkrankung parallel. Oft ist das Gegenteil der Fall, sie zeigen sich vielfach dann, wenn mit einer geringen Toxinausschwemmung, falls man eine solche annehmen will, gerechnet werden muß. Es liegt nahe, die alte pharmakologische Beobachtung heranzuziehen, wonach geringe Giftdosen im allgemeinen anregend, größere lähmend wirken. Mitunter erfährt das psychische Bild bei demselben Kranken eine auffällige Wandlung. Mit einem Wechsel von mehr oder weniger langdauernden Phasen verschiedenen psychischen Verhaltens ist also zu rechnen. Von wesentlichem Einfluß sind u. a. vor allem die allmählich sich vollziehenden Wandlungen, die die Lebensalter im Laufe der über Jahrzehnte sich hinziehenden Krankheit mit sich bringen. Allzu strenge Einteilungsversuche mit bestimmten Phasen dürften die Betrachtung des Krankheitsverlaufs nur einengen und nicht weiterführen. So wird sich hinsichtlich des *zeitlichen Auftretens* seelischer Veränderungen während der tuberkulösen Erkrankung kaum mehr als folgendes sagen lassen: Im Beginn der Erkrankung, ihrer objektiven Feststellung mitunter längere Zeit vorausgehend, finden sich vielfach allgemein-nervöse Erscheinungen. Bei manchen Personen vermag das schwere Betroffensein durch die Eröffnung des Arztes, an einer Tuberkulose zu leiden, zu depressiver Stimmungslage zu führen. Auch endogene Verstimmungszustände können, meist anfangs, wie übrigens später auch, vorkommen. Das anfängliche Gefühl des Geborgenseins des Häftlings in der Anstalt kann bald in Unzufriedenheit, Mißstimmung und Nörgelsucht umschlagen. Jüngere Menschen werden das von HOLLMANN beschriebene tuberkulöse Psychom biophysischer Hyperergie frühzeitig zeigen. Es kann dem Arzt viel zu schaffen machen mit seiner häufig aggressiven Haltung. Allmählich verliert es sich dann. Bei längerem Bestehen der Krankheit tritt beim Tuberkulösen im allgemeinen eine gewisse Ausgeglichenheit und Gelassenheit mit einem allmählichen Nachlassen der geistigen Spannkraft und Beweglichkeit in Erscheinung. Die einen der chronisch Kranken tragen mit großer Geduld ihr Leiden, andere geraten in einen Zustand der Gedrücktheit, werden nörglerisch und unleidlich, auch paranoisch in ihrem Verhalten. Namentlich rückfällige Verschlimmerung der Krankheit kann hierzu viel beitragen. Die weitere Entwicklung des seelischen Verhaltens während längerer Dauer der Krankheit ist zwar sicherlich weitgehend von der Persönlichkeitsanlage abhängig, dennoch wird schwer zu sagen sein, wieweit dann nicht doch körperliche Grundlagen unmittelbar dem Entwicklungsgang psychischen Verhaltens zugrunde liegen. Bald wird der eine oder andere Faktor sich im Verlauf des Leidens wirksamer durchsetzen. Die Dynamik des Gesamtgeschehens, die immer durch zahlreiche, exogene und endogene Kräfte bedingt und gelenkt wird, ist im einzelnen kaum durchschaubar. Ein anfangs noch unverkennbarer Gesundungswille kann sich in späterer Zeit völlig verlieren, ja geradezu ins Gegenteil umschlagen, zur Flucht in die Krankheit oder zur rentenneurotischen Reaktion führen, um Kur oder Rente zu erhalten. Sei es durch Entwöhnung von geregelter Tätigkeit durch die lange Dauer eines bequemen Krankenhaus- oder Heilstättenaufenthalts mit seinem lähmenden Einfluß oder durch Schwierigkeiten im Beruf, wie sie etwa durch Unverständnis, mangelnde Rücksichtnahme oder gar Verfemung von seiten der Mitarbeiter bei der Wiederaufnahme der Arbeit entstehen können. Oder sei es infolge der persönlichen, zum Nachlassen der körperlichen und geistigen Spannkraft neigenden Eigenart des Kranken, um den Aufgaben des Lebens auszuweichen oder durch körperliche Erschöpfung.

Es ist leicht einzusehen, daß durch die nervösen und seelischen Abweichungen im Verhalten Tuberkulöser, durch die Verschiebung ihres Persönlichkeitsbildes, durch Verstärkung von Charakterschwächen, durch Enthemmungen und Triebstörungen mancherlei Möglichkeiten zu Reibungsflächen und Schwierigkeiten für sie im Zusammenleben mit anderen Menschen gegeben sind. Kontaktstörungen mit der Umwelt vermögen zu *soziologischen Verwickelungen* zu führen. In einzelnen Fällen, wo vorher keine Kriminalität bestanden hat, kann es zu kriminellen Entgleisungen kommen. Es erscheint daher berechtigt, dem Tuberkulösen im Rechtsleben besondere Beachtung zu widmen. Andererseits ist es erforderlich, bei der Behandlung alles zu tun, um den Tuberkulösen möglichst nicht erst straffällig werden zu lassen.

5. Mutmaßliche Ursachen seelischer Veränderungen bei Tuberkulösen

Die *Ursachen für die Verhaltensauffälligkeiten* Tuberkulöser sind wenig durchsichtig. „Fast alle körperlichen Erkrankungen wirken irgendwie auf das Seelenleben ... Die körperlichen Krankheiten wirken entweder kausal durch ihren Einfluß auf die körperlichen Bedingungen des Seelenlebens im Gehirn, meistens auf eine unbekannte Weise (Toxine, innere Sekretion) oder sie wirken verständlich durch die Lebensweise, zu der das Individuum durch die Krankheit gezwungen wird, und durch die Empfindungen, die Erlebnisse, die Schicksale, die das Kranksein ihm bringt" (JASPERS). Als spezifisch tuberkulöse, durch Infektion oder Intoxikation hervorgerufene, organische seelische Erkrankungen sind die im Endstadium auftretenden symptomatischen Psychosen und die Folgen grober pathologisch-anatomischer Veränderungen des Gehirngewebes und der Hirnhäute bekannt. Von ihnen wird später die Rede sein. — Die übrigen, an Zahl weit überwiegenden psychischen Störungen — besonders gekennzeichnet durch Reizbarkeit, affektive Labilität und Erregbarkeit, nicht selten aggressiver Art — werden zumeist auf das Tuberkuloseerlebnis mit seinen situativen Folgen zurückgeführt. Ist es also allein die durch das chronische Leiden veränderte Lebenssituation, die immer einen schweren Eingriff in die gewohnte Berufs- und Lebensführung bedeutet, die Wandlung des Schicksals, die den praemorbiden Charakter stärker hervortreten läßt (ROLOFF), sind es also letztlich psychoreaktiv bedingte oder soziologische Gründe, die für diese seelischen Eigentümlichkeiten Tuberkulöser verantwortlich zu machen sind? Oder muß nicht auch den *körperlichen* Krankheitsprozessen in somatopsychischer Korrelation ein wesentlicher Anteil an ihrem Zustandekommen zugesprochen werden? — Im Schrifttum der neueren Zeit schlägt das Pendel der Auffassungen deutlich in Richtung der Annahme einer rein psychogenen Verursachung seelischer Veränderungen beim Tuberkulösen aus. Hervorgehoben werden seelische Reaktionen auf Krankheitserlebnis, Umweltveränderung, Heilverfahrensfolgen und deren seelische Verarbeitung.

Da ist bereits der schwer belastende Eindruck der vom Arzt mitgeteilten Diagnose „Tuberkulose". Bedeutsam ist weiterhin die veränderte Lage, in die der Kranke während der Behandlung gerät. Es wird auf die lange Behandlungsdauer mit ihrem eigenartigen Krankenhaus- und Heilstättenmilieu hingewiesen, das zur Selbstbeobachtung infolge fehlender Ablenkung und zu hypochondrischer Einstellung bei der schlechten Heilungstendenz des Leidens führt. Im Hinblick auf ähnliche Erscheinungen wie in Gefangenenlagern spricht KOLLARITS von „Stacheldrahterscheinungen". Auch die Reaktionen „auf das Bewußtsein einer meist nicht terminierten Internierung" (HEUSSER) in der Heilanstalt vermögen das Bild einer echten Personalitätsveränderung vorzutäuschen. Oder es entsteht, wie WERROLT ausführt, beim Kranken ein Gefühl des Makels vor der Gesellschaft, die vor ihm zurückweicht, so daß er versucht, sein Leiden zu verbergen und sich auf sich selbst zurückzieht.

Diese und ähnliche Vorstellungen vom Zustandekommen der vielfältigen Auffälligkeiten Tuberkulöser sind in zahlreichen Fällen sicher zutreffend. Es muß aber zweifelhaft erscheinen, ob sie die ursächlichen Zusammenhänge beim Entstehen von Verhaltensbesonderheiten des Tuberkulösen zureichend erfassen. Man wird sich bei dem heutigen Stande unseres Wissens der ganzheitlichen Zuordnung leiblich-seelischer Gegebenheiten im lebenden Organismus, wie wir sie in neuerer Zeit zu sehen gelernt haben, stets bewußt bleiben müssen. Das Verhalten des Menschen im Leben ist immer zugleich körperlich und seelisch. Die Art des Zusammenhangs körperlicher und seelischer Vorgänge ist empirisch nicht aufzeigbar. „Wir finden in der Welt die leibliche und die seelische Gegebenheit miteinander unvergleichbar vor und können unsere Erfahrungen kaum anders ausdrücken als dualistisch, und zwar nach Art der Wechselwirkung, zum mindesten Entsprechung dieser beiden Reihen" (K. SCHNEIDER). Man wird den tuberkulös-pathologischen Körpervorgängen zumindest eine wichtige Teilbedingung für Entstehung und Dauer von Verhaltensänderungen Tuberkulosekranker, wie wir sie bei anderen Infektionskrankheiten nicht in gleichem Maße finden, zuerkennen müssen. So bedeutungsvoll das neuaufgekommene Verständnis für das Wirksamwerden psychischer Einflüsse beim Krankheitsgeschehen ist, so sollte man diese Art der Betrachtung dennoch nicht überpannen und in höchst bedenklicher Weise das körperliche Geschehen völlig unbeachtet lassen.

Direkte Beweise für den Umfang unmittelbarer Zusammenhänge zwischen körperlich krankhaften Vorgängen und Veränderungen im Verhalten Tuberkulöser sind heute noch nicht zu erbringen. Es kann lediglich auf Analogien zwischen körperlichem und seelischem Geschehen bei anderen internen Erkrankungen und den persönlichen Eindruck zuverlässiger Beobachter hingewiesen werden. Ebensowenig aber läßt sich andererseits beweisen, daß es sich bei den psychischen Störungen Tuberkulöser um „rein psychogene", „situationsbedingte" Vorgänge handle, bei denen Infektion, Intoxikation und Stoffwechselgeschehen im weitesten Sinn bedeutungslos seien. Für den Internisten wird die Forderung, eine Anlehnung der praktischen Psychologie an die Somatik zu suchen (EWALD), naheliegen. Wie einem körperlich aufzeigbaren Vorgang, etwa einer Blutdrucksteigerung, unzweifelhaft eine Konfliktspannung entsprechen kann, so kann ganz allgemein in dem Kreisprozeß psychophysischer Vorgänge im Sinne V. v. WEIZSÄCKERs bei krankhaften Vorgängen in der Körpersphäre abnorm seelisches Verhalten „naturhaft fundiert" sein. „Seelisches drückt sich in der Körpersprache aus, Körperliches in der seelischen" (CHRISTIAN). Es sei daran erinnert, daß Störungen des affektiven Rapports mit der Umgebung, Verschiebung des Persönlichkeitsbildes mit Enthemmung und Verbiegung des Trieblebens in neuerer Zeit häufiger auf traumatische oder entzündliche Veränderungen in der Nähe des Hirnstamms und des Zwischenhirns zurückgeführt werden konnten (KRETSCHMER). Erscheinungen des gestörten vegetativen Nervensystems und Endokriniums des von der tuberkulösen Infektion befallenen Organismus, auf die wir nachdrücklich hinwiesen (S. 14), und histopathologische Befunde daselbst und im zentralen Nervensystem dürfen unter diesem Aspekt nicht übersehen werden. Manche Autoren (z. B. STAFFA, HEIM, KNOBEL u. a. [zit. nach HEUSSER]) sind der Ansicht, daß die vegetative Stigmatisation mit ihren psychasthenischen Begleiterscheinungen als Folge einer Dienzephalotropie durch Einfluß von Tbk.-Toxinen angesehen werden könne. Dem fügt HEUSSER hinzu: „Die allgemeine Psycholabilität dürfte möglicherweise auf eine toxische Labilisierung des Hypothalamus zurückzuführen sein, aus der sich auch vom Psychorganischen her eine Beeinflussung der Personalitätsentwicklung erklären ließe." Eine energetische Vorstellung im Sinne des Zusammenhangs zwischen innerem Organ und Großhirnrinde (BYKOW) könnte annehmen, daß langanhaltende pathologische Reizströme im erkrankten Organ zentrale Störungen mit Umstimmung der vitalen seelischen Grundstimmung und damit veränderte seelische Reaktionen hervorrufen (MEUSERT). Wie stark sich Psychisches vom Organischen her gestaltet, lehren zahllose pharmakologische Erfahrungen und schon das praktische Leben, etwa mit der Alkoholwirkung. Warum man den bösartigen tuberkulösen Vorgängen im Organismus solche Wirkungen über das nervöse Zentralorgan nicht zusprechen zu können glaubt, ist nicht recht einleuchtend. Wie eng allein im Funktionskreis der Atemvorgänge — es erscheint naheliegend, sie bei Lungenkranken zur Betrachtung heranzuziehen — die Beziehungen zwischen Atmungssteuerung, Stoffwechseländerungen und psychischen Veränderungen schon beim Gesunden sind, ergeben die Befunde bei der Hyperventilation, d. h. einer absichtlich bewirkten, aber auch spontan möglichen forcierten Ausatmung, die mitunter zu starken Beunruhigungszuständen und Erregungserscheinungen führt (HEYER). LOTTIG konnte oft Erregungszustände bei Menschen beobachten, die zu diagnostischen Zwecken hyperventilieren mußten: „Die Hyperventilation führt nicht nur zu einer Änderung des Gasstoffwechsels und des Säure-Basengleichgewichts, sie wirkt auch aufwühlend und auflockernd auf seelische Tiefen, die in gefährlicher Weise aufsteigen können." — Für die Möglichkeit einer rein infektiös-toxischen Auslösung psychischer Veränderungen bei Tuberkulose spricht nach ALEXANDER das Verhalten von Kindern. Als erste Zeichen des Primäraffekts machen sich oft Wesensveränderungen, Stimmungsumschwung, Unlust beim Spiel bemerkbar. Ein bis dahin vergnügtes, folgsames Kind wird plötzlich weinerlich, ungezogen und unfreundlich: Es läßt sich — vielleicht erst nach Tagen — ein infiltrativer Schub der Lunge nachweisen. Dabei brauchen Temperatursteigerungen nicht vorhanden zu sein, die als auslösender Faktor angesehen werden könnten. Auch beim Erwachsenen läßt sich beim beginnenden tuberkulösen Krankheitsprozeß und bei einem frischen Schub ähnliches beobachten. — Es ist zu erhoffen, daß das neue Arbeitsgebiet der Psychopharmakologie, deren Ziel es ist, Wirkung und Wirkungsweise psychotroper Substanzen im Erleben und Verhalten zu erforschen, hier weiterbringen wird (Psychopharmacologia).

Wichtig ist immer zu wissen, ob sich der Kranke während seiner Erkrankung wirklich psychisch *verändert* hat. Nun sind zwar über die praemorbide Persönlichkeit des Kranken zuverlässige, objektive Unterlagen fast immer schwer zu erhalten, dennoch kann man bei allem Vorbehalt gegenüber Aussagen von Angehörigen vielfach bestätigt finden, daß mit dem auffällig gewordenen Kranken während der tuberkulösen Erkrankung tatsächlich eine Wandlung, bisweilen im Sinne einer Steigerung früher weniger ausgesprochener Eigenschaften, stattgefunden hat. BOENING u. BRAEUNING (S. 524) berichten über die Aussagen der Ehefrau eines ihrer Kranken, die offensichtlich den bei ihrem Mann vorgegangenen Wandel klar erkannt hat: „Aber das hätte mein Mann doch früher nie gelitten und jetzt fragt er gar nicht, ob die Kinder und ich was haben. Sind wohl alle Kranken so?" Sie war zufrieden, daß sie das alles erst einmal hatte aussprechen können, sie hätte es immer nicht gewollt, weil „ich meinen Mann doch nicht schlechtmachen wollte". Auf Befragen gibt sie zu, daß ihr Mann nicht vorsichtig hinsichtlich der Hygiene mit den Kindern sei und daß es deswegen zwischen ihnen öfters zu Streitigkeiten käme. — Auch ist später nach dem Abklingen der seelischen Erscheinungen von den Kranken mitunter selbstkritisch hierüber eine entsprechende Stellungnahme zu erhalten. Wir erinnern uns an eine Reihe von Kranken, die uns nach dem Aufenthalt in der Heilstätte und nach weitgehender Wiederherstellung kritisch über ihr früheres auffälliges Verhalten auseinandersetzten, daß dieses, etwa die Nörgeleien über das Essen oder ihre Schwierigkeiten mit dem Personal, Ausfluß ihres damaligen krankhaften Zustandes gewesen sei. Gelegentlich läßt sich unter unseren Augen nach der erfolgreichen Behandlung eines Infiltrates mit einem der neueren chemotherapeutischen Mittel oder nach Anlage eines gut sitzenden Pneumothorax eine psychische Beruhigung des Kranken, die dieser meist auch subjektiv empfindet, erkennen. In gleichem Sinn sprechen die Kreislaufregulationsprüfungen tuberkulös Erkrankter vor und nach Chemotherapie von PATSCH. — Nicht selten handelt es sich um eine, wenn man so will, *psychopathische Episode* im Sinne von KAHN. Eine solche Episode tritt in Zeiten weniger ausgesprochener Aktivität des Lungenprozesses, auch im Beginn der Erkrankung oder bei akuten Schüben auf. Von höchster Bedeutung ist dabei immer die *gesamte psychophysische Reaktionsweise des einzelnen Kranken,* also ein ganz persönlicher Faktor. Er gibt dem Erscheinungsbilde des Kranken die persönliche Färbung je nach seiner Veranlagung, nach seiner körperlichen Anfälligkeit, seinem Charakter, Temperament, seiner Begabung und Herkunft. Besonders Steigerung bereits vorhandener psychopathischer Eigenschaften, Neuauftreten psychopathischer Reaktionen oder Hervortreten neuer unerfreulicher Wesenszüge wurden beobachtet.

6. Seelische Belastungen und Tuberkuloseverlauf bei Gefangenen

Schon seit langem wird darauf hingewiesen, daß *Entstehung und Entwicklung der körperlichen Erscheinungen bei Lungentuberkulose weitgehend in Abhängigkeit von seelischen Belastungen* stehen können. Konflikte und Spannungen haben für den Tuberkulösen einen größeren Erlebniswert (MELZER). Gerade in neuerer Zeit hat man den psychosomatischen Verflechtungen bei der Tuberkulose eingehend Beachtung geschenkt (BRONKHORST, H. HUEBSCHMANN, MELZER, ROLOFF u. a.) und versucht, Beweise für derartige Beziehungen zu erbringen sowie die zugrunde liegenden Funktionszusammenhänge zwecks geeigneter Behandlung aufzuklären. H. HUEBSCHMANN ist in einer umfangreichen Studie den Beziehungen zwischen Psyche und Tuberkulose im einzelnen nachgegangen. Er sieht in der Krankheit innere, unbewußte „Aggressionstendenzen" des Seelischen wirksam werden, die aus familiären und gesellschaftlichen Wurzeln entstammen. Sie richten sich gegen die Substanz des eigenen Körpers. Aus den Schwierigkeiten bei der Behandlung der Tuberkulose von der psychischen Seite her sind neuere Psychotherapeuten zu der Ansicht gekommen, daß die psychoanalytische Methode, die auf die Behandlung von Neurosen zugeschnitten sei — auch neurotische Entwicklungen gibt es bei der Tuberkulose — im allgemeinen nicht ausreiche, sondern tiefergehende Maßnahmen erforderlich mache, weil das, was „die Tuberkulose selber",

„d. h. das, was ihren Prozeßcharakter ausmacht", eine „primäre seelische Unangreifbarkeit" zeigt, die sie in die Nähe der Psychosen rücke (H. HUEBSCHMANN, RACAMIER, RIOU).

Die Beziehungen zwischen seelischem Geschehen und körperlicher Erkrankung sind bei einer so außerordentlich chronisch und u. U. lange latent verlaufenden Krankheit, wie es die Lungentuberkulose ist, oft schwer aufzuzeigen. Immerhin läßt sich heute sagen, daß *niederziehende seelische Einflüsse* der Entstehung oder Verschlimmerung einer Krankheit, im besonderen einer Infektionskrankheit wie es die Tuberkulose ist, Vorschub leisten können. Zur Klärung dieses Bedingungskomplexes ist es erforderlich, im Einzelfall biologische und psychosoziale Faktoren in Betracht zu ziehen. Beim Erheben einer eingehenden biographischen Anamnese des Tuberkulösen lassen sich vielfach ernste Konfliktsituationen aufdecken, die dem Ausbruch der tuberkulösen Erkrankung Monate vorausgehen. Bei Männern sind es vornehmlich beruflich-soziale Spannungen, bei Frauen gestörte Liebesbeziehungen. Verhältnismäßig häufiger als andere erkranken die Angehörigen der in Abhängigkeit stehenden Berufsgruppen der Hausgehilfinnen und kaufmännischen Angestellten an Tuberkulose; sie lassen oft eine tiefsitzende Unzufriedenheit erkennen (GÖTTSCHING). Wie häufig derartige Befunde ursächlich für das Ingangkommen einer Tuberkulose verantwortlich zu machen sind, wird in Zukunft noch zu erweisen sein. WESTERMANN kam bei seinen Untersuchungen zu dem Ergebnis, daß die Zahl der Tuberkulösen, bei denen ein seelisches Trauma wirksam ist, klein sei. Ein psychisches Trauma werde auch nur bei abnormer Reaktion wirksam. Nach MELZER muß die Sensibilität gegen Konflikte nicht erst als Folgezustand der Erkrankung, sondern als „Komponente einer labilen psychosomatischen Konstitution" angesehen werden, die teils erbbedingt, teils umweltbedingt sein kann. Man wird es sich im Einzelfall nicht zu einfach machen dürfen mit der Annahme eines Zusammenhangs zwischen Konfliktsituationen, wie sie tausendfältig in Krisenzeiten erlebt werden, und der eines Tages auftretenden Lungentuberkulose, was u. E. in neueren Veröffentlichungen mitunter geschieht. In Wahrheit liegen die Dinge verwickelter. Jedenfalls sollte man zur weiteren Klärung dieses schwer zugänglichen Gebietes nicht den *gegenteiligen Vorgang*, nämlich die häufig *günstig verlaufende Entwicklung eines Lungenprozesses trotz zweifellos schwersten seelischen Belastungen* und seelischer Niedergeschlagenheit vergessen und sie auch einmal systematisch den zur Verschlechterung des tuberkulösen Lungenprozesses führenden Entwicklungsverläufen gegenüberstellen. Wir sahen u. a. einen Kranken, der, da ihm ein Raubmord zur Last gelegt wurde, mit der Todesstrafe unmittelbar zu rechnen hatte. Unter dem schweren Druck der Anklage und Verurteilung stehend, geriet er in eine verzweifelte Stimmung und schließlich in eine geradezu feindliche Haltung gegenüber seiner Umgebung. So beschuldigte er schließlich auch den Arzt, er gäbe ihm „nicht genug Luft" in den doppelseitig angelegten Pneu. Trotz der offensichtlich großen Ängste und seelischen Spannung, unter der er stand, besserte sich seine gemischtförmige Lungentuberkulose geradezu auffällig von Woche zu Woche. Auch sonst konnten Besserungen ganz auffälliger Art bei ähnlich gelagerten Fällen psychischer Bedrängnis festgestellt werden. Andererseits konnten auffallende Verschlechterungen eines Lungenprozesses, die auf seelische Ursachen hätten zurückgeführt werden müssen und über das auf einer offenen Tuberkuloseabteilung zu Beobachtende hinausgegangen wären, bei den Inhaftierten nicht festgestellt werden. Ohne Zweifel aber sind die seelischen Belastungen der Häftlinge und die Konfliktsituationen, in die die Häftlinge geraten, oft besonders schwerwiegend und langandauernd. Mit der seelischen Belastung durch die Straftat ist es allein meist nicht getan. Im Anschluß an den Konflikt mit den Gesetzen kommt es meist noch zusätzlich zu tiefgreifenden Schwierigkeiten mit der Familie, mit Freunden und Bekannten. Sie wenden sich von dem Verhafteten ab, Verlöbnisse lösen sich usw. Es ließ sich weder bei den früher schon erkrankten Häftlingen eine besondere

Verschlimmerung ihres Lungenbefundes auf das Strafverfahren hin nachweisen, noch kam es zu aufzeigbaren Störungen des Krankheitsverlaufs und der Heilbehandlung bei ungünstiger Lage des Strafverfahrens, weder bei Untersuchungsgefangenen noch bei Strafgefangenen. Derartige Beobachtungen wurden auch, soweit wir sehen, im Schrifttum nicht beschrieben. Bei unseren Kranken handelte es sich zudem keineswegs nur um „hartgesottene" Verbrecher, sondern vielfach um bis dahin unbescholtene, manchmal recht differenzierte Menschen, die offensichtlich nur durch die Ungunst der Verhältnisse nach dem Krieg erstmalig straffällig geworden waren. Auffällig war dagegen der gegenteilige Vorgang: die häufig günstige Entwicklung der Lungentuberkulose trotz schwerer psychischer Belastungen. Hier liegt ein noch im einzelnen zu bearbeitendes Problem, dessen Ergebnis allgemeinmedizinisch von großer Bedeutung wäre. Die dabei zutage tretenden schützenden Kraftreserven sollten systematisch mit in die Lehre von den psychosomatischen Gegebenheiten bei der Lungentuberkulose, aber nicht nur bei ihr, sondern ganz allgemein beim Krankheitsgeschehen, miteinbezogen werden. — So dürfte die Tuberkuloseabteilung des Strafvollzugs mit ihren Kranken für den mit psychosomatischen Fragen sich beschäftigenden Arzt geradezu eine Fundgrube geeigneten Krankengutes zur Erforschung der Beziehungen körperlich-seelischer Funktionen sein. Bei genauerer Durcharbeit des Krankengutes müßten sich dann auch Ergebnisse hinsichtlich der Widerstandsfähigkeit einzelner Persönlichkeits*typen* erzielen lassen. Namentlich erscheint uns die Einstellung des Häftlings gegenüber den vorliegenden seelischen Belastungen allgemeinhin bedeutsam zu sein. Es ist bekannt, was wir auch bei unseren Häftlingen bestätigen konnten, daß sich die meisten von ihnen oft unter erstaunlicher Selbsttäuschung mit Verdrängung und Umdeutung wichtiger schuldhafter Begebnisse weitgehend unschuldig fühlen oder zumindest ihre Strafe im Verhältnis zu ihrer Straftat als viel zu hart ansehen. Es kommt damit unter Wirksamwerden von Selbsttäuschungstendenzen offenbar zu einer Abwehrstellung, einer Selbstschutzreaktion und damit zur Abweisung niederziehender Gedanken und Gefühle. Vielleicht kommt dem Tuberkulösen außerdem noch ein spezifischer, durch seine Krankheit bedingter Auftrieb in dieser Richtung zu Hilfe. Auffällig ist die geringe Zahl von Selbstmorden unter Tuberkulösen. Alle Häftlinge drängen zum freien Leben zurück. In diesem Zusammenhang sind Gedankengänge, wie sie Seibert äußerte, anzuführen. Er meint, daß das Rechts- und Ehrempfinden im letzten halben Jahrhundert in allen Gesellschaftsschichten sich wesentlich geändert habe. Was noch vor 50 Jahren unnachsichtlich die gesellschaftliche Ächtung nach sich gezogen habe, werde heute allgemein toleriert. Dementsprechend seien die echten Haftdepressionen sehr selten geworden, auch während der Untersuchungshaft: „Dies gilt ganz allgemein, und nicht minder von den tuberkulösen Häftlingen. Gerade sie sind nicht etwa traurig oder reuig deprimiert oder zerknirscht, sondern recht viele von ihnen lassen eine ausgesprochen gehässige Verbissenheit erkennen, sie bieten den Gesetzen der Gemeinschaft und den beauftragten Organen des Staates Trotz. — Wer sich nun viel und eingehend mit diesen Menschen zu beschäftigen hat, begreift nach und nach etwas, was dem Außenstehenden völlig paradox erscheinen muß: gerade aus dieser grundsätzlichen Trotzeinstellung gegenüber Gesellschaftsordnung, Gericht und Haftvollzug gewinnen sie einen so mächtigen Lebenswillen, einen psychischen Auftrieb, wie wir ihn an nichtkriminellen, eusozialen Lungenkranken erfahrungsgemäß leider so oft und so verhängnisvoll vermissen, mit anderen Worten einen psychischen Resistenzfaktor, der für den organischen Krankheits- und Heilverlauf nicht hoch genug veranschlagt werden kann. Solche Kriminelle schwinden nicht, wie Unerfahrene so gerne zu glauben geneigt sind, an der Wucht ihres Strafschicksals dahin, sondern gerade im unermüdlichen Sichaufbäumen gegen die Staatsräson und aus der fortwährenden hetzerischen Berührung mit ihresgleichen gewinnen sie immer wieder Kräfte für diesen Kampf." Welche mehr oder weniger stichhaltigen psychologischen Gründe für das

Vorhandensein einer so erheblichen Widerstandskraft tuberkulöser Häftlinge gegenüber seelischen Belastungen auch angeführt werden mögen, sie ist jedenfalls eine hochbedeutsame biologische Tatsache, mit der zu rechnen ist. Sie verdiente genauer analysiert und gegenüber dem Absinken psychosomatischer Kräfte beim Tuberkulösen in Konfliktslagen entsprechend hervorgehoben zu werden.

III. Aufgaben und Gestaltung des Resozialisierungs-Strafvollzugs

Das Zusammentreffen straffällig gewordener Unrechttäter mit dem Gericht und dem Strafvollzug, in dem die Strafe durchgeführt wird, verlangt auch den Einsatz *ärztlicher* Kenntnisse und Erfahrungen. Es geht dabei oft genug um ganz grundsätzliche Fragen des Rechts. So bei der Klärung der Schuldfrage oder bei der Gestaltung der Verfahren des Strafvollzugs, wie sie unsere Zeit fordert und erstrebt. Hierbei ist bereits viel von der ärztlichen Wissenschaft geleistet worden. Wie weit die Leitgedanken des modernen Strafvollzugs verwirklicht werden, „dafür wird nicht zuletzt von Bedeutung sein, in welchem Maße die Ergebnisse der ärztlichen Wissenschaft bei der Behandlung der Strafanstaltsinsassen beachtet werden" (GENTZ). Die Sicherung der Gesellschaft als Ziel des Strafrechts erfordert auch die Bestrafung *kranker* Menschen. Es kann die Erkrankung an Tuberkulose nicht ein Freibrief für Übeltaten sein. Hier ist die Mitarbeit des sachverständigen Arztes erst recht notwendig. — Damit steht die dritte Grundgegebenheit bei der Behandlung des tuberkulösen Patienten im Strafvollzug zur Erörterung, nachdem die Fragen der tuberkulösen Infektion im Strafvollzug und der Verhaltensauffälligkeiten Tuberkulöser behandelt wurden, nämlich die Lage des tuberkulösen Patienten als Gefangener.

1. Persönlichkeitsbewertung des Straftäters

Eine besonders wichtige Tätigkeit des Arztes auf dem Gebiet des Rechtslebens ist die Erforschung der Persönlichkeit des Rechtsbrechers. Die neuere Strafrechtspflege legt auf die *Persönlichkeitsbewertung* gegenüber früheren Zeiten, in denen die Tat als solche das Strafmaß allein bestimmte, großen Wert; sie erhebt die Beurteilung der Persönlichkeit des Täters zu einem wesentlichen Teil der richterlichen Tätigkeit bei der Strafbemessung und bei der Anordnung bessernder oder sichernder Maßnahmen. Der Strafrichter ist gehalten, hinter dem juristischen Tatbestand den Menschen in seiner besonderen Art zu sehen, der eine persönliche Schuld auf sich geladen hat, die aus seiner Veranlagung und seinem persönlichen Milieu hervorging. Es erscheint jedoch ausgeschlossen, daß der Richter die Persönlichkeitsart des Rechtsbrechers während des Prozesses in ganzem Ausmaß erfassen kann, da die Schuldfrage ein tiefes Eindringen in die seelischen Zusammenhänge der Tat verlangt. Man hat daher auf die Gefahr hingewiesen (WILLMANNS, KAHN), daß die Strafzumessung von dem subjektiven Ermessen des Richters abhängig werden könne und gemeint, daß die Schwere der Strafe an gewisse objektive Momente der Tat gebunden bleiben müsse. „Wie der durchschnittliche Richter beurteilt der gemeine Mann zunächst einmal den Erfolg der Tat und erst in zweiter Linie die Persönlichkeit des Rechtsbrechers." Für gewisse Durchschnittsfälle mag das genügen. Anders liegt es bei der Beurteilung von schweren Rechtsbrüchen, von jugendlichen Rechtsbrechern oder abnormen Personen, bei Vorliegen motivisch unverständlicher Handlungen nichtpsychotischer Personen oder einmaligen Kurzschlußverbrechen u. ä. Hier wird der vielerwogene Fragenkomplex *Tat und Täter* zu einem schwierigen Problem. „Man hüte sich davor", führt GRUHLE aus, „nur aus der Tat auf die Wesensart des Täters zu schließen." Es gibt sehr abwegig aussehende Taten, die bei genauer Würdigung der Außen- und Innenumstände doch einfühlbar erscheinen. Man erkennt aber auch zuweilen als Quelle ganz einfacher alltäglicher Delikte abnorme Motive. Es bleibt also nichts übrig, als zunächst einmal alle Faktoren der Persönlichkeit des Täters frei von kriminologischen Erwägungen in ihrer Gesamtheit zu erforschen (KRETSCHMER) und die Tat auf die Wesensart des Täters zu beziehen. Eindringender als vor Gericht kann die Persönlichkeitsbeurteilung im Strafvollzug erfolgen. Hier kann der Täter genügend lange und von mehreren Sachverständigen in seinem Verhalten beobachtet werden. Man hat daher die Verurteilung mit unbestimmtem Strafmaß (u. U. mit Angabe eines Mindest- oder Höchstmaßes) vorgeschlagen; das endgültige Strafmaß wird erst dann festgesetzt, wenn man sich im Strafvollzug ein möglichst klares Bild von dem Ausmaß der Schuld und der Eigenart des Täters gemacht hat, um die Strafe der Persönlichkeit des Täters besser anzupassen. Bereits 1880 hatte E. KRAEPELIN, der damals 26jährige Arzt einer mecklenburgischen Irrenanstalt, die „Abschaffung des Strafmaßes" gefordert. — Bei der Persönlichkeitserfassung des Täters vermag der kriminalbiologisch geschulte Arzt dem Richter für eine gerechte Straffindung und bessernd wirkende Strafvollstreckung eine wesentliche Hilfe zu leisten. Denn eine gerechte Strafzumessung setzt eine möglichst genaue Kenntnis vom Wesen und Wert der Täterpersönlichkeit voraus. Das gleiche gilt für die Straf*behandlung* innerhalb des Strafvollzugs, bei der die Persönlichkeitsbewertung heute immer mehr in den Vordergrund rückt. Dennoch wird sich der Arzt stets bewußt bleiben müssen, daß „Verbrechen", „Vergehen" und „Übertretungen" des Gesetzes, die vor Gericht zur Verhandlung, Beurteilung und Aburteilung stehen, einen „juristisch gewerteten und juristisch abgegrenzten Sachverhalt" (EXNER) darstellen, in dem die strafbare Handlung *rechtlichen Wertungen* nach geltendem Recht unterliegt. Die Rechtsbegriffe sind bestimmt von Anschauungen und Bedürfnissen der Allgemeinheit, die darüber entscheidet, „was aus gemeinwidriger Gesinnung entsprungen", „was als gemeinwidriges Verhalten" gegenüber der Ordnung, der Sitte, der Gesellschaft und des Staates zu gelten hat, sowie welches Gewicht einer strafbaren Handlung beizumessen ist. Der Verbrechensbegriff ist ein zeit- und volksbedingter Kulturbegriff, der Wandlungen unterworfen ist. — Der Begriff des Verbrechens enthält nach SEELIG reale Erscheinungen und normative Bestandteile. Den realen Erscheinungen, zu denen alle physischen und psychischen Anteile des Verbrechens gehören, sind das psychophysische Verhalten eines Menschen und seine Wirkungen in der Außenwelt zuzurechnen; in den Bereich des Normativen, welches die Werte (bzw. Unwerte) und das Sollen (Gebote und Verbote) umfaßt, entfallen Verbrechenselemente wie Schuld, Gemeinschaftswidrigkeit, Strafanspruch usw. SEELIG kommt zu folgender *Begriffsbestimmung des Verbrechens,* die sowohl die realen wie die normativen Bestandteile enthält: das Verbrechen ist ein schuldhaft seelisch-körperliches Verhalten eines Menschen, das wegen seiner gemeinschaftswidrigen Wirkung rechtlich verboten und mit Strafe bedroht ist. Im Altertum und Mittelalter, so führt er weiter aus, hat man die Probleme des Verbrechens und seiner Bekämpfung lediglich von der Seite der normativen Wissenschaften (Ethik, Rechtswissenschaft) gesehen. Es fehlte den damaligen Zeiten der realwissenschaftliche Sinn für eine systematische Sammlung von Erfahrungen. Die neuzeitliche *Kriminologie* oder Kriminalbiologie (EXNER) widmet sich dagegen den realen Erscheinungen der Verbrechensbegehung und Verbrechensbekämpfung. MEZGER bezeichnet sie als die Lehre von den tatsächlichen Vorgängen und Erscheinungen der Kriminalität. Sie ist die Lehre vom Verbrechen als Lebensäußerung des Täters (SEELIG), indem sie in der verbrecherischen Äußerung eines Menschen den seelisch-körperlichen Lebensvorgängen nachgeht und die Beziehungen von Verbrechen zur psychosomatischen Eigenart und gegebenenfalls Abartigkeit des Täters aufzudecken sucht. Sie bedarf hierbei der eingehenden ärztlich-wissenschaftlichen Mitarbeit. Wenn auf diese Weise die realen Erscheinungen der Verbrechensbegehung erfaßt werden, so wird dennoch nicht das, „was ein ‚Verbrechen' ist, durch reale Merkmale des Geschehens, sondern normativ durch die jeweilige Rechtsordnung bestimmt" (SEELIG). Hier hat der Richter das letzte Wort, wie es sich aus dem Wesen des *Richteramtes* ergibt. Es ist die Pflicht und das Recht des Richters, soweit notwendig, sich mit Hilfe des Kriminalbiologen die nötige Einsicht in die Psychosomatik des Beschuldigten zu verschaffen. Bei ihm liegt die letzte Entscheidung und Bewertung, die ihm der sachverständige Helfer nicht abnehmen kann. Eine „von vornherein auf das Ganze von Tat und Täter" gerichtete Betrachtung verlangt MEZGER, um in „dynamischer Verbrechensauffassung" Tat und Täter als ein zusammenhängendes Kräftespiel aller einzelnen Faktoren zu sehen und zu verstehen, Tat und Täter in ihrer gegenseitigen Verbundenheit und inneren Einheit zu erkennen. Im Prozeß gibt der Richter dann auf Grund freier richterlicher Beweiswürdigung gemäß § 261 StPO die abschließende juristische Würdigung des konkreten Falles im Urteil nach §§ 260, 264 StPO.

Die *Verbrecherkunde* ist in der Hauptsache Kriminalpsychologie, Kriminalcharakterologie oder Kriminalpsychopathologie, weil auf diesem Wege am besten und gründlichsten an das Wesen der rechtsbrecherischen Persönlichkeit heranzukommen ist. Seelische Zustände und Vorgänge sind aber als solche ihrem Wesen nach immer nur durch seelisches „Verstehen" erschließbar. Die Kriminologie hat sich im Anschluß an die neuere medizinische Persönlichkeitslehre auf dem Wege von einer naturwissenschaftlichen Biologie zu einer *medizinischen Anthropologie* fruchtbringend entwickelt. Dabei sieht die medizinische Charakterologie den Menschen bei Betrachtung seiner Lebensäußerungen als psychophysische Einheit und versucht, auf breitester Grundlage den körperlichen, namentlich konstitutionsbiologischen, und seelischen Eigentümlichkeiten im Aufbau der Verbrecherpersönlichkeit gerecht zu werden. Bei der *Beurteilung des Täters* und seiner Straftat geht es in erster Linie, und zwar im Hinblick auf seine Rückführung ins tätige Leben, seine Resozialisierung, darum, 1. die anlagemäßige charakterliche Grundstruktur seiner Persönlichkeit, 2. diejenigen Charaktereigenschaften, die sich während seiner Entwicklung unter Einwirkung von Umweltfaktoren herausbildeten und 3. den Einfluß der äußeren Umstände, die den Täter bei Begehung der Tat, also seiner Willensbetätigung umgaben, möglichst einwandfrei zu erfassen. Unter Charakter ist dabei die „Gesamtheit aller affektiv willensmäßigen Reaktionsmöglichkeiten" eines Menschen zu verstehen. Es wird notwendig sein, die auf diese Weise bis heute gewonnenen Einsichten einer psychobiologischen Verbrecherkunde in Zukunft noch zu vertiefen.

2. Kriminologie. Aufgabenbereich des Strafvollzugs

Ein solches Verständnis für die kriminalpsychologischen und kriminalpsychopathologischen Gegebenheiten in der Persönlichkeit des Rechtsbrechers verlangt auch die Tätigkeit des Tuberkulosearztes, der es mit Rechtsbrechern zu tun hat. Auf der Tuberkuloseabteilung des Strafvollzugs handelt es sich nicht allein um die Beurteilung, sondern um die Straf*behandlung* der Gefängnisinsassen. Diese setzt eine allgemeine Kenntnis der *Lehre vom „Strafvollzug"* d. i. von der Verwirklichung der im Urteil festgestellten Strafe voraus; im besonderen Kenntnisse in der Durchführung von Freiheitsstrafen („Gefängniskunde") sowie Erfahrungen in der allgemeinen Psychologie und Psychopathologie der Gefängnisinsassen. Wenigstens in ihren wichtigsten Grundlinien. Die Kriminalpsychologie lehrt u. a. das Verhalten des Inhaftierten im Strafmilieu gegenüber Strafeinflüssen oder mit anderen Worten die psychischen und psychopathologischen Reaktionen des Häftlings auf die Strafreize (BIRNBAUM). Hierdurch wird es möglich, Hinweise auf Art und Grad der Strafbeeinflußbarkeit von Kriminellen zu erhalten, prognostische Aussagen zu machen und therapeutische Maßnahmen zu empfehlen, die geeignet erscheinen, den Rechtsbrecher einer schrittweisen

Resozialisierung zuzuführen. Freilich sind unsere Kenntnisse hierüber noch recht begrenzt. Das Herausarbeiten konstitutionstypischer Gesetzmäßigkeiten im Sinne KRETSCHMERS und seiner Schule verspricht hier weiterzuführen. — Die Lehre vom Vollzug der Strafen und ihrer Wirkungen auf den Rechtsbrecher ist ein Gebiet, das in der Ausbildung des Mediziners begreiflicherweise kaum berührt werden kann. Es mußte daher in vorliegender Arbeit jeweils bei gegebener Gelegenheit auf manche Einzelfragen, wenn auch nur kurz, eingegangen werden. Auch die kriminalforensische (strafgesetzliche) Psychopathologie wird den Tuberkulosearzt des Strafvollzugs gelegentlich beschäftigen. Es handelt sich dabei um das Erkennen psychopathologischer Erscheinungen des Täters im Rahmen des Strafverfahrens und ihre Bewertung nach den strafgesetzlichen Bestimmungen. Der Tuberkulosearzt wird dann den Fachmann, der den Häftling gerichtsmedizinisch zu beurteilen hat, durch seine Beobachtungen unterstützen können. — Eine *Resozialisierung* wird immer nur dann, soweit dies überhaupt möglich ist, erfolgreich sein, wenn es gelingt, die Wesensart des einzelnen Rechtsbrechers in ihrer Entwicklung und Reaktionsart richtig zu erkennen und dementsprechend die geeignete Behandlung in Ansatz zu bringen. Es ist dies ein Hauptanliegen der neuzeitlichen Kriminalbiologie oder, wie man heute vorzugsweise sagt, der „Kriminologie". Unter Kriminalbiologie wird vielfach nur die Lehre von den körperlichen Gegebenheiten des Verbrechers verstanden. Die *Kriminologie* soll dagegen den Verbrecher in seiner körperlich-seelischen Ganzheit, in seiner Umwelt und in seinen Beziehungen zur Gemeinschaft erfassen. Die Kriminologie umfaßt daher außer Kriminalbiologie auch Kriminalpsychologie und Kriminalsoziologie. (Die „Monatsschrift für Kriminalbiologie und Strafrechtsreform" wurde daher 1953 in „Monatsschrift für Kriminologie und Strafrechtsreform" umbenannt.)

Gegenüber der straferkennenden Instanz hat der Vollzug als die strafvollziehende Instanz einen weitgehend *eigenständigen Aufgabenbereich* bei seinen Entscheidungen hinsichtlich Einzelhaft, Gemeinschaftshaft, Formen der erziehlichen Beeinflussung, Krankenbehandlung, Begünstigungen wie Strafaufschub und bedingter Entlassung u. a. Das Ziel der Resozialisierung des Gefangenen verlangt eine Vorbereitung auf das freie Leben bereits im Gefängnis. Hier muß das Leben daher den Bedingungen draußen schon bis zu einem gewissen Grade angeglichen werden. Besonders hinsichtlich der Arbeit muß alles im Gefängnis getan werden, daß der Arbeitsbetrieb der freien Arbeit möglichst ähnlich gestaltet wird, damit der Gefangene nach seiner Entlassung leichter Arbeit finden kann. Dazu ist notwendig, daß dem zu Erziehenden ein gewisses Maß von Freiheit zugestanden wird. Nach und nach führt der Stufenstrafvollzug, bei gutem Verhalten des Gefangenen und offensichtlichem Bestreben, sich auch draußen gesetzmäßig zu verhalten, eine Angleichung an das freie Leben, ohne die Grenze des Strafmäßigen zu verwischen, herbei. Hat somit der neuzeitliche Strafvollzug viel an Härte und Strenge gegenüber früheren Zeiten verloren, wird der Gefangene nicht mehr als Mensch zweiten Ranges angesehen, so muß sich der Häftling doch stets bewußt bleiben, daß er der Bestrafte ist. Er hat sich unter allen Umständen der Zucht und Ordnung der Anstalt unterzuordnen und jederzeit bestrebt zu sein, den an ihn gestellten Ansprüchen zu genügen.

3. Die Straftäter

Einen einheitlichen Typ *des Verbrechers* gibt es nicht, wie vielfach in Laienkreisen angenommen wird. Hier liegen die Verhältnisse ähnlich wie bei den Geisteskranken. Wenn unsere Patienten bei Erhebung der Familienanamnese von geisteskranken Familienangehörigen berichten — was im übrigen fast ebenso selten wie die Erwähnung von verbrecherischen Persönlichkeiten geschieht —, so wissen sie (jedenfalls in der Sprechstunde des Internisten) fast immer nur zu berichten, daß der Betreffende

„geisteskrank" gewesen sei, ganz im Gegensatz zu Mitteilungen über körperliche Erkrankungen, von denen bisweilen recht ausgefallene, seltene Erkrankungen mitgeteilt werden. Daß die Lehre von den seelischen Störungen ebenfalls *verschiedene* Erkrankungsformen unterscheidet, ist dem Laien kaum bekannt. Diese mangelnde Einsicht entspricht offenbar der allgemein schwierigeren Erkennbarkeit seelischer Gegebenheiten. — Allein eine (keineswegs vollzählige) Aufzählung der verschiedenen Rechtsbrecher läßt ihre bunte Mannigfaltigkeit erkennen: da sind beispielsweise der brutale Raubmörder, der intelligente Hochstapler, der empfindsame homosexuelle Ästhet, der schwachsinnige Gelegenheitsdieb, der raffinierte Spezialist und internationale Einbrecher, der seine Tat tief bereuende Leidenschaftsverbrecher, der unvorsichtige oder sonstige Fahrlässigkeitstäter (z. B. Verkehrssünder), der Überzeugungsverbrecher, der sein politisches Ideal durch eine Gewalttat verwirklichen zu können hoffte, der Redakteur, der gegen das Pressegesetz verstieß, der trunksüchtige Landstreicher, der Exhibitionist, der Hochverräter. Daß alle diese Rechtsbrecher außerordentlich weitgehende Unterschiede ihrer seelischen Struktur aufweisen müssen, ist leicht einzusehen. Es gibt Rechtsbrecher der verschiedensten Gesinnung und der verschiedensten sozialen Wertigkeit, Rechtsbrecher mit höchster verbrecherischer Energie auf der einen und harmlose Charakterschwächlinge auf der anderen Seite und zwischen ihnen alle Übergänge. Die Gesamtheit der Täter löst sich bei näherem Zusehen in zahlreiche größere oder kleinere Gruppen auf. Ihr gemeinsames Merkmal ist lediglich die asoziale Betätigung. Enge Beziehungen bestehen zwischen mangelnder sozialer Anpassungsfähigkeit und fehlender Eingliederungsfähigkeit in das Gemeinschaftsleben einerseits und psychischer Anomalie andererseits. E. KRETSCHMER führte nun aus, daß durch die vorstehenden oder andere soziologische Gruppenbildungen von Rechtsbrechern, aus denen sich lediglich die Stellung der Täterpersönlichkeit zur sozialen Umwelt ergibt, ein tieferes Verständnis für die (vielfach abnorme) innere Struktur der Täterpersönlichkeit und des von ihnen begangenen Unrechts nicht zu erreichen sei. Bei subtilem Eingehen auf die Tatmotive und die dahinterstehenden temperamentsmäßigen Reaktionsweisen versucht er, durch psychosomatisch gesehene Syndrome Beziehungen zwischen bestimmten *konstitutionstypischen* Täterpersönlichkeiten (entsprechend seiner neu dargestellten Typenlehre) und speziellen Deliktsformen herauszuarbeiten. — Ebensowenig wie es einen einheitlichen Verbrechertyp gibt, gibt es ein einheitliches „Verbrechergesicht", wie Außenstehende häufig annehmen. Die von den Besuchern eines Gefängnisses angegebene Ähnlichkeit der Häftlinge, die sie beim Rundgang der Sträflinge im Gefängnishof oder auf dem Wege zur Arbeit feststellen, ist offenbar künstlich erzeugt durch die Eindrücke, denen der Gefangene in der Haftanstalt unterworfen ist (GRUHLE). Die Abgeschlossenheit von der Außenwelt, die Einförmigkeit des Tagesablaufs, bedrückende, ängstliche, erwartungsgespannte Gefühle bei Überreiztheit des Gehörsinns mit ständigem Erhorchen aller Vorgänge in der Anstalt, zusammen mit dem Bestreben, keine Gefühlsregungen erkennen zu lassen, pflegen zu einer gewissen Ähnlichkeit des Gesichtsausdrucks zu führen. Der Ausdruck im Gesicht des Gefangenen wird etwa als unruhige Gespanntheit, als lauernder mißtrauischer Blick („Zuchthausauge"), auch als wesenloser Blick, hervorgerufen durch die Begrenzung der optischen Eindrücke bei langdauernder Unterbringung in der Einzelzelle, oder ähnlich beschrieben. Diese „Verbrecherphysiognomie" schwindet bald nach der Entlassung aus dem Gefängnis oder schon bei der Außenarbeit. Die gleiche Häftlingskleidung trägt wie etwa die Lazarettkleidung wesentlich dazu bei, unterschiedliche Züge der einzelnen Personen zu verwischen. Ähnlichkeiten werden auch sonst in zwingender Weise leicht gesehen. So ist bekannt, daß die ausgeprägte „Mongolenfalte" am Auge eines Kindes bei den als „Mongolismus" bezeichneten Schwachsinnszuständen dazu führt, daß die Mutter ihr eigenes, im Krankenhaus untergebrachtes Kind unter anderen Kindern schon nach einiger Zeit nicht mehr herauskennt; ebenso wie dem Europäer die Chinesen untereinander äußerst ähnlich erscheinen, solange er sie nicht genauer kennt. Für den Arzt, der die einzelnen Sträflingspersönlichkeiten mit ihren Schicksalen kennt, fällt diese Überdeckung durch Ähnlichkeit weg. Einzelne Häftlinge werden sich sowieso besonders abheben wie etwa die Schwachsinnigen oder solche von besonders brutalem Aussehen. Eine andere Frage ist die nach Art, Verteilung, Häufung und Grad der sogenannten „Entartungszeichen", der körperlichen *Dysplasien* in bestimmten Verbrechergruppen. Hierüber fehlen noch genaue Angaben [KRETSCHMER (f)].

Eine *Einteilung der Rechtsbrecher* in Gruppen ist von verschiedenen Gesichtspunkten aus möglich und wiederholt durchgeführt worden. Es sei der Vorschlag GRUHLES kurz angeführt. Er unterscheidet 1. Verbrecher aus Ehre und Überzeugung, zu denen die Querulanten gehören (Schizophrene, Maniaci, Psychopathen); 2. Verbrecher aus Neigung, die ihre eigene kriminelle Lebensführung bejahen und die Hauptgruppe der berufsmäßigen und gewohnheitsmäßigen Eigentumsverbrecher darstellen; 3. Verbrecher aus Schwäche. Es sind im wesentlichen asthenische, weiche, suggestible, haltlose Personen, die sich als haltlose Diebe, rückfällige Bettler und Gelegenheitsverbrecher betätigen. Unter ihnen sind nicht wenig Debile. 4. Verbrecher aus unbeherrschter Leidenschaft (Affektverbrecher), z. B. Körperverletzer, Totschläger. In dieser Gruppe finden sich viele Alkoholiker. Derartige Einteilungsversuche wurden keineswegs nur aus wissenschaftlichen Erkenntnisgründen unternommen. Sie sollen mit dazu verhelfen, die Tat aus der Eigenart des Kriminellen zu verstehen und bei der praktisch-therapeutischen Beeinflussung, die geeignete Form der Strafbehandlung in Anwendung zu bringen. Bei dem schwer durchsichtigen, kaum entwirrbaren Aufbau der menschlichen Persönlichkeit und der Vielgestaltigkeit der kriminellen Erscheinungsformen ist dies bisher jedoch noch nicht befriedigend gelungen. Anstelle einer Typenreihe der Verbrecher nach *soziologischen* Gruppen, wie sie für den Juristen naheliegt, sucht, wie bereits erwähnt, KRETSCHMER (f) und seine Schule durch eingehende, konstitutionsbiologische Analyse der Verbrecher die Gesetzmäßigkeiten, die sich zwischen den einzelnen psychophysischen Konstitutionsformen und der Art ihrer Entgleisungen erkennen lassen, aufzuzeigen. Damit werden, soweit dies möglich ist, die inneren Ursachen asozialen Verhaltens eines Menschen unter neuer Sicht einer anthropologisch vertieften Betrachtung zugeführt. Wie bei jeder Typenlehre besteht aber die Gefahr, daß bei der zusammenfassenden Betrachtung gruppentypischer Merkmale, die die Typenforschung und -untersuchung kennzeichnet, die Eigenart der einzelnen Person verwischt, wichtige Einzelheiten übersehen werden können und es bei ungenügender Erfahrung zu einer vorschnellen schematischen Abstempelung der typisierten Person kommen kann. Die Typologie von KRETSCHMER zur Grundlage der Kriminologie zu machen, ist daher aus diesen und anderen Gründen lebhafter Kritik begegnet (KOLLE). — Fürs erste ist in unserem Zusammenhang die wichtigste Einteilung die *charakterologische Zweiteilung* der Rechtsbrecher in *Zustandstäter* (v. LISZT), Verbrecher aus Neigung (GRUHLE), Hangtäter einerseits und in *Gelegenheitstäter* andererseits. Diese Einteilung spielt auch innerhalb des kriminalbiologischen Dienstes in den deutschen Gefängnissen eine entscheidende Rolle. Daß es zur strafbaren Handlung kommt, hängt von dem (inneren) Zustand des Täters und von der (äußeren) Gelegenheit ab. Je nachdem, ob der Ursprung der Tat *vorwiegend* innerhalb der Persönlichkeit des Täters zu suchen ist, wie sie aus angeborenen Anlagen (endogen) oder unter dem ständigen nachteiligen Einfluß der Entwicklungsumwelt (exogen) geworden ist (SEELIG), oder *vorwiegend* in der äußeren Sachlage, in der Tatumwelt mit all der Fülle, der die Tat ermöglichenden, auslösenden und hemmenden Umstände (SEELIG) begründet ist, läßt sich diese begriffliche Unterscheidung der Rechtsbrecher durchführen. In den beiden Gruppen sind Anlage und erlebte Umwelt in jedem Falle (LANGE u. EXNER, SCHNEIDER) wirksam. Letzten Endes entspringt die Unrechtstat aus der Eigenart des Täters und seiner Reaktion auf die ihn umgebenden äußeren Verhältnisse. Dabei darf das Verhältnis Anlage—Umwelt nicht zu eng gesehen werden. Es sind immer zahlreiche persönliche und soziale Faktoren, deren Zusammenkommen die rechtsbrecherische Tat bedingt. Die *Gelegenheitstäter* werden zuweilen als „Einmalige", „Gestrauchelte", „Erstverbrecher", „Akutkriminelle" und „Milieutäter" bezeichnet. Unter ihnen befinden sich u. a. die in politischen und wirtschaftlichen Krisenzeiten, namentlich also während der Kriegs- und Nachkriegszeit oder in der Inflation Gestrauchelten, die bei Besserung der Lebensumstände sich wieder straflos halten. (Bei der statistischen Arbeit müssen, um sie in diese Gruppe von Rechtsbrechern einzureihen, mindestens 15 Jahre ihres Lebens nach der Straftat überblickt werden.) Zu ihnen gehören ferner zahlreiche Amtsverbrecher, ländliche Versicherungsbetrüger und Frauen, die sich die Frucht abtreiben. Gewiß werden auch die Gelegenheitsverbrecher Träger gewisser konstitutionsbedingter Charakterzüge sein, die sie im Gegensatz zum weitaus größten Teil der Bevölkerung, der sich auch in Notzeiten gesetzlich verhält, zu Fall kommen ließen. Sie sind jedoch „gelegentliche" Verbrecher im Vergleich zu denen, die anlagemäßig den Hang zum Unrechttun erkennen lassen. Die Gelegenheitstäter unterscheiden sich daher charakterologisch nicht grundsätzlich vom Durchschnitt der nichtkriminellen Bevölkerung. — Der *Zustands- oder Hangtäter* bzw. Verbrecher aus Neigung ist als Persönlichkeit „durch zuständliche Eigenheiten gekennzeichnet, die in ihrem Zusammenwirken eine Neigung zum Verbrechen erzeugen, eine Neigung nicht immer im Sinne einer bewußt antisozialen Einstellung, sondern einer Tendenz, die eben auch unter nicht besonders bedenklichen Umweltsverhältnissen die Person zu Fall kommen läßt" (EXNER). Das Verbrechen „entspricht" ihrem Charakter. Die Gruppe der Zustands- oder Hangtäter, der Verbrecher mit endogener unsozialer Artung (BIRNBAUM) bezeichnet man gelegentlich auch als „Gewohnheitsverbrecher", die „Chronischen", die „Rückfallverbrecher", die „Frühkriminellen". Einzelheiten der begrifflichen Unterscheidung dieser einteilenden Bezeichnungen brauchen hier nicht näher auseinandergesetzt zu werden. Sie sind im wesentlichen gekennzeichnet durch kriminellen Frühbeginn, Rückfalltendenz und Schwerverbesserlichkeit. Ihr Wesen zu ergründen ist begreiflicherweise ein wichtiges Anliegen der Kriminalbiologen, Mediziner und Juristen. Das Persönlichkeitsbild der Zustandstäter ist außerordentlich mannigfaltig. Eine sehr weitgefaßte Unterteilung trennt sie in die *aktiven,* gefährlich eingreifenden Typen und die *passiven,* beeinflußbaren, willensschwachen, „lästigen" Charaktere. — Nach dem Lebensalter, in welchem die Straffälligkeit einsetzt, unterscheidet man die *Frühkriminellen,* die vor dem vollendeten 21. Lebensjahr und die *Spätkriminellen,* die nach dem 30. Lebensjahr ihre erste erhebliche Straftat begangen haben. Außerdem spricht man noch von den *Verbesserlichen* und Unverbesserlichen oder besser *Schwerverbesserlichen,* da nicht jeder Zustandstäter unverbesserlich zu sein braucht. Er braucht auch nicht immer ein vielfach Rückfälliger zu sein, wenn er es auch häufig ist. Er bleibt allerdings so lange rückfallgefährdet, als seine kriminogene Disposition besteht. — Je nach Persönlichkeitsanlage, Erziehung, äußeren Lebensumständen und Schicksalen kommen die so gearteten Rechtsbrecher zu Diebstahl, Mord, Sittlichkeitsverbrechen usw. Bald sind es mehr brutale, bald aber auch mehr empfindsame Menschen, denen der Unerfahrene die begangene Tat nicht zutrauen möchte. Eine häufige Eigenschaft ist ein rücksichtsloser Egoismus. Auffallend ist nach STUMPFL die gesteigerte Triebhaftigkeit, die starke ungehemmte Vitalität und im Gegensatz zu der großen Seßhaftigkeit in den Einmaligen-Sippen der Drang nach Abwechslung, Neuerung und Abwanderung in den Schwerkriminellen-Sippen. Nicht selten ist eine mehr oder minder ausgesprochene Debilität zu finden. Richtungweisende Vorstellungen vom Wesen und von der seelischen Struktur des Gewohnheitsverbrechers oder Hangtäters wurden durch die konstitutionsbiologische Betrachtung E. KRETSCHMERS gewonnen. — Die im Verwandtenumkreis der Zustandsverbrecher nachweisliche Häufung von Abwegigkeiten wie Psychopathie (nicht von echten Geistes-krankheiten), Trunksucht und Kriminalität, von Rückfallverbrechen sowie die Zwillingsuntersuchungen nötigen dazu, eine andersartige durchschnittliche *Erbanlage* als bei den Verurteilten mit nur gelegentlichen Straftaten anzunehmen (LANGE, STUMPFL). Daß kriminelle Neigungen auf Erbanlagen zurückgehen können, wurde von LANGE erstmalig eindrucksvoll nachgewiesen. Er konnte zeigen, daß *einem* Ei entstammende und daher erb- und anlagegleiche Zwillingspaare, die kriminell geworden waren, in nicht weniger als 77% der Fälle im wesentlichen in ihrer Kriminalität übereinstimmten, während diese Übereinstimmung bei Zweieiigen, d. h. bei erb- und anlage-ungleichen Zwillingspaaren (mit nur Geschwisterähnlichkeit) nur in 12% der untersuchten Paare vorhanden war. Ganz überraschend ähnlich zeigten sich selbst bei verschiedenem äußerem Lebensgang die eineiigen Zwillinge in ihrer Persönlichkeitsentwicklung, in ihrem sozialen Verhalten, ihrer Gestaltung des Lebenskreises, dem Beginn und der Art der Kriminalität und anderem, bis zu ihrem Betragen vor Gericht und im Strafvollzug (VERSCHUER). Aber die Tatsache, daß in etwa einem Viertel der Fälle jeweils nur der eine eineiige Zwilling bestraft ist, darf nach Ansicht LANGES nicht übersehen werden. Sie lassen sich nur so deuten, daß hier irgendwelche Umwelteinflüsse für die Verbrechensentstehung maßgebend geworden sind. Das Verbrechen kann nicht allein als Ausfluß biologischer Voraussetzungen, die im Täter wirksam werden, angesehen werden, es muß als solches immer auch *soziale Voraussetzungen* haben. Allerdings liegen die *wesentlichen* Verbrechensursachen im Täter und damit in biologischen Voraussetzungen beschlossen. Wenn von Verbrecheranlage, vom „geborenen Verbrecher" die Rede ist, so sind damit nicht Eigenschaften oder Verhaltensweisen gemeint, sondern man versteht darunter die in dem Betreffenden gelegenen Möglichkeiten, Dispositionen, Entwicklungspotenzen, aus denen sich „mit erheblicher Wahrscheinlichkeit" gewisse Eigenschaften und Verhaltensweisen entwickeln können, die früher oder später bei gewöhnlichen äußeren Bedingungen vermutlich zum Verbrechen führen. „Immer handelt es sich um Wahrscheinlichkeiten: der kriminell Veranlagte ist zum Verbrechen prädisponiert, nicht prädestiniert" (NAGLER). Offensichtlich gibt es *verschiedene Grade einer kriminogenen Anlage.* Ob und auf welche Weise diese verschieden tiefgehende anlagemäßige Bereitschaft im Einzelfall dann zum Verbrechen führt, hängt wesentlich von den äußeren Umständen ab. Es besteht da eine oft schwer durchschaubare Wechselwirkung zwischen den tatsächlich wirksam werdenden äußeren Einflüssen und den auf sie ansprechenden endogenen Verbrechensfaktoren. In schlechten Zeiten wird die Zahl der Personen, die kriminell werden, zunehmen. Zu erwähnen sind schließlich jene Zustandstäter, bei denen der Psychologe zwar eine im Rahmen einer *normalen Grundstruktur* liegende Charakteranlage annimmt, deren Charakterbildung jedoch allein durch schädliche äußere Einflüsse in falsche Bahnen gelenkt wurde und sich im Laufe ihres Lebens „exogen" eine mehr oder weniger hartnäckige Verbrechensneigung herausbildete. Gerade bei ihnen kann infolge veränderter Lebensbedingungen oder unter dem Einfluß psychotherapeutischer Bemühungen eine Wendung zum Besseren eintreten, aus der ein gesetzmäßiges, soziales Verhalten entspringt. Allerdings ist die Zahl der unverbesserlichen Zustandstäter erheblich größer als die der zum Guten beeinflußbaren. Nach den Untersuchungen von J. LANGE begehen die meisten rückfälligen Kriminellen keineswegs immer die gleiche Art von Delikten, sondern entgleisen in verschiedenen Richtungen.

4. Anlage und Umwelteinflüsse beim Rechtsbrecher

Die begriffliche Trennung der Unrechttäter in die beiden Gruppen der Gelegenheitstäter und Zustandstäter will natürlich keine sich ausschließenden Gegensätze hervorheben. Es handelt sich hierbei um ein sehr vereinfachendes Schema zum praktischen Gebrauch. Da an jeder unrechtmäßigen Handlung sowohl die „innere Disposition" als auch die „äußere Situation" ihren Anteil hat, ergeben sich vielmehr, wie überall in Biologie und Medizin, zahlreiche fließende Übergänge. *Innere und äußere Tatsituation, Anlage und Umwelteinflüsse* hängen engstens zusammen. Sie sind eine Einheit und nur gedanklich zu trennen. Die innere Tatsituation ist insofern durch die äußere Tatsituation mitbedingt, als diese durch den äußeren Sachverhalt rechtsbruchfördernd wirkt. Die äußere Tatsituation gibt den Anreiz, erzeugt die Tatbereitschaft. Andererseits ist es die der Persönlichkeit innewohnende Tat- bzw. Verbrechensbereitschaft, die die Gelegenheit zur Tatsituation und zum Rechtsbruch werden läßt. Wie eng „innere Disposition und äußere Situation" zusammenhängen, zeigte folgendes Verhalten einer jüngeren, wegen Diebstahls im Strafvollzug befindlichen tuberkulösen Patientin unserer Abteilung. Als die Inhaftierte von der Pflegerin zur Röntgenabteilung des allgemeinen Krankenhauses, dem die Tuberkuloseabteilung des Strafvollzugs angegliedert war, zur Untersuchung geführt wird, erblickt sie an der Hand eines Kranken einen Ring, der ihr als besonders kostbar auffällt. Sie macht die Pflegerin auf den Ring, den diese wie die übrigen Patienten nicht beachtet hatte, ganz erregt aufmerksam, teilt ihr ihren dringenden Wunsch mit, ihn zu besitzen und kommt auch nach dem Weggang von der Röntgenabteilung immer wieder auf den Ring zu sprechen. Auf die eigene Abteilung zurückgekehrt, muß sie dieses Erlebnis auch dem Arzt sofort mitteilen. Ein ganz ähnliches, stehlsüchtiges Verlangen nach wertvollen Schmuckstücken, Juwelen oder Geld kommt immer wieder in den Zeitungsberichten über Diebstahlsprozesse zum Ausdruck. Gehen die Besitzer mit ihren Schmucksachen oder mit ihrem Geld — namentlich Frauen lassen ihre Geldbörse gern in der offenen Handtasche obenauf liegen — unachtsam um, so ist ein Diebstahl schnell geschehen. — Zusammenfassend hat man in einem, allerdings nicht buchstäblich zu nehmenden Sinn, gesagt: der Gelegenheitsverbrecher *erliegt* der Gelegenheit, der Zustandsverbrecher *nutzt* die Gelegenheit, der Berufsverbrecher *sucht* die Gelegenheit. — Es gibt auch *erworbene Verbrechensdispositionen.* Gar nicht so selten fängt ein Mensch als Gelegenheitsverbrecher an und endet als Zustandsverbrecher (GRUHLE). Schlechte Umweltslage, ungünstige Erziehungseinflüsse, Gewöhnung und andere Umstände können bei entsprechender Formbarkeit in diesem Sinne wirksam werden. Hiermit darf natürlich nicht die Entwicklung vom früher sozial Gearteten zum Unsozialen oder Kriminellen durch *echte Krankheitsvorgänge* verwechselt werden, etwa durch schleichende körperliche Verursachung im Rückbildungsalter, durch Schilddrüsen- und Sexualdrüsenstörungen, durch Altersschwachsinn, bei Paralyse, Alkoholismus, Schizophrenie usw. Auch einzelne Fälle von Tuberkulose müssen u. E. hierher gerechnet werden. Man sollte sich hüten, in jedem Gewohnheitsverbrecher einen geborenen Verbrecher zu sehen. — Jedenfalls verlangen die *Milieueinflüsse,* die bei der Kriminalität wirksam werden, ganz besondere Berücksichtigung. Der Häftling kann, wie überhaupt jeder Mensch, nicht abgesondert in der Vereinzelung, sondern nur in seinem Bezug zu den Mitmenschen, in seiner gegenseitigen Bezogenheit zur Umwelt begriffen werden. Milieuwirkungen sind bei der Verbrechensentstehung nicht fortzudenken. Sie stellen ein wichtiges Gebiet der Verbrecherkunde dar. Ihre Erforschung und Bekämpfung bildet eine unerläßliche Ergänzung zu den endogenen Faktoren der Kriminalität innerhalb der Kriminalbiologie. Im Einzelfall ist allerdings ihre Bedeutung mitunter schwer zu erfassen, da häufig schwer abzugrenzen ist, was der charakterlichen Anlage und was dem Erwerb krimineller Eigenschaften zuzurechnen ist. Man wird sich vor einer gefühlsmäßigen Überbewertung des Erbmäßigen oder der persönlichkeitsformenden Umwelteinflüsse hüten müssen. Der Mensch ist außerdem nicht nur reines Produkt von Anlage und Umwelt. Jede seiner Entscheidungen beruht auf dem Zusammenwirken zahlreicher, meist unbekannter Faktoren, von denen Anlage, Erziehung und Reizsituation nur die hervorstechendsten sind. Zudem ist der Mensch nicht einem unentrinnbaren Schicksal starr unterworfen, sondern er greift in den Ablauf seines Lebens ein und vermag es bis zu einem gewissen Grade zu gestalten. Er kann dabei eine „Lebensführungsschuld" auf sich laden. Besonders bedeutungsvoll ist der kriminalitätsfördernde Umwelteinfluß bei abnormen Persönlichkeiten, Psychopathen und Schwachsinnigen infolge der erheblichen *Umweltsempfänglichkeit* und der erhöhten psychischen Reizansprechbarkeit solcher Personen. Ganz besonders gilt dies für Jugendliche. Bedenkliche Seiten ihrer Persönlichkeitsart erleiden im ungeeigneten, sozialgefährdenden Milieu eine Steigerung und erhalten von hier den Anstoß zu asozialer Lebensführung. Nicht nur im Sinne eines Anreizes zur einzelnen kriminellen Handlung in bestimmter Lebenslage können derartige Milieueinflüsse entscheidend für das Schicksal eines Menschen werden, sondern auch durch *dauernde Einwirkung nachteiliger Faktoren* vermögen sie die Persönlichkeit nachhaltig zu unsozialem Verhalten umzuformen und Anlaß etwa zur Verwahrlosung zu geben. Es kann zum Erwerb unsozialer Charaktereigenheiten kommen. Wo es bei ursprünglich leistungsfähiger Anlage zur neurotischen Reaktion oder zu erlebnisreaktiver Fehlentwicklung gekommen ist, vermag die psychotherapeutische Beeinflussung noch vielerlei zum Guten zu wenden (WENDT). *Milieuschädlichkeiten* vermögen z. B. aus Unehelichkeit, mangelnder „Nestwärme", mangelhafter Erziehung, liebeleerer Jugendzeit, durch schlechte Vorbilder, z. B. den kriminellen oder trunksüchtigen Vater oder die leichtsinnige Mutter, durch ungenügende Schulbildung, Wohnungselend, wirtschaftliche Notlage, Anhalten zum Betteln und andere soziale Schäden zu erwachsen. Neben diesen Schädigungen des „äußeren Milieus", die alle in einer Familie lebenden Kinder mehr oder weniger betreffen, vermögen feinere Schädigungen des „inneren Milieus", wie Zurücksetzung gegenüber den anderen Geschwistern, Demütigungen des Selbstbewußtseins, Eifersüchteleien in der Familie oder auch Verzärtelung durch die Mutter u. ä. die Persönlichkeitsentwicklung zu stören. — Am Zustandekommen des Rechtsbruchs, des Delikts, sind also zahlreiche Bedingungseinheiten der Innen- und erlebten Umwelt des Rechtsbrechers beteiligt. *Aufgabe der Kriminologie* ist es, diese in ihrer Bedeutung für die Straftat in einer bestimmten Situation möglichst weitgehend ausfindig zu machen, um zu einem Verständnis des rechtsbrecherischen Versagens zu kommen. Freilich bilden Anlage und erlebte Umwelt zusammen einen eng geschlossenen „Wirkungskreis" (K. SCHNEIDER), in dem der Anteil der Anlage und der Erlebnisse empirisch nie vollständig abschätzbar sein wird. Die *Zergliederung der einzelnen kriminellen Handlung* wird sich auf die charakterologische, konstitutionsbiologische Eigenart des Rechtsbrechers, seinen seelischen Zustand im Augenblick der Tat, auf die äußere Tatsituation und zusätzliche äußere Ursachen (Trauma, Infektion, Gifte, Ermüdung) erstrecken müssen. Auch abnorme, psychopathologische Faktoren können in das Geschehen mit eingehen. Daß dieser Aufgabe, der Zergliederung des Rechtsbruchs, mitunter größte Schwierigkeiten entgegenstehen, braucht nicht nochmals betont zu werden. SEYFARTH weist mit Nachdruck darauf hin, daß im Gefängnis nicht immer nur eine Einzelschuld gesühnt wird, sondern daß der Gefangene nicht selten das Opfer eines *Gesamtverschuldens der Gesellschaft* durch schlechte soziale Verhältnisse wird. Allgemeinere Anteilnahme der Staatsbürger an den Problemen des Strafwesens und an der Beseitigung sozialer Mißstände ist erforderlich. Der Staat muß sich gegenüber dem Gefangenen nicht nur moralisch, sondern auch rechtlich verpflichtet fühlen, soweit erforderlich durch fürsorgerische Maßnahmen helfend einzugreifen.

5. Strafmaßnahmen

Unter den drei Hauptgruppen der heute angewandten *Strafmaßnahmen:* der Geldstrafe, der Freiheitsstrafe und der Todesstrafe, ist es die Freiheitsstrafe, deren Durchführung in die Tätigkeit des auf der Tuberkuloseabteilung des Strafvollzugs tätigen Arztes eingeht. Gelegentlich wird sich unter den vom Tuberkulosearzt zu Betreuenden auch ein zum Tode Verurteilter befinden, soweit diese Strafe noch Anwendung findet. — Der Strafvollzug hat eine lange, bewegte *Geschichte* hinter sich (v. HENTIG, v. HIPPEL, MITTERMAIER, SEELIG) mit vielfältig bösen, für Körper und Seele grauenvollen Strafmaßnahmen. Man braucht nur an die finsteren Kerker, unterirdischen Gelasse, Verließe, den „Hungerturm" der Städte und die Einschließungsmethoden in Klöstern und Burgen mit ihrer jeder Hygiene entbehrenden Unterbringung und Zwangsarbeit zu erinnern, um verständlich zu machen, was gemeint ist. Vielfach herrschten als furchterregendes „Kerkerfieber" Typhus, Ruhr und Lungentuberkulose, ferner Skorbut und mancherlei Hautkrankheiten. Erst vom 17. Jahrhundert an wird in Europa das Bestreben zu menschenwürdiger Behandlung der Gefangenen allmählich sichtbar. Aber noch bis in das 19. Jahrhundert hinein waren die Verhältnisse für die Gefängnisinsassen vielfach menschenunwürdig. Einem besonders bedauernswerten Schicksal unterlagen die *geisteskranken Gefangenen,* solange man eine eigentliche Irrenpflege noch nicht kannte. Unter der „Simulationsriecherei" vergangener Jahrhunderte und infolge anderer falscher Vorstellungen mußten die echt geisteskranken Kriminellen schwer leiden. Das spekulative Denken jener Zeit wirkte sich irreführend und oft schwer schädigend aus, so gut mitunter auch manches von wohlgesinnten Menschen gemeint war. Zahlreiche Theologen wiesen neue Wege. — Ein *grundlegender Wandel* wurde durch die empirisch-wissenschaftliche Einstellung neuerer Zeit mit Fortschreiten der allgemeinen Kulturentwicklung und der medizinischen Kenntnisse, im besonderen durch das Aufkommen der medizinischen Persönlichkeitslehre sowie nicht zuletzt durch die fürsorgende persönliche Mitarbeit der Ärzte geschaffen. So entwickeln sich allmählich Ziele und Methoden des Strafvollzugs, die, wie die Rechtspflege insgesamt, dem Einfluß der jeweiligen weltanschaulichen, religiösen und staatspolitischen Auffassungen unterliegen, zu humaneren Verfahren. Besonders seit der Aufklärungszeit werden die Leibesstrafen mit körperlicher Züchtigung und körperverstümmelnden Maßnahmen und die vielfach abgewandelte, grausame, allzu häufig angewandte Todesstrafe immer weniger angewandt. Zum wichtigsten Strafmittel im Leben der europäischen Völker wird die *neuzeitliche Freiheitsstrafe.* Waren früher einzig Vergeltung der Tat, Abschreckung und Unschädlichmachung Ziel der Bestrafung, so beginnt, namentlich unter dem Einfluß von Franz von *Liszt* (1851 bis 1919) und seiner Schule, mehr und mehr der Mensch als Einzelwesen und später der Mensch in der Gesellschaft in den Vordergrund strafrechtlicher Erwägungen zu treten. Es ist der Täter in seiner menschlichen Eigenart innerhalb der organisierten Gemeinschaft — nicht mehr die Tat als solche allein —, dem das Strafrecht und seine ausführenden Organe bei Beurteilung der Unrechtstat und bei der Durchführung der Strafe ihre volle Aufmerksamkeit widmen. Im Zuge der großen Strafrechtsreform der neuesten Zeit in der Deutschen Bundesrepublik haben sich die Reformer für den Schuldgrundsatz sowie für den Grundsatz der Zweispurigkeit von Strafe und Maßregeln zur Sicherung und Besserung als Grundlage der Strafrechtsreform ausgesprochen.

Der Entwurf zum neuen Strafgesetzbuch (KOHLHAAS, BUCHHOLZ) geht vom Begriff der Schuld als Voraussetzung der Strafe aus. Damit wird das Prinzip von Schuld und Sühne anerkannt, das auf der Annahme der Willensfreiheit des Menschen und seiner Fähigkeit zu sittlicher Selbstbestimmung fußt. Der Begriff Schuld, so heißt es, ist im Volke lebendig. Der Sühnecharakter der Strafe wird von der Öffentlichkeit immer wieder gefordert. Entsprechend der jedem einzelnen Staatsbürger im Grundgesetz zuerkannten Menschenwürde muß von ihm andererseits sittliche Verantwortung bei seinem Handeln verlangt werden. Bei Handlungen, die ein Unrechtsbewußtsein mit sich bringen, muß von dem in Versuchung Geratenen gefordert werden, sein Gewissen anzuspannen, um Recht und Unrecht zu unterscheiden. Der Täter, so heißt es, konnte auch anders handeln und zwischen Achtung und Mißachtung des Gesetzes frei wählen. Es gibt demnach menschliche Schuld. Diese Schuld kann festgestellt und ihre Schwere abgeschätzt werden. Die Strafe soll ein sittliches Werturteil über die Handlungsweise des Täters enthalten und Sühne für seine Tat sein, weil sie ihm sittlich vorzuwerfen ist. Im

Schuldspruch verlangen Gesamtpersönlichkeit und Gesundheit des Täters eingehende Berücksichtigung. Die hierbei für den begutachtenden Arzt auftretenden Schwierigkeiten wurden in letzter Zeit vielfach besprochen (K. SCHNEIDER, KOLLE u. a.). Neben dem Schuldstrafrecht sind Maßnahmen der Sicherung und Besserung vorgesehen. Im Strafvollzug wird es darauf ankommen, diese in geeigneter Form zugleich mit der Strafvollstreckung zum Zuge zu bringen (NAEGELSBACH). —

Andere Gedankengänge, wie sie im Ausland und zum Teil auch in der Bundesrepublik laut wurden, sich hier aber nicht durchsetzen konnten, schufen die internationale Bewegung der „défense sociale". Sie fordert ein wertfreies, soziales Schutzrecht, das lediglich der „sozialen Verteidigung", d. h. der Sicherung der Gesellschaft vor dem Verbrecher dient. Abgelehnt wird der „aus metaphysischen Bereichen entstammende Schuld-Sühne-Begriff" und die „problematische Übersetzung von Schuld in Strafe". Die Verurteilung des Rechtsbrechers soll sich nicht mehr auf einen Schuldspruch gründen. Auf eine Bestrafung wird verzichtet. Vielmehr „kann in einem solchen Recht nur von „Maßregeln" die Rede sein, die eine Gesellschaft durch eigens dafür eingesetzte Organe beschließt und in besonderen Fällen ergreift, um sich vor Handlungen zu schützen, die als Bedrohungen des Individual- und des Gemeinschaftslebens empfunden — oder noch besser: als solche nachgewiesen — werden" (P. R. HOFSTÄTTER, „Die Zeit" v. 17. 8. 1962, S. 7). Die zu ergreifenden Maßnahmen, die im einzelnen noch genauer herauszuarbeiten sind, zielen, abgesehen von der unmittelbaren Sicherung der Allgemeinheit, auf die „Steuerung des Verhaltens durch re-sozialisierbare Lernprozesse", auf ein Umlernen des Delinquenten hin.

Die *heutige Freiheitsstrafe* soll zwar als Vergeltung ein Leiden sein, durch das das Unrecht, das der Kriminelle seinem Mitmenschen zufügte, ausgeglichen, gesühnt werden soll, sie soll aber ohne zusätzliche Zwangsmaßnahmen durchgeführt werden. Auch Abschreckung vor neuen ähnlichen Taten und andere früher allein maßgebliche Strafzwecke, kommen durch den Freiheitsentzug an sich genügend zur Geltung. Denn wenn auch die Freiheitsstrafe eine wesentlich mildere Form der Bestrafung darstellt als die früher angewandten Leibes- und Todesstrafen, so ist sie doch für den Menschen unserer Tage ein *erhebliches Strafübel*. Die Freiheit ist nun einmal das kostbarste natürliche Gut des Menschen. Ihr Entzug bedeutet im allgemeinen — je nach der Persönlichkeit und ihrer Strafempfänglichkeit — für den Rechtsbrecher, der die Freiheit zum Schaden der Gesellschaft mißbraucht hat, eine schwere Belastung und harte Strafe. Sie ist ihrem Wesen nach vielseitig und namentlich für den tuberkulösen Kranken schwer belastend, weil sie den Menschen in seiner Gesamtheit körperlich und seelisch ergreift, ihm das Recht auf Selbstbestimmung nimmt und nicht selten mit unbeabsichtigten *schädlichen Nebenwirkungen* hinsichtlich Gesundheit, Ansehen, Familie und Besitz einhergeht. Der Häftling wird nicht nur während der Zeit der Strafverbüßung durch den Freiheitsentzug gemaßregelt, sondern ihrem Vollzug schließt sich nicht selten seine Verfemung in der Gesellschaft oder die Vernichtung seiner bürgerlichen Existenz und das soziale Absinken seiner Familie an. Aber ohne fühlbare Strafmaßnahmen, ohne Übelszufügung im Sinne eines gesetzlich geregelten Strafvollzugs, kommen Staat und Gesellschaft nicht aus, was jeder, der mit Strafgefangenen längere Zeit zu tun gehabt hat, sehr bald einsehen wird, da sich unter ihnen zahlreiche schwierige, unsoziale und gefährliche Personen befinden. Würde die Gesellschaft bei der Strafzumessung oder im Strafvollzug allzu große Milde walten lassen, würde sie sich selbst aufgeben. Ein zu mildes Verfahren wirkt unter Umständen als Anreiz zu neuen Straftaten. Für den, der sich einen tieferen Einblick in die Persönlichkeit des Gefangenen zu verschaffen vermag, wird zwar vieles verständlich aber nicht verzeihbar. *Die Sicherung der Gesellschaft* ist das unverrückbare Ziel bei der Behandlung des Unrechttäters, nach dem gehandelt werden muß. — Der Einteilung der Delikte in Gesetzesübertretungen, Vergehen und Verbrechen entspricht die *Aufgliederung der Freiheitsstrafe* in Haft-, Gefängnis- und Zuchthausstrafe. — In neuerer Zeit wird in zunehmendem Maße die Forderung erhoben, die *Zuchthausstrafe mit der Gefängnisstrafe zu verschmelzen* und damit die Unterschiede in der Strafbehandlung fallen zu lassen, wie das im Ausland teilweise bereits geschehen ist („Einheitsfreiheitsstrafe"). Schon heute spielt auch bei uns die unterschiedliche Strafbehandlung praktisch keine erhebliche

Rolle mehr. Sie stellt mit ihren Erschwerungen und ihrer Ehrlosmachung, die das Zuchthaus für den Verurteilten mit sich bringt, bei der sozialen Erziehungsarbeit ein schweres Hindernis dar für die Wiedereingliederung des Gefangenen in ein geordnetes freies Leben. Bei Verzicht auf die Zuchthausstrafe würden sich die Freiheitsstrafen nur hinsichtlich ihrer Dauer unterscheiden. Die Dauer der Strafe ist aber für den Häftling zunächst von größerem Gewicht als irgendwelche zu erwartenden Verschärfungen der Strafbehandlung. Eine solche Regelung kommt vor allem der Bestrafung Tuberkulöser entgegen. Die *Tuberkuloseabteilung des Strafvollzugs* wird immer nur *der eines Gefängnisses ähneln* können. Die Strafverschärfungen des Zuchthauses erstrecken sich im wesentlichen auf vermehrte körperliche Arbeit, Beschränkungen in der Beköstigung, Einschränkungen des Empfangs von Besuchen und der Beschäftigung. Sie sind also für die Pflege tuberkulosekranker Menschen unzuträglich. — Auch sonst versucht man Freiheitsstrafen, die eine „ungute" Wirkung nach sich ziehen, durch bessere Maßnahmen zu ersetzen (MITTERMAIER). So unterliegen namentlich die *kurzen Freiheitsstrafen* bis zu drei Monaten einer lebhaften Kritik. Sie schrecken weder ab, noch wirken sie bessernd, können aber selbst bei kürzester Dauer den Betroffenen um seinen Ruf bringen. Es ist daher eine neue, von der heutigen Haft grundsätzlich verschiedene kurze Freiheitsstrafe mit einem Höchstmaß von sechs Monaten für bestimmte Taten und Täter als „Schockwirkung für Entgleisungsdelikte" geplant: *die Strafhaft.* Sie soll in Anwendung kommen, wenn der Täter bei vorsätzlichen Taten nur mit geringer Schuld, bei fahrlässigen Taten nicht gewissenlos oder sonst mit schwerer Schuld gehandelt hat; wenn Geldstrafe nicht ausreichen, andererseits die Gefängnisstrafe eine zu schwere Belastung darstellen würde.

6. Der Resozialisierungs-Strafvollzug

Ein neuer Abschnitt in der Geschichte des Strafvollzugs beginnt mit dem Aufkommen des *Erziehungsgedankens* im Strafvollzug. Man sucht während des Freiheitsentzuges mittels Erziehungsarbeit eine Besserung und damit die Resozialisierung des Häftlings zu erreichen, die eine Wiederholung der Straftaten verhindert.

Dieser Gedanke fand nach jahrzehntelanger Vorarbeit erstmalig in den „Grundsätzen für den Vollzug von Freiheitsstrafen" vom 7. 6. 1923 (RGBl. II, 263 ff) allgemeine Anerkennung (E. BUMKE). Es heißt dort: „Durch den Vollzug der Freiheitsstrafe sollen die Gefangenen, soweit es erforderlich ist, an Ordnung und Arbeit gewöhnt und sittlich so gefestigt werden, daß sie nicht wieder rückfällig werden." Die neuen „Grundsätze" regeln in umfassender Weise, in knapp und klar abgefaßter Form die Vollstreckung der Freiheitsstrafen. Sie wurden dann die Grundlage für die Dienst- und Vollzugsordnungen der einzelnen Länder sowie für den Entwurf eines Strafvollzugsgesetzes vom 9. 9. 1927. Eine einheitliche Regelung der Strafvollzugsvorschriften in Form eines grundlegenden deutschen Strafvollzugsgesetzes steht noch aus. Es ist, sollen alle Überlegungen und Bemühungen um eine neuzeitliche Strafrechtsreform in sachgemäßer Weise zur Durchführung kommen, dringend zu fordern. Es müßte den Strafvollzug in seinen Grundzügen regeln und die Rechtsstellung des Gefangenen und des dort tätigen Personals festlegen. In den „Einheitlichen Mindestgrundsätzen für die Behandlung der Gefangenen" stellen in neuerer Zeit die Beschlüsse und Empfehlungen des Ersten Kongresses der Vereinten Nationen über Verbrechensverhütung und Behandlung Straffälliger (1955) die Aufgaben des Strafvollzugs unter Ziffer 58 und 59 [ZSTrVO 8, 169 (1959)] folgendermaßen dar:
„Der Zweck und die Rechtfertigung der mit Freiheitsentziehung verbundenen Strafen und Maßregeln ist letztlich, die Gesellschaft vor dem Verbrechen zu schützen. Dieses Ziel kann nur erreicht werden, wenn die Zeit der Freiheitsentziehung dazu benutzt wird, — soweit wie möglich — sicherzustellen, daß der Straffällige bei seiner Rückkehr in die Gesellschaft nicht nur den Willen, sondern auch die Fähigkeit besitzt, ein gesetzmäßiges und selbständiges Leben zu führen. — Um dieses Ziel zu erreichen, soll die Anstalt alle bessernden, erzieherischen, sittlichen, geistigen und sonstigen Kräfte und Formen des Beistandes nutzen, die geeignet und verfügbar sind, und soll deren Anwendung in Übereinstimmung mit den Behandlungsbedürfnissen der einzelnen Gefangenen versuchen."

Aber nicht jeder Gefangene muß erzogen werden. Es ist zu *unterscheiden* zwischen dem nichtresozialisierungsbedürftigen, dem resozialisierungsbedürftigen, noch besserungsfähigen und dem nicht mehr resozialisierbaren Täter. Nichtresozialisierungsbedürftige Gelegenheitstäter, die sich etwa ein Verkehrsdelikt zu schulden kommen ließen, werden am zweckmäßigsten einer kurzen wirksamen Freiheitsentziehung, einer Schockstrafe als Denkzettel außerhalb des nur schädlichen kurzfristigen Gefängnisaufenthalts unterzogen (Strafhaft). Dagegen werden Affekttäter, die ebenfalls nicht erzogen zu werden brauchen und auch in Zukunft keine neue Straftat erwarten lassen, mitunter als reine Vergeltung für ihre Affekthandlung — es gilt dies besonders für Verbrechen gegen das Leben — eine hohe und schwere Sühne leisten müssen. — Für die Resozialisierungsbedürftigen, Unreifen, aber noch besserungsfähigen Täter ist eine Erziehung im Strafvollzug vorgesehen. Sie hat besondere Bedeutung für jugendliche Rechtsbrecher. Bei den nicht mehr resozialisierbaren, unverbesserlichen Asozialen, vielfach Rückfälligen, gefährlichen Gewohnheitsverbrechern oder, wie man jetzt sagt, „Hangtätern", bei denen keine gerichteten Kräfte mehr zu gewinnen sind oder solche durch Umweltwirkung rettungslos verschüttet und verwahrlost sind und alle Beeinflussungsversuche mit einem Mißerfolg enden, bleibt nur noch die Sicherungsverwahrung übrig. Schuldunfähige, bisher als Zurechnungsunfähige bezeichnet, unterliegen nicht der Freiheits*strafe,* bei der der Sühnegedanke im Vordergrund steht, sondern der *Freiheitsentziehung,* der Sicherungsverwahrung, die auf Besserung und den Schutz der Gesellschaft abzielt (KRAUSE). Sie können in der Heil- und Pflegeanstalt untergebracht werden oder, sofern sie hierfür nicht geeignet sind, in einer neugeplanten Bewahranstalt, die nach dem Vorbild der holländischen Psychopathenanstalten gedacht ist. Gegen die nicht zu behebende Gefährlichkeit des Unbeeinflußbaren muß die Gesellschaft gesichert werden. Er wird u. U. lebenslang oder zumindest so lange aus der Gemeinschaft auszuschließen sein, als eine Gefahr von ihm auszugehen vermag. — Beim *tuberkulösen* Rechtsbrecher sind Resozialisierungsmaßnahmen in einem noch weiteren Umfang erforderlich als beim nichttuberkulösen Kriminellen. Fast jeder einzelne Kranke bedarf der tatkräftigen Unterstützung bei der Eingliederung ins freie Leben. Schon der größte Teil der *nicht*kriminellen Tuberkulösen ist hierbei weitgehend auf Hilfe angewiesen. Kriminalität *und* tuberkulöse Erkrankung zusammen erfordern Maßnahmen, die beiden Gegebenheiten gerecht werden. Daß die Lösung dieser Probleme besondere Schwierigkeiten mit sich bringt, liegt auf der Hand.

Neuerdings wurde die *„Strafaussetzung zur Bewährung"* (1953) gemäß § 23 STGB möglich, sofern die Persönlichkeit des zu Verurteilenden die Gewähr bietet, daß eine mildere Behandlung einen guten Erfolg verspricht. Damit werden „die zahlenmäßig großen Tätergruppen, die in der Regel eine günstige Prognose versprechen und die durch die Haft eher eine „Verschlechterung" (H. MEYER) erfahren, herausgelöst aus dem Gros der Kriminellen. Es entfallen weiter die mit Recht immer wieder zitierten schweren sozialen Folgen (der Freihheitsstrafe) wie Verlust des Arbeitsplatzes, Auswirkungen auf die Familie des Verurteilten usw. Andererseits wird auch Rechnung getragen dem Schuldgehalt der Tat, der Persönlichkeit des Täters und sogar dem Gedanken der Generalprävention" [1] (REDHARDT). Bei den 1958 ausgesprochenen 160 000 Freiheitsstrafen wurde Strafaussetzung 60 000 Schuldigen gewährt (RANGOL). Das Gericht kann bei der Strafaussetzung Pflichten und Weisungen erteilen. Im besonderen kann es dem Verurteilten für die Dauer der Bewährungszeit eine *ärztliche Behandlung* als Bewährungsauflage auferlegen. So könnte es, in ärztlich als geeignet anerkannten Fällen, beim Tuberkulösen anordnen, sich einer klinischen Behandlung oder einer nervenärztlichen Behandlung zu unterziehen. Letztere könnte eine wichtige Hilfe für

---

[1] Generalprävention = allgemeine Abschreckung von der Lust zur strafbaren Tat durch Strafdrohung (DUDEN).

den Verurteilten, von dem in der Freiheit eine gesetzmäßige und geordnete Lebensführung erwartet wird, bedeuten. Unter Umständen würde sie überhaupt erst die Voraussetzung zu einer solchen Bewährung nach der Verurteilung abgeben (REDHARDT).

Insgesamt stehen also für die zweckmäßige, individuelle Behandlung der einzelnen Tätertypen eine Reihe verschiedener Formen der Strafbehandlung zur Verfügung. Aus dem erweiterten und spezifizierten reformerischen Plan der Strafen und Maßregeln der Sicherung und Besserung seien nur noch erwähnt: Die Entziehungsanstalt für Trinker und Rauschmittelsüchtige, das Arbeitshaus für Täter, die aus Arbeitsscheu oder aus Hang zu einem unsteten oder ungeordneten Leben straffällig geworden sind, die Geldstrafe, die Sicherungsaufsicht, Entziehung der Fahrerlaubnis, Berufsverbot und das Verbot der Tierhaltung für Tierquäler. —

Der Erziehungsstrafvollzug verlangt die *staatliche Rechtsstrafe* und *zugleich die Erziehung* des Unrechttuers. Diese Synthese zu finden, muß von vornherein schwierig erscheinen. Man möchte heute durch die Freiheitsstrafe nicht mehr den „Willen" des Häftlings durch starren Strafzwang in finsteren Gemäuern niederdrücken oder „brechen", sondern man versucht, bei vernünftiger Behandlung und Beeinflussung in ihm den Willen zum Besseren, das Gefühl der Verantwortung zu wecken und zu stärken. Unter stufenweiser Lockerung des Strafzwanges je nach Verhalten, in gesunder und erfreulicherer Umgebung und bei eigener Mitarbeit des Häftlings an seinem zukünftigen Geschick möchte man den Rechtsbrecher dazu bringen, sich nach der Entlassung als nützliches Mitglied in die Gesellschaft wieder einzugliedern, und ihn zu einem gesetzmäßigen tätigen Leben in Freiheit veranlassen. Der Strafvollzug wird zum „Resozialisierungsstrafvollzug". Die Strafbehandlung wird daher vom ersten Tage der Inhaftierung an darauf abgestellt, auf dem Wege der Erziehung, die soweit als möglich Anleitung zur *Selbst*erziehung sein soll, die Resozialisierung des Gefangenen zu betreiben. Namentlich im Jugendstrafrecht kommt der Grundsatz „Erziehung statt Strafe" begreiflicherweise besonders nachhaltig zum Ausdruck. Zur Resozialisierung des *tuberkulösen* Gefangenen ist es notwendig, zum Teil besondere Maßnahmen ärztlicher, pädagogischer und arbeits- bzw. berufsfördernder Art in Anwendung zu bringen und diese aufeinander und auf den Einzelfall abzustimmen. — Voraussetzung für ein erfolgversprechendes „heilsames Strafen" im *gelockerten Strafvollzug* ist eine größere Bewegungsfreiheit als früher. Harte Zwangsmaßnahmen sind für die Erziehungsarbeit unbrauchbar. Alle Strafen und Nebenstrafen, denen das Merkmal der Ehrenrührigkeit anhaftet, sind auszuschließen, da sie erfahrungsgemäß niemals von anspornender, sondern immer von destruktiver Wirkung sind (NAEGELSBACH). — Auch nach der Entlassung aus der Haftanstalt werden entsprechende Hilfsmaßnahmen zur Anwendung kommen müssen. An Stelle des überkommenen Strafrechts tritt heute immer mehr ein *Maßnahmenrecht zur Resozialisierung* des Rechtsbrechers. Eine besonders bewährte und endgültige Form hat die erzieherische Behandlung des Rechtsbrechers bisher nicht gefunden. Man hat sich hierüber viel Gedanken gemacht und auch praktisch weiterzukommen versucht. Überbetonungen nach der einen oder anderen Seite hin haben sich durch die Praxis erledigt. Schnell wurden die eines Besseren belehrt, die glaubten, daß alle Schwierigkeiten im Strafvollzug *allein* durch psychologische Einwirkung gelöst werden könnten und derartig behandelte Kriminelle dann ein Leben als nützliche und ehrliche Bürger führen würden. Andere sahen dagegen im neuen Strafvollzug bereits Tendenzen, die Strafe überhaupt abzuschaffen und darin eine große Gefahr für den Staat. Strafe durch Erziehung ersetzen zu wollen, sei eine blasse Theorie. Der Verbrecher spotte über die Erziehung; er werde lediglich zu einem unterwürfigen Wesen für die Dauer des Anstaltsaufenthaltes erzogen. Dabei weist man auf die „Anstaltsfrommen" hin, die draußen sofort wieder mit ihren Untaten zu beginnen pflegen. Es wird betont, daß der Erziehungs- und Besserungsgedanke bis heute nicht wesentlich bessere Erfolge erzielt habe als die alten Methoden; der Erziehungsvollzug sei lediglich ein Programm geblieben. Diese Ansichten sind zu einseitig und zu allgemein gefaßt. Die Wahrheit liegt offenbar auch hier in der Mitte. Allein ein Blick auf die große Verschiedenheit der Rechtsbrecher läßt erwarten, daß die Erfolge der Strafbehandlung je nach der Persönlichkeitsstruktur des Einzelnen sehr unterschiedlich sein werden. Auch das Alter kann ausschlaggebend sein. So ist beim Anlageverbrecher meist um das 30. Lebensjahr bereits eine Grenze für die Besserungsfähigkeit gezogen. — Die Frage, welches die geeignetsten Strafmittel (Haft und zugehörige Maßnahmen) sind und was nun wirklich durch Erziehung und Strafvollzug zu erreichen ist, *wieviel Häftlinge durch Erziehungsarbeit zu fördern* sind, ist in der Tat noch keineswegs geklärt. Zuverlässige zahlenmäßige Übersichten über Mißerfolge der Erziehungsbemühungen, über Versager und Unverbesserliche sowie andererseits einwandfreie Erhebungen über die viel selteneren Rehabilitationserfolge und deren Wirkungsdauer durch die Behandlung in der Haftanstalt stehen noch aus (BLECKWENN).

Alte erfahrene Vollzugsangestellte, die dauernd in unmittelbare Berührung mit Sträflingen kommen, stehen den Erfolgen einer Erziehungsarbeit, besonders an Gewohnheits- und Berufsverbrechern, skeptisch gegenüber. In Juristenkreisen findet sich auch vielfach eine skeptische Zurückhaltung gegenüber einer Therapie innerhalb der Strafrechtspflege. „Bei Erwachsenen wird das Strafen noch lange Zeit gegenüber dem Heilen im Vordergrund stehen müssen", weil in vielen Fällen eine reine Notwehrlage für den Staat besteht, sich radikaler Gruppen durch hart abschreckende Strafen zu erwehren (KOHLHAAS). — Die Zahl derjenigen Gefangenen ist groß, die nicht einmal die Einsicht in den eigentlichen Sinn der Freiheitsstrafe als Sühnemaßnahme für die begangene Untat besitzen und denen jegliches Gefühl für sozialethische Zusammenhänge abgeht. Sie erleben die Strafe nicht als Strafe. Für sie ist der Aufenthalt im Gefängnis lediglich die von vornherein einberechnete Unterbrechung ihres kriminellen Lebens. Sie passen sich, vielleicht nach anfänglicher Auflehnung, nicht selten der Haftsituation an (PIETSCH), verfallen aber nach ihrer Rückkehr in die Freiheit wieder ihrem kriminellen Leben und Treiben. Dem Psychotherapeuten in der Anstalt gehen sie geflissentlich aus dem Wege. In der Gemeinschaftszelle herrscht bei ihnen ein rüder Ton. Der Inhalt ihrer Unterhaltung dreht sich nur um Hausklatsch, sexuelle Zoten, Tabakschieberei und künftige „Fakten". Gefangene mit besserem Kern leiden schwer unter ihnen; sie werden hart unter Druck gesetzt. Jede bessere Meinung wird höhnisch abgelehnt. Es kommt zur Weiterentwicklung der kriminellen Gesinnung, zur Züchtung des Verbrechertums im eigenen Haus (PIETSCH). Andererseits ist es erforderlich, daß die neuen Reformbestrebungen bei geeigneten Fällen fortgesetzt werden. Eberhard SCHMIDT geht gelegentlich einer Ansprache bei der Eröffnung des Gustav-Radbruch-Hauses (KREBS), einer offenen Anstalt in Frankfurt/M.-Preungesheim, mit denjenigen scharf ins Gericht, die in den neuzeitlichen Reformbemühungen eine Verweichlichung der Rechtspflege mit Verhätschelung und Verwöhnung der Gefangenen sehen, statt sie mit harter Hand anzufassen und zur „Sühne" zu zwingen. Die neueren Bestrebungen sind aber getragen von reicher Erfahrung, tiefem Wissen um Verbrechen und Strafe, Verantwortung vor der Idee der sozialen Gerechtigkeit und humanem Denken und Wollen. (Vgl. auch die Äußerungen des I. Kongresses der Vereinten Nationen über Behandlung Straffälliger, S. 91.) Unzweifelhafte Erfolge wurden im Jugendstrafvollzug erreicht. Man hat daher wiederholt gefordert, die dortigen Methoden auf den Erwachsenenvollzug in stärkerem Maße zu übertragen. Doch sind dadurch nur in sehr beschränktem Maße bessere Ergebnisse bei den meist in starren Gleisen fest eingefahrenen Erwachsenen zu erzielen. Unter den Jugendlichen gibt es eine ganze Reihe Unerziehbarer, unter den Erwachsenen noch mehr Unverbesserliche. Am ehesten werden für erzieherische Maßnahmen nach SEELIG arbeitsscheue jugendliche Berufsverbrecher im langfristigen Strafvollzug in Frage kommen. Dennoch lassen sich selbst bei den für die sogenannte Verwahrung Vorgesehenen, vielfach Rückfälligen mitunter Erfolge der Erziehung zu sozialem Verhalten erreichen. Der Prozentsatz der rein anlagebedingten Verbrecher ist nach BUHL, PANSE u. a. wesentlich geringer als es vielfach angenommen wird und im Grunde ist jeder Mensch in jedem Alter erziehlichen Einflüssen zugänglich. — Abgesehen von gefährlichen Gewohnheitsverbrechern, finden sich im Strafvollzug auch solche, die willensschwach, haltlos, unselbständig sind, zum Alkoholmißbrauch neigen oder andere Mängel zeigen. Sie sind in der Verwahrungsanstalt fleißig und fügsam, lassen dort aber mit der Zeit in ihren Leistungen nach. Bei Gewährung der bedingten Entlassung und bei sehr sachverständiger Leitung unter freieren Lebensbedingungen im „Übergangsheim" (KELLERHALS) gelang es jedoch, sie besser zu halten und mitunter sogar dauerhaft zu resozialisieren. Beim Verbrecher aus Neigung wird kaum je mit einem Erfolg auf die Dauer zu rechnen sein.

Die Zahl der Rückfälle ist erheblich. Namentlich bei abartigen Persönlichkeiten kann bestenfalls eine persönliche, individuelle Beeinflussung weiterhelfen, die aber häufig ungenügend aufgenommen wird. Über die hierbei zu ergreifenden Sondermaßnahmen ist bis jetzt nicht viel bekannt.

Für die Anleitung zu einer besseren Lebensführung ist neben den äußeren Einflüssen im Strafvollzug vor allem die *innere Formbarkeit* des Häftlings ausschlaggebend. Denn wie immer auch die Methoden des Strafvollzugs beschaffen sein mögen, ein Erfolg der Kriminaltherapie kann nur dort erwartet werden, wo die charakterologische Wesensart des Häftlings den Einflüssen der Strafbehandlung entgegenkommt und er ihnen gegenüber nicht von vornherein unzugänglich ist. Anpassungsunfähigkeit aber und Undiszipliniertheit sind die Zeichen einer großen Reihe pathologischer Typen. Zumindest zeigt sich bei vielen eine ungenügende Nachwirkung des scheinbar Erreichten nach der Entlassung. Sie bedürfen dann noch dringend eines geeigneten Milieuschutzes. Bisweilen ist es eine *in der Entwicklung liegende,* ohne therapeutisches Zutun eintretende *Persönlichkeitswandlung,* die zu dauerhaftem sozialem Verhalten führt. Unter Abklingen des jugendlichen, allzu heftigen Sturms und Drangs tritt nicht selten die Reife verspätet ein. Bei der Aufnahme von Katamnesen psychopathischer Persönlichkeiten in der Münchner Nervenklinik sahen wir manchen braven Bürger höheren Alters den psychopathischen Tollheiten seiner jungen Jahre, die die Krankheitsgeschichte verzeichnet hatte, völlig fremd gegenüberstehen. Sie konnten sich ihrer kaum oder überhaupt nicht mehr erinnern. Sie waren längst sozial geworden. — Selbst die Prognose des größten Teils der *Rückfälligen* hält der Psychiater PANSE nicht für absolut ungünstig. In einem Spätreifungsvorgang kommen auch sie oft aus psychologischen Entwicklungsursachen noch zur sozialen Beruhigung. „Nur ein Bruchteil der sogenannten Zustandstäter bleibt zeitlebens mit kurzen Unterbrechungen in Zuchthäusern und in Sicherungsverwahrung". Neuere Erfahrungen ließen vielfach eine weitgehende *Wandlungsfähigkeit psychopathischer Persönlichkeiten* erkennen (K. SCHNEIDER). So vermögen sich Asthenische, Selbstunsichere, Geltungsbedürftige im Laufe ihres Lebens tiefgehend zu ändern. Selbst bei scheinbar so fest gefügten Typen wie dem betriebsamen Hyperthymiker oder dem Gemütlosen kann es zu Überraschungen kommen. Hier ist vieles unvoraussagbar. „Anlagemäßig Abnorme können formbar sein, erlebnisreaktive Entwicklungen nicht. ‚Unverbesserliche' gibt es auf beiden Seiten." Die Behandlung der Anlagegeschädigten ist die bei weitem schwierigste, zugleich aber auch eine äußerst fesselnde Aufgabe. Therapeutische und pädagogische Bemühungen sollten jedenfalls nicht zu früh oder auf Grund theoretischer Überlegungen abgelehnt oder eingestellt werden. Man sollte sich vor allem davor hüten, wegen einer *scheinbar ungünstigen Erbanlage* ohne weiteres auf Unerziehbarkeit zu schließen. Das wäre ein verhängnisvoller Fehler. Es ist zweckmäßig, die sogenannten Unverbesserlichen zunächst immer als Schwersterziehbare oder *Schwerstverbesserliche* anzusehen und zu bezeichnen. Selbst schwer „Belastete" können durchaus erziehbar sein. Die Anlagen eines Menschen, worunter immer Potenzen d. h. Entwicklungsmöglichkeiten zu verstehen sind, sind beeinflußbar und bildsam. In der Tat sind nicht so selten überraschende Erfolge durch Erziehungsarbeit erreicht worden. Der Gesetzgeber hat keine Ermächtigung gegeben, bei sogenannten aussichtslosen Fällen auf alle Bemühungen zu verzichten. — Trotz aller Schwierigkeiten ist man heute allgemein der Ansicht, daß, wenn sich auch zahlreiche Gewohnheits- und Berufsverbrecher und viele Asoziale als nicht erziehbar durch den Vollzug herausstellen sollten, immer wieder *alles getan* werden müsse, was irgendeinen erzieherischen Erfolg verspricht. Durch *ständige Verbesserungen* soll versucht werden, den Strafvollzug so zu gestalten, daß eine „Besserung" des Täters erzielt werden kann und das tatsächlich Erreichbare auch wirklich erreicht wird. Das gilt in besonderer Weise für den Erziehungsvollzug der jugendlichen Rechtsbrecher. Mit den neuen Zielsetzungen ist der Vollzug zum hochbedeutsamen Teil der Rechtspflege geworden. Seine weitere Entwicklung und Wirksamkeit bleibt abzuwarten (NAEGELSBACH). Er leistet die wichtigste Vorarbeit für die Wiedereingliederung des ehemaligen Rechtsbrechers in die Gesellschaft und in ein arbeitsames Leben. Sie erfolgt endgültig allerdings erst nach der Entlassung aus der Haftanstalt. Der Entlassene bedarf daher einer gründlichen Nachfürsorge.

7. Erziehungsbestrebungen im Strafvollzug

Wie wichtig es ist, den Versuch einer „Ertüchtigung" (E. BUMKE) des Gefängnis-insassen zu machen oder wenigstens dafür zu sorgen, daß der Häftling das Gefängnis nicht in einem schlechteren Zustande verläßt als er es betrat — eine Gefahr, die nach vielen Erfahrungen durchaus besteht —, geht allein schon aus der großen Zahl der aus den Gefängnissen jährlich Entlassenen hervor. 1925 waren es in Deutschland rund 200 000 Menschen. Die Strafvollzugsanstalten des Bundesgebietes (ohne Saarland und Berlin) haben zusammen jährlich mit etwa 100 000 Neuaufnahmen zu rechnen (RAN-GOL). — Unter „Erziehung" verstand man zeitweise lediglich die Einführung gewisser Erleichterungen im Verfahren des Strafvollzugs. Die freiere Gestaltung des Strafvoll-zugs brachte denn auch u. a. eine Abnahme von Zahl und Nachhaltigkeit der Haft-reaktionen mit sich. Doch verlangt eine dauerhafte Resozialisierung wesentlich mehr. Die *Erziehungsbestrebungen* des Strafvollzugs betreffen die *allgemeine* erzieherische Beeinflussung sämtlicher Gefängnisinsassen und die Sonderbehandlung der einzelnen Persönlichkeit. Eine allgemeine erzieherische Einwirkung ist für jeden Häftling, auch den Gestrauchelten, heilsam. Für den Resozialisierungsbedürftigen weist oft schon die Haft an sich, die Herausnahme aus einem schädigenden, ungesunden Milieu und aus einer ungeordneten Lebensweise eine ganze Reihe förderlicher Einflüsse auf. Es fällt der Umgang mit kriminellen Elementen, mit Prostituierten weg. Bei wirtschaftlicher Notlage entfällt zunächst einmal die unmittelbare Sorge ums tägliche Brot. Auch der erzwungene Verzicht auf die häufig im Übermaß genossenen Reizmittel Alkohol und Nikotin oder der verhinderte Genuß von Opiaten ist äußerst heilsam. Andererseits wirkt sich die erzwungene Ruhe, besonders auch die Nachtruhe, die sachgemäße, geregelte Ernährung, die laufende Körperpflege, das unablässige Anhalten zu Rein-lichkeit und nicht zuletzt die planmäßige Behandlung des Tuberkulösen höchst günstig auf den Gefangenen aus. So kommt es meist sehr bald zu einer überraschenden Besse-rung des Krankheitszustandes. Förderlich für Gesundheit und Gesamthaltung des Kranken ist der nicht zu unterschätzende Einfluß einer allgemeinen Lebensordnung und die Einordnung in eine Gemeinschaft, die Rücksicht auf andere verlangt. Hinzu kommt der neue Lebenskreis, der getragen ist von dem Ziel einer sittlichen Besserung aller Gefängnisinsassen. Größte Bedeutung kommt natürlich jeder, auch der geringsten Arbeit zu, die auf der Tuberkuloseabteilung jedoch nur streng nach den Gesichtspunk-ten der allgemeinen klinischen Tuberkulosebehandlung zugelassen werden kann. Da-gegen wird für viele die Teilnahme an lebenskundlichem und fortbildendem Unter-richt, gegebenenfalls an Hand von Lehrfilmen, möglich und förderlich sein. Wesent-lich ist, daß die Haft den Rechtsbrecher zur Selbstbesinnung, zum Überdenken seiner Straftat kommen läßt. Unterstützend und vertiefend kann dabei der Unterricht oder ein Einzelgespräch wirken. Besonders die Einzelhaft vermag bisweilen auch bei Men-schen, die sonst kaum zu einer Betrachtung ihres Inneren neigen, eine innere Erschütte-rung zu erzeugen und sie zu einer Umstimmung und Wandlung geeigneter zu machen.

Gestützt durch medizinisches Heilen, psychotherapeutische Beeinflussung, päd-agogische Erziehung, religiöses Seelsorgen und soziale Fürsorge soll der Häftling sei-nen neuen Weg finden. Eingliederung in die Gemeinschaft und Anerkennung der Rechte und Pflichten des staatsbürgerlichen Lebens sind die richtungsweisenden, inhalt-gebenden *Grundsätze* der Erziehungsbestrebungen. Vorbild, Beispiel, Hinweise und

Ratschläge sollen ihn der Eingliederung in die Gemeinschaft zuführen. Sei es durch fertig dargebotene oder im Gespräch entwickelte Belehrung oder — beim Tuberkulosekranken nur begrenzt möglich — bei geregelter Beschäftigung und Arbeit in Arbeitsgemeinschaft mit andern. Dabei wird es eine der ersten und wichtigsten Aufgaben sein, die noch Erziehbaren unter den Resozialisierungsbedürftigen herauszusuchen und unter den Schwererziehbaren eine *Differenzierung* zwecks geeigneter Behandlung durchzuführen. Das Mindeste, das man zu erreichen sucht, ist, den Häftling dahin zu bringen, seine asoziale Einstellung oder zum mindesten sein asoziales Verhalten aufzugeben, die Ordnung des Staates und der Gesellschaft anzuerkennen und sich nach ihr zu richten sowie eine geregelte Arbeit aufzunehmen. Also das zu tun, was die Volksgemeinschaft von jedem ihr Zugehörigen fordern kann und muß, ein rechtschaffenes, gesetzestreues, tätiges Leben zu führen. Selbst wenn man also das zu erreichende Ziel möglichst nicht zu hoch ansetzt, bleibt die Neuformung des auf Grund seiner Anlage handelnden Häftlings dennoch *oft* eine sehr schwierig zu erfüllende Aufgabe, wäre es doch nötig, in die Tiefe der Persönlichkeitsstruktur einzudringen und zu versuchen, die Gesinnung des Häftlings, seine fehlerhaften Strebungen und triebhaften Kräfte in ihrer Auswirkung umzulenken. Den Charakter eines Menschen, die Gesamtheit seiner Willensstrebungen umzugestalten oder gar neu zu bilden, ist nicht möglich. Man kann lediglich darauf hinwirken, jene Antriebe im Täter zurückzudrängen, die ihn straffällig werden ließen, etwa durch Entfaltung anlagemäßig vorhandener günstiger Charaktereigenschaften, und in bestimmten Umweltslagen anders zu reagieren als bisher. Aber die angeborenen *asozialen Charaktereigenschaften* zeigen ein hartnäckiges Beharrungsvermögen. Es ist daher außerordentlich schwer, den endogenen Zustandsverbrecher durch Selbsterziehung zur selbstbeherrschten sicheren Lebensführung zu bringen und darin festzumachen, um einen *dauernden* Erfolg nach der Entlassung bei zweifelhafter Anlage und ungeordneten, bedrohlichen Umweltsbedingungen zu erreichen. Wesentlich größere Aussichten für eine Beeinflussung zum Besseren sind dort vorhanden, wo es bei einer im Grunde normalen Charakterstruktur unter dem langdauernden nachteiligen Einfluß äußerer Lebensumstände zu einer *korrigierbaren Fehlentwicklung* der Persönlichkeit kam oder wo die Möglichkeiten der Persönlichkeit, auch anders zu handeln, durch das Vorliegen einer Neurose bei der Entscheidung zur Tat wesentlich behindert waren (WENDT). Hierzu werden in erster Linie heilpädagogische und psychotherapeutische Maßnahmen heranzuziehen sein. — Arbeit, Ordnung und Belehrung allein reichen für eine dauerhafte Besserung dann nicht aus. Es ist ein langer Weg, der für den Häftling über Selbstprüfung, Vermeiden von Selbsttäuschungen, Erkennen des eigenen wohlverstandenen Interesses zu Selbstvertrauen und Selbstbeherrschung durch freitätige Selbsterziehung führt. Ohne Aufsicht, Tadel und notfalls Strafe wird es nicht abgehen. Zu einer solchen Umstellung ist viel Zeit erforderlich. Soweit möglich, läßt sich über den Verstand Entscheidendes erreichen. Besonders wenn junge Leute Einsicht genug besitzen, daß sie mit ihrer bisherigen Lebensweise sich selbst nur aufs schwerste schaden, wird man sie zu besserer Selbstbeherrschung und sozialem Handeln veranlassen können. Auf seiten des zu erziehenden Häftlings muß eine *Bildsamkeit* vorhanden sein, die nicht eine äußerliche Beeinflußbarkeit darstellt, sondern die Grundlage bildet für eine aus innerer Lebendigkeit getriebene Selbsterziehung. Erst wenn es gelingt, den Willen zur Selbsthilfe zu wecken, besteht Aussicht, bei unterstützender Mitwirkung der zur Erziehung Berufenen, insbesondere auch des psychotherapeutisch tätigen Arztes, durch selbstgetriebenes Mitleben der allgemein von der Gesellschaft anerkannten rechtlichen und sittlichen Normen mit anderen und nach Erarbeiten eines neuen Wertbewußtseins den gewünschten Erfolg zu erreichen. Der Unrechttäter soll u. a. den Wert der Ehrlichkeit, der Wahrheitsliebe, der Achtung von Eigentum und Leben des Nächsten anerkennen und danach zu handeln lernen. Eine echte Rechtsgesinnung soll in ihm erweckt und gefestigt werden. Die eigene Unrechtstat kann als Einsatzpunkt der Straferziehung dienen und zur Weckung des Bewußtseins der Schuld, die in dem Widerspruche seines Tuns zu seinem eigenen Gewissen liegt, beitragen (RADBRUCH).

Äußere Gründe wie nicht genügend lange Strafzeit mit wirksamer Erziehung — weit über die Hälfte aller Gefängnisstrafen liegen unter drei Monaten — häufiger Wechsel der Häftlinge, plötzlicher Abbruch der Haft *erschweren* oder verhindern eine erfolgbringende, nachhaltige Erziehung. Eine innerlich bedingte Behinderung wesentlicher Art erfährt der gesamte Bildungsvorgang durch eine schwierige oder abnorme Persönlichkeitsstruktur und durch abnorme Reaktionen auf den Freiheitsentzug. Viele Antriebsschwache, in der Ausdauer schnell nachlassende Ermüdbare sind unter den Häftlingen. Bei den von Hause aus in ihrer Leistung und Gemeinschaftsfähigkeit Beschränkten wird es darauf ankommen, aus den in ihnen gelegenen (oft nicht leicht erkennbaren) Befähigungen wenigstens noch eine ausreichende Leistungsfähigkeit für ein randständiges Gemeinschaftsleben zu gewinnen. Zur inneren Umstellung sollte der Gefangene dazu angeregt werden, beim Arbeitsvorgang selbsttätig mitzudenken und mitzuwirken, jede Arbeit voranzutreiben und womöglich Verbesserungsvorschläge zu machen, um so seine Kräfte richtig gebrauchen zu lernen. Es soll bei ihm der Sinn für geregelte Arbeit und die Neigung zu dauerhafter Anteilnahme an ihr nach Möglichkeit geweckt werden. Es geschieht dies durch das Vertrautmachen mit dem Werkzeug und dem Werkstoff und der Anleitung zu Teilfertigkeiten bis zur Vermittlung von Arbeits- und Berufswissen und beruflichem Können durch immer wiederholte Übung der in wirksame Funktion gesetzten Fähigkeiten, indem schließlich eine Berufsgesinnung erweckt wird, die in der Berufstätigkeit nicht nur den Erwerb notwendiger Mittel zur Befriedigung von Lebensbedürfnissen sieht, sondern eine soziale Arbeitsleistung in der Gemeinschaft und für die Gesellschaft. Dabei muß die Arbeit sinnvoll auf die zukünftige Tätigkeit im freien Leben vorbereiten.

Als Ergänzung zur allgemeinen Strafbehandlung ist eine *Strafsonderbehandlung* der pathologischen Typen anzustreben. Bei bestimmten Häftlingen wird eine psychische Heilbehandlung weiterbringen. Die Behandlung abartiger Menschen wird jedoch meist nicht allein eine rein ärztliche sein können. Sie wird durch heilpädagogische Beeinflussung zu ergänzen sein. Namentlich dann, wenn der Täter nicht nur im engen Zusammenhang mit einer Neurose seine Straftat beging, sondern er die Zeichen einer tiefergreifenden Fehlentwicklung seiner Persönlichkeit zeigt. Die soziale Beurteilung derartiger Persönlichkeiten und die Eindämmung ihrer schädlichen Wirkungen verlangt großes psychiatrisches Verständnis. In der Strafbehandlung schwieriger, insonderheit jugendlicher Häftlinge wird überhaupt nur weiterzukommen sein, wenn es gelingt, die Einzelpersönlichkeit des Gefangenen in ihrer Eigenart voll zu erfassen und ihr die vorbeugende Einzelbehandlung anzupassen. Man wird die Gefangenen nach ihrem Verhalten und ihrer sozialen Prognose sichten müssen. Es ist dies eine sachlich und menschlich verantwortungsvolle Aufgabe, die nur vom psychiatrisch und kriminalbiologisch gleich Erfahrenen geleistet werden kann. „Die scharfe Analysierung und Differenzierung der einzelnen Verbrechertypen, insbesondere der pathologischen, je nach Art und Grad ihrer Strafeignung, die Klarstellung der besonderen dafür wesentlichen Komponenten in jedem Einzelfall gehört zu den unumgänglichen Voraussetzungen einer erfolgreichen Kriminaltherapie und damit zu den grundlegenden Aufgaben der praktischen Kriminalpsychologie und -psychopathologie" (BIRNBAUM).

In neuerer Zeit wurden die Anzeigen für eine *Psychotherapie* in der Strafanstalt erweitert und genauer umrissen (PIETSCH, WENDT). Wo die Straftat (nicht nur des Psychopathen) in enger Beziehung zu einer Neurose oder zu einer korrigierbaren Fehlentwicklung der Persönlichkeit des Täters stand, wo eine ursprünglich leistungsfähige Persönlichkeitsanlage durch die Ungunst der Lebensumstände eine Verformung der seelischen Verfassung erlitt, kann die

Psychotherapie die resozialisierenden Maßnahmen des Strafvollzugs, der Nachfürsorge nach der Entlassung des Häftlings oder bei der Strafaussetzung zur Bewährung nicht selten erfolgreich ergänzen. Bei Vergehen auf sexuellem Gebiet ist man mit der psychotherapeutischen Behandlung erheblich weitergekommen. Es gelingt ferner, durch psychotherapeutische Führung eine Reihe schwieriger Psychopathen durch geeignete Beeinflussung für den Strafvollzug tragbar zu machen. Psychopathische Persönlichkeiten pflegen, schon auf geringe seelische Belastungen hin, mit Neurosen zu reagieren. Die große Zahl psychogener Reaktionen auf psychopathischer oder nicht-psychopathischer Grundlage, sei es, daß diese bei der Einlieferung bereits bestanden oder sich während der Haft herausbildeten, läßt sich psychotherapeutisch vielfach günstig beeinflussen. Bei rechtzeitigem Eingreifen in der freien Tuberkulosepraxis wird bei manchem Gefährdeten eine Bewahrung vor dem Rechtsbruch überhaupt zu erreichen sein, indem es etwa gelingt, den Patienten durch Aufhellung seiner Situation und der Eigenart seiner Persönlichkeit vor der kriminogenen Neurose, die zur strafbaren Handlung führt, zu bewahren. — Eine allgemein anerkannte *Methodik* der Psychotherapie hat sich bisher nicht durchgesetzt. Die Psychoanalyse ist die am meisten verwendete Form der Psychotherapie. Sie erfuhr seit FREUD mannigfache Abwandlungen. Es hat sich gezeigt, daß bei der Beurteilung und Behandlung des Patienten die psychische Schicht der ethischen Werte, die über Recht oder Unrecht, über sittlich oder unsittlich-verbrecherisch entscheidet, eingehend herangezogen werden muß. „Arbeit", „Pflichterfüllung", „Durchhalten", „Hingabe", „Ertragen von Unlustgefühlen", „Beziehung des einzelnen zur Gemeinschaft" sind Fragen der Ethik (PIETSCH). Die „Werterziehungsarbeit" (PIETSCH) sucht zu erreichen, daß der Patient die ethischen Werte erkennt und in seinem Handeln auch verwirklicht. — Die Psychotherapie im Strafvollzug unterscheidet sich im ganzen gesehen wesentlich von derjenigen der freien Praxis: bei den Patienten der freien Praxis handelt es sich im allgemeinen um ethisch gefestigte, ja bisweilen ethisch überspannte, verkrampfte und dadurch im Leben gehemmte Menschen; im Strafvollzug ist die neurotische Symptomatik des Patienten meist gekoppelt mit einer „kriminogenen Gesinnung", d. h. mit einer Charakterstruktur, die zur kriminellen Handlungsweise führt (PIETSCH). Da hier demnach ein unzureichender Grad ethischer Gebundenheit vorliegt, sind neben den entspannenden, lockernden psychotherapeutischen Maßnahmen bei solchen Patienten auch spannende und straffende Maßnahmen in Anwendung zu bringen (PIETSCH), wobei also auch dem Arzt erzieherische Aufgaben gestellt sind. *Ziel* der Psychotherapie ist es, den Patienten nicht nur an das Selbstverstehen heranzubringen, sondern ihn auch die Folgerungen, die sich aus der Selbsterkenntnis ergeben, ziehen zu lassen. Neben die psychoanalytische Persönlichkeitswandlung tritt, worauf J. H. SCHULTZ nachdrücklich hinweist, die aktiv-klinische Psychotherapie (Hypnose, autogenes Training, Reflextherapie usw.), die in geeigneten Fällen z. B. bei Alkoholkranken und sexuellen Perversionen mit wesentlich geringerem Zeitaufwand, nachfolgende Stützung vorausgesetzt, Erhebliches zu leisten vermag. Aus alledem geht hervor, daß sich die Aufgaben des Psychotherapeuten im Strafvollzug erheblich erweitert haben.

Da somit die Persönlichkeitserforschung und -behandlung in der neueren Strafbehandlung erheblich an Bedeutung gewonnen hat (SUTTINGER), ist die Beteiligung besonders geschulter *Psychiater und Psychologen* an der wissenschaftlich begründeten Persönlichkeitserforschung, die ein sehr schwieriges Gebiet darstellt, unumgänglich notwendig geworden. Die Gefangenen sind nach den Vollzugsordnungen gehalten, sich den Maßnahmen dieser Untersuchungen zu fügen. Die Persönlichkeitserforschung sollte am Anfang jeder strafrechtlichen Behandlung eines Menschen stehen.

Mit organisatorischen Maßnahmen allein ist es bei der Erziehung im Strafvollzug nicht getan. Entscheidend für den Erfolg einer richtungsweisenden Erziehung und Besserung kann immer nur der Einfluß *geeigneter Persönlichkeiten* sein. Der Erziehungs- bzw. Resozialisierungs-Strafvollzug, wie er heute gefordert wird, verlangt dabei eine verständnisvolle Zusammenarbeit aller, die mit dem Häftling in Berührung kommen und zu seiner Resozialisierung berufen sind, so zwischen dem Arzt, Sozialpädagogen, Psychologen und Fürsorger (BUSCH, E. MÜLLER). Auf jeden der im Strafvollzug Beschäftigten kommt es an. Gerade für den Arzt liegt hier eine verantwortungsvolle Aufgabe. Dem Leiter und dem gesamten Anstaltspersonal (Verwaltungs- und Aufsichtsbeamten, Krankenpflegepersonal) sowie dem Seelsorger, Arzt, Lehrer und Werkmeister ist die schwierige Aufgabe gestellt, ein gutes erzieherisches Klima im Sinne der Resozialisierung in der Strafanstalt zu schaffen. Gelingt es den Erziehern nicht, die richtige Beziehung von Mensch zu Mensch im Umgang mit den verschieden gearteten Insassen des Gefängnisses herzustellen, so ist eine Beeinflussung von vornherein aussichtslos. Andererseits vermag gerade der wirksame erzieherische Einfluß gestörte Persönlichkeitskräfte in erheblichem Umfang in geordnete Leistungsfähigkeit umzulenken. Sind geeignete *Gefängnisfürsorger* (Sozial- oder Heilpädagogen) vorhanden, wird man sie entsprechend einsetzen. Sie müssen zu diesem Zweck besonders ausgebildet sein und gute psychopathologische und kriminalbiologische Kenntnisse besitzen. Sie sollten in der Lage sein, die Wesensart der Strafgefangenen, namentlich psychopathische Züge, richtig zu sehen, die im Gefangenen liegenden entwicklungsfähigen Kräfte zu erkennen und den Häftling gemäß dem Behandlungsplan richtig zu leiten verstehen. Überall dort, wo ausgesprochene Erziehung durchgeführt werden soll, also im Jugendgefängnis, in der Jugenderziehungsanstalt, bei langfristigem Gefängnisaufenthalt für erziehungsbedürftige Erwachsene oder im Arbeitshaus sind besonders vorgebildete Kräfte, die sich zu dieser Tätigkeit berufen fühlen und die entsprechenden Fähigkeiten aufbringen, erforderlich. SEELIG hat vorgeschlagen, entsprechend ausgebildete *kriminalpädagogische Berater* zu bestellen, etwa einen für je 30 Gefangene. Sie sollen sich ausschließlich den Gefangenen widmen, um sie bei allen seelischen Schwierigkeiten zu beraten, um sie gegebenenfalls an ihre Pflichten zu erinnern und sie in der Arbeitszuteilung und Freizeitgestaltung zu betreuen. Auch in den Beziehungen zu den Angehörigen sollen sie die Gefangenen unterstützen. Vom Leiter der Anstalt bzw. der Strafvollzugsbehörde sind sie in allen Fragen des Stufenstrafvollzugs, der bedingten Entlassung und Disziplinierung mit beratender Stimme zu hören. Anleitung hierzu, Überwachung und Mitarbeit eines in psychiatrischer, kriminalbiologischer und psychotherapeutischer Tätigkeit *erfahrenen Arztes* dürfte hierbei unerläßlich sein. Wichtig ist, daß genügend Personal auch in der Freizeit und des Nachts zur Betreuung der Gefangenen bereitsteht. Wo der Anstaltsgeistliche auf religiöse Ansprechbarkeit trifft, wird er auf das zukünftige Leben des Häftlings ausschlaggebenden Einfluß ausüben können. Der *Tuberkulosearzt* wird sich zwar nicht in jedem Falle mit allen Einzelheiten der Persönlichkeitsanalyse des Häftlings zu befassen haben. Seitdem aber bekannt ist, welche Bedeutung den gesamten psychosomatischen Zusammenhängen in der Behandlung des Tuberkulösen zukommt, wird er die Situation des zu behandelnden Kranken im Leben, hier also besonders die kriminologische Seite der Lage seines Patienten bei seinen therapeutischen Bemühungen stets mit berücksichtigen müssen. Er wird ferner alles daransetzen, die erzieherische Beeinflussung des Gefangenen im Strafvollzug zu unterstützen.

8. Haftformen. Stufenstrafvollzug

Im Rahmen der Strafbehandlung spielt weiterhin eine besondere Rolle die Art der *Unterbringung* in Form der Einzelhaft und Gemeinschaftshaft (s. auch Teil VI). 1849 wurde die *Einzelhaft* planmäßig mit Eröffnung der Strafanstalt Berlin-Moabit nach englischem Vorbild eingeführt. Sie wurde aber damals als Straferziehungsmittel weit überschätzt. Durch sie allein ist nachhaltige Besserung des Verbrechers nicht zu erreichen. Als Teilmaßnahme ist sie dagegen im Strafvollzug sehr wirksam und von großer Bedeutung. Die strenge Einzelhaft wird vor allem in den ersten Wochen der Strafzeit angewandt. Sie dient dazu, den Gefangenen näher kennenzulernen. Als Ergänzung tritt neben die Einzelhaft im Vollzug der Freiheitsstrafe die *Gemeinschaftshaft*. Beide Haftarten werden heute je nach der Lage des einzelnen Falles miteinander als „System der Gemeinschaft bei Nachttrennung" angewandt. Der Aufenthalt in der Einzelzelle während der Nacht und auch in der Freizeit läuft dann in der Regel nicht auf eine Verschärfung des Strafübels, sondern auf eine Erleichterung hinaus (KREBS). Wenn heute noch die Einzelhaft bei Tag und Nacht (absolute Isolierung) von einzelnen Beamten über Gebühr herausgestrichen wird, so ist dazu zu sagen, daß die Einzelhaft, was von WILMANNS besonders herausgestellt wird, die bequemste Verwahrung des Gefangenen ist. Sie stellt an die Beamten die geringsten Anforderungen, erfordert wenig Personal und ist das beste Mittel, um Komplotte und Streitigkeiten unter den Anstaltsinsassen zu verhindern. Demgegenüber ist aber zu berücksichtigen, daß die Einzelhaft auf lange Dauer schwer verträglich ist und auch schädliche Wirkungen hat. Als ungute Wirkungen sind zu nennen: das Stumpfwerden, Nachlassen der Willenskraft, gesteigerte Selbstbeobachtung, Gemeinschaftsentfremdung. Andererseits kommt die Gemeinschaftshaft aus Gründen der Ordnung nicht für alle Häftlinge in Frage. Die Erfahrung hat gelehrt, daß, unterschiedslos angewandt, die Gemeinschaftshaft sehr bald zu unhaltbaren Zuständen zu führen vermag. Der eine lernt vom anderen. So konnte RADBRUCH seinerzeit sagen: „Die Gemeinschaftshaft macht schlechter, die Einzelhaft macht schwächer." — Bei Anwendung der Gemeinschaftshaft in Kombination mit der Einzelhaft, ist es zur Beeinflussung der Gefangenen notwendig, ähnlich wie in der Geisteskrankenpflege, eine *Unterteilung* der Gefangenen in kleinere gleichartige Gruppen („Klassifizierung") vorzunehmen. Durch eine solche Gruppenpädagogik kann man den Häftlingen besser eine ihrer Eigenart gemäße Erziehungsbehandlung angedeihen lassen (RASCH-BAUER), bei geringstem Aufwand an Überwachungs- und Pflegepersonal. Das Klassifizieren ist natürlich nicht leicht. Bei einer eingehenden Persönlichkeitserforschung sind biologische, psychologische, psychiatrische und soziologische Gesichtspunkte zu berücksichtigen. Das verlangt entsprechend vorgebildete, erfahrene Untersucher. Hamburg besitzt eigens zu diesem Zweck eine Aufnahmeanstalt, in der in gemeinsamer Arbeit durch sachverständige Persönlichkeiten eine Beurteilung des Gefangenen stattfindet. Nicht überall werden entsprechende sachverständige Untersucher gleich zur Stelle sein können. Aber die Praxis verlangt die Einhaltung wenigstens gewisser Regeln. Die Gefangenen dürfen auf keinen Fall, wie es der Zufall gerade bringt, allein nach verwaltungstechnischen Gesichtspunkten zusammengelegt werden. Der *wichtigste Grundsatz* bei der Aufnahme ist der, den Neuling von ausgemachten Kriminellen fernzuhalten, um ihn nicht ungünstiger Beeinflussung auszusetzen. Einen ersten Hinweis gibt die Feststellung, ob es sich um einen erstbestraften oder bereits vorbestraften Gefangenen handelt. Doch ist zu berücksichtigen, daß nicht selten ein Zweitbestrafter harmloser ist als ein Erstbestrafter. Für die Beurteilung ist es notwendig, die Strafliste einzusehen und vom Fürsorger alles in Erfahrung bringen zu lassen, was über das Vorleben des Häftlings sonst noch bekannt ist. Ein biegsames System der Einteilung der Gefangenen in Gruppen nach psychologisch-pädagogischen Gesichtspunkten, zunächst im groben in *Dreiteilung,* zwecks unterschiedlicher Strafbehandlung, hat sich schon seit langem als zweckmäßig im Strafvollzug erwiesen. Sie richtet sich hauptsächlich nach der Beeinflußbarkeit der Gefangenen. In einer ersten Gruppe faßt man zweckmäßig die große Masse der in ihrem Denken und Fühlen als normal zu Bezeichnenden zusammen, in einer zweiten die leicht und voraussichtlich mit Erfolg zum Besseren Beeinflußbaren und in einer dritten diejenigen, die offensichtlich nur schwer oder gar nicht zu einem geordneten Leben zu veranlassen sind und immer einen schlechten Einfluß auf ihre Umgebung ausüben werden. Die Häftlinge der ersten Gruppe, vorwiegend jüngere und gestrauchelte, deren Straftat nach der gesamten Würdigung ihrer Person, ihres Vorlebens und Verhaltens im Vollzug nicht als Auswirkung einer kriminellen Neigung oder Veranlagung anzusehen ist, die als erziehungsfähig und erziehungsbereit angesehen werden können, werden bei Bewährung einer freieren Behandlung einer halboffenen oder offenen Anstalt zwecks besserer Resozialisierung zugeführt werden können. Auch bei den anderen beiden Gruppen wird man, wenn auch auf anderem Wege, alles nur mögliche unternehmen, um sie einem gesetzmäßigen Leben zuzuführen. Zweckmäßig ist es, die einzelnen Gruppen in *getrennten Anstalten* unterzubringen, wie dies im Ausland vielfach geschieht. Die Gefangenen bedürfen jeweils verschiedener Sicherungsmaßnahmen. Eine Trennung ist auch angezeigt, weil bei unterschiedlicher Behandlung diejenigen, die etwas straffer angefaßt werden müssen, sich verärgert zeigen und der Erziehungsarbeit in ungünstiger Weise widerstreben. Aber die Unterteilung in die bisher genannten Gruppen reicht nicht aus. Abgesehen von Unterschieden im Alter, Beruf usw., die leicht zu berücksichtigen sind, sind es tiefergreifende psychologische, pädagogische und u. U. psychiatrische Gründe, die erst auf Grund einer eingehenden Erforschung der Persönlichkeit durch sachkundige Kräfte zur Zusammenfassung verschiedener *kleinerer Gruppen* möglichst gleichartiger, seelisch verwandter Personen zwecks nachdrücklicher Beeinflussung führen. EXNER sieht geradezu in einer gut durchdachten Klassifikation der Anstalten die wesentliche Entwicklung des Strafvollzugs.

Nicht so günstig liegt es bei den *tuberkulösen Häftlingen*. Sie müssen zunächst einmal unter dem gemeinsamen Merkmal der Tuberkuloseerkrankung zusammengefaßt werden. Infolge ihrer verhältnismäßig geringen Zahl kann man sie nicht in der geforderten Weise nach psychologisch-pädagogischen Gesichtspunkten in getrennten Anstalten unterbringen. Die Tuberkuloseabteilung des Strafvollzugs muß daher Häftlinge verschiedenster Klassen aufnehmen. Jedenfalls wird man auch hier soweit als möglich kleinere Gruppen bilden. Wo neue Anstalten entstehen, sollten Einzelhäuser diese Klassifikation ermöglichen. Durch die Notwendigkeit, so viele verschiedene und von der Norm in zahlreichen Varianten abweichende Personen aufzunehmen, werden daher an Arzt und Personal auf der Tuberkuloseabteilung des Vollzugs besonders hohe Anforderungen gestellt. Die Erziehungsbestrebungen sind dadurch erschwert, daß der tuberkulöse Häftling nicht ohne weiteres zur körperlichen Arbeit herangezogen werden kann und oft ein durch seine Krankheit bedingtes schwieriges Verhalten zeigt. — Die Einführung des progressiven oder *Stufen-Strafvollzugs* (in Preußen 1912) bedeutete seinerzeit einen erheblichen Fortschritt (WILMANNS). Im allgemeinen durchläuft der Häftling drei Stufen, die je nach seinem Verhalten von verschiedener Dauer sind, bei schrittweiser Verbesserung seiner Lage, indem man ihm — wie es in der Preußischen Verordnung über den Strafvollzug in Stufen vom 7. 6. 29 heißt — „in stufenweise steigendem Maße Verantwortungen überträgt, ihm Rechte als Folge solcher Verantwortungen einräumt und ihn schließlich an der Gestaltung seines Geschickes in der Strafanstalt und nach der Entlassung aus ihr mitschaffend teilnehmen läßt." Der Häftling verdient sich sozusagen die nächsthöhere Stufe durch gute Führung. Die Gefangenen werden in „Führungsgruppen" eingeteilt. Nicht in jedem Fall braucht der Gefangene in der untersten Führungsgruppe anzufangen. Die freieren Arbeitsformen der höchsten Stufe lassen bereits eine bessere Anpassung an die Tätigkeit im freien Leben zu und bereiten die Resozialisierung gut vor. — Mancherlei Formen des Vollzugs in Stufen wurden vorgeschlagen und durchzuführen versucht. Wie sich die drei Stufen bei dem einzelnen Gefangenen auswirken, welche Dauer sie im Einzelfall am zweckmäßigsten haben sollten, darüber und über ähnliche Fragen liegen noch keine klaren Entscheide vor. Das äußere System der Stufen, womöglich schematisch durchgeführt, ist jedoch als solches noch nicht dazu angetan, erziehlich zu wirken. Minderwertige Typen vermögen es für sich durch geschickte Anpassung auszunutzen. Vielmehr kommt es darauf an, auf den einzelnen Stufen, die im allgemeinen auf der Dreiteilung: *Einzelhaft — Gemeinschaftshaft — bedingt freiheitliche Behandlung* beruhen, den einzelnen Gefangenen richtig zu beurteilen und in geeigneter, psychologischen und pädagogischen Anforderungen entsprechender und möglichst individualisierender Weise, auf ihn erziehlich einzuwirken. Die I. Stufe dient vornehmlich der Beobachtung, die II. der Normalbehandlung, die III. ist gekennzeichnet durch Lockerung der Haft. Zu der *vertikalen* Einteilung der Gefangenen in Stufen muß jedoch immer die *horizontale* individualisierende Gruppeneinteilung, von der bereits die Rede war (S. 55), innerhalb der Stufen hinzukommen (KELLER). In der III. Stufe kann freiheitsbegrenzter Ausgang, Urlaub und schließlich bedingte, überwachte Freiheit („bedingte Entlassung") in Anwendung kommen. Ferner ist eine Behandlung als „Freigänger" in halboffener oder offener Anstalt oder Unterbringung in einem Lager vorgesehen. Auch die Kombination des Gefängnisvollzuges mit einem gelockerten Lagervollzug hat sich bewährt (PAULUSCH). In der *offenen Anstalt* erblickt der erste Kongreß der Vereinten Nationen über Verbrechensverhütung und Behandlung Straffälliger (1955) einen bedeutenden Schritt in der Entwicklung des modernen Strafvollzugs. Er bringt u. a. eine der erfolgreichsten Anwendungen des Grundsatzes der Individualisierung der Strafe im Hinblick auf die soziale Wiedereingliederung und einen Beitrag zur Verminderung der Nachteile kurzfristiger Freiheitsstrafen. Vorbildlich als offene Anstalt ist die neuerstandene Strafanstalt für Männer, Frankfurt am Main-Preungesheim, das „Gustav-Radbruch-Haus". Für die Anstalten mit verminderten äußeren Sicherungsmaßnahmen kann nur eine Auswahl von Gefangenen in Betracht kommen. Ein Teil der Strafe muß zuvor in einer geschlossenen Anstalt vollzogen sein. In der „Offenen Anstalt" gehen, mit Ausnahme der in der Anstalt notwendigen Häftlinge, alle Gefangenen zur täglichen Außenarbeit, in Industriebetriebe, Bauunternehmungen oder in die Landwirtschaft. Die Anstalt soll eine „Vorschule für ein geordnetes Leben in der Freiheit" sein. Von jedem Vollzugsbediensteten muß hier große Umsicht, gründliche Menschenkenntnis und besondere Geschicklichkeit bei der Gefangenenbehandlung erwartet werden. Wer von den Gefangenen sich unter den gegebenen Verhältnissen nicht bewährt, kommt wieder in eine geschlossene Anstalt. Sozusagen als Endglied des resozialisierenden Stufenstrafvollzugs, als unmittelbare Vorbereitung auf die volle Freiheit ist die sogenannte *bedingte oder vorläufige Entlassung* als besonders wertvoll erkannt worden (MITTERMAIER, UMHAUER; Entwurf eines Strafvollzugsgesetzes v. 1927 § 231). Sie gehört organisch zur Strafvollstreckung im Vollzug. Ist durch die Persönlichkeit eines Gefangenen und seine Führung im Strafvollzug hinreichend begründet, daß der Gefangene künftig ein gesetzmäßiges und geordnetes Leben führen werde und für eine freiere Behandlung geeignet sei, so kann unter bestimmten Bedingungen angeordnet werden, daß nach Verbüßung einer gewissen Zeit der Strafe der Strafrest nicht mehr vollstreckt wird, wenn sich der Verurteilte während einer Probezeit gut führt. Erfüllt der Entlassene innerhalb der Bewährungsfrist („Kriminalbehandlung in Freiheit") die gestellten Bedingungen, so hat er damit seine Strafe abgebüßt; verstößt er gegen sie jedoch „gröblich", zeigt er sich des Vertrauens unwürdig, dann wird die bedingte Entlassung rückgängig gemacht, er muß den bedingt erlassenen Strafrest abbüßen. Die Aussicht auf bedingte Entlassung spornt den Gefangenen während des Strafvollzugs zu Wohlverhalten und nach der Entlassung zu einem geordneten Verhalten an. Sie hält den Entlassenen durch die drohende Strafvollstreckung des Strafrestes an, nicht wieder rückfällig zu werden. Von ausschlaggebendem Einfluß sind bei der Durchführung der bedingten Entlassung die Strafvollzugsbeamten, die nicht allein auf Grund des Verhaltens des Häftlings im Vollzug, das täuschen kann, sondern vor allem durch die Beurteilung der Gesamtpersönlichkeit des Gefangenen die soziale Prognose zu stellen haben. Für die Probezeit sollten außer der Bedingung des Wohlverhaltens die Auferlegung besonderer Pflichten (z. B. Annahme einer bestimmten Arbeit, Alkoholverbot, Schadenersatz) möglich sein. Der zu Entlassende muß der Maßregel zustimmen. Er verspricht damit, sich während der Probezeit ordnungsgemäß zu verhalten. Ein gut ausgebildeter *Bewährungshelfer* ist dem bedingt Entlassenen zur Seite zu geben. Hierzu ist eine sorgfältig aufgebaute Organisation (ähnlich wie bei entlassenen Geisteskranken) erforderlich, durch die auch der Bewährungshelfer unter Kontrolle steht. Dem bedingt Entlassenen muß das Recht der Beschwerde beim Richter zustehen. Trotz aller Bemühungen wird es bei der bunten Mannigfaltigkeit der Gefängnisinsassen dennoch nicht möglich sein, jeden Gefangenen gemäß seiner Eigenart bis in alle Einzelheiten zu behandeln. Die neuen Bestrebungen des Vollzugs beanspruchen erhebliche Geldmittel.

9. Untersuchung Krimineller

Bei der *Untersuchung von Kriminellen* handelt es sich in erster Linie um die Feststellung kriminal*psychologischer* Tatsachen. Es geht darum, die Wesensart des Häftlings hinsichtlich seiner Verantwortung, der Größe seiner Schuld, Gefährlichkeit, Strafempfindlichkeit und Besserungsfähigkeit (SEELIG) gründlich kennenzulernen. Man kann verschiedener Ansicht darüber sein, ob es zweckmäßig ist, vor der Untersuchung in die *Akten* Einblick zu nehmen oder ob es besser ist, zunächst unvoreingenommen an die Untersuchung heranzugehen. Nach den Gerichtsakten allein wird man den Häftling nicht beurteilen dürfen. Doch lassen sich andererseits Entstellungen des tatsächlichen Sachverhaltes vielfach nur durch die Kenntnis der Akten richtigstellen. Auf alle Fälle sollte aber dem behandelnden Arzt die Möglichkeit gegeben sein, die Gerichtsakten einzusehen. — Wichtig ist die *Trennung in Gelegenheits- und Zustands- oder Hangtäter*. Es ist der „verbrecherische Hang", der den Zustandstäter vom Gelegenheitstäter unterscheidet. Es fragt sich, ob eine verhängnisvolle Anlage vorliegt, die die erhebliche Wahrscheinlichkeit eröffnet, daß früher oder später wieder Verbrechen begangen werden. Freilich gibt es keine untrüglichen Anzeichen dispositioneller Verbrechensbereitschaft. Im Einzelfall vermag jedoch bereits die Aufnahme einer ausführlichen biografischen *Anamnese* einschließlich der Familienanamnese und das Vorhandensein gewisser Charaktereigenschaften sowie die soziale Analyse aufschlußreiche Hinweise für die Entscheidung, ob es sich um einen Zustands- oder Gelegenheitstäter handelt, zu geben. Bei der Erhebung der Anamnese wird man sich nicht allein auf die Angaben des Häftlings verlassen können. Vom Gericht werden *Ermittlungsberichte* eingezogen, die auch für die ärztliche Beurteilung von Wert sind. Sie erstrecken sich auf die Umgebung des Häftlings in seinem Privatleben, auf Familienverhältnisse, Arbeitsplatz, Wohnungs- und Schlafverhältnisse sowie auf die Tat und ihre Begleitumstände. Es werden Auskünfte von Hausbewohnern, Verwandten und Mitarbeitern eingeholt. Daß zur Ermittlungstätigkeit nur geeignete Personen mit dem nötigen Taktgefühl verwendet werden können, ist einleuchtend. So könnte eine Rücksprache mit dem Arbeitgeber bei ungeschicktem Verhalten Schwierigkeiten bei der Wiedereinstellung nach der Entlassung aus dem Gefängnis zur Folge haben. Außerdem muß viel sachverständiges Können und menschliches Verstehen von denen, die die Erkundigungen durchführen, verlangt werden. Denn die Ermittlungen dürfen nicht bloß nichtssagende Mitteilungen zum Ergebnis haben, sondern sie sollen einen möglichst fruchtbaren Einblick in die Persönlichkeitsstruktur des Angeklagten vermitteln. Zu diesem Zweck müssen sich die Erhebungen über die Entwicklung des Häftlings im Elternhaus und in der Schule aussprechen, über seinen Charakter, sein Temperament, seine Strebungen und möglichst auch zu den Hintergründen der Straftat Stellung nehmen. Schließlich ist im Hinblick auf die künftige Entwicklung des Häftlings zu erwägen, ob nach der Entlassung die Angehörigen, die Eltern oder der Ehegatte in der Lage sind, sein weiteres Verhalten zu überwachen und zu fördern oder ob eine Umvermittlung in einen anderen Beruf nötig sein wird. Im einzelnen ist es weiterhin wichtig zu erfahren, ob der Häftling aus einer *Familie* stammt, in der Kriminalität, Trunksucht, ausgeprägte Psychopathie nachzuweisen sind; ist dies der Fall, so kann dies u. U. im Sinne eines verbrechenfördernden Erbgutes sprechen. Bedenklich ist auch das Vorkommen mangelnder Seßhaftigkeit und Stetheit hinsichtlich Wohnsitz und Arbeitsstelle von Sippenangehörigen. Asoziales Verhalten der Eltern kann auf Umwelteinfluß beruhen. Ein Erbzusammenhang zwischen echter Psychose und Kriminalität ist nicht nachweisbar. Hiervon macht lediglich die erbliche Epilepsie in der Familie eines Gewaltverbrechers eine Ausnahme. Bei einem „aus der Art geschlagenen" asozialen Kind einer sozialen Familie, das unter günstigen Umständen aufwuchs, wird man an einen exogenen frühkindlichen Gehirnschaden denken. — Soweit als möglich wird man der *Entwicklung* des Kriminellen und den *soziologischen Faktoren*, die möglicherweise eine Bedeutung für ihn haben, nachgehen:

Ergeben sich irgendwelche erziehungswidrigen Umstände, wie uneheliche Geburt, mangelnde Nestwärme, oder andere „Nestfehler", wie Zurücksetzung gegenüber den anderen Geschwistern, Eifersucht in der Familie, gedemütigtes Selbstbewußtsein? Härte der Eltern oder Verwöhnung, Zerrüttung der elterlichen Ehe, krimineller oder trunksüchtiger Vater, leichtsinnige Mutter, frühe Verwaisung, Armut, Anhalten zum Betteln, verwahrloste Wohnung? In welcher Weise vermochten Kinderstube, Schule, Schulkameraden, Beruf und andere Umstände seines Lebensraumes und seines Schicksals seine Fähigkeiten zu entwickeln oder abzubiegen? Sind ungünstige Einflüsse durch Film und Schundliteratur, durch häufigen Erzieherwechsel nachweisbar? Wie bewährte er sich überhaupt in der Jugend? Ist Versagen in der Schule, häufiges Schulschwänzen, Versagen in der Lehrstelle oder häufiges Wechseln derselben festzustellen? Nicht selten finden sich Lügenhaftigkeit, Unstetheit und Neigung zu Familiendiebstählen vereint. Kann ein Absinken trotz günstiger Erziehungsbedingungen festgestellt werden? Findet sich Betätigung im Schwarzhandel oder gar Frühkriminalität? Dabei ist das Alter bei der ersten Straftat von Bedeutung, die Strafliste und hier besonders die Strafdichte, Art und Schwere der Vergehen, Ort und nähere Umstände seiner Taten, soziales Verhalten, gegebenenfalls das Abgleiten in die Dissozialität und spätere Verbrechenslaufbahn.

Hinsichtlich des *Lebensalters* sind ganz besonders die kritischen Zeiten der Pubertät sowie des Rückbildungs- und Greisenalters zu berücksichtigen. Zu beachten sind schließlich die Führung im Strafvollzug und seine bisherigen, nicht selten recht unterschiedlichen Beurteilungen. Krimineller Frühbeginn, Dauerkriminalität und Schwerverbesserlichkeit sind im allgemeinen Kennzeichen krimineller Anlagen.

Bei der *Untersuchung* ist in jedem schwierigeren Falle die mehrdimensionale Diagnostik des Rechtsbrechers (E. KRETSCHMER) durchzuführen. Man wird die konstitutionell-erbbiologische Basis der Täterpersönlichkeit zu bestimmen suchen, den psychoreaktiven Erlebnisfaktoren und Einzelmotivierungen nachgehen bei Berücksichtigung der allgemeinen soziologischen Verhältnisse. Schließlich sind mitwirkende Körperschäden (durch Gifte, z. B. Alkohol, Infektionen, Ermüdung, Arteriosklerose, Kopftrauma u. a.) mit in Betracht zu ziehen. — Bei der *psychologischen Untersuchung*, die sich der individuell-psychologisch vorgehenden Einzelanalyse bedient, geht es darum, soweit als möglich die verbrecherische Tat in einen übersehbaren Zusammenhang mit der seelischen Struktur, der seelisch-charakterlichen Art der Persönlichkeit des Täters zu bringen. Dazu ist es erforderlich, sich eingehend mit den seelischen Vorgängen des Straftäters, namentlich den Trieben und Gestaltungskräften seines Handelns, der Art seiner Auseinandersetzung mit dem Leben, mit seiner Lebensführung eingehend zu beschäftigen. Hier liegen noch äußerst wichtige, schwierige, von der Wissenschaft zu leistende Aufgaben. Wesentliche Zusammenhänge zwischen Verbrechen und Persönlichkeit wurden durch die konstitutionsbiologische Betrachtung von E. KRETSCHMER und seiner Schule herausgearbeitet. Dasselbe Verbrechen, z. B. ein Gewalttätigkeitsdelikt, sieht bei den verschiedenen Konstitutionstypen (Pykniker, Leptosome und Athletiker mit ihren Temperamentsbeziehungen als Haupttypen) jeweils anders aus, es zeigt ein verschiedenes tatpsychologisches Kolorit hinsichtlich „der affektiven Dynamik und geistigen Motiventwicklung als auch nach der Erlebnis- und Umweltverarbeitung". Zwischen Verbrechen und Körperbau ergeben sich mannigfache Korrelationen, die durch die zugehörigen Temperamentsformen begründet sind. Die Straftat, z. B. eine Gewalttat, verlangt die Rückführung auf das zugrunde liegende, besonders gefärbte, polar gebaute Temperament. Dadurch wird es möglich, den speziellen kriminologischen Typus herauszustellen. Wie in ausgesprochenen Fällen wird sich bei genauer Durcharbeit vieler Einzelfälle weiterhin auch für kleinere Untergruppen eine jeweils gleichverlaufende Dynamik der Verbrechen als typisch herausheben lassen, die der erfahrene Kriminologe, ähnlich dem Kliniker, nicht nur zur Beurteilung der biologischen Hintergründe der Verbrecherpersönlichkeit, sondern auch zur *Strafbehandlung* verwerten kann. — KRETSCHMER sieht hier den Weg, um zu einer neuartigen, vertieften, auf naturwissenschaftlichen Gesetzmäßigkeiten begründeten Soziologie des Verbrechers zu gelangen. Neben dem bei der Untersuchung im Querschnittsbild gesehenen Konstitutionstyp verlangt das konstitutionelle Längsschnittbild des Lebensganges ebenfalls eingehende Beachtung. Die Rückfälligkeit des Gewohnheitsverbrechers, so nimmt man heute vielfach an, müsse als ein nach außen sichtbar werdendes Anzeichen, als Symptom eines latenten pathologisch-kriminellen Zustandes angesehen werden.

Es sind die *Motive* (Antriebe, Beweggründe) des Handelns, die Gesinnungen und Wertungen, die gerade diese individuelle Persönlichkeit in ihrer Eigentümlichkeit ausmachen und in ihrer Dynamik bestimmen, richtig und vollständig zu erfassen. Klarzustellen sind Intelligenz und Phantasietätigkeit, sittliches und rechtliches Unterscheidungsvermögen. Es erhebt sich die Frage, wieso gerade diese Persönlichkeit dazu kam, unter den obwaltenden äußeren Umständen diesen Weg zu nehmen. Die Tat, an die sich der Jurist in erster Linie hält, hat bei der ärztlichen Beurteilung zugunsten der psychologischen Erforschung der Persönlichkeit des Straftäters hinsichtlich seines Vorlebens, Schicksals und seines Charakters zurückzutreten. Der Charakter, das ist „die Gesamtheit aller Aktions- und Reaktionstendenzen", ist kennzeichnend für die gefühls- und willensmäßigen Stellungnahmen der Persönlichkeit. So wird manches, das auf den ersten Blick abwegig und kaum verstehbar erscheint, motivisch aufklärbar. Denn das Wesentliche an den seelischen Zusammenhängen einer Handlung, einer verbrecherischen Tat, ist ihr „Motivzusammenhang, ihr verstehbares Auseinander-hervor-Gehen" innerhalb der Gesamtstruktur der verbrecherischen Persönlichkeit.

Die theoretischen Grundlagen der Motivforschung sind von der medizinischen Psychologie in neuerer Zeit eingehend bearbeitet und vertieft worden (GRUHLE [a]). Man hat auch die Schwierigkeiten, die mit dem Problemgebiet Motiv und Motivation verbunden sind, schärfer zu sehen gelernt (BÜRGER-PRINZ). Die Frage, warum eine Tat zur Ausführung kam, wird häufig dadurch zu lösen versucht, daß man nach dem Zweck, den der Täter mit ihr verfolgte, nach der Absicht des Täters fragt. Damit sucht man in erster Linie nach verstandesmäßigen Gründen für die Straftat. Besonders der Jurist neigt dazu, das Geschehen des Verbrechens vorwiegend rationell zu erklären. Demgegenüber bemüht sich die neuere Kriminalpsychologie auf die Quelle, die Bedingungen, nach denen beim Rechtsbruch vom Täter entschieden wurde, auf die „Motive" des Täters für seine Tat zurückzugehen (GRUHLE). „Unter Motiv kann nur etwas verstanden werden, von dem eine Wirkung ausgeht" (BÜRGER-PRINZ). Meist ist es nicht ein einzelnes Motiv, sondern ein Motivbündel (KRETSCHMER), das einer Handlung zugrunde liegt. Unter Motiven sind die Triebfedern des Handelns, die letzten unableitbaren Grundeigenschaften der Gemüts- (Gefühls-) und Willenssphäre, gefügehaft eingebettet in das Wesen der Individualität des einzelnen Menschen, zu verstehen. Die Motive einer Handlung können nach GRUHLE ein Willenszustand, ein Affekt, eine Charakteranlage, eine Temperamentslage sein. Entsprechend neueren psychologischen Anschauungen wird damit die führende funktionelle Bedeutung den im weitesten Sinn gefühlsmäßigen Vorgängen in allem psychischen Geschehen zugesprochen mit der dazugehörigen genetischen und sozialen Bedingtheit alles Seelischen. — Vom Motiv aus gelingt es meist gut, einen Einblick in die seelische Verfassung des Täters, in seine Neigungen und Strebungen zu gewinnen. Oder wie BIRNBAUM zusammenfaßt: „Worauf es für die Erkenntnis des Verbrechers vor allem doch ankommt: eine Einsicht in die seelische Verfassung (zu gewinnen), die dem Täter eigen ist, in die seelischen Vorgänge, die als Motivationsbewegungen dem Delikt zugrunde liegen, in die psychischen Neigungen und Tendenzen, die dem Verbrecher das Gepräge geben." Alles Forschen nach dem Motivzusammenhang sucht nicht nur nach dem Wirkungszusammenhang von Motiv und Tat, sondern auch nach einem Sinnzusammenhang. „Damit ist gemeint, daß das gefundene oder gesetzte Motiv nicht nur dynamisch in einen wirkenden Zusammenhang mit der Handlung und ihrem Gegenstand gebracht wird, sondern darüber hinaus soll dieser Zusammenhang ein passender, adäquater sein, es soll eine innere Entsprechung herrschen zwischen Motiv und Handlung" (BÜRGER-PRINZ). Das Motiv ist keine „äußere" Ursache. Seelisches geht aus Seelischem nicht im Sinne eines Kausalzusammenhangs mechanischer Kräfte hervor. Seelische Vorgänge weisen vielmehr einen Sinngehalt auf, aus dem Vorgänge folgen. So wirkt auch das Motiv körperlich in die Welt hinein, und zwar mittelbar durch den Willensakt. „Auch das Motiv steht also in kausaler Beziehung zu dem, was aus ihm hervorgeht." Aber im Gegensatz zu den bloß körperlichen Ursachen hat es in seinem Sinn und Ziel (Telos) zugleich einen bestimmten „Inhalt" finaler Art. Seelisches Geschehen ist nicht nur „kausal", sondern immer zugleich auch „final" ausgerichtet. In dieser gleichzeitigen Doppelbeziehung zeigt sich seine Eigenart. Deshalb hatten wir festzustellen, daß es sich im wissenschaftlichen Erkennen nicht durch Wahrnehmen und kausales „Erklären" allein — nur seine „Äußerungen" werden „wahrgenommen" —, sondern immer nur in der besonderen Erkenntnisform des „Verstehens" erschließt (MEZGER). So handelt es sich auch bei der auf Motiv- und Sinnzusammenhang gerichteten Erforschung der kriminellen Persönlichkeit des Verbrechers im letzten Grunde um „sinndeutendes Verstehen", das heißt um Einordnung in individuelle und überindividuelle Zielsetzungen (MEZGER). Im Einzelfall können die Verkettung oder der Widerstreit der Motive untereinander, ihre Beeinflussung durch Verstand, Erziehung, Erfahrung, große Schwierigkeiten dem Verständnis entgegensetzen. „Diese Sicht läßt erst ersehen, daß es nicht die klarst formulierbaren Motive sind, die den höchsten Anspruch auf Gültigkeit erheben können... nicht nur bleibt, wie MEZGER auch betonte, immer ein unauflösbarer Rest bei allem Verstehen eines Menschen, sondern es setzt für jeden, der etwas entscheiden soll, die Notwendigkeit ein, konstruktiv eine Gestalt des gemeinten Menschen vor sich aufzubauen, die er nun als Objekt seiner Entscheidungen hinstellt." So sieht auch GRUHLE das „Verstehen des Verbrechers" letztlich im Sich-hinein-Versetzen in den Motivzusammenhang der Tat. Dazu ist ein gutes Einfühlungsvermögen erforderlich. Unter besonderen Bedingungen kann sich die Einfühlung in den Verbrecher schwierig gestalten. Aber „die Mehrzahl der Verbrecher ist keinesfalls schwer einfühlbar, sondern erscheint ganz durchschnittlich und oft wenig interessant" (GRUHLE).

Nie ist eine einzelne Charaktereigenschaft allein ausschlaggebend, sondern immer nur die *Gesamtstruktur* des Charakters, unter Berücksichtigung besonderer Umstände zur Zeit der Tat, z. B. Trunkenheit, Ermüdung. Zahlreiche Umweltsumstände bestimmen die Persönlichkeit in ihrer Entwicklung und wirken im Augenblick des Entschlusses zur Tat auf sie ein. Das Verbrechen ist eine Reaktion auf Umwelteinflüsse. Es ist daher notwendig, der *sozialen Umwelt* des Täters besondere Aufmerksamkeit zuzuwenden. Dahin gehören u. a. die Familienverhältnisse, schlechte wirtschaftliche Lage, Wohnungsnot. Die äußere Tatsituation kann in höherem oder geringerem Grade verbrechensfördernd wirken. Andererseits darf gerade die wirtschaftliche Notlage als Verbrechensursache nicht überschätzt werden. Nach Ansicht von GRUHLE gibt es keinen Verbrecher, der allein durch Not zum Verbrechen käme. Die wirtschaftliche Not stellt nur eine äußere Tatsituation dar, die in dem seelisch gerade so Beschaffenen das Verbrechen auslöst. Verschiedene Charaktere reagieren auf Not ganz verschieden. Viele sind arbeitslos, aber nur wenige werden zu Dieben. Viele besuchen den Rennplatz, aber nur einzelne verwetten ihr Vermögen. Es ist im *Einzelfall* abzuwägen, ob die Ursprünge des Verbrechens *vorwiegend* innerhalb der Persönlichkeit und den charakterologischen Dispositionen oder *vorwiegend* außerhalb ihrer, also in der umgebenden Sachlage, in der „Gelegenheit" zu finden sind (EXNER). Der jeweilige Zustand des Menschen ist immer das Ergebnis aus Anlage und Umwelteinflüssen. Diese Trennung läßt sich aber nur begrifflich vornehmen. Beide Faktoren bilden zusammen ein Ganzes. Zur Beurteilung der Handlung eines Menschen und im besonderen eines Verbrechers ist es jedoch erforderlich, möglichst weitgehend *beide Faktoren herauszuarbeiten* und sie in ihrer dynamischen Wechselwirkung darzustellen, da sich hieraus dann wichtige Folgerungen für die Schuldhaftigkeit und Gefährlichkeit des Verbrechers sowie für seine Strafbehandlung ergeben. Aus diesem Grunde ist zur gerichtlich-medizinischen Beurteilung eine eingehende Erforschung des Täters erforderlich bei sorgsamer Berücksichtigung der Konstellation der Außen- und Innenumstände. Neben der Untersuchung der Intelligenz des Täters wird der charakterologischen Untersuchung, die sein Triebleben einbegreift, das besondere Augenmerk zuzuwenden sein.

Ein Großteil der Zustandsverbrecher zeigt ausgeprägt *psychopathische* Züge. Wo derartige Charakterabartigkeiten „in einem verständlichen Zusammenhang mit dem Verbrechen stehen, vor allem wenn sie mit anderen Persönlichkeitsdefekten, mit Schwachsinn, Trunksucht, Arbeitsscheu oder geschlechtlichen Perversionen kombiniert auftreten, zeugen sie mit großer Sicherheit von tiefsitzender Verbrechensbereitschaft und rechtfertigen die Diagnose des Zustandsverbrechers" (EXNER). Meist erweisen sich auch derartige Personen bei Erziehungsversuchen als besserungsunfähig. Handelt es sich um die Frage der Zurechnungsfähigkeit und Verantwortlichkeit einer psychopathischen Persönlichkeit während der Tat, so muß im einzelnen überprüft werden, ob die psychopathischen Züge mit der Straftat auch tatsächlich in motivischer Beziehung stehen, ob die Straftat aus der psychopathischen Struktur unmittelbar hervorgegangen ist und der Betreffende nicht aus normalen Motiven kriminell geworden und außerdem zufällig ein Psychopath ist (GRUHLE). Die durchschnittliche Intelligenz des vielfach Rückfälligen pflegt im allgemeinen erheblich unter der des Gelegenheitstäters zu stehen. Affekttäter können sowohl zu den Gelegenheits- als auch zu den Zustandstätern gehören. — Die Untersuchung des *jugendlichen Kriminellen* sollte nicht nur bei offenbar abartigen Jugendlichen oder bei besonders schweren Kriminalfällen, sondern stets durch den geschulten Neuropsychiater erfolgen, der auf dem Gebiet der Jugendkriminalität und -verwahrlosung sowie im Jugendrecht erfahren ist. Beim Jugendlichen sind eine ganze Reihe jugendpsychiatrischer Fragen zu berücksichtigen. In neuerer Zeit haben namentlich die sozialen Faktoren und die Entwicklungsdisharmonien mit ihren kriminogenen Auswirkungen besondere Beachtung gefunden (KRETSCHMER, SCHUMM). Mit einer stark verzögerten Reifung ist dann gewöhnlich eine unvollkommene Ausformung der Erwachsenenpersönlichkeit verbunden.

Zur *Technik* der Untersuchung ist es zur möglichst vollständigen Erfassung aller bestimmenden Anteile der kriminellen Persönlichkeit von Vorteil, sich der Untersuchungs- und Fragebögen zu bedienen, wie sie von KRETSCHMER oder dem Grazer Kriminalbiologischen Institut (SEELIG) herausgegeben wurden. Ein solches „Psychobiogramm" ermöglicht eine schnelle Übersicht über alle wichtigen biologischen, psychologischen und soziologischen Tatsachen und den Vergleich mit anderen Persönlichkeiten. Auf eine ins Einzelne gehende Persönlichkeitsanalyse ist hier nicht einzugehen.

Bei der *körperlichen Untersuchung* ist eine genaue neurologische Untersuchung unerläßlich. Sie hat alle abweichenden neurologischen Befunde, auch wenn sie nur andeutungsweise als neurologisches Abortivsyndrom vorhanden sein sollten, festzulegen. Die Zeichen eines kaum bemerkbaren Parkinsonismus, einer überstandenen Encephalitis, eines Schädelbasisbruches oder einer Stoffwechselstörung, die eine Störung oder Funktionsschwäche innersekretorischer Drüsen, im besonderen des Hypophysen-Zwischenhirnsystems erkennen lassen, dürfen nicht übersehen werden. Die erforderlichen neuzeitlichen klinischen Funktionsprüfungen sind durchzuführen. Abweichende Befunde weisen auf zentralnervöse Störungen organischer Natur hin und vermögen u. U. der Beurteilung ein völlig anderes Gesicht zu geben. Eine peinlich genaue neurologische Untersuchung ist besonders dann erforderlich, wenn ein auffälliger Wandel der triebhaften Haltungen erkennbar ist oder wenn es nicht gelingen will, den Motivzusammenhang, ähnlich wie bei einer echten Psychose, herzustellen. Es ist die nahe der Schädelbasis gelegene Gegend des Zwischenhirns, deren Schädigung — sei es, daß sich dort unmittelbar Krankheitsprozesse abspielen, sei es durch Einwirkungen von der Peripherie her — zu Regulationsstörungen führt, und zwar auf vegetativem Gebiet (Steuerung des Gefäßsystems, des Wärmehaushalts, des Schlafes), zu Störungen des Stoffwechsels und der inneren Sekretion (Kohlenhydratstoffwechsel, unmotivierte Schwankungen des Körpergewichts im Sinne der Fett- und Magersucht, Schwankungen des Wasserhaushalts) und zu Störungen auf dem Gebiet der Triebsphäre (Sexualfunktionen, Aggressionstriebe im Sinne einer schweren Enthemmung, orale Triebstörungen wie des Hungergefühls und der Appetenz, allgemeine Bewegungstriebe im Sinne einer unmotivierten ständigen Bewegungsunruhe mit Betätigungs- und Rededrang). Kaum jemals ist aber das diencephale Syndrom voll ausgeprägt. Eine Regulationsstörung des Zwischenhirngebietes kann bereits dann als sicher angenommen werden, wenn einige der erwähnten Erscheinungen nachweisbar sind und Veränderungen der Triebsphäre in die kennzeichnenden vegetativen Störungen eingelagert sind. Die kriminogene Bedeutung zerebraler und hormonaler Störungen für die Diagnostik des triebhaften Verbrechers wurde überzeugend von KRETSCHMER herausgestellt. Der Untersuchung des Kriminellen selbst muß die eingehende Erforschung der *Erblage* parallel gehen (J. LANGE). — Außer der psychophysischen Einzelanalyse des Rechtsbrechers durch den Mediziner, Biologen, Psychologen und Soziologen, die mit Recht im Vordergrund steht, ist die *Statistik* in der Kriminalbiologie eine wichtige Forschungseinrichtung. Nach RANGOL werden rund 1,5 Mill. Straftaten (Verbrechen und Vergehen) zur Zeit jährlich bekannt, 1 Mill. Täter von der Kriminalpolizei ermittelt und 0,5 Mill. rechtskräftig verurteilt. Von den Verurteilten erhielten 1958 160 000 Freiheitsstrafen. Ab 1961 wurde eine bundeseinheitliche Strafvollzugsstatistik eingeführt, um die Personen, die hinter diesen Zahlen stehen, mit ihren kriminologischen Daten zahlenmäßig zu beobachten. Der Statistiker faßt u. a. bestimmte Verbrechertypen zusammen, um den Anteil der einzelnen Konstitutionstypen an der Kriminalität und die Schwerpunkte der Kriminalität innerhalb ihres Lebenslaufs herauszustellen. So ist z. B. der Anteil der Pykniker bzw. der Cyclothymen an der Gesamtkriminalität offenbar geringer als der anderer Konstitutionstypen [KRETSCHMER (f)]. Auch der spätere Beginn ihrer Verbrecherlaufbahn, ihre geringere Rückfälligkeit und bessere Resozialisierungsfähigkeit ist immer wieder aufgefallen. Nicht weniger ergiebig war die Herausarbeitung der Temperamente der Leptosomen und neuerdings der Athletiker, die für die Kriminalistik eine besondere Bedeutung haben. Im Ablauf der biologischen Lebenskurve konnte statistisch u. a. außer der Krisenhaftigkeit der Pubertät die Zeit des Klimakteriums virile (zwischen 47. und 54. Lebensjahr) als eine hochbedeutsame Krisenphase bei allen Konstitutionen (wenn auch verschieden betont) mit erheblicher Steigerung der Kriminalität aufgezeigt werden [KRETSCHMER (f)]. Als kriminologisch wichtig ergab sich bei einer solchen Betrachtung des Lebenslängsschnittes ferner vor allem das Retardierungsproblem [KRETSCHMER (f)]. Unter den Frühkriminellen und Fürsorgezöglingen fanden sich zum Teil sehr schwere und ausgeprägte Entwicklungsstörungen, z. B. nach frühkindlicher Hirnschädigung.

Nach sachverständiger, subtiler klinischer Analyse gilt es zu einer *Beurteilung* der Persönlichkeit des Täters zu gelangen. Die dabei notwendige Gesamtschau verlangt neben praktischer Menschenkenntnis gesteigerte Eigentätigkeit des Untersuchers, konstruktives Denken, freies Ermessen, „produktive Phantasie" (GRUHLE), etwa um den Zusammenhang zwischen Motiv und Verhalten zu erschließen, bei schärfster wissenschaftlicher Eigenkontrolle. Bei der Würdigung der Persönlichkeit sind alle Einzelbefunde zu wägen, auszuwerten und einem leib-seelischen Gesamtbild der Persönlichkeit sinnvoll einzufügen. Auf Grund der eingehenden Erhebung der lebensgeschichtlichen Daten, seiner gegenwärtigen Lebenslage und ihrem Verflochtensein in den Zeithintergrund, der psychologischen und neuropsychiatrischen Untersuchung und sozialer Beurteilung [antisozial (Gesellschaftsfeind), asozial (Schmarotzer), in sozialer Beziehung unauffällig, zeitweilig sozial, wertvoll] wird auch in schwer durchsichtigen Fällen der erfahrene Untersucher die von ihm geforderte, meist schwierigste Frage, nämlich nach der kriminellen oder der *sozialen Prognose,* im besonderen nach der kriminellen Frühprognose des Unrechttäters, mit entsprechender Zurückhaltung beantworten können. Es handelt sich um den Versuch einer Wahrscheinlichkeitsvoraussage künftigen kriminellen Verhaltens eines Menschen (H. MEYER). Ein wesentlicher Schwerpunkt für die kriminelle Prognose wird gerade der Strafvollzug sein können (GEERDS). Insbesondere wird die Frage nach der Möglichkeit der erziehlichen Beeinflussung durch die Strafbehandlung, der Resozialisierung oder der Rückfallgefahr und unter welchen Umständen diese gegeben sein dürften, zu erörtern sein. Haftform, Vollzugsart, Art der Beschäftigung, Freizeitgestaltung, Fragen der fürsorgerischen Behandlung sind in Vorschlag zu bringen. Das erarbeitete Persönlichkeitsbild darf aber nicht als feststehend betrachtet werden. Vielmehr bedarf es auf Grund fortlaufender Beobachtung des Verhaltens des Gefangenen im Strafvollzug der ständigen Überprüfung und gegebenenfalls der Berichtigung. Der Sinn der *wissenschaftlichen Erforschung* der Verbrechensursachen, der Persönlichkeit des Rechtsbrechers und seiner Entwicklung innerhalb seiner sozialen Umwelt sowie der Prognosenstellung liegt in der individuellen Strafbehandlung des Unrechttäters zum Zwecke seiner Resozialisierung.

IV. Dissoziale Verhaltensweisen und psychische Erkrankungen Tuberkulöser im Rechtsleben. Haftreaktionen

1. Psychopathische Persönlichkeiten

Große Bedeutung kommt in der Kriminalbiologie den *psychopathischen Persönlichkeiten* zu — einem weitschichtigen, in der Psychiatrie viel verhandelten Gebiet. Ein Großteil der Inhaftierten sind eindeutig abnorme Persönlichkeiten oder weisen psychopathische Eigentümlichkeiten auf. Ausgesprochen psychopathische Persönlichkeiten haben nach RIEDEL (1937) eine erheblich erhöhte Kriminalitätsziffer (41,3⁰/₀ gegenüber etwa 3⁰/₀ in der Durchschnittsbevölkerung). Sie zeigen grobe psychische Erscheinungen jeder Art. Ihre Ehen verlaufen zumeist unharmonisch, sie heiraten häufig (44,2⁰/₀) auffällige und psychopathische Frauen. Dagegen spielen die echten Geisteskranken in der Strafanstalt und im besonderen auf der Tuberkuloseabteilung des Strafvollzugs gegenüber der überwiegenden Anzahl psychopathischer Persönlichkeiten innerhalb der psychopathologischen Kriminalität der Abteilung im allgemeinen keine besondere Rolle. Echt psychotische Kranke werden gewöhnlich frühzeitig, noch bevor sie auf die Tuberkuloseabteilung kommen, aus dem Strafvollzug ausgeschieden. Die psychopathologischen Aspekte kriminellen Verhaltens zu erhellen, steht im Mittelpunkt der Diskussion von Strafvollzugsfragen aller Kulturnationen (KREBS). Nach Angaben von PETROW, BAUCH, TOULOUSE u. a. (zit. nach KLOOS u. NÄSER) findet sich statistisch häufig eine Koppelung von *Tuberkulose und Psychopathie*. Nach Untersuchungen von HANSE läßt die tuberkulöse Infektion die psychopathische Veranlagung in gesteigertem Maße hervortreten. Sogenannte „Asoziale" und „Antisoziale", also soziale Störenfriede, finden sich nicht selten unter den tuberkulösen Häftlingen. —

Die Gesamtheit psychopathologischer Störungen läßt sich (was besonders auch forensisch von großer Wichtigkeit ist) im großen ganzen in die Begriffe „Psychose", Schwachsinn" und „Psychopathie" aufgliedern. Während unter den Psychosen seelische Krankheitsprozesse — die eigentlichen Geistes- oder Gemütskrankheiten — verstanden werden, die eines Tages beginnen und dann ihren Verlauf nehmen, sind die psychopathischen Persönlichkeiten bloße Spielarten seelischen Wesens, es sind „abnorme Persönlichkeiten". Es ist dies ein an sich wertfreier Begriff. K. SCHNEIDER versteht unter abnormen Persönlichkeiten Abweichungen von einer uns vorschwebenden Durchschnittsbreite menschlicher Persönlichkeiten, nach oben oder unten. Sie beruhen letzten Endes auf einer ererbten Anlage, die jedoch Spielraum zu mancherlei Persönlichkeitsveränderungen im Laufe des Lebens durch Umweltereignisse und -erlebnisse gibt. Aus praktischen Gründen pflegt man aus der Reihe der abnormen Persönlichkeiten die „psychopathischen Persönlichkeiten" herauszuheben, die als störende Minusvarianten dem Psychiater und Kriminologen berufsmäßig begegnen. Sie zeigen vom Durchschnitt abweichende, angeborene, erhebliche seelische Abwegigkeiten im Gebiet der Gemüts-, Trieb- und Willenssphäre. Ähnlich spricht man auch von „abnormen Charakteren", in dem man unter Charakter das einem Menschen eigentümliche Gepräge dauernder Eigenschaften, im besonderen seine individuelle ganzheitliche Struktur von gefühls-, temperaments- und willensmäßigen Strebungen versteht. Während man somit unter „Charakter" Richtung und Artung der seelischen Reaktionen versteht, werden unter „Temperament" Schnelligkeit und Intensität der Reaktionen auf das Umweltgeschehen verstanden. Die beim Psychopathen sich als psychische Verbildungen der Gesamtpersönlichkeit kundgebenden anomalen Strebungen sind geeignet, das soziale Verhalten, die Anpassung eines Menschen an das Gemeinschaftsleben zu stören. — Für den vorwiegend naturwissenschaftlich eingestellten Arzt lassen sich die Psychosen auf körperlichem Gebiet mit neuauftretenden Krankheiten (wie Typhus, Arthrose, Krebs) vergleichen, während die angeborenen seelischen Abweichungen von der Breite der Norm („Psychopathie") in den auf körperlichem Gebiet zu findenden konstitutionellen Anomalien oder Varietäten der

Körperform oder -funktion ihr Gegenstück finden. Zu diesen gehören z. B. der angeborene Schiefhals, die Lippen- und Gaumenspalte, der Nystagmus, Ohrmuschelveränderungen, überzählige Brustwarzen, die Naevi, starke Körperbehaarung, die Spina bifida, Abweichungen in den gegenseitigen Größenverhältnissen der einzelnen Finger. Sie machen den Träger dieser Veränderungen nicht eigentlich „krank". Die Anomalien können zeitlebens nur belanglose Folgen eines veränderten Entwicklungsverlaufs bleiben. Sie können aber auch — namentlich wenn derartige dysplastische „Stigmata" gehäuft auftreten — Ausdruck für die Möglichkeit eines abwegigen Verhaltens des Organismus, etwa einer mangelnden Widerstandsfähigkeit bei Belastungen körperlicher oder seelischer Art sein. Dementsprechend können Personen mit angeborenen abnormen Charakterzügen durch ihre Eigenart, namentlich bei besonderen Umweltbedingungen, auf eine asoziale Lebensbahn gedrängt werden.

Psychopathische Persönlichkeiten sind nach SCHNEIDER „solche abnormen Persönlichkeiten, die unter ihrer Abnormität leiden und unter deren Abnormität die Gesellschaft leidet". Entsprechend ihrer abnormen Charakterstruktur können sie in allen Lebenslagen in innere und äußere Konflikte geraten und zu Störern werden, unter denen die Gesellschaft leidet. Man sieht in ihnen abartige Persönlichkeitsspielarten mit ungünstigen Konstitutionen und Erlebnisreaktionen, die von der durchschnittlichen Norm menschlichen Wesens abweichen. Sie sind *nicht eigentlich „kranke" Menschen*. In der Beurteilung der Zurechnungsfähigkeit des charakterlich abartigen Straftäters, des „kriminellen Psychopathen", wird der Standpunkt vertreten, „daß selbst schwer psychopathischen Charakterzügen, wie sie etwa bei psychopathischen Querulanten, Pseudologen, explosiblen Naturen, verschrobenen Sonderlingen, Haltschwachen usw. anzutreffen sind, kein Krankheitswert beizumessen ist" (MÜLLER-HESS). Nach GRUHLE (e) ist „eine Psychopathie nicht die seelische Entsprechung einer organischen Hirnerkrankung, sondern einer Variation, Aberration, Modifikation (oder vielleicht Mutation). Mit dieser muß sich der Mensch abfinden, auseinandersetzen, fertig werden. Er ist imstande, sie zu beherrschen. Tut er das nicht, so ist er für die sich daraus ergebenden Handlungen verantwortlich." Der Psychopath ist somit *in strafrechtlicher Hinsicht* nicht der arme Kranke, dem man wie dem Geistesgestörten seine Tat nicht zurechnen wird, sondern Gegenstand der Erziehung, gegebenenfalls des Strafverfahrens. Nur im Ausnahmefall kommt seine Schuldbefreiung auf Grund seiner Eigenart in Frage (s. u.). — Auf die Schwierigkeiten und theoretischen Bedenken allzu vereinfachender Abgrenzungen im Einzelfall braucht hier nicht eingegangen zu werden, doch sollte man sich mit ihnen im gegebenen Fall auseinandersetzen (ORTHNER u. a.).

Die *Spielarten* der Psychopathie sind außerordentlich zahlreich; im großen ganzen kann man soziologisch *Versager- und Störertypen* unterscheiden. Bisweilen wird man nur von *psychopathischen Zügen* einer Person sprechen. Es finden sich dann bei einer in ihrem Allgemeinverhalten vom Durchschnitt nicht abweichenden Persönlichkeit nur einzelne Absonderlichkeiten, etwa sexuelle Abwegigkeiten. Die den Psychopathen kennzeichnende abwegige Anlage ist nicht immer von Kindheit an erkennbar, sondern tritt vielfach erst unter besonders belastenden äußeren Umständen als auffällige Reaktion zutage. Die *psychopathische Reaktion* ist im allgemeinen dadurch gekennzeichnet, daß ein auffälliges Mißverhältnis zwischen Anlaß und Reaktion besteht. Dennoch bleibt die psychopathische Reaktion auf ein Erlebnis mehr oder weniger verstehbar — im Gegensatz zur Reaktion des eigentlichen Geisteskranken, des Psychotikers, die einen verstehbaren Zusammenhang nicht mehr erkennen läßt. Die Entscheidung, ob eine Reaktion als psychopathisch zu bezeichnen ist oder nicht, kann mitunter sehr schwer sein. Die anlagemäßig abartigen Persönlichkeiten, die Psychopathen, sind also von den geisteskranken Personen grundsätzlich zu trennen. Zwischen den einzelnen Psychopathieformen läßt sich eine scharfe Grenzziehung kaum durchführen. Man vermag lediglich Typen nach bestimmten Hauptzügen und abnormen Erlebnisreaktionen herauszuheben, die dem Grade nach mehr oder weniger ausgeprägt in Erscheinung treten sowie untereinander zahlreiche Übergänge und Mischformen aufweisen (GRUHLE, KOLLE, SCHNEIDER). Eine besondere Richtung wurde von E. KRETSCHMER in die Bearbeitung des Psychopathenproblems gebracht. Art und Schwere des sozialen Versagens sind nach ihm kein Gradmesser für die Abnormität der inneren Struktur der Persönlichkeit. Diese ist vielmehr nach ihren Zusammenhängen mit der Körperkonstitution, nach dem Hereditätsaufbau, nach der Neigung zu endogenen Seelenstörungen zu bewerten. „Mit diesen biologischen Faktoren korrelieren eine Reihe von Merkmalen des persönlichen Verhaltens in einer ganz anderen Gruppierung und Wertigkeit als wir sie bei der Gruppierung nach sozialen Störungsfeldern gefunden haben." Von hier aus ist es denn auch angezeigt, das Studium *krimineller* Typen auf konstitutionsbiologischer Grundlage weiterzuführen. — Durch neuere Untersuchungsmethoden ist es gelungen nachzuweisen, daß ein Teil der Anomalien, die bisher als anlagemäßige Psychopathien aufgefaßt wurden, die Folge frühkindlicher Hirnschädigungen ist.

Im Strafvollzug erscheinen nach SCHNEIDER unter Zugrundelegung seiner von ihm aufgestellten *Typen* vor allem die streitsüchtigen, querulierenden, hyperthymischen Psychopathen; die zu Kurzschlußreaktionen und Affektdelikten neigenden Explosiblen, die launenhaften, zu Verstimmung und zu unüberlegten Handlungen neigenden Stimmungslabilen sowie die geltungssüchtigen Psychopathen. Zu letzteren gehören meist die Hochstapler. Einen wesentlichen Beitrag zum Verbrechertum liefern die unverbesserlichen, gemütlosen und gefühlskalten Psychopathen mit gefährlichen, ungemein brutalen Handlungen. Häufig mit *Tuberkulose* behaftet ist das Heer der willenlosen, asthenischen Psychopathen, die nur zu leicht in ihrer Haltlosigkeit von anderen Menschen oder eigenen Antrieben verführt werden, zwar hinterher ihre Tat ernstlich bereuen und in der Anstalt recht gut lenkbar sind, sich aber im freien Leben meist bei der ersten Gelegenheit von neuem zu gleichem, asozialem Tun verlocken lassen. — Vorwiegend sind es Leidenschaftsverbrechen, die durch die psychopathische Wesensart bedingt werden. Zu ihnen gehören als psychopathische Reaktion u. a. die sogenannten Kurzschlußhandlungen, die zu Körperverletzung, Tötung, ferner zu Sachbeschädigung, Widerstandsdelikten, Gefangenenbefreiung u. a. führen. Hierher sind auch zahlreiche psychopathische Sexualhandlungen zu rechnen. Eine große Anzahl Psychopathen findet sich (neben Schwachsinnigen und Geisteskranken) unter den Landstreichern, rückfälligen Bettlern, Prostituierten, konstitutionellen Nörglern und Krankenhausbummlern. In der Praxis zeigt sich, daß eine besonders ungünstige soziale Prognose das Zusammentreffen psychopathischer Eigenheiten mit Schwachsinn, Trunksucht, Arbeitsscheu oder geschlechtlichen Perversionen ergibt (EXNER).

Unter den strafgefangenen *psychopathischen Frauen* (IHMS) begegnet man vornehmlich den Haltlosen, den Widersetzlichen, die antriebsstarke und meist egoistische, gegen die Gesellschaft eingestellte Typen darstellen, sowie den unechten, geltungssüchtigen Charakteren, die vor sich und anderen mehr scheinen möchten als sie sind. Kennzeichnend ist nach IHMS die Stellungnahme der diesen Gruppen zugehörigen Personen zum Verbrechen: die Haltlose, leicht zu verführen durch andere Menschen oder eigene Wünsche, bereut hinterher gewiß ernstlich ihre Tat, doch wird man damit rechnen müssen, daß sie trotzdem bei lockender Gelegenheit die gleiche Tat alsbald wieder begehen wird. Die Widersetzliche, aus eigener Initiative handelnd, und zwar in bewußter Frontstellung gegen die Gemeinschaft, steht zu ihrer Tat, kennt keine Reue und nimmt sich eine Änderung nur vor unter dem Zwang drohender Strafe. Auch die Unechte wird weder vor sich noch vor anderen ihre Schuld zugeben, wenn sie auch die Tat vielleicht nicht ableugnet. Entschuldigungen und falsche Motivierungen sollen sie und vor allem andere über die vorliegenden Tatsachen hinwegtäuschen.

Ausgesprochene Typen sind unter den psychopathischen Persönlichkeiten nicht allzu häufig zu finden. Im Einzelfall ist es oft sehr schwer, die zu beurteilende Persönlichkeit in einem der typologisch gezeichneten Bilder unterzubringen. Dagegen gibt es zahlreiche fließende Übergänge zwischen normal und abnorm und reichlich *Mischformen*. Namentlich Verbindungen mit Schwachsinn leichteren und mittleren Grades sind sehr häufig. SCHNEIDER erwähnt ferner besonders die Vermischung von explosiblen Gemütlosen, willenlosen Geltungsbedürftigen und geltungsbedürftigen Hyperthymikern. Manchmal lassen sich lediglich psychopathische Charakterzüge erkennen, etwa Züge von Willenlosigkeit oder Geltungsbedürfnis, denen ebenfalls verbrechensfördernde Neigungen zukommen können, ohne daß man von dem Typ eines willenlosen oder geltungsbedürftigen Psychopathen sprechen dürfte. Daß sich unter den Zustands- oder Hangtätern, also den Rechtsbrechern, deren Straftat aus der Eigenart ihrer Persönlichkeit verstanden werden muß, zahlreiche Psychopathen finden, kann nicht wundernehmen. — Die Statistik weist eine große Anzahl von Psychopathen unter den Strafgefangenen nach. Das ist aber nicht der Fall bei Gelegenheitstätern.

In der Haft treten außerdem *abnorme Reaktionen* auf, die *übercharakterlich* (K. SCHNEIDER) sind, d. h. nicht einem bestimmten Psychopathentyp zugerechnet werden können. Während die Erscheinungen des sogenannten „wilden Mannes" fast stets einer explosiblen Persönlichkeit zugeordnet werden müssen, können der Haftstupor, die paranoiden Haftreaktionen und das Gansersche Syndrom sowie die simulativen Reaktionen nicht einer bestimmten Persönlichkeitsart zugerechnet werden. —

In den Beziehungen zwischen *Psychopathie und Straftat* ist zu beachten: ebensowenig wie jeder Psychopath ein Krimineller ist, so ist nicht jeder Kriminelle als Psychopath anzusprechen. Nicht jeder, der als ein Störender in der Gesellschaft auftritt, ist ein Psychopath, sondern nur der darf als Psychopath bezeichnet werden, bei dem das Stören auch ohne Hinblick auf die sozialen Folgen seines Verhaltens einer an sich abnormen Persönlichkeit entspringt (K. SCHNEIDER). Hält man sich an die allgemeinen Begriffsbestimmungen, so muß es auch unter den Psychopathen Gelegenheitstäter geben, denn es ist natürlich nicht jeder psychopathische Straftäter ein dispositioneller, ein zum Rechtsbruch neigender Straftäter. Und umgekehrt ist keinesfalls jeder Zustands- oder Hangtäter ein Psychopath. Es wäre ein Irrtum, wollte man allein in der Tatsache, daß sich jemand gegen die allgemein übliche Wertordnung vergeht, ein psychopathisches Kennzeichen erblicken. Im allgemeinen ist der Gewohnheitsverbrecher zunächst als normaler Mensch anzusehen. Namentlich der Berufsverbrecher handelt mit Vorbedacht. In der Mehrzahl der Fälle handelt der Gewohnheitstäter aus normalen Beweggründen. Ein psychopathischer Rechtsbrecher ist nach GRUHLE eben nur derjenige, der aus psychopathischen Motiven — Motiv hier im Sinne von Ursprung — kriminell wird: „Ein Verbrecher, der sich bewußt gegen die Gesellschaft stellt, der sein Verbrechen als Beruf betrachtet, kann natürlich ganz frei von psychopathischen Zügen sein und ist es sehr häufig." „Der Berufsverbrecher ist oft vollkommen normal, aber er *kann* auch Psychopath sein. Das muß aber erst in jedem Einzelfall sorgsam untersucht werden." O. BUMKE bringt dies so zum Ausdruck: „Die moral insanity ist keine Psychose, das heißt: moralische Defekte allein machen noch keine Geisteskrankheiten aus — man dürfte sonst keine Gewohnheitsverbrecher für verantwortlich halten und das Strafgesetzbuch verlöre jeglichen Sinn." Nach H. MAYER erklären sich die meisten Rechtsbrüche aus dem historischen Einzelschicksal durchschnittlicher Menschen. Wird bei einem Täter ein psychopathischer Charakter sichtbar, so ist zwar zu vermuten, daß sich die Tat aus seiner psychopathischen Wesensart herleitet. Es ist dann aber bei Beurteilung der Straftat noch eingehend zu prüfen, ob seine Straftat mit den ihm eigenen psychopathischen Zügen motivisch in Zusammenhang steht (GRUHLE) und ob der abnorme Seelenzustand ihn zur Zeit der Begehung der Tat unfähig machte, das Unerlaubte der Tat einzusehen oder nach dieser Einsicht zu handeln (§ 51 StGB Abs. 1), oder den Täter in dieser Fähigkeit zu Einsicht und Handlung nur erheblich beschränkte (§ 51 StGB Abs. 2, sog. verminderte Zurechnungsfähigkeit). Abs. 1 des § 51 StGB wird bei einer psychopathischen Persönlichkeit nur in sehr seltenen Fällen zu bejahen sein, während die Voraussetzungen des Abs. 2 des § 51 StGB gegeben sind, wenn der Täter ausgesprochene psychopathische Charaktereigenschaften aufweist — etwa eine von jeher bestehende hochgradige Reizbarkeit oder eine leicht beeinflußbare nachgiebige, widerstandslose Charakterstruktur — und die Tat offenbar diesen Eigenschaften entsprang, so daß die Strafe gemildert werden kann. — Die verstandesmäßigen Anomalien trennt man üblicherweise von den Psychosen und der Psychopathie ab und faßt die unterdurchschnittlichen Anomalien der Intelligenz als *„Schwachsinn"* zusammen mit seinen drei Stufen der Debilität, Imbezillität, Idiotie. Auch ihm kommt verständlicherweise in der Kriminalität eine erhebliche Bedeutung zu.

2. Dissoziale Tuberkulöse

Eine große Rolle spielen im Bereich tuberkulöser Personen die sogenannten *Asozialen* oder Gemeinschaftsunfähigen. Anstelle der zahlreichen recht umstrittenen Begriffsbestimmungen, die für die Asozialen angegeben wurden, möge zunächst die Schilderung der Asozialen, wie sie EXNER in seiner „Kriminalbiologie" gibt, wiedergegeben sein. Danach pflegt man als asoziale Persönlichkeiten „die große Masse derer zusammenzufassen, die wegen Arbeitsscheu oder anderer Charaktermängel keinem redlichen Erwerb nachgehen und durch Parasitenleben und immer wiederkehrende kleine Verfehlungen der Gemeinschaft zwar keine Gefahr, aber eine dauernde Last sind. Das Charakteristische an diesen Menschen ist, daß durch Anlage und Schicksal ihr Verhältnis zur Gemeinschaft gestört ist: die natürlichen Bande, die das Individuum mit Familie, Heimat und Beruf verknüpfen, sind gelockert oder aufgelöst. Rein äußerlich schon ist das in der Regel daran erkennbar, daß sie keine feste Arbeit, keinen festen Wohnsitz haben, keine Anhänglichkeit an ihre Familie und meist weder Willen noch Fähigkeit zeigen, selbst eine Familie zu gründen. Nur immer vorübergehend arbeitend, leben sie unstet in den Tag hinein — gemeinschaftsfremd, asozial, gelegentlich geradezu feindlich und antisozial." Im Verwandtenumkreis der Asozialen sind in hohem Maße Asozialität und Kriminalität nachzuweisen. Sie selbst sind nicht immer kriminell, aber durchgehend kriminell gefährdet. — Psychologisch *keine einheitliche Gruppe,* sind die Asozialen häufig haltlos oder gemütslose Psychopathen, auch schwachsinnige Persönlichkeiten und nicht selten nur Milieugeschädigte, was für die Behandlung wichtig zu wissen ist. Es ist nicht ihre Wesensart, durch die sie gekennzeichnet sind, als vielmehr ihre Stellung zur sozialen Ordnung (GRUHLE, KAHN). In der großen Mannigfaltigkeit der Erscheinungen, die sie darbieten, ist immer wieder der mangelnde innere Halt das Kennzeichnende. Der Begriff „Haltlosigkeit" besagt, daß sich eine Persönlichkeit nicht auf der ihr zukommenden Stelle in der Gemeinschaft hält, nicht halten kann oder die Stelle nicht anstrebt und erreicht (KAHN). Es fehlt ihnen der innere Drang zu Leistung und Pflichterfüllung. So lassen sie sich ziellos treiben, bald hier bald da als Gelegenheitsarbeiter tätig. Als *Tuberkulöse* vermögen sie ihre Krankheit auf zahlreiche Menschen, mit denen sie hierbei in Berührung kommen, die sie ansprechen, anhusten oder denen sie infektiöse Gegenstände zum Gebrauch überlassen, zu übertragen. Als Patienten entziehen sie sich der notwendigen Heilbehandlung, der Regelung ihrer unordentlichen Lebensweise, widerstreben der Heilstättenkur und operativen Behandlung und mißachten die Vorschriften der Seuchengesetzgebung. Es mangelt ihnen oft an Hemmungen gegenüber dem eigenen Triebleben (KNORR). Zudem geht ihnen die Fähigkeit zu sozialer Ein- und Unterordnung ab, die von ihnen als lästig empfunden wird. Es kennzeichnet sie das „Sichnicht-einfügen-können" (TRESS) in die menschliche Gesellschaft, während das Merkmal für die verhältnismäßig selten vorkommenden sog. *Antisozialen,* die unter den eigentlichen Verbrechern zu finden sind, die bewußte Auflehnung gegen die menschliche Gesellschaft ist (SCHRÖDER, AUGSTEIN, TRESS). Als Rechtsbrecher sind die Antisozialen aktiver, unternehmender und meist nicht besserungsfähig; die meisten gehören den abnormen Konstitutionen an. Die Asozialen sind dagegen passiver, im allgemeinen nicht bewußt antisozial eingestellt, aber geneigt, in jeder schwierigen Lebenslage widerstandslos zum Rechtsbruch zu greifen. Die Antisozialen sind für die Gemeinschaft gefährlich wegen der zu erwartenden erheblichen Straftaten, während die Asozialen auf Grund des von ihnen geführten nutzlosen, schmarotzerhaften Daseins und wegen immer wiederkehrender krimineller Geringfügigkeiten störend wirken und der Gesellschaft lästig fallen (EXNER). So kann man auch zwischen „Gemeingefährlichen" und „Gemeinlästigen" — die einen mehr sthenische (vollkräftige), die andern mehr asthenische Typen — unterscheiden. Jedoch ist die Trennung beider Gruppen keineswegs immer eindeutig möglich. Der Aktive ist mitunter zum Besseren zu gewinnen. Der asoziale Mensch ist, worauf besonders TRESS hinweist, als solcher *nicht immer leicht zu erkennen* und der Grad seiner Verwahrlosung nur schwer zu bestimmen. Die Kriminalität kann nicht ohne weiteres als Gradmesser der Verwahrlosung genommen werden. Die Übergänge zur normalen Lebensordnung sind durchaus fließend. Hält man ihnen ihre Verhaltensweise vor, so wissen sie dem mit einer

Unzahl von Ausreden zu begegnen. Viele soziale Schädlinge sind ausgesprochene Blender. Oft sind sie gutmütig und keineswegs von vornherein von unliebsamer Wesensart. Viele sind harmlos. Freilich gibt es neben den mehr Harmlosen, Willigen auch Bösartige und Hinterhältige. Selten werden sie straffällig, manche sind auch zu gerissen dazu, um es zur Bestrafung kommen zu lassen. Bei vielen wird die äußere Lage den Ausschlag geben, ob es bei entsprechender Veranlagung zu asozialem Verhalten oder auch zu krimineller Betätigung kommt. In Krisenzeiten werden die Minderbegabten zuerst arbeitlos und aus mancherlei Gründen straffällig werden.

Aus der großen Zahl der einzelnen *Typen* Asozialer seien einige besonders hervorgehoben: da sind die Arbeitsscheuen, die einer geregelten Arbeit aus dem Wege gehen und sich ihr immer wieder zu entziehen wissen sowie die ewigen Versager, die dauernd ihren Arbeitsplatz wechseln. Durch immer neue Kosten fallen sie dem Staat oder der Gemeinde zur Last, indem sie die Sorge für ihren eigenen und ihrer Familie Lebensunterhalt den Wohlfahrtseinrichtungen zuzuschieben versuchen. Manche betrachten ihre Kinder als Einnahmequelle und versäumen in gröblicher Weise deren Ausbildung. Ferner sind hier zu nennen die gewohnheitsmäßigen Bettler, Landstreicher und Schwindler, auch solche, die darauf aus sind, die Fürsorge zu mißbrauchen und sich Unterstützungsgelder zu erschwindeln. Außerdem die Süchtigen, die ihr Geld zur Beschaffung von Alkohol oder anderen Rauschmitteln vergeuden, ihre Familie vernachlässigen und sie der staatlichen Fürsorge anheimfallen lassen. Als *Trinker* sind solche Personen zu bezeichnen, bei denen die Trunksucht eine deutliche physische und psychische Schädigung der Persönlichkeit bewirkt hat (MERKEL). Der reizbar-aggressive Typ tuberkulöser Trinker führt naturgemäß besonders leicht zu Zusammenstößen mit der staatlichen Ordnung. Nach HOFF setzt sich ein großer Prozentsatz der tuberkulösen Alkoholiker aus Psychopathen (51%) und Debilen (10%) zusammen. Schließlich gehören die Prostituierten hierher. Unter ihnen allen befinden sich viele Schwachsinnige oder schizoide Typen, die bei der sog. „kleinen Kriminalität" viel häufiger vertreten sind als bei der großen.

Bei *Berichten oder Gutachten*, die an die Öffentlichkeit und an medizinisch nicht sachverständige Stellen gehen, aber auch sich selbst gegenüber sollte man äußerst vorsichtig mit Begriffen wie „Psychopathie" — nicht jeder Gemeinschaftsunfähige ist ein Psychopath —, „Haltlosigkeit", „Willensschwäche", „asoziales Verhalten" u. ä. umgehen. Diese Begriffe haben einen zum Teil noch umstrittenen Charakter und sind im Einzelfall nicht immer mit voller Sicherheit anzuwenden. Derartige Bezeichnungen vermögen aber die mit solchen Ausdrücken belegten Personen u. U. in ihrem Fortkommen erheblich zu schädigen. In nicht sachverständigen Kreisen werden sie vielfach als moralische Wertungen gebraucht und vermögen auch beim Arzt selbst gelegentlich ein eigenes gründliches Durchdenken der vorliegenden Tatbestände vorzeitig zu vereiteln. Immer ist zu bedenken, daß alle scheinbar feststehenden seelischen Zuständlichkeiten, die man Asozialen oder Kriminellen als Wesenszüge zuschreibt, tatsächlich ständig bewegte psychische Funktionsvorgänge, also dynamische, wechselnde, auch formbare, also behandlungsfähige Erscheinungen sind und keine starren psychischen Gegebenheiten. Wichtiger als schlagwortartige Bezeichnungen, Deutungen oder die Suche nach einer begrifflichen Bestimmung „des" Asozialen, den es nicht gibt, ist eine klare, ungekünstelte und *anschauliche Schilderung* des Verhaltens der betreffenden Personen mit ihren Mängeln und Schwierigkeiten sowie der Hinweis, wie ihnen und der Gesellschaft am besten geholfen werden kann.

BRAEUNING berechnete, daß auf 100 Offentuberkulöse 5, AUGSTEIN 8,4 Asoziale kommen. BIRKHÄUSER und STOLL fanden ebenfalls 5% *asoziale Tuberkulöse* unter den Kranken der Tuberkulosefürsorgestelle Basel. Bei 80% derselben war schon vor ihrer tuberkulösen Erkrankung asoziales Verhalten nachweisbar. Meist war in der Ascendenz gehäuftes Vorkommen minderwertiger psychischer Eigenschaften nachzuweisen.

Asoziale gehören allen Bevölkerungsschichten an. Die tuberkulöse Lungenerkrankung begünstigt offenbar die Entwicklung der minderwertigen Eigenschaften. Auf der Tuberkuloseabteilung des italienischen Gefängnisses San Vittorio fanden sich unter 843 Fällen von aktiver Tuberkulose 77 Fälle von chronischem Alkoholismus, 49 mit luetischer Infektion und 95 Rauschgiftsüchtige (Giobbi). Auf ihren Gesundheitszustand pflegen die asozialen Tuberkulösen keinerlei Rücksicht zu nehmen. Zigarettenrauchend und reichlich Alkohol zu sich nehmend treiben sie sich oft tage- und nächtelang in Spelunken, auch mit Frauen, umher. Manche sind zudem geschlechtskrank. Oder sie beteiligen sich an aufregenden, anstrengenden kriminellen Unternehmungen bei schlechter Witterung. Jeder für die Heilung noch so günstig gelagerte tuberkulöse Lungenbefund muß bei ihrer unvernünftigen Lebenweise zum Fortschreiten gebracht werden. Viele lassen sich nur solange es gar nicht anders geht, behandeln, um ihre unbeherrschte Lebensweise alsbald weiter fortzusetzen. Alle ärztlichen Bemühungen sind umsonst, alle sozialen Leistungen nutzlos vertan. Namentlich gilt dies für die tuberkulösen Trinker. Wegen ihres einsichtslosen, leichtsinnigen, gleichgültigen und undisziplinierten Verhaltens stellen die *asozialen Offentuberkulösen* eine besonders große Gefahr für die Allgemeinheit dar, indem sie fahrlässig oder mit bewußter Rücksichtslosigkeit ihre Krankheit auf gesunde Personen übertragen. Um unerkannt unterzutauchen, halten sie sich mit Vorliebe gerade dort auf, wo viele Menschen zusammenkommen. Zahlreich sind sie unter den „nicht seßhaften Menschen" (Seidler, Seelig) vertreten. Die Gesamtzahl dieser in der Bundesrepublik ständig „auf der Walze" befindlichen Menschen wird auf etwa 350 000 geschätzt; über 100 000 dieser Personen sind unter 25 Jahre alt (Tuberk.-Arzt 13, 748 [1959]). Die tuberkulösen Asozialen entziehen sich der Kontrolluntersuchung und vernachlässigen die wichtigsten hygienischen Forderungen. Rücksichtlos ihren Angehörigen und anderen Mitmenschen gegenüber, husten und spucken sie achtlos, mitunter in bösartiger Absicht, um sich. Die Nichtseßhaften mit ihren vielfältigen „Beziehungen zu Verbrechen und Verbrechern ziehen jahraus jahrein die Landstraßen entlang und kommen dauernd mit der gesunden Bevölkerung in Berührung" (Exner), sind wandernde Seuchenherde und bedrohen durch moralische und bakterielle Ansteckung die gesunde Bevölkerung. Die für die seßhafte Bevölkerung getroffenen hygienischen Sicherheitsmaßnahmen werden von ihnen durchbrochen. Andere zeigen aus einer geradezu feindlichen Einstellung gegen die Gesunden heraus ein ausgesprochen aggressives, bösartiges Verhalten und sprechen es aus, daß, wenn sie krank seien, andere auch „verrecken" könnten. Die gleiche Einstellung mit der gleichen Äußerung und mit ähnlichen Bemerkungen konnten wir jüngst von einer tuberkulösen Kranken hören, die, wie aus den Angaben Verwandter entnommen werden konnte, prämorbid keineswegs als seelisch abartig zu bezeichnen gewesen war. Vorsätzlich übertreten derartige Kranke das Verbot auszuspucken. So wird berichtet (Augstein), daß manche mit Vorliebe auf Kinderspielplätzen ausspucken, den Kindern mit dem eigenen Taschentuch, in das sie hineingespuckt haben, das Gesicht abwischen oder in das Essen der Familie spucken, um diese anzustecken. Wieder andere nehmen Untermieter auf und lassen sie im eigenen undesinfizierten Zimmer schlafen. Landstreicher mit offener Tuberkulose lassen sich gern im Winter im Krankenhaus aufnehmen; im Frühjahr werden sie dann aufsässig und erwirken durch Verstöße gegen die Krankenhausordnung ihre Entlassung. Unter den gemeinwidrigen Offentuberkulösen finden sich Personen, die bis zu ihrer Erkrankung ein völlig einwandfreies Leben führten, in der Zeit ihrer Erkrankung aber trotz aller Ermahnungen gegenüber anderen, namentlich auch Kindern gegenüber jede Rücksichtnahme vermissen lassen und sich äußerst fahrlässig hinsichtlich einer Ansteckung verhalten. *Asoziale und kriminelle Tuberkulöse* stellen mit ihrer ungezügelten Lebensweise, ihrem verbreiterten Aufenthaltsbereich, in dem sie mit zahlreichen Menschen häufig wechselnd zusammenkommen, und mit ihrem hygienisch fahrlässigen, auch rücksichtlosen Verhalten eine nicht hoch genug einzuschätzende gesundheitliche Gefahr für die Allgemeinheit dar. Es bedarf daher energischer Maßnahmen zum Schutze der Bevölkerung durch *verschärfte Aufsicht* aller als asozial bekannten Personen. Genügende Krankenhaus- und Heilstättenbehandlung ist zu fordern. Falls sie in diesen Anstalten nicht tragbar sind, kommt die Zwangsabsonderung (s. u.) in Frage. SCHWAB verlangt auch, daß „bei den asozialen und kriminellen Tuberkulösen unter keinen Umständen die Frage des Strafaufschubs, der Strafunterbrechung oder des Strafnachlasses auf Grund einer bestehenden Tuberkulose auch nur zur Diskussion gestellt werden" dürfe. — MERKEL und MERKEL heben noch eine *Sonderform des dissozialen Tuberkulösen* neben der „bekannten manifesten Erscheinungsform der Aggression wie Rausch, Randalieren, offene Widersetzlichkeit, Kriminalität usw." heraus: den Typus des Menschen, der alles daransetzt, die tuberkulöse Erkrankung im Sinne der Versorgung für sich auszunutzen. Er wird meist übersehen, mißdeutet oder bagatellisiert.

Mit verblüffender Schläue werden von ihm alle Möglichkeiten ausgeschöpft, die die soziale Versicherung bietet, wie Krankschreibung, Arbeitslosenunterstützung, Kuren, Heilverfahren, Erholungsaufenthalte und schließlich die Rentenversorgung. Die Angehörigen dieser dissozialen Gruppe zeigen, wie die Autoren weiter ausführen, die Merkmale, wie sie nach HOFF den Psychopathen kennzeichnen: Unreife des Ich, Spannungsintoleranz und Ausfall der moralischen Instanz. Da sie einem tragfähigen, dauerhaften Kontakt gegenüber dem Arzt ständig ausweichen, sich dagegen mit anderen asozialen Patientengruppen der Heilstätte, namentlich mit der der Trinker zur Interessengemeinschaft zusammenfinden, ist ihre Ausrichtung auf ein tätiges Leben, in dem sie selbst für ihren Lebensunterhalt aufkommen, zumal bei der heutigen Struktur des Wohlfahrtsstaates, fast immer aussichtslos. —

Bei der Eigenart mancher tuberkulös Erkrankter ist es nicht verwunderlich, daß sich die Verhältnisse bei ihrer Behandlung auf der offenen Tuberkuloseabteilung häufiger als auf anderen Krankenabteilungen so zuspitzen, daß ein disziplinarer Notstand entsteht und eine *disziplinarische Entlassung* ausgesprochen wird. Es ist aber *unzulässig*, Ansteckendtuberkulöse, die sich der Krankenhausordnung nicht fügen wollen, „aus disziplinären Gründen" aus dem offenen Tuberkulosekrankenhaus kurzerhand nach Hause zu entlassen, weil die Öffentlichkeit gerade durch diese disziplinlosen Kranken aufs höchste gefährdet wird. Das mindeste wäre eine vorherige Verständigung mit der Fürsorgestelle oder dem Gesundheitsamt. Für das Gesundheitsamt ergibt sich nach der disziplinaren Entlassung die Zwangslage, den Kranken weiter behandeln zu lassen. Er muß in ein anderes Tuberkulosekrankenhaus eingewiesen werden und kommt allmählich zu der Überzeugung, daß er sich herausnehmen kann, was er will, weil er doch weiter behandelt werden muß. Es sollte jedenfalls alles versucht werden, derartige Kranke zu einem ordnungsgemäßen Verhalten und zu einer genügend langen Kur zu bewegen. Zu bedenken ist, daß es durch vorzeitige Unterbrechung der Kur zu ungestümer Verschlimmerung des Krankheitszustandes kommen kann. Es wurde für die Gruppe der disziplinarisch entlassenen tuberkulösen Kranken nachgewiesen, daß in ihr eine überdurchschnittliche Häufung von Todesfällen und Rezidiven zu beobachten war und daß unter ihnen eine geringere Zahl Arbeitsfähiger und Beschwerdefreier zu finden war als bei Kranken mit regulärem Abschluß des Heilverfahrens (PHILLIPS). Um die disziplinäre Entlassung zu vermeiden, genügt mitunter zum Ausgleich von Spannungen ein Milieuwechsel, indem der Kranke nach Verabredung in eine andere Heilanstalt, im Austausch gegen einen ähnlichen Kranken, verlegt wird. Sind ansteckungsfähige Kranke wegen gemeinschaftsschädlichen Verhaltens überhaupt nicht auf einer offenen Tuberkuloseabteilung zu halten und völlig unbelehrbar, wird durch sie nach Ansicht des leitenden Arztes die Ordnung der Abteilung trotz aller Einwirkungsversuche auf den Kranken fortgesetzt erheblich gestört, sind sie somit *krankenhaus- und heilstättenasozial*, so sind sie nicht fristlos zu entlassen, sondern notfalls auch gegen ihren Willen dem Verfahren zur Absonderung uneinsichtiger Ansteckendtuberkulöser zu unterwerfen.

3. Zwangsabsonderung

Die *Zwangsabsonderung* [1] uneinsichtiger Ansteckendtuberkulöser, die ihre Umgebung gefährden, war lange Zeit eine schwierige Streitfrage, da sie einen schweren Eingriff in die persönliche Freiheit eines Kranken darstellt. Nach dem „Gesetz über das gerichtliche Verfahren bei Freiheitsentziehung" vom 29. 6. 1956 (Bundesgesetzblatt 1956, I, S. 599) gilt nunmehr die Verordnung betr. die Bekämpfung übertragbarer Krankheiten vom 1. 12. 38 (RGBl I, S. 1721) als förmliches Gesetz im Sinne des Art. 104 Abs. 1 des Grundgesetzes. Dadurch wurde die rechtliche Grundlage geschaffen, unter bestimmten Bedingungen Ansteckendtuberkulöse auch gegen ihren Willen abzusondern und Krankheitsverdächtige einer Beobachtung zu unterwerfen. Die Isolierung uneinsichtiger und ständig disziplinloser Offentuberkulöser ist nunmehr bundeseinheitlich geklärt und einer dringenden Notwendigkeit Genüge getan, so unärztlich eine derartige Zwangsmaßnahme auf den ersten Blick auch erscheinen mag. „Oder soll man den Offentuberkulösen, der aus mehr als 10 Heilstätten disziplinär entlassen wurde, trotz mehrfacher Ermahnungen und Androhungen einer Zwangsmaßnahme immer wieder die Kur abbricht, dessen Kind an einer tuberkulösen Meningitis verstarb und dessen zweites Kind jetzt wegen einer beidseitigen Hilustuberkulose in eine Heilstätte kam, ruhig ohne jede Behandlung zu Hause lassen? Die gleiche Berechtigung liegt zweifellos bei dem uneinsichtigen offentuberkulösen Potator oder bei einer offentuberkulösen Frau vor, die als Person mit h.w.G. der Geschlechtskrankenfürsorge hinlänglich bekannt ist und trotz Ermahnungen keine entsprechende Behandlung durchführt" (HAFEMANN). Meist handelt es sich — vom Psychiater leicht verifizierbar — um psychisch abwegige Personen, etwa um uneinsichtige debile Psychopathen. Durch die gesetzliche Regelung sind die Rechtsunsicherheit und Einweisungsschwierigkeiten überwunden, wie sie vor dem Erlaß des Freiheitsentziehungsgesetzes bestanden. Das *Ziel* der stationären Zwangsunterbringung ist einmal der *Schutz der Öffentlichkeit* vor dem asozialen Tuberkulösen, zum anderen dessen *fachärztliche Behandlung*. Für den Kranken selbst verbessern sich die Behandlungsaussichten erheblich (NEUMANN). Er wird einer klinisch-fachärztlichen Behandlung unterzogen und kann bei entsprechender Besserung an der Arbeitstherapie teilnehmen. Die Pflege der Schwertuberkulosekranken kann in einwandfreier Form durchgeführt werden. Im Ausland ist eine Zwangsabsonderung asozialer Tuberkulöser ebenfalls in zahlreichen Ländern möglich, u. a. in Finnland, Österreich (AUGUSTINITZ), der Schweiz, Tschechoslowakei, in Kanada, USA (GLASS), Australien, Neuseeland (LEGENDRI) und in Irland (FLYNN).

Ist die Absonderung eines Offentuberkulösen in der Wohnung nicht einwandfrei gegeben, werden nach Feststellung des Gesundheitsamtes die angeordneten Schutzmaßnahmen nicht befolgt oder besteht eine erhebliche Gefahr, daß infolge des Verhaltens des Kranken die Tuberkulose weiterverbreitet wird, so kann die Unterbringung des Kranken in einem Krankenhaus oder in einer anderen geeigneten Anstalt auf Vorschlag des Gesundheitsamtes durch die zuständigen Behörden im Einverständnis mit dem Kranken oder nach erfolgtem Gerichtsbeschluß auch gegen den Willen des Betroffenen angeordnet werden. Das gleiche gilt für ansteckendtuberkulöse Kranke, die im Krankenhaus oder der offenen Heilstätte wegen ihres gemeinschaftsschädlichen Verhaltens nicht tragbar sind. Die Zwangsabsonderung muß durch das zuständige Amtsgericht angeordnet werden. Dieses ist das Amtsgericht, in dessen Bezirk die kranke Person ihren gewöhnlichen Aufenthalt hat oder, wenn ein solcher nicht feststellbar ist, in dessen Bezirk das Bedürfnis für die Unterbringung entsteht.

---

[1] Vgl. Empfehlung über die Absonderung Ansteckendtuberkulöser (Herausgegeben vom „Arbeitsausschuß für Tuberkulosefürsorge" des DZK), Tuberk.-Arzt 12, 807 (1958).

Vor Einleitung des Verfahrens zur Absonderung eines Ansteckendtuberkulösen durch das Amtsgericht sollten alle Möglichkeiten, den Kranken zu vernünftigem hygienischem Verhalten zu bewegen, erschöpfend angewendet werden. So empfiehlt sich, nach erfolgloser Belehrung durch den behandelnden Arzt, zur Vermeidung von Zwangsmaßnahmen zunächst eine Vorladung ins Gesundheitsamt, wo der Kranke vom Amtsarzt ermahnt wird. Bei mangelndem Erfolg könnte dann noch die Entziehung der Tuberkulosehilfe angedroht werden (HAFEMANN). Die Durchführung des Freiheitsentziehungsverfahrens muß immer das letzte Mittel bleiben. Es wird sich immer nur um einzelne Ausnahmefälle handeln, die einer Zwangsabsonderung bedürfen. Häufen sich die Zwangseinweisungen, etwa von einer Tuberkuloseabteilung, so ist dies ein schlechtes Zeichen für die Führung der Abteilung; es weist auf ein mangelhaftes Verhältnis zwischen Arzt und Kranken hin. TRÜB und FEMMER schätzen 18, ICKERT 10 zwangsweise zu asylierende Offentuberkulöse auf eine Million Einwohner im Bundesgebiet. Für die Schweiz wird die Zahl der „Zwangsversorgungen" von BIRKHÄUSER und STOLL mit 0,3—2 Tuberkulösen im Jahr auf 100 000 Einwohner angegeben.

Zur Entscheidung über eine notwendige Zwangsabsonderung sollten u. a. der Leiter des Gesundheitsamtes, der zuständige Fürsorgearzt, die Fürsorgeschwester und ein Psychologe herangezogen werden (SCHLEPCKOW). Es ist zu prüfen, ob der offentuberkulöse Kranke innerhalb der Familiengemeinschaft unter Einhaltung von Verhütungsmaßnahmen belassen werden kann oder Absonderung durch Unterbringung in eine andere Umgebung erfolgen muß. Die Tuberkulosefürsorgestelle hat für rechtzeitige Einleitung der Absonderung Sorge zu tragen. Bei der Einleitung des Verfahrens zur Zwangsabsonderung müssen sichere Unterlagen mit einwandfreien Zeugenangaben über uneinsichtiges oder böswilliges Verhalten verlangt werden. Die Zwangsabsonderung läßt sich ohne Willkür durchführen (BIRKHÄUSER und STOLL). Durch Einschalten der Gesundheitsbehörde muß die Gewähr gegeben sein, daß keine ungenügend begründeten Überweisungen zur Zwangsabsonderung beantragt werden. Die Rechte der Allgemeinheit und die des Kranken müssen sorgfältig gegeneinander abgewogen werden. Eine Ablehnung des Antrags durch das Gericht bei nichtstichhaltiger Begründung würde das Ansehen des Gesundheitsamtes schädigen. Vorsorglich ist zur Unterbringung des Kranken mit einem geeigneten Krankenhaus oder einer Heilstätte rechtzeitig Verbindung aufzunehmen, da damit zu rechnen ist, daß der Beschluß des Gerichts zur Einweisung nicht lange auf sich warten lassen wird. Denn das Gericht kann, sofern über die endgültige Unterbringung nicht rechtzeitig entschieden werden kann, eine einstweilige Freiheitsentziehung für 6 Wochen anordnen, sobald ein Antrag auf Freiheitsentziehung gestellt ist und dringende Gründe für die Annahme derselben vorhanden sind, daß die Voraussetzungen für die Unterbringung vorliegen.

Die Absonderung bei Belassung in der bisherigen Umgebung verlangt eine fortlaufende sorgfältige Beaufsichtigung des Kranken in seiner Häuslichkeit. Besonders ist auf genügende Abtrennung gefährdeter Kinder und Jugendlicher zu achten (Besuchsgefahr). Tuberkulinnegativ reagierende Kinder und Jugendliche sollten der BCG-Schutzimpfung unterzogen werden. — Die freiwillige Absonderung hat möglichst in solchen Tuberkulose-Heilanstalten oder -Abteilungen stattzufinden, in denen die Kranken mit noch heilfähigen Tuberkulösen zusammenliegen.

Die Zwangsabsonderung in einem *offenen* Tuberkulosekrankenhaus oder in einer Heilstätte reicht bei der Mentalität des in Frage kommenden Personenkreises meist jedoch nicht aus (LIEBKNECHT). Es wird dann eine zwangsweise Unterbringung in eine *geschlossene* Sonderabteilung zur Isolierung erforderlich sein. Dies wird der Fall sein, wenn ein uneinsichtiger, rücksichtsloser offentuberkulöser Kranker auf einer offenen Tuberkuloseabteilung nicht gehalten werden kann, weil er gegen die hygienischen Forderungen seiner Krankheit fortlaufend verstößt oder schwer störend wirkt, indem er sich grobe Verstöße gegen die Hausordnung zuschulden kommen läßt und auf andere Kranke durch unheilvollen suggestiven Einfluß gefährlich einwirkt. Wenn es ferner bei anlagemäßig bedingtem hartnäckig asozialem Verhalten dem Arzt auf der offenen Tuberkuloseabteilung nicht mehr gelingt, mit den üblichen Mitteln auf den Kranken im Sinne nachhaltiger Besserung einzuwirken, der Kranke ernste Verwarnungen unbeachtet läßt oder er gar aus der Anstalt entweicht. Der Versuch, einen derartigen Kranken in einem abschließbaren Zimmer einer offenen Anstalt abzusondern, führt — abgesehen von den juristischen Bedenken — aus mancherlei Gründen zu keinem Erfolg. Mitunter genügt aber der Hinweis auf das Vorhandensein einer geschlossenen Tuberkuloseabteilung, um einen störenden Kranken wirksam zur Ordnung zu rufen, sofern er nicht aus anlagemäßig bedingtem asozialem Verhalten handelt.

Trinker, die unter den Tuberkulösen häufiger als in der gesunden Bevölkerung zu finden sind (Brown u. Campbell) sind oft heilstätten- und krankenhausasozial. Besonders ist auf die „stillen" Trinker zu achten (Rotter). Die Kontrolle des Alkoholkonsums in der Heilstätte läßt sich objektiv mit Hilfe des Alcotest-Prüfröhrchens durchführen (Merkel). Noch sind nicht überall zweckentsprechende Anstalten zur Unterbringung derartiger Kranker vorhanden.

Eine *geschlossene Sonderabteilung* zur Zwangsabsonderung asozialer Tuberkulöser wird zweckmäßig einer größeren Tuberkulose-Anstalt mit Heilstättencharakter angeschlossen, wobei auch thorax-chirurgische Versorgung und psychiatrische Mitbehandlung gewährleistet sind (Liebknecht). Eine erste namhafte geschlossene Anstalt für offene Lungentuberkulöse in Stadtroda (Thüringen) war der dortigen Heil- und Pflegeanstalt für psychisch Kranke angegliedert, was sich damals recht gut bewährte. Die Art der Unterbringung wird weitgehend von örtlichen Verhältnissen abhängig sein. Wichtig ist dabei, daß die häufig psychisch abnormen und tuberkulosekranken Menschen gleichzeitig unter *psychiatrischer und tuberkuloseärztlicher Aufsicht* stehen, weil ihnen nur so die geeignete Behandlung zuteil werden kann. Meist steht die Psychopathie oder der Schwachsinn mehr im Vordergrund der Versorgung als die Tuberkulose. Es ist gewiß keine Kleinigkeit, eine größere Anzahl psychopathischer Personen dieser Art in einer Anstalt zusammenzufassen. Erfahrungsgemäß benehmen sich aber die Eingewiesenen in einer solchen Abteilung meist geordnet (Augustinitz). Sie sind durchaus nicht immer unbeeinflußbar, sondern nicht selten besserungs- und entwicklungsfähig. Allein der Wunsch, aus der Anstalt möglichst bald entlassen zu werden und nach der Entlassung nicht wieder eingeliefert zu werden, ist recht wirkungsvoll.

Eine gut geleitete Abteilung vermag, das geht aus mannigfachen Berichten hervor (Boening, Heisig, Kihn, Klooss), viel Gutes zu wirken. Vielfach wird eine dauerhafte günstige erzieherische Einwirkung erreicht. Sie bezweckt vor allem die Erziehung zu seuchenhygienisch einwandfreiem Verhalten, um die Ansteckung anderer Personen zu verhüten. Häufig genügt ein zeitlich beschränkter Aufenthalt auf der geschlossenen Abteilung. Die Aufenthaltsdauer sollte auf der Zwangsabteilung weitgehend von der Führung des Kranken abhängig gemacht werden. Als Mindestzeit wird ein halbjähriger Aufenthalt für erforderlich gehalten. Es ist ein Stufensystem durchzuführen; die sich bewährenden Kranken sollten gewisse Vergünstigungen erhalten. Eine geeignete Arbeitstherapie ist, soweit die Kranken entsprechend ihrem Lungenbefund herangezogen werden können, im Hinblick auf die beabsichtigte Resozialisierung besonders wertvoll. Bei Beurlaubung, Entlassung und Nachfürsorge ist die zuständige Tuberkulosefürsorgestelle einzuschalten. — Die zwangsweise Unterbringung in einer geschlossenen Anstalt kommt nicht nur der Allgemeinheit, vor allem den Tuberkuloseheilstätten zur notwendigen Entlastung von hartnäckigen Störern, sondern den Kranken selbst hinsichtlich ihres Krankheitsprozesses in hohem Grade zugute. Viele von ihnen bringen nicht die Beharrlichkeit auf, sich in Freiheit einer langfristigen, konsequent durchgeführten Behandlung zu unterziehen. Die geschlossene Abteilung mit ihren klaren Geboten und Verboten, mit Belohnungsmöglichkeiten bei guter Führung und ausreichender Bestrafungsmöglichkeit bietet ihnen, wie es von Paczowsky unterstrichen wurde, eine Reihe von Vorteilen. Es ist die Gewähr, eine geregelte heilsame Liegekur durchzuführen, in viel höherem Grade gegeben; Überschreitungen der Ausgehzeit, heimliche alkoholische und sexuelle Exzesse fallen weg, es wird nicht geraucht, auch die Erziehung des Tuberkulösen ist in weit besserem Maße gewährleistet; ärztliche Beratung und disziplinäre Aufsicht sind in vorteilhafter Weise getrennt. Dementsprechend sind auch die Heilerfolge bei den Kranken recht gut. Über die Art wie eine solche geschlossene Abteilung zur Zwangsabsonderung Ansteckendtuberkulöser am besten zu führen sei, um den Anforderungen an eine geeignete Heilbehandlung gerecht zu werden, berichten Boening, Paczowsky u. a. Daß eine solche Anstalt im Besitze einer zweckentsprechenden Vollzugsordnung ist, sollte eigentlich selbstverständlich sein. Aus ihr müssen vor allem die disziplinarischen Möglichkeiten des Anstaltsleiters gegenüber Kranken, die die Befolgung der Hausordnung ablehnen und zum Entweichen neigen, sowie der Rechtsschutz des Anstaltspersonals klar hervorgehoben (Effenberger).

Die *Beendigung* einer Zwangsabsonderung erfolgt nach der „Empfehlung" des DZK, „(1) wenn eine dauerhafte Entseuchung erzielt ist, (2) wenn nach Urteil des Anstaltsarztes eine weitgehende Disziplinierung erzielt wurde, so daß mit einwandfreiem seuchenhygienischem Verhalten zu rechnen ist. Der Grad der Ansteckungsfähigkeit, ob es sich um einen starken oder weniger gefährlichen Bazillenstreuer handelt, ist bei Beurteilung zu berücksichtigen; (3) wenn die Einweisung größtenteils aus äußeren Gründen erfolgte (unzureichende Wohnung, Kindergefährdung usw.) und diese Gründe weggefallen sind, (4) wenn die sonstigen Voraussetzungen für die Zwangsabsonderung weggefallen sind und die freiwillige Absonderung ausreicht." Der Leiter der Zwangsabsonderungsanstalt hat in diesem Falle nach Fühlungnahme mit dem zuständigen Gesundheitsamt (Tuberkulosefürsorgestelle) die Aufhebung des Gerichtsbeschlusses zu veranlassen. — Die Kostenregelung der Absonderung erfolgt nach dem Bundessozialhilfegesetz, Unterabschnitt 8, Tuberkulosehilfe.

4. Verfehlungen Tuberkulöser während der Behandlung. Sexualdelikte

Über *Verfehlungen* von Tuberkulösen im *offenen* Tuberkulose-Krankenhaus (Hohenkrug) berichten BOENING und BRAEUNING. Bei den Verfehlungen handelte es sich in 80% bei Männern, in 90% bei Frauen um harmlose Bagatellverfehlungen wie Unpünktlichkeit bei Bettruhe, Liegekur und anderen Verordnungen, dann in weitem Abstand um Annäherungsversuche an das andere Geschlecht, Rauchen, Angetrunkenheit, Lärmen in Liegehallen und Krankenzimmern, Mäkeln am Essen usw. Nur in 20 bzw. 10% aller Verfehlungen lag ein bösartiges, aber in der Regel situativ einigermaßen motiviertes Verhalten vor, nämlich grobe Ungehörigkeiten, selten gegen den Arzt, häufiger gegen die Schwestern, Stationsmädchen und sonstiges Personal, Belästigung anderer Patienten, hetzerische Betätigung, sehr selten um Schlägereien und Inventarzerstörung. Auffällige Bösartigkeit der Tuberkulösen konnte nicht festgestellt werden.

Das Bild auf der *Strafvollzugsabteilung* Tuberkulöser zeigt vielfach ernstere Züge. — Nicht selten ist die *Krankheitsvortäuschung*. Jederzeit muß mit Schwindeleien aller Art gerechnet werden. Sehr häufig begegnet man dem Bestreben der Häftlinge, Arzt und Personal über den Krankheitszustand hinters Licht zu führen. Bei der Untersuchung wird dies etwa durch auffälliges Husten, beschleunigte Atmung, vorgeschützte große Hinfälligkeit oder Ohnmacht u. ä. versucht. Besonders beliebt ist der Versuch, den Arzt über den Gehalt des Auswurfs an *Tuberkelbakterien* zu täuschen: durch Vertauschen der Speigläser, Vermischen eigenen Auswurfs mit sicher tuberkelbakterienhaltigem Auswurf oder Einschmuggeln von tuberkelbakterienhaltigem Sputum in die Haftzelle. Oder der Häftling läßt einen anderen, der sicher „positiven" Auswurf hat, in sein Glas spucken. Manche Kranke bringen es über sich, den Auswurf Offentuberkulöser in den Mund zu nehmen, um ihn dann als scheinbar eigenen von sich zu geben.

BAADER und SYMANSKI berichten, wie eine Untersuchungskommission über das Vorhandensein von Tuberkelbakterien in folgender Weise getäuscht wurde: der zu Untersuchende schmierte sich vor der Untersuchung tuberkelbakterienhaltiges Sputum zwischen die Finger. Während der Untersuchung spuckte er „aus Versehen" nicht in die Speischale, sondern sich selbst auf die Hand. Von hier wurde dann sein Auswurf zusammen mit dem tuberkelbakterienhaltigem Sputum auf den Objektträger gebracht. — Immer wieder werden Kranke nach Verlegung in einen anderen Raum von den Zurückgebliebenen beschuldigt, sie hätten sich von anderen Kranken bakterienhaltiges Sputum zur Abgabe besorgt. Es kommen solche Täuschungsversuche natürlich auch auf der offenen Tuberkuloseabteilung vor. Bekannt sind die „Bazillenlieferanten". Wir erlebten es, daß ein tuberkulöser Kranker einer offenen Abteilung, dem die Reinigung der Auswurfgläser oblag, Auswurfröhrchen mit „sicher bazillenhaltigem Sputum" laufend für 1—5 DM das Röhrchen auf dem schwarzen Markt („Bazillenbörse") an Personen verkaufte, die ein Interesse daran hatten, der Tuberkulosefürsorgestelle gegenüber als Offentuberkulöse zu gelten. Mit Sicherheit wird man daher den Auswurf hinsichtlich seiner Bazillenhaltigkeit nur nach Aufenthalt in der Einzelhaft beurteilen können, die gegebenenfalls vorübergehend angeordnet werden muß. Man wird sich daher bei positivem Sputumbefund zu überlegen haben, ob dieser im Zusammenhalt mit den übrigen Untersuchungsbefunden auch glaubhaft ist.

Besonders in dem Fall, in dem der Kranke aus den Äußerungen des Arztes z. B. bei der Filmbesprechung mit dem Kranken entnehmen kann, daß der spezifische Befund seiner Lunge im Röntgenbild nicht sicher dahin beurteilt werden kann, ob noch ein in Gang befindlicher Prozeß, eine „aktive" oder „offene" Lungentuberkulose vorliegt, kommt es gern — namentlich bei der Fürsorgestelle oder bei der ambulanten Untersuchung — zur Vortäuschung von tuberkelbakterienhaltigem Auswurf. KLAWITTER weist mit Recht darauf hin, daß es eine ganze Reihe derartiger „erfahrener" Tuberkulosekranker gibt, denen daran gelegen ist, als offentuberkulös angesehen zu werden. Er erinnert daran, daß UNVERRICHT schon vor Jahren, den *Kehlkopfabstrich* in fraglichen Fällen anzuwenden, empfohlen hat und meint: „Wird dieser kleine Eingriff bei einem verdächtigen Patienten nur ostentativ deutlich genug durchgeführt, so pflegen alle weiteren betrügerischen Absichten bei ihm und seinesgleichen im allgemeinen schon im Keim erstickt zu werden." — Der Kehlkopfabstrich wird in der Weise durchgeführt, daß man unter Kontrolle des Kehlkopfspiegels einen sterilen gebogenen Watteträger am Zungengrund und Kehldeckel vorbei bis auf die Stimmbänder einführt und kräftig husten läßt. Der feuchte Watteträger wird dann auf einen Objektträger abgestrichen. Der Ausstrich wird fixiert und nach Ziehl-Neelsen auf Tuberkelbazillen gefärbt. Auch das Kulturverfahren ist anwendbar. Die *Magennüchternsaftuntersuchung* ist dem Kehlkopfabstrich nicht unterlegen (Forbes). Von manchen Autoren wird sie sogar vorgezogen (Döll). Auch der Rachenabstrich läßt sich verwenden (Weiger).

Durch künstlichen Blutzusatz zum Auswurf soll eine *Lungenblutung vorgespiegelt* werden. Zu diesem Zwecke werden Zahnfleischblutungen durch scharfes Bürsten oder Saugen oder Schleimhautblutungen durch Verletzungen im Nasen-Rachenraum oder in der Mundhöhle mittels eines scharfen Gegenstandes erzeugt, es werden große Mengen Kochsalz eingenommen, um Magenbluten zu bewirken o. ä. Hat es sich um Zusatz von Tierblut gehandelt, so kann Vogelblut schon morphologisch als solches erkannt werden; für andere Tierblutarten gibt es biologische Methoden, durch die der Nachweis erbracht werden kann, daß es sich nicht um Menschenblut gehandelt hat (Baader u. Symanski).

Sehr häufig soll der Arzt über die Höhe der *Körperwärme* beim Fiebermessen durch künstliches Hochtreiben des Thermometers in die Irre geführt werden. Selbst bei der Darmmessung können Täuschungen vorkommen. Sei es, daß durch Bewegung des Schließmuskels des Darms das Thermometer gerieben wird oder daß beim Herausnehmen des Thermometers durch eine ruckartige Schleuderung der Quecksilbersäule nach oben unter der Decke ein hoher Wert des Fieberthermometers erzeugt wird. Die Messung im Darm muß daher in Gegenwart eines unterrichteten Pflegers, der das Thermometer festhält, vorgenommen werden, falls der Verdacht auf eine Vortäuschung falscher Temperaturen vorliegt. Bisweilen täuscht ein Patient *gleichzeitig* Fieber und Lungenbluten vor. Auf gefälschte Temperatursteigerungen weisen gewöhnlich der atypische Kurvenverlauf und das Mißverhältnis zwischen Höhe von Temperatur und Pulsfrequenz hin. — Die zugeteilten *Arzneimittel* werden häufig weggeworfen oder gehortet, überhaupt die ärztlichen Verordnungen höchst unzuverlässig eingehalten (Hertwig). — Auch von seiten des *Personals* können Täuschungen vorkommen. Eines Tages kamen wir dahinter, daß ein Pfleger, um sich das Messen der Temperatur und das Pulszählen zu ersparen, die Fieberkurven für acht Tage im voraus aufgezeichnet hatte. — Bei auffälliger *Gewichtsabnahme* ist es zweckmäßig, die Nahrungsaufnahme zu überprüfen, da es manche Kranke, durch mangelnden Appetit unterstützt, darauf absehen, durch ungenügende Nahrungszufuhr Haftunfähigkeit und damit die Entlassung zu erreichen. Dauernde *Durchfälle* werden vorgetäuscht durch Verrühren des Kotes mit Wasser oder Harn. Mitunter werden bei der ambulanten Untersuchung *fremde Befunde* vorgelegt, Röntgenaufnahmen, Elektrokardiogramme anderer Personen. Uns legte ein Kranker die Röntgenaufnahme seines schwerkranken Vaters (gleicher Familienname!) vor. Über weitere Täuschungsmöglichkeiten wird im Abschnitt über Selbstbeschädigung zu berichten sein. Im allgemeinen Strafvollzug werden Täuschungsversuche meist durchgeführt, um auf die Krankenabteilung verlegt zu werden oder in der Hoffnung auf mildere Beurteilung der Straftat.

Derartige plumpe Täuschungsmanöver, wie sie bisher aufgeführt wurden und die im Gefängnis eine Häufung erfahren, sind als *Simulation* zu bezeichnen, unter der nach Stefan die bewußte Vorspiegelung von Krankheitszeichen zu verstehen ist. Es kann sich dabei um die Vortäuschung von Krankheitszuständen des Körpers oder des Gemüts- und Seelenlebens handeln. Simulation ist nach Utitz mehr als eine Lüge. Es handelt sich bei ihr nicht allein um eine falsche Aussage, sondern sie bedingt bestimmte Handlungen, die die Lüge noch bestärken. Der Häftling erstrebt durch derartige Versuche einer Krankheitsvortäuschung persönlichen Vorteil. Es liegt dem Arzt seiner Einstellung nach zunächst fern, an derartige Schwindeleien zu denken, wiewohl der Arzt von heute durch manche bedenklichen Erscheinungen in der Sozialversicherung gewitzigt, schon eher auf den Gedanken kommt, hintergangen zu werden. Doch heißt es auf der Tuberkulosestation des Strafvollzugs besonders aufmerksam, hellhörig und nicht zu vertrauensselig zu sein. Namentlich wenn ein auffälliges Mißverhältnis zwischen dem geringen objektiven Befund einerseits und gewissen subjektiven Erscheinungen andererseits, die sich dem Gesamtbild nicht einfügen, besteht, wenn Störungen immer wieder auftreten oder Krankheitserscheinungen in unverständlicher Weise der Behandlung trotzen, so ist unbedingt an eine Täuschungsmöglichkeit zu denken. Ist z. B. der Verdacht einer *künstlichen Schädigung* erst einmal aufgetaucht, so ist es erforderlich, den Verdachtsmomenten genau nachzugehen. Nötigenfalls mit Hilfe des vorliegenden Schrifttums über ähnliche Fälle wird sich dann die Angelegenheit oft rasch klären lassen (MAYER, NÜRNBERGER, SEIBERT u. a.).

Auch *vorgetäuschte Geistesstörungen* gibt es in der Haft. Ebenso wie das organisierte Verbrechertum körperliche Krankheiten häufig durch gegenseitige Unterrichtung vortäuscht, so lange es ein solches überhaupt gibt, ebenso muß man nach WILMANS mit einer starken Verbreitung zielbewußter und zweckmäßig durchgeführter Simulation von Geisteskrankheiten unter den Gewohnheitsverbrechern rechnen. Mit dieser aus reicher Erfahrung geschöpften Ansicht stellt er sich bewußt in Gegensatz zu anderen landläufigen Anschauungen. Die Klärung des Falles wird immer dem erfahrenen Psychiater zu überlassen sein. Wenn der Arzt das plumpe Manöver des „wilden Mannes", eine gespielte Ohnmacht, Stummheit, Unansprechbarkeit oder psychogenes Theater nicht erkennt und womöglich durch ungerechtfertigte Bescheinigungen Verhandlungsunfähigkeit, Zweifel an der Zurechnungsfähigkeit anerkennt oder den Häftling fälschlicherweise in die Heilanstalt überweist, kann er sich leicht zum Gespött abgefeimter Berufsverbrecher machen. Diese wissen aus den Bescheinigungen und dem Entlassungsschein der Irrenanstalt reichlich Kapital zu schlagen, wenn sie ihre verbrecherische Tätigkeit inzwischen wieder begonnen haben. Bei ihrem Aufenthalt in der Heil- und Pflegeanstalt haben sie dann den Geisteskranken allerhand abgesehen, das sie in Zukunft gut verwenden können.

Nicht immer gelingt die eindeutige Überführung eines schwindelhaften Verhaltens. Es gibt Häftlinge, die umfangreiche Erfahrungen beim Aufenthalt unter Geisteskranken in der Heilanstalt gesammelt haben. Besonders gern wird versucht, nicht selten durch eine natürliche schauspielerische Befähigung unterstützt, eine Depression vorzutäuschen. Wird nun ein sich während der ärztlichen Visite schwer gehemmt und mutistisch verhaltender Häftling überraschend bei anderer Gelegenheit entweder recht gesprächig befunden oder wie er sich heimlich Nahrungsmittel zustecken läßt oder Kassiber (= heimliche schriftliche Mitteilung Gefangener untereinander oder an Dritte außerhalb des Gefängnisses, nicht selten in Geheimschrift oder als Zeichnung, Lageplan) geschrieben hat, dann kann die Sachlage mit einem Schlag geklärt sein. Meist gibt der so Überführte dann schnell sein täuschendes Verhalten auf. — Die Simulation als Vortäuschung geistiger Störungen ist ähnlich wie die Lüge eine psychische Ausweich- oder Verteidigungsreaktion. Oft aber liegt nicht ein klarer verstandesmäßig bewußter Vorgang vor, als vielmehr ein halb unbewußtes, dranghaftes Hineingleiten in simulatives Verhalten. Es kommt vor, daß ein Simulationsversuch zu einer echten psychogenen Störung mit Simulationsfärbung führt (BIRNBAUM). Namentlich primitiver veranlagte Menschen neigen zur Simulation. Jedenfalls ist sie als solche meist viel schwieriger zu erkennen, als man früher angenommen hatte. Die neuere Psychiatrie ist daher mit der Annahme einer „Simulation" sehr viel vorsichtiger geworden. Eindeutige Krankheitszeichen, die ein simulatives Verhalten beweisen könnten, gibt es nicht. Nach BUMKE ist überhaupt die Unterscheidung der psychogenen von den übertriebenen und vorgetäuschten Krankheitszeichen grundsätzlich unmöglich. — Außerdem ist der Nachweis solcher Symptome noch kein Beweis dafür, daß keine geistige Erkrankung vorliegt. Es ist daher *große Zurückhaltung bei der Annahme einer Simulation* angezeigt. Am besten wird der Arzt den Begriff der Simulation dort, wo nicht grobe Täuschungsmanöver offensichtlich zutage liegen, meiden und von psychogener Reaktion sprechen, da es fraglich bleibt, wieweit sich ein „solcher Kranker über das Wesen der von ihm gebotenen Symptome und über die Möglichkeit, sie zu unterlassen oder zu beseitigen, selbst klar ist". Oft besteht, wie BRAUN ausführt, bei der „Simulation" eine unentwirrbare Verwicklung von bewußt-Körperlichem und halbbewußt-Automatisiertem, von Schwindel und psychopathischen Persönlichkeitseigenschaften, von Nachahmung und Vortäuschung.

Das Beispiel eines schweren *Rentenbetrugs* eines Tuberkulösen veröffentlichte MÜLLER-HESS. Dabei gelang es dem Simulanten über 15 Jahre durch betrügerische Machenschaften eine schwere Lungen- und Kehlkopftuberkulose vorzutäuschen und sich eine Rente zu erschwindeln, die der Sozialversicherung einen Schaden von Zehntausenden von Mark verursachte. Gründliche, sachverständige Untersuchung wird derartige Betrügereien verhindern können. Zu solchem Verhalten neigen Menschen, worauf MÜLLER-HESS hinweist, deren „gesamte Lebensäußerungen dem einen Gedanken und Ziel unterstellt werden, sich auf Kosten der Allgemeinheit einen Lebensunterhalt zu sichern. Daß derartige Persönlichkeiten gelegentlich auch erhebliche Schmerzen erdulden, widerspricht erfahrungsgemäß nicht einer solchen Erklärung". —

Auch von der Neigung zu kleinen *Diebstählen* ist in den Berichten der Tuberkuloseheilstätten immer wieder die Rede. — Niederträchtiges *Denunzieren* von Mitinhaftierten, Aufhetzen oder bösartiges Verhalten, indem etwa ein Häftling unserer Abteilung sich weigerte, die Schwester über die eingetretene Lungenblutung eines Mitkranken zu verständigen, werden häufig beobachtet. — Gelegentlich finden sich Kranke unter gegenseitiger seelischer „Ansteckung" schnell zu aufbegehrendem und *drohendem Verhalten* zusammen. Dabei läßt sich der Einzelne unter Aufgabe seiner sonstigen Denk- und Handlungsweise mitunter zu überraschend unkritischen und unverantwortlichen Äußerungen drängen. Beschwert sich nur *ein* Häftling, dann rotten sich immer gleich sämtliche Häftlinge gegen das Personal zusammen, während auf einer offenen Abteilung sich meist noch Kranke finden, die zu vermitteln suchen oder eine Entschuldigung finden. Allen Anzeigen und Aussagen der Häftlinge gegenüber wird man äußerst kritisch sein müssen, was kaum erwähnt zu werden braucht. Oft wird das Personal fälschlich beschuldigt. *Anschuldigungen gegen das Personal* sind aber nicht selten schwer zu beurteilen, da man gelegentlich tatsächlich auf schwere Verfehlungen des Personals stößt. Neben genauer Feststellung des Sachverhalts wird man die Persönlichkeit des Klageführenden sowie der Zeugen hinsichtlich ihrer Glaubwürdigkeit eingehend berücksichtigen müssen. Besondere Vorsicht ist bei Schwachsinnigen, Hysterischen und pseudologistischen Psychopathen geboten (LEPPMANN). Bisweilen handelt es sich auch um Anzeigen Geisteskranker, die auf wahnhaften Erlebnissen beruhen. Sie sind anfangs als solche vom Nichtfachmann nicht immer leicht zu erkennen. In schriftlichen Auslassungen, etwa in einem Brief, ist es mitunter schwer, Abnormes zu erkennen. In Zweifelsfällen sind derartige Personen daher einem erfahrenen Psychiater vorzustellen. — Der Tatbestand der falschen Anschuldigung im Zusammenleben der Menschen ist übrigens keineswegs ein harmloses Gelegenheitsdelikt. Nach Untersuchungen von GESCHKE zeigte es sich auf Grund der Gerichtsakten, daß die Täter bei Begehung der falschen Anschuldigung in der überwiegenden Zahl nicht das erste Mal kriminell wurden, sondern ihnen ein Hang zu krimineller Betätigung zukam. Ältere Jahrgänge, und zwar besonders Frauen, waren im Vergleich zur Gesamtkriminalität besonders stark (zeitweilig bis zu 54%) unter den Verurteilten vertreten. Man muß sich hüten, Maßnahmen anzuordnen, die die Gefangenen zur Lügenhaftigkeit verleiten könnten. Spitzeltum ist als verwerflich zu kennzeichnen und zurückzuweisen. —

Bei kriminellen Verfehlungen spielt die *sexuelle Spannung* eine nicht unbedeutende Rolle. Von der Sexualität *Tuberkulöser* war bereits die Rede (S. 24). Wenn nach neueren Untersuchungen (nach Ablehnung früherer übertriebener Behauptungen) mit einer Steigerung der sexuellen Spannung bei Tuberkulösen zu gewissen Zeiten zu rechnen ist, so wäre es nur recht und billig, im Falle einer *strafbaren Sexualhandlung* eines

Tuberkulösen dieser Frage im Einzelfall nachzugehen und den tuberkulösen Infekt bei Beurteilung der Täterpersönlichkeit mit zu berücksichtigen. Dabei sollte bei der Rechtsprechung wie bei den bessernden Maßnahmen in angemessener Weise ein Unterschied zwischen solchen Sexualdelikten gemacht werden, die für die Gesellschaft eine Bedrohung darstellen und solchen, die sich lediglich als eine Belästigung auswirken [KREBS, ZfStVo 10, 288 (1961)]. Über das große Gebiet der Sexualpathologie unterrichten die Lehrbücher der Psychiatrie und Gerichtlichen Medizin. Die eigentlichen Sittlichkeitsverbrecher sind meist psychisch abnorm.

Echte angeborene *Steigerung* der sexuellen Erregbarkeit wird bei Imbezillen und manchen Psychopathen angetroffen. Vorübergehende Steigerung der Libido wird bei manchen epileptischen Erregungen und gewissen Geschwülsten des Orbitalhirns beobachtet (O. BUMKE). Zu strafbaren Sexualhandlungen vermögen, durch Wegfall von Hemmungen oder Urteilsschwäche, Paralyse, krankhaftes Senium (SCHULTE), Manie, manche Gehirntumoren zu führen. Beim *Exhibismus* werden häufig epileptoide Züge oder ausgesprochene Epilepsie, Schwachsinn, Psychopathie, Alkoholismus, Psychosen nachzuweisen sein, mitunter aber ist kein abnormer Befund zu erheben. Auch bei Senilen kommen exhibistische Akte, besonders nach Alkoholgenuß, vor. Sexueller *Mißbrauch von Kindern* findet sich ebenfalls bei Senilen, bei impotent gewordenen Trinkern, Pubertierenden oder solchen, die aus irgendwelchen Gründen keinen normalen Kontakt zum weiblichen Geschlecht finden. Auch von *Schizophrenen* werden gelegentlich Sexualverbrechen begangen. Weibliche Schizophrene landen nicht selten bei der Prostitution. *Schwachsinnige* werden unter den Prostituierten zu etwa 30% betroffen, unter den Sittlichkeitsverbrechern zu 36,5% (O. BUMKE). *Homosexuelle* Fehlhandlungen werden bei sexueller Abstinenz, besonders in Strafanstalten oder im Gefangenenlager, von Normalen begangen. Es gibt berufsmäßige Homosexuelle, männliche Prostituierte. Bei manchen Homosexuellen zeigen sich schon in frühester Jugend Anzeichen von sexueller Abartigkeit. *Notzucht* begehen vielfach Normale, öfters Schwachsinnige und epileptoide Psychopathen. *Blutschande* pflegen Schwachsinnige oder verkommene Trinker zu begehen. *Sodomie* kommt vor bei Imbezillen, Epileptikern und gesunden, ästhetisch stumpfen Menschen.

Unter unseren tuberkulösen Häftlingen befand sich eine Reihe von *Zuhältern*, da es sich um eine Abteilung in Großstadtnähe handelte. Der Zuhälter ist der Geliebte der Dirne, der sie zur Ausübung der Prostitution antreibt und an ihren Einkünften teilnimmt. Zu dem Meinungsstreit über die Persönlichkeit derselben, ob sie nämlich zu dem „kriminell aktivsten Gesindel" (GUCKENHEIMER), besonders zu den gemütsrohen, gemeingefährlichen Verbrechern gehören oder zu „den Dirnen durchaus unterworfenen" psychopathischen Schwächlingen gehören, deren psychische Struktur durch ihre „Passivität" bestimmt sei, läßt sich nach unseren Feststellungen sagen, daß beide Typen auf der Tuberkuloseabteilung vorkamen. Der bei weitem überwiegende Teil der von uns Beobachteten gehörte jedoch nicht zu den aktiv gefährlichen triebstarken Verbrechern; die meisten waren in der Tat mehr passive Naturen, die eine leichte bis mittlere Kriminalität hinsichtlich anderer Vergehen zeigten, als „bel ami" zu den Frauen in vielfachen Beziehungen standen und von arbeitsscheuer, verschlagener Art waren. Sie zeigten im wesentlichen die von HAUKE eingehend geschilderten zahlenmäßig belegten Merkmale des Zuhälters: Arbeitsscheu von Jugend auf, Unlust zur Erlernung eines festen Berufes, starke Neigung zur Bettelei, zu Müßiggang und Landstreicherei sowie den damit verbundenen Delikten, frühzeitig einsetzende häufige kriminelle Betätigung (im Alter unter 25 Jahren waren bereits 80% vorbestraft) und schließlich Annäherung an die Prostitution, um ein müheloses Einkommen zu haben. Dagegen fand sich keine Neigung zu schwerster Kriminalität (3%) und zu Gewaltverbrechen. Manche betätigen sich auch als Erpresser oder Mädchenhändler. — Der Zuhälter läßt sich danach als *Sondertyp des arbeitsscheuen Berufsverbrechers* kennzeichnen. Gegenüber ihrer Krankheit zeigten sich unsere Kranken häufig leichtsinnig und uneinsichtig, gegenüber ihrem weiblichen Anhang in ihrem hygienischen Verhalten als Tuberkulöse verständnislos und rücksichtslos.

Nach systematisch durchgeführten Untersuchungen über die Tuberkulose der *Prostituierten* kommt der spanische Arzt CERVIÁ zu dem Ergebnis, daß sich die Prostituierten vielfach erst in sehr schlechtem Zustand in Behandlung begeben. Ihre Beaufsichtigung hinsichtlich einer *Tuberkulose* stellt eine wichtige sozialmedizinische Aufgabe dar. Nach Ansicht von CERVIÁ wird man bei ihrem oft völlig undisziplinierten Verhalten ohne Zwangsabsonderung meist nicht auskommen. Neuere Betrachtungen über das soziologische bzw. sozialpathologische Problem der Prostitution sowie die Behandlung und Resozialisierung dieses Personenkreises finden sich bei BORELLI und STARK sowie HERREN.

5. Inhaftierungsfolgen

Eine bedeutsame Rolle spielen im Strafvollzug die sogenannten *Haftreaktionen.* Der nichtkriminelle Tuberkulöse unterwirft sich während der Dauer einer Tuberkulosebehandlung mit ihrer veränderten Lebensweise im offenen Krankenhaus oder in der *Lungenheilstätte* freiwillig über längere Zeit einer erheblichen Freiheitsbeschränkung. Die bei weitem überwiegende Mehrzahl der Patienten leidet seelisch unter der Kur, ihren Bedingungen und Begleiterscheinungen (BOENING u. BRAEUNING). Je nach der Persönlichkeitsart des Einzelnen kann es bekanntlich durch ein längeres Heilverfahren zu mancherlei psychischen Veränderungen, zu pathologischen Entwicklungen kommen. Es kann dahin führen, daß sich der Kranke nach der Entlassung im Leben nicht mehr zurechtfindet. Er schließt sich von seiner Umwelt ab, wird zum Egoisten, Nörgler, verbitterten Einzelgänger, verspinnt sich in eigene, manchmal paranoide Gedankengänge, stumpft ab, wird träge, entschlußlos, verliert den Maßstab zwischen sich und der Wirklichkeit der Umwelt, wird krankhaft reizbar oder zeigt andere psychische Folgeerscheinungen des Anstaltsaufenthaltes, wie sie häufig beschrieben wurden.

Der erzwungene Freiheitsentzug durch die *Inhaftierung* vermag noch wesentlich andere Folgen nach sich zu ziehen, wie sie aus dem Strafanstaltsmilieu vielfältig bekannt sind. Durch den überraschenden Eintritt der Festnahme nach Entdeckung der Tat kann es zu schockartiger seelischer Wirkung kommen. Das plötzliche Herausgerissensein aus der Familie und den gewohnten Lebensverhältnissen, der Aufenthalt in dem einfachen kahlen Raum des Gefängnisses mit dem Guckloch in der Tür, anfangs meist in Einzelhaft, der einförmige Tagesablauf und die ungewohnt langen Nächte, die fehlende Möglichkeit zur Aussprache mit Verwandten und Bekannten und damit die Neigung zur Selbstbeobachtung; weiter das Überdenken der Straftat mit ihren Folgen, die richterlichen Vernehmungen, die Angst vor der Strafe, überhaupt die Ungewißheit und angstvolle Erwartung hinsichtlich der Entwicklung des Strafverfahrens als auch des weiteren Verlaufs der allgemein gefürchteten eigenen tuberkulösen Krankheit, die Verurteilung, die Sorge um die Familie, die Eingliederung in eine strenge Ordnung, dies alles und manches andere — letzten Endes immer wieder die abnorme Lage während des Freiheitsentzugs im Gefängnis — vermögen den Kranken je nach seiner charakterlichen Eigenart, namentlich zu Beginn der Haft so zu entsetzen und zu erschüttern, daß manche Kranke seelisch aus dem Gleichgewicht geraten und in einen pathologischen seelischen Zustand gleiten. Nicht jeder Häftling ist in der Lage, sich gleichgültig und unempfindlich in eine solche fremdartige Lage zu fügen. Häufig stellt sich dann als einziger Ausweg die *neurotische Reaktion* ein. Mitunter ist die seelische Erschütterung, Verzweiflung, Zerrüttung bereits im Leben *vor* der Einlieferung in die Haftanstalt durch allerhand Widrigkeiten soweit fortgeschritten, daß der dann in der Haft auftretende seelische Ausnahmezustand lediglich das Endglied des pathopsychologischen Geschehens darstellt. Wurde die Tat bereits in engem Zusammenhang mit einer Neurose begangen, so werden deren Zeichen bei der Aufnahme in die Haftanstalt noch erkennbar sein. Die Erschütterung ergreift nicht nur den erstmalig, nicht oder gering schuldig Verhafteten, körperlich schwächliche, psychopathische Naturen, wie häufig angenommen wird, sondern auch robuste, unkompliziert erscheinende, auch ältere erfahrene haftgewohnte Verbrecher (GRUHLE). Mehr als jede andere Straftat belastet die *Untersuchungshaft,* also die Zeit vor dem Spruch des Richters, seelisch den Verhafteten. Hier kommen denn auch, besonders in ihrem Beginn, Selbstmorde gehäuft zustande. Die Untersuchungsgefangenen bedürfen daher mehr als andere der Betreuung durch den Arzt (S. 117). — Natürlich wird mit der Haftstrafe auch eine *seelische Einwirkung* auf den Unrechttäter bezweckt. Durch die mit dem Strafvollzug verbundene unbehagliche Umgebung und leibseelische Bedürfnisbeschränkung sollen strafzweckwirksame und dauerhafte Gegenantriebe gegen zukünftige strafbare Anreize gegeben werden. Die Strafbehandlung soll aber auch zum Besseren leiten und resozialisierend wirken. Sie sollte daher niemals so beschaffen sein, daß sie den Gefangenen körperlich und seelisch völlig niederdrückt oder gar schädigt. Ausschlaggebend für die Enstehung von seelischen Haftwirkungen können Haftort, Haftdauer, Anstaltsklima und Art der Strafbehandlung werden. Je nach der *Form der Verwahrung,* der Detention (lat. detentio = Gefangenhaltung, Gewahrsam), wie der Fachausdruck lautet, wird der seelische Druck verschieden stark sein. Der gleiche Anstaltstyp vermag durch Einrichtung und Führung eine wesentlich unterschiedliche Wirkung auf die Psyche der Insassen auszuüben. — Im neueren Strafvollzug sucht man alle einzelnen Faktoren gebührend in Rechnung zu setzen, um ungute Wirkungen der Freiheitsstrafe zu vermeiden. Für die Entstehung seelischer Störungen sind jedoch weniger die äußeren Belastungsmomente als vielmehr die in der Persönlichkeit des Häftlings gelegenen *Reaktionstendenzen* maßgebend. Alter und Geschlecht, Gesundheit und Krankheit (z. B. auch Tuberkulose), Herkunft und Beruf, Charakter und Intelligenz, innere Schwäche, Einstellung zum Staat und zur eigenen Tat u. v. a. m. spielen eine große Rolle. Immer wird das Mißverhältnis zwischen Haftschädlichkeiten und seelischer Widerstandkraft die entscheidende Wirkung abgeben. Die haftpsychotische Disposition wird im allgemeinen Begleiterscheinung einer psychopathischen Veranlagung sein. Sie findet sich häufig bei den Gewohnheitsverbrechern. Doch kann man nach neueren Erfahrungen sagen, daß letzten Endes *jeder* Mensch bei entsprechenden Bedingungen — die höchst unnatürlichen Lebensbedingungen der Haft kann man dazu rechnen — neurosefähig ist. — Die während der Haft auftretenden *echten* Geisteskrankheiten werden an anderer Stelle einer besonderen Betrachtung unterzogen werden (s. u.).

Als *Haftfolgen* finden sich häufig allgemein-nervöse Erscheinungen und andere vielgestaltige psychische Zustandsbilder beim Häftling. Infolge Verstärkung psychopathischer Charaktereigenheiten durch Haft und tuberkulöse Erkrankung werden die zahlreichen abnormen Kriminellen meist eine erhebliche Belastung für den Vollzug. Je nach Anlage des Häftlings wird dann reaktiv im Zustandsbild mehr eine depressive, hypochondrische, paranoide, hysterische oder zynische Komponente erkennbar sein. Diese sowie querulatorische oder explosible Tendenzen können zu dauernden Quengeleien, zu lügenhaftem, aufhetzerischem oder aggressivem Verhalten, oft mit ständiger Beanspruchung von Ärzten und Personal führen.

Unter *Haftreaktion* oder Haft-„psychose" (BIRNBAUM, GRUHLE, PIETSCH, SCHNEIDER) ist nicht eine einheitliche Krankheitsgruppe zu verstehen, sondern es handelt sich um sehr verschiedenartige psychogene Störungen, die lediglich das gemeinsam haben, daß ihre Entstehung mit der Besonderheit der Haft, d. i. ihren unnatürlichen Lebensbedingungen, in Zusammenhang steht. Man unterscheidet die *akuten,* mit stürmischen Symptomen einhergehenden, meist unmittelbar nach der Inhaftierung auftretenden und die *chronischen* Formen, die sich bei langer Strafdauer, im besonderen bei lebenslänglicher Haft herausbilden.

Als Reaktion auf die Verhaftung treten, namentlich bei „Erstmaligen" durch starke affektive Erregung im Beginn der Haft, akute Erregungs- und Verstimmungszustände oder ängstliche Verwirrtheit auf, wobei auch Simulationsgedanken und der Wunsch nach vorgeblicher oder tatsächlicher Geisteskrankheit eine Rolle spielen mögen. Die Zahl der Gefangenen, bei denen sich zum Ertragen der Haftsituation das Ausweichen in die neurotische Reaktion als einziger Ausweg einstellt, ist recht erheblich. Es handelt sich um einen aus verständlichen Motiven hervorgegangenen seelischen Notzustand, der ärztlicher Hilfe bedarf. Solche neurotischen Reaktionen, bei stärkeren Graden auch als Situations- oder Gefängnis-„Psychosen" bezeichnet, sind zwar heilbar, vermögen den Betroffenen jedoch mitunter tief in einen psychogenen Ausnahmezustand zu verstricken z. B. in einen psychogenen Dämmerzustand, in Pseudodemenzzustände, in psychogene Wahnbildungen. Nicht selten ist ein Haftstupor, der auch als Ganserscher Ausnahmezustand bezeichnet wird (von dem Dresdner Psychiater GANSER [1898] genauer beschrieben). Er ist gekennzeichnet durch scheinbare Desorientierung, Danebenreden, unsinnige Falschantworten, scheinbare Verblödung nach der Art, wie sich der Kranke eine Geisteskrankheit vorstellt. — Erregungszustände, als „Haft- oder Zuchthausknall" vom Personal der Strafanstalten bezeichnet, gehen einher mit Lärmen, mit Demolierung der Zelle oder schwersten körperlichen Angriffen. Andere Häftlinge neigen zu heftigen Affektausbrüchen, indem sie dann laut aufschreien, toben und wild in der Zelle umherlaufen. Vielfach ist es Angst, die sie auf diese Weise abreagieren. Bei anderen ist es das plumpe Manöver, den „wilden Mann" zu spielen, um besonderen Eindruck zu machen und dieses und jenes zu erreichen. Als auf der Strafvollzugsabteilung der Tuberkulösen einer unserer Häftlinge die Inneneinrichtung seines Raumes in einem Wutzustand über das ihm vermeintlich nicht gewordene Recht zerschlägt und sich verbarrikadiert, geschieht dies offensichtlich nicht aus dem Grund, den Geisteskranken zu spielen, sondern als pathologische Reaktion mit höchster affektiver Wucht eines psychisch abnormen, explosiblen Menschen, der unter stärkster innerer Spannung stand und für ihren Ausgleich keinen anderen Ausweg fand. Derartige aggressive Tendenzen (Trotzreaktionen) spielen in der Strafanstalt eine erhebliche Rolle. Sie wenden sich teils gegen die Umgebung, z. B. durch herausforderndes Verhalten gegenüber dem Anstaltspersonal, Arbeitsverweigerung u. ä., oder gegen die eigene Person, etwa in Form einer Selbstbeschädigung, als Fremdkörperschlucken, Nahrungsmittelverweigerung (s. u.). Diese Reaktionen lassen mehr oder weniger deutlich die Absicht, etwas zu erreichen, erkennen. Es wäre aber verfehlt, solche stark gefühlshaltigen Ausbrüche immer einfach als klar bewußte, „boshafte" Aktionen anzusehen. Es sind keine Aktionen, sondern Reaktionen. „Zwischen einem bewußten zielgerichteten Streben und der unbewußten Zielstrebigkeit einer neurotischen Reaktion besteht aber der ausschlaggebende Unterschied von Aktion und Reaktion, von bewußter Tat und unbewußtem Geschehenlassen, von der Ethik des bewußten Lebens und dem Verfall in Neurose ... Sie alle (die Haftreaktionen) sind in Gefahr, verkannt zu werden, weil es im Gefängnis außerdem viel bewußte Vortäuschung gibt, die sich ähnlicher Mittel bedient" (PIETSCH). In anderen Fällen, namentlich wenn der Kranke an der Auslösung des Ausnahmezustandes beteiligt ist, zeigt sich ein mehr kindisch-läppisches, puerilistisches Verhalten. Insgesamt können all diese Verhaltensweisen im allgemeinen als psychogen-reaktive Zustände auf die begangene Straftat und die Haftsituation angesehen werden, und zwar als eine Art Fluchtversuch, der unlösbar erscheinenden Situation vorerst zu entweichen. — Neben der rein reaktiven Haftpsychose gibt es aber nicht selten auch Ausnahmezustände, die offensichtlich als wunschunterbaut und simulationsentsprungen anzusehen sind, wobei sich der Häftling von einer scheinbar geistigen Störung einen Vorteil verspricht. Manche Häftlinge geraten von dem anfangs zweckgewollten Verhalten allmählich in einen echt hysterischen, nicht mehr in ihrer Gewalt stehenden Ausnahmezustand hinein. Besonders manche psychopathischen Gewohnheitsverbrecher gleiten mit Leichtigkeit in jeder neuen kriminellen Situation wieder in die Haftpsychose hinein, zumal wenn durch mehrfach eingetretenen Erfolg im Strafverfahren oder in der Strafvollstreckung diese „Flucht in die Haftpsychose" gebahnt wurde (GRUHLE). — Außer den großen klassischen Formen von Haftreaktionen begegneten uns auf der Tuberkuloseabteilung des Strafvollzugs immer wieder weniger ausgeprägte psychogene Zustandsbilder, die sich bei zweckmäßigem Verhalten von Arzt und Personal bald wieder beseitigen ließen. — PIETSCH weist neben dem Ausweichen in die neurotische Reaktion noch auf andere Formen der Nichtbewältigung der Haftsituation hin, und zwar auf die zynische und schwächliche Anpassung an die Haftsituation. Es gibt zahlreiche aktive Kriminelle, die unter zynischer Ablehnung jeglicher Beeinflussung zum Besseren, sich der Haft anpassen. In gefährlicher Weise übertragen sie in der Zellengemeinschaft ihre antisoziale Gesinnung auf andere Häftlinge. — Andere Gefangene gewöhnen sich so an das Anstaltsleben und verkümmern menschlich, besonders in der Einzelhaft, derart, daß sie nach der Entlassung aus allgemeiner Lebensschwäche und Haltlosigkeit Schutz und Geborgenheit der Anstalt beschleunigt wieder aufsuchen, indem sie sofort wieder rückfällig werden. Gefangene beider Gruppen leiden nicht eigentlich unter den abnormen Haftverhältnissen. Daher gelingt es dem Psychotherapeuten nicht, mit ihnen in Kontakt zu kommen. — Wie PIETSCH feststellte, bewährten sich diejenigen Gefangenen, die im Gefängnis durch heftige Reaktionen — als Ausdruck ihrer Auseinandersetzung mit dem Schicksal — aufgefallen waren, nach der

Entlassung in der Freiheit (sofern es sich nicht um Psychopathen handelte) besser und neigten weniger zu Rückfällen als diejenigen Gefangenen, die sich reaktionslos der Haftsituation anpaßten.

Während der *späteren Strafhaft* führen neben dem allgemeinen Haftmilieu besondere Einzelerlebnisse mit Aufregung und Angst zur pathologischen Reaktion, so etwa ein Verhör, eine zusätzliche Disziplinarstrafe, Isolierung, eine schlechte Nachricht aus der Familie, ein abgelehnter Antrag auf ein Wiederaufnahmeverfahren, ein abgewiesenes Gnadengesuch oder eine falsche Behandlung durch das Pflegepersonal oder den Arzt. Bei manchen Häftlingen kommt es zu einem Zustand der erhöhten Reizbarkeit, des Mißtrauens gegenüber allen Personen ihrer Umgebung, zur Auflehnung und Meuterei, ähnlich wie sonst bei Menschen, die gezwungen sind, in eintöniger Umgebung zu leben („Stacheldrahtkrankheit"). Mitunter können allmählich sehr hartnäckige chronische Wahnbildungen, hauptsächlich als Verfolgungs- und Querulantenwahn, in Gang kommen. Andere verspinnen sich in Phantasmagorien, um über die Eintönigkeit und sonstigen Unannehmlichkeiten der Strafhaft hinwegzukommen. Angstzustände und Gesichtstäuschungen treten auf. Schließlich werden Persönlichkeiten im Strafvollzug angetroffen, die sich von Anfang an in eine derartige brutale Widersetzlichkeit verrennen, daß sie, jedem Zuspruch völlig unzugänglich, dem festen Haus einer Heil- und Pflegeanstalt überwiesen werden müssen (GRUHLE).

Eine lange Dauer der Haft bewirkt, bei dem einen früher, dem anderen später, durch die unphysiologische Lebensart, bei Einzelhaft etwa nach drei Monaten, gewisse, wiederum unterschiedliche eigenpersönliche, somatopsychische *nachteilige Folgen*. Die Abgeschlossenheit in engem Raum führt zu einer Rückwendung des Seelenlebens nach innen, zur Selbstbeobachtung, nicht selten mit hypochondrischen Gedankengängen, zu Tagträumen und Grübeln, zu Abstumpfung, falscher Beurteilung der eigenen Lage, auch zu Überempfindlichkeit. Bekannt ist die Überreizung des Gehörssinnes, das ständige Horchen auf jeden geringsten Laut in der Anstalt. Belastend wirkt sich die sexuelle Not aus durch nervöse Erscheinungen. Manche Gefangene werden apathisch, andere neigen zu Erregungszuständen. Verständlich ist der Versuch, mit anderen Gefängnisinsassen oder mit der Außenwelt in Verbindung zu treten, ebenso der Drang zur Flucht. — Mit solcherlei psychischen Erscheinungen einhergehend, sinkt die *körperliche Spannkraft*. Ungenügende Bewegung in frischer Luft, Ernährung in Form der Massenverpflegung vermögen zum Absinken der immunbiologischen Abwehrlage besonders beizutragen. Es wächst die Gefahr der tuberkulösen exogenen und endogenen Reinfektion und damit die Möglichkeit zur Entstehung einer Neuerkrankung an Tuberkulose. Die allgemeine, anatomisch und physiologisch nicht recht faßbare Widerstandskraft sinkt gegenüber Infektionen. Besonders in Zeiten allgemeiner Lebensmittelverknappung machen sich die Folgen der Unterernährung bei den Gefangenen, die nicht in der Lage sind, sich zusätzliche Nahrungsmittel zu verschaffen, früher als bei der Bevölkerung bemerkbar. Mehr oder weniger ausgeprägte Dystrophien werden beobachtet. Namentlich steigt dann die Erkrankungsziffer der Tuberkulose bei den Gefangenen rasch an. Der erhebliche Proteinmangel eines chronischen Hungerzustandes, wie er in den Kriegsjahren in der Haftanstalt praktisch gegeben war, führt zu ausbleibender Antikörperbildung (GIESE). Die exogene Stimulation, die spezifisch (Tuberkelbakterium) und unspezifisch (Unterernährung, mangelnde Belichtung, Toxine u. a.) bedingt sein kann, vermag zur „Lockerung" eines Narbenherdes zu führen, der dadurch die Bakterien zur Neuherdbildung frei werden läßt (GRÄFF). Eine Tuberkulose aber, die im Hungerzustand erworben wird, verläuft nach GIESE exsudativ, ist also besonders bedrohlich. Ärztlich hat daher alles zu geschehen, um die leibseelischen Störungen, die ineinander übergehen, soweit als möglich zu vermeiden (s. u.).

Im Verlauf *langfristiger Freiheitsstrafen*, im besonderen bei den sogenannten „Lebenslänglichen", werden mitunter paraphrene Schizophrenien (O. BUMKE) beobachtet. Auch schwere Persönlichkeitsveränderungen mit seelischer Abstumpfung können sich einstellen, so daß man von einer spezifischen Psychose der „Lebenslänglichen" gesprochen hat. Durch freiere Bewegungsmöglichkeit, Beschäftigung mit landwirtschaftlichen Arbeiten o. ä. versucht man, den unausbleiblichen Niedergang menschlichen Wesens zu verhindern. Von RÜDIN wurde der besonders im präsenilen Alter auftretende psychogene Begnadigungswahn beschrieben. In den Strafanstalten der Bundesrepublik befinden sich zur Zeit rund 500 „Lebenslängliche" (RANGOL). — *Differentialdiagnostisch* ist es von größter Wichtigkeit zu wissen, daß das Bild einer Haftreaktion Ausdruck einer beginnenden echten Psychose sein kann, einer schizophrenen, epileptischen oder manisch-depressiven Psychose, einer paralytischen oder senilen Demenz (O. BUMKE). Die Abgrenzung der psychogenen Haftreaktion gegenüber diesen Geisteskrankheiten kann außerordentlich schwierig sein. Dem Laien erscheint es naheliegend, daß die Insassen eines Gefängnisses durch ihren Aufenthalt daselbst geisteskrank werden können. Die Haft allein bedingt jedoch keine echte Geisteskrankheit. Fast stets wird sich eine psychopathische Konstitution mit der Neigung zu hysterischen Störungen oder eine Anlage zur Schizophrenie bei dem Auftreten einer Haftpsychose nachweisen lassen (O. BUMKE). Im allgemeinen treten zu Beginn der Haft, meist in der Untersuchungshaft, psychogene Zustände auf. Neuerkrankungen an Schizophrenie werden meist später im Verlauf der Haft nicht ganz selten beobachtet. Theoretisch ist nicht ohne weiteres abzulehnen, daß die Einflüsse der Haft auf die körperlichen Funktionen auch zur Entwicklung einer Schizophrenie beitragen könnten. Die *echten Psychosen* der Haft sind ihrem Ursprung nach, im Zustandsbild wie im Krankheitsverlauf durch den pathobiologischen Krankheitsprozeß, wie er von der allgemeinen Psychiatrie her bekannt ist, bestimmt; über eine gewisse „Haftfärbung" des Krankheitsbildes kommt es nicht hinaus (BIRNBAUM). — Während in den Strafanstalten im allgemeinen die psychopathischen Veranlagungen innerhalb der psychopathologischen Kriminalität überwiegen, finden sich in den Arbeitshäusern häufig echte Psychosen, meist als Defektzustand, z. B. Demenzpsychosen verschiedener Art, Schizophrenien, Alkoholismus.

6. Selbstbeschädigung. Kurzschlußhandlungen

Ein nicht seltenes Ereignis in der Haft ist die *Selbstbeschädigung* des Häftlings. Von der in einer akuten Erregung, gleichsam besinnungslos unternommenen Tat, über die in bewußt betrügerischer Absicht fortgesetzt ausgeführte Beschädigung, bis zum erfolgreich durchgeführten Selbstmord finden sich die verschiedensten Spielarten der Selbstbeschädigung. Wiederholte Selbstverstümmelung und systematisch unterhaltene Dauerschädigung eines Körpergewebes sind in der Haftanstalt keine vereinzelten Vorkommnisse. Ebensowenig einheitlich wie die Art der Durchführung sind offensichtlich die hierbei vorliegenden Antriebe zur Verletzung des eigenen Körpers. Die Selbstbeschädigungen sind in ihrer Dynamik keineswegs immer leicht zu beurteilen.

Überblickt man die im Schrifttum mitgeteilten Selbstbeschädigungen, so gibt es schlechthin keinen Körperteil, an dem nicht versucht worden wäre, eine krankhafte Veränderung künstlich hervorzurufen, die inneren Organe nicht ausgenommen. Da werden Verletzungen, Entzündungen, Phlegmonen an der Haut erzeugt und ebenso wie Wunden und Fisteln unterhalten, Augenverletzungen (z. B. mit Kopierstiftpulver) und Ohreiterungen hervorgerufen, Gliederverstümmelungen vorgenommen, Schwellungen und Stauungen bewirkt, Gelbsucht (durch Prontosil, Atebrin, Trypaflavin u. a.), Zuckerausscheidung im Harn, Nierenstörungen, Blutungen im Rektum u. v. m. hervorgerufen. Die bei der Lungentuberkulose am häufigsten vorkommenden Täuschungsversuche wurden bereits oben besprochen (S. 75). Um Reizhusten und katarrhalische Geräusche auf der Lunge hervorzurufen, wird vor der Untersuchung heftig geraucht. Von MANN wurde ein Fall mit Hämoptoë und künstlich erzeugtem rezidivierendem Pneumothorax, der durch Einführen von Nähnadeln in den Brustraum hervorgerufen wurde, bei einer Frau mit hysterischen Zügen beschrieben. Eine Art von Selbstbeschädigung stellt auch die Nahrungsverweigerung dar (s. u.). Bei nicht eindeutigen Krankheitsbildern wird man demnach auf der Strafvollzugsabteilung alsbald an eine Selbstbeschädigung denken müssen.

Wer sich selbst verstümmelt oder beschädigt, um eine Rente oder andere Vorteile dabei zu gewinnen, ist ein Betrüger. Ein großer Teil der Selbstverletzer ist geistig abnorm veranlagt. Die Ansicht von MÜLLER-HESS, daß sich die Zahl derartiger Vortäuschungsversuche nach den Erfolgsaussichten richtet und mit dem Zeitgeist wechselt, wird auch von anderen erfahrenen Kennern geteilt. — Oft mag der Beweggrund — woran meist auf Grund des ersten Eindrucks gedacht wird — der Versuch des Häftlings sein, sich irgendwelche persönlichen Vorteile zu verschaffen, also eine bewußte Krankheitsvortäuschung oder betrügerische Selbstbeschädigung vorliegen. Sei es nun, daß eine Befreiung von der Arbeit oder von der Einzelhaft erstrebt wird, die Überführung auf die offene chirurgische Abteilung als bessere Fluchtmöglichkeit oder bessere Verpflegung, Haftunfähigkeit, Mitleid vor dem Richter oder anderes mehr beabsichtigt ist. — Dennoch wäre es verfehlt, jede Selbstbeschädigung allein unter dem Gesichtspunkt der dolosen, betrügerischen Absicht zu sehen, sich ungerechtfertigterweise Vorteile zu verschaffen. Diese Annahme ist zu einfach. Vor allem F. LEPPMANN hat auf Grund langjähriger Erfahrungen versucht, die Motive der Eigenbeschädigung von Häftlingen einer vertieften Betrachtung zuzuführen. Es handelt sich bei der im Bereich des Abnormen liegenden Selbstverletzung häufig um ein verschlungenes seelisches Geschehen mit uneinheitlichen Antrieben. Von besonderer Bedeutung ist nach LEPPMANN die krankhafte seelische Verstimmung oder Spannung, die zur Ableitung innerer Not drängt und auch als Wutzustand sich in körperlicher Entladung auswirkt. Sei es in Form ernster Gewaltakte gegen die eigene Person bis zum Selbstmord oder bei den häufiger vorhandenen schwächlichen Naturen in entsprechend dürftigerer Reaktion, etwa als seichte Parallelschnitte der Haut. Man findet gelegentlich noch die Narben bei einem Patienten und kann dann nach LEPPMANN später geradezu die Diagnose der psychopathischen Reaktion während einer Gefängnishaft stellen. Mitunter sind aus den Äußerungen der Kranken als Beweggrund zur Tat neben einer starken Verstimmung auch Sexualnot, echter Selbstvernichtungswille oder krankhafte Empfindungen, die infolge hypochondrischer Überschätzung nach Ansicht des Häftlings vom Arzt nicht ernst genommen wurden, zu erkennen. Oft handelt es sich um Persönlichkeiten, die nur dem Augenblick leben und nach dem „Gesetz des kürzesten Weges" (MARX) einer triebhaften Einwirkung hingegeben sind, indem sie widerstandslos Einflüssen äußerer oder innerer Natur unterliegen. Bei zu schnellem Durchbrechen der Affekterregung kommt es zur *Kurzschlußreaktion* oder Primitivreaktion im Sinne KRETSCHMERs, nämlich zu einem gleichsam reflektorischen Reagieren, bevor noch das Erlebnis richtig aufgefaßt oder gar überdacht war. Es sind Personen, zumeist explosible Psychopathen, die auf Erlebnisse kopflos und panikartig reagieren. Die meisten dieser Häftlinge sind von Haus aus abnorme oder schwachsinnige Menschen. Aber auch dort, wo dies nicht der Fall ist, vermag das Leben in der Haft seelische Reaktionen auszulösen, die, ohne daß eine dolose Absicht vorläge, zur Selbstbeschädigung führen. Andererseits ist nochmals zu betonen, daß in vielen Fällen die Selbstbeschädigung keineswegs immer Ausfluß einer psychopathischen Persönlichkeitsreaktion ist, sondern, worauf besonders SEIBERT hinweist, recht häufig sich bei ausgesprochen zielbewußten energischen und keineswegs theatralischen Naturen findet, die überlegt, *zweckbewußt* und nicht triebhaft handeln. Der *Einzelfall* bedarf daher einer sorgsamen Betrachtung. In vielen Fällen wird man dem Vorschlag SEIBERTs folgen können, die Selbstbeschädigung einfach als „Ausweichhandlung" zu verzeichnen, ohne groß psychologisch-psychiatrische Folgerungen mit ihr zu verknüpfen. — Mitunter wird sich die Überführung in die Psychiatrische Abteilung des Strafvollzugs nicht umgehen lassen. Eine zugrundeliegende beginnende echte Geisteskrankheit wird gelegentlich schwer zu erkennen sein. Falsch wäre es vom ärztlichen Standpunkt aus, bei einer Kurzschlußreaktion sogleich an eine Bestrafung zu denken.

Kurzschlußhandlungen anderer Art mit kriminellen Folgen kommen häufig genug, namentlich bei psychopathischen Persönlichkeiten, vor. Auf einen überraschenden Eindruck oder auf ein akut schwer belastendes Erlebnis hin können auch Personen, die bis dahin nicht durch ähnliches Verhalten auffällig geworden waren, z. B. gewalttätig werden oder in einen Emotionsstupor verfallen oder abwegige Handlungen begehen, weglaufen oder von einem Leidenschaftsausbruch gepackt werden, der jedes Maßhalten, insonderheit im Vergleich zum Anlaß, vermissen läßt. Hierhin sind auch manche Sexualdelikte mit triebhafter Erregung zu rechnen, auch Fälle von echter Kleptomanie.

Die neuere Lehre von den menschlichen Trieben hat für die Beurteilung des „triebhaften Verbrechers" (KRETSCHMER) wichtige, fruchtbare Gesichtspunkte der Kriminalbiologie zur Erörterung gestellt. Diese setzen insbesondere dort ein, wo von nichtpsychotischen

Persönlichkeiten motivisch unverständliche Handlungen oder einmalige Kurzschlußverbrechen getätigt werden oder wo ein unkorrigierbares, unheilbares triebhaftes Gewohnheitsverbrechertum vorliegt. Durch das Studium der in der Tiefenperson angelegten körperlich-seelischen Korrelationen und Wirkungszusammenhänge zentraler Steuerungen sowie durch die Konstitutionsforschung ließen sich für die Triebe und psychophysischen Automatismen, die mit Aggression, Abwehr und Flucht einhergehen, sowie für die Sexualtriebe tiefgreifende hirnphysiologische Verwurzelungen aufzeigen, von denen aus durch körperliche Veränderungen oder konstitutionelle Selbstauslösung verhängnisvolle Abwandlungen der Triebhaltungen, Störungen der Temperamente und triebhafte kriminelle Tendenzen in Gang gebracht werden können. Tierversuche mit feinst umschriebenen Gehirnreizen (HESS), in der menschlichen Pathophysiologie die Folgen von Schädelbasisbrüchen, kindlichen Encephalitiden oder anderen gehirnorganischen Herden, vorzugsweise im Stammhirn, mit organneurologischen und Stoffwechselstörungen ließen diese pathologischen Ausnahmezustände, die Triebverbrechen, biologisch in neuem Licht erscheinen. Man wird sich in Zukunft in der forensischen Beurteilung jedes einzelnen derartigen Falles mit den neuen Gesichtspunkten eingehend auseinandersetzen und sie berücksichtigen müssen. Als am stärksten im triebhaften Untergrund verwurzelte Verbrechen müssen Sittlichkeitsverbrechen und schwere Aggressionen gelten. Voraussetzung zur richtigen Einschätzung der Sachlage ist neben einer eingehenden psychiatrischen eine genaue neurologische Untersuchung, der auch feinste Abweichungen im Reflexverhalten, Veränderungen des Bewegungsgesamts etwa im Sinne des Parkinsonismus und vegetative Störungen in quantitativer oder qualitativer Hinsicht nicht entgehen dürfen.

Ähnlich wie die Selbstbeschädiger wird man die *Fremdkörperschlucker* z. B. die Löffelstielschlucker zu beurteilen haben. Oft sind es ebenfalls Untersuchungs- oder Strafgefangene, die zu Impulshandlungen neigen. So sahen wir auf der Tuberkuloseabteilung des Strafvollzuges einen Mann mittleren Alters, der außer einem Löffelstiel noch drei weitere Gegenstände, nämlich ein Drahtstück, eine Schraube und eine Schraubenmutter hintereinander verschluckt hatte. (Manche Häftlinge schlucken noch sehr viel mehr Gegenstände.) Er konnte außer einem unbestimmten Drang, den er zusammen mit einer lebensüberdrüssigen Stimmung nach der Urteilsverkündung empfand, keinen besonderen Grund dafür angeben, daß er einen Gegenstand nach dem anderen hinunterschluckte. Offenbar lag ein Entlastungsbedürfnis von innerer Spannung vor, das zu dieser abnormen Reaktion führte. Als unmittelbaren Anlaß zum Fremdkörperschlucken lassen sich u. a. eine enttäuschende Mitteilung in der Strafsache, Zwistigkeiten mit dem Personal oder anderen Häftlingen oder eine schlechte Nachricht von zu Hause aufweisen. In anderen Fällen wiederum liegt die Absicht, sich Vorteile wie Haftunfähigkeit, Möglichkeit zur Flucht usw. zu erzwingen, unverhüllt zutage. — *Röntgenologisch* lassen sich verschluckte Fremdkörper mitunter nicht leicht nachweisen. Nicht nur Nadeln sind schwer auffindbar, sondern auch größere Gegenstände. Namentlich dann, wenn sie aus wenig schattengebendem Leichtmetall bestehen oder sich in ungünstiger Lage in den Eingeweiden befinden. Negative Aufnahmen können nicht immer als sichere Entscheidung gelten. Die Sachlage ist bei negativem Befund um so schwieriger zu beurteilen, als es Personen gibt, die vorgeben, Löffelstiele verschluckt zu haben und es in Wirklichkeit gar nicht getan haben. Sachkundige Röntgenuntersuchung sollte in jedem Falle vorgenommen werden. Ist *ein* Fremdkörper gefunden, so werden weitere mitunter übersehen. Da verschluckte Gegenstände vielfach harmlos bleiben und den natürlichen Weg nach außen von selbst finden, wird man nicht ohne weiteres operieren, sich aber rechtzeitig mit dem Chirurgen in Verbindung setzen. Namentlich die neuzeitliche Thoraxchirurgie mit ihrer Narkosetechnik, Operationsvorbereitung, Wahl des Eingriffs und Nachbehandlung hat wesentliche Fortschritte in der Diagnose und Behandlung von Fremdkörpern im Thorax zu verzeichnen (HEBERER, PEIPER, LÖHR).

Die *Flucht* oder der Fluchtversuch, aus der Krankenanstalt des Strafvollzugs zu entkommen, kam nach unseren Erfahrungen bei den Tuberkulösen, und zwar auch bei Kranken, die allerhand Erleichterungen genossen und ihre Entlassung bald zu erwarten hatten, häufig vor. Sehr oft flüchten die Kranken, wenn sie nach Haftunterbrechung zum operativen Eingriff auf die offene chirurgische Abteilung verlegt werden. Meist sogleich oder am Tage vor der Operation sind sie plötzlich verschwunden. Sie treiben sich dann ohne Rücksicht auf ihre Krankheit umher. Auch wenn sie auf einer offenen Fachabteilung etwa zur Röntgenuntersuchung vorgestellt werden sollen, entlaufen sie sehr häufig. Hier liegt es oft an der Unachtsamkeit der Begleitperson, die den Häftling ohne weiteres aus der Hand gibt, so daß dieser bei der ersten besten Gelegenheit durch eine andere Tür entweichen kann. Meist hatten wir den Eindruck der affektiv erregten dranghaften Kurzschlußhandlung meist affektlabiler psychopathischer oder auch geistesschwacher tuberkulöser Menschen. Da war vor der Flucht nichts überdacht. Die Schwierigkeiten, wie etwa das Fehlen der Lebensmittelmarken, denen sich der entlaufene Häftling alsbald gegenüber sehen mußte, waren vor der Flucht nicht erwogen worden. Überhaupt standen Wagnis und möglicher Erfolg meist in keiner Weise in einem vernünftigen Verhältnis zueinander. Meist konnten die Häftlinge noch in derselben Nacht oder sehr bald darauf zu Hause oder bei Bekannten, meist bei der Freundin, wieder abgeholt werden. Waren sie dann wieder in der Anstalt, so waren sie schnell wieder eingelebt und machten nicht den Eindruck, als ob ihnen ein weitgespannter Plan zerstört worden sei, sondern fanden vielmehr offenbar alles in Ordnung. Es findet sich aber unter den Tuberkulösen auch die andere Art der Entweicher, die die Flucht von langer Hand vorbereiten und die erste beste Gelegenheit benutzen, um auszubrechen.

7. Haftunfähigkeit. Ärztliche Schweigepflicht

Gesetzliche Bestimmungen über *Vernehmungs- und Verhandlungsunfähigkeit* gibt es nicht (PONSOLD). Verhandlungsunfähigkeit ist dann anzunehmen, wenn der Kranke nicht in der Lage sein sollte, der Verhandlung verständnisvoll zu folgen, zweckdienliche Angaben zu machen oder seine eigenen Interessen wahrzunehmen. Ist durch die Teilnahme am Termin infolge einer besonders affekterregenden langdauernden Verhandlung, die größere Aufregungen als im täglichen Leben erwarten läßt, eine gesundheitliche Gefährdung oder gar der plötzliche Tod, etwa bei Kreislaufkranken oder besonders labilen Personen, zu befürchten, so müßte Verhandlungsunfähigkeit angenommen werden. Das gleiche wäre der Fall, wenn anzunehmen ist, daß durch unangemessenes Verhalten des Häftlings die Würde des Gerichts verletzt würde. Meist sind es Psychopathen, die durch Affektszenen, allerhand Unfug oder durch stuporöses Verhalten Schwierigkeiten bereiten. Hier liegt es vielfach an der Geschicklichkeit des Arztes, dem Häftling in geeigneter Weise klarzumachen, daß er sich durch die Art, wie er sich aufführt, nur selbst im Wege steht. Immer wieder wird man ihm sagen oder, wenn er sich nicht ansprechen läßt, im Gespräch mit den begleitenden Personen laut werden lassen, daß es eines Tages doch zur Verhandlung kommen müsse und er daher durch sein unzweckmäßiges Verhalten nur die Dauer seiner Untersuchungshaft hinauszögere. Gewöhnlich wird er dann eines Tages mehr oder weniger plötzlich sein Benehmen ändern. Jedoch nicht immer.

Gelegentlich wird die Frage der *Haftunfähigkeit* des tuberkulösen Häftlings an den Tuberkulosearzt herantreten. Sei es, daß sie von der Behörde an ihn gestellt wird, daß der Arzt sie bei einem seiner Kranken des Strafvollzuges selbst für erwägenswert hält oder der Kranke sie beantragt. Nach § 455 StPO ist die Vollstreckung einer Freiheitsstrafe aufzuschieben, wenn eine nahe Lebensgefahr zu besorgen steht. Die Annahme, daß sich der Aufenthalt in der Haftanstalt ungünstig auf die Gesundheit eines Verurteilten auswirken könne, genügt also allein noch nicht, um Haftunfähigkeit auszusprechen. Es ist festzustellen, ob der Verurteilte körperlich so schwer krank ist (z. B. schwere akute Infektionskrankheit oder ernste Verletzung), daß die Strafvollstreckung unterbleiben muß, weil die Haft das Leben des betreffenden unmittelbar bedroht, oder ob er geisteskrank ist; ferner ob die Einrichtungen des Strafvollzugs zur

Pflege und Behandlung der bestehenden Erkrankung ausreichen. Der Rechtsbrecher wurde lediglich zum Freiheitsentzug verurteilt, nicht zu Siechtum, zu längerem Leiden oder gar zum Tod durch die Haft (NAUMANN). In seltenen Grenzfällen werden neben dem Krankheitszustand einige Besonderheiten mit zu berücksichtigen sein, so die Art der Persönlichkeit und ihre Fähigkeit, die Haft seelisch zu ertragen, auch die Einstellung der Justizbehörde oder der Öffentlichkeit. Vom beurteilenden Arzt werden sichere diagnostische Fähigkeiten, genügende forensische Erfahrung, ausreichende Kenntnis des Wesens des Strafvollzugs und der dort bestehenden therapeutischen Möglichkeiten verlangt (NAUMANN).

Seitdem es Sonderabteilungen für Tuberkulöse im Strafvollzug gibt, ist es im allgemeinen nicht schwer, die richtige Beurteilung der Haftfähigkeit bei Lungentuberkulösen zu finden. Alle nicht ganz schwer kranken Tuberkulösen dürften haftfähig sein. Jeder Krankheitsfall wird allerdings neu zu durchdenken sein, da kaum ein Fall dem anderen gleicht. Alle aktiv tuberkulösen Häftlinge, bei denen eine Enthaftung aus prozessualen, sicherheitlichen oder vollstreckungsmäßigen Gründen nicht vertretbar ist, sind der Tuberkulose-Abteilung des Strafvollzugs zu überweisen. Aber nicht selten bestehen tuberkulöse Asoziale, die sich bisher einer sachgemäßen Behandlung immer wieder zu entziehen wußten, nach ihrer Verhaftung heftig und ungestüm darauf, wegen ihrer Krankheit haftunfähig erklärt zu werden. Durch Vorlage von allerhand Bescheinigungen und Zeugnissen versuchen sie, ihre Forderung durchzudrücken. Bleibt ihrem Ansinnen der Erfolg versagt, beginnen sie zu lärmen, beschimpfen die Hafteinrichtung, Verpflegung und Unterbringung, die Ärzte, das Pflege- und Aufsichtspersonal und ergehen sich in Eingaben und Beschwerden. Mitunter werden sie dabei von manchen Verteidigern oder unerfahrenen Ärzten unterstützt (SEIBERT). Durch die Aufnahme des tuberkulösen Rechtsbrechers in die Sonderabteilung wird für ihn meist eine viel günstigere Lage hinsichtlich seines Leidens geschaffen, als sie außerhalb der Anstalt für ihn besteht. All die schädlichen Einwirkungen einer meist ungeordneten Lebensweise und eines ungesunden Milieus fallen weg, die Behandlung kann in ein sicheres Gleis gebracht werden. Nur *in besonders gelagerten Fällen* dürfte Haftunfähigkeit anzuerkennen sein, etwa bei akut fieberhaften Kranken oder bei solchen, die sich im letzten Stadium befinden. Eine Einweisung in die Haftanstalt wird bei hochfieberhaften Zuständen und Transportunfähigkeit unterbleiben müssen oder wenn ein thoraxchirurgischer Eingriff für die nächsten Wochen als notwendig vorgesehen ist. Keineswegs ist aber jeder Tuberkulöse mit schlechter Prognose von vornherein strafverbüßungsunfähig. Es wäre fehlerhaft, sich von übertriebenem, falsch verstandenem Mitleid leiten zu lassen. Namentlich dann, wenn der Kranke noch in der Lage sein dürfte, nach der Enthaftung neue Straftaten zu vollführen. Der Arzt ist mit seinem Gutachten über Haftunfähigkeit wie mit jedem anderen Gutachten innerhalb des Strafverfahrens nur der medizinische Ratgeber des Juristen, der die Entscheidung zu fällen hat. Der Richter wird die Schwere des begangenen Unrechts mit zu berücksichtigen haben, ferner ob die Inhaftierung zum Schutze der Allgemeinheit notwendig erscheint, ob Fluchtverdacht besteht oder nach Ansicht des Gerichts Kollusionsgefahr (Kollusion = unerlaubtes geheimes Einverständnis mehrerer zum Nachteil eines Dritten oder des Staates) vorliegt. Auch wird der Arzt an den *Schutz der gesunden Allgemeinheit* vor der tuberkulösen Infektion zu denken haben, ob nicht der Kranke durch sein Verhalten seine Umgebung schädigen wird. Ist dies der Fall, ist er selbstverständlich am besten auf der Tuberkuloseabteilung des Strafvollzuges aufgehoben. Namentlich die älteren Krankheitsfälle, die den Hauptanteil der Kranken auf der Abteilung darstellen, sind seuchenhygienisch von besonderer Bedeutung, zumal es sich bei den Häftlingen vielfach um abnorme Persönlichkeiten handelt, die oftmals keine Rücksicht und Disziplin hinsichtlich Verbreitung ihrer Krankheit kennen. Dagegen könnten die Überlegungen hinsichtlich der therapeutischen Möglichkeiten bei frischen Stadien der Lungentuberkulose mit Initialherden, bei verdächtigen Rundherden o. a. Bedenken gegen die Haftfähigkeit aufkommen lassen, indem es fraglich erscheint, ob diese Kranken im Gefängnis tatsächlich so behandelt werden können, wie dies für ihren Zustand unbedingt nötig ist. Um die Entwicklung einer chronisch fortschreitenden Phthise bei diesen Kranken mit allen Mitteln zu verhindern, ist umgehend eine sehr sorgsame, intensive, individuelle, mit monatelanger absoluter körperlicher und seelischer Ruhe einhergehende Behandlung, womöglich in klimatisch geeigneter Heilstätte, erforderlich. Hierzu sind die Bedingungen auf der Tuberkulose-abteilung des Strafvollzuges, namentlich für eine strenge Ruhekur mit Fernhalten aller Aufregungen, kaum vorhanden. Es darf bei diesen Kranken auch keine Zeit versäumt werden, wenn ein thoraxchirurgischer Eingriff notwendig werden sollte, was in der Haft auch nicht immer durchzuführen ist. In derartigen Fällen wäre also u. U. die Enthaftung des Gefangenen bis zu seiner körperlichen Wiederherstellung (zunächst etwa ein Jahr) sehr zu überlegen. — *Zeitliche Haftunfähigkeit* wird dann in Frage kommen, wenn sich eine Lungenoperation in einem offenen Tuberkulosekrankenhaus erforderlich macht. Davon und von den dabei zu treffenden Vorsichtsmaßnahmen war bereits die Rede (S. 8). Erheblichere Selbstverletzungen können auf der Chirurgischen Abteilung des Strafvollzuges behandelt werden. Die Komplikation der Tuberkulose mit einem Diabetes mellitus dürfte kaum jemals zur Haftunfähigkeit führen, da wohl immer die Möglichkeit zu geeigneter Kost auf der Tuberkulose-abteilung zur Verfügung stehen wird. Ernster sind schwerere Kreislaufstörungen zu beurteilen. So wurde von uns ein älterer tuberkulöser Mann, bei dem sich schwere pektanginöse Zustände häuften und zugleich eine fortschreitende Nierensklerose bestand, für haftunfähig erklärt. Dagegen genügt die Diagnose Arteriosklerose allein nicht, um Haftunfähigkeit anzunehmen. Geistige Erkrankungen bedürfen, worauf bereits wiederholt hingewiesen wurde, der fachmännischen Beurteilung durch den Psychiater. Namentlich dürfen psychogen-reaktive Zustände, die sichtlich Zweckreaktionen darstellen, etwa um Haftunfähigkeit zu erzwingen, nicht verkannt werden, da der Rechtsbrecher sonst, wie die Erfahrung lehrt, auf die Haftunfähigkeitserklärung hin neuen Auftrieb zu neuen Verbrechen erhält, schwer wieder in die Haft zurückzubringen sein wird und andere von ihm ungünstig beeinflußt werden können. Notfalls wäre eine Unterbringung in der Psychiatrischen Abteilung (Tuberkulosestation) einer Strafanstalt durchzuführen.

Die Untersuchung auf Haftunfähigkeit wird durch den *Amtsarzt* vorgenommen, und zwar nur auf Ersuchen der Strafvollstreckungsbehörde. Das amtsärztliche Zeugnis ist direkt zu den Akten zu nehmen. Es ist nicht dem Verurteilten auszuhändigen. Besteht nach Ansicht des Arztes Haftunfähigkeit, so ist von der Anstalt unverzüglich die Entscheidung über die Entlassung von der Strafvollstreckungsbehörde einzuholen. — Ärztliche Bedenken gegen die Haftfähigkeit müssen in jedem Fall eingehend begründet werden. Nötigenfalls müßte die Ablehnung der ärztlichen Verantwortung für eine weitere Inhaftierung unzweideutig schriftlich zum Ausdruck gebracht werden.

Gelegentlich werden die *Angehörigen* eines Häftlings wünschen, sich mit dem Arzt über den Kranken zu besprechen. Es ist immer von Nutzen für die Einschätzung und Behandlung eines Kranken, Mitteilungen aus seinem „Verwandtenumkreis" (BON-HOEFFER) zu erhalten und das Vertrauen der Angehörigen zu besitzen. Nur so wird manches über die Lebens- und Krankheitsgeschichte des Kranken, über seine beruflichen Leistungen, seine soziale Lage und Entgleisungen zu erfahren sein, worüber der Kranke nicht oder nicht richtig berichtet hatte. Dies trifft besonders für den psychisch veränderten Patienten zu, der nicht in der Lage ist, sachlich richtige Angaben zu machen. Gerade über eine während der Krankheit aufgetretene Verhaltensänderung etwas zu erfahren, ist aber von höchster Bedeutung für die Einschätzung seiner Tat hinsichtlich der strafrechtlichen Verantwortlichkeit. Allerdings wollen die Angaben der Angehörigen mit großer Kritik aufgenommen und auf ihre Sachlichkeit überprüft sein. Sei es, daß manche Angehörige dazu neigen, alle Begebenheiten als harmlos hinzustellen und zu beschönigen oder aber diese im Gegenteil, durch die vorausgegangenen andauernden Reibungen empfindlich geworden oder aus anderen Gründen, in einem allzu grellen Licht darstellen. Daß sich der Arzt hinsichtlich Äußerungen seiner Ansicht über Straftat, Haftunfähigkeit usw. seines Patienten äußerste Zurückhaltung im Gespräch mit den Angehörigen wird auferlegen müssen, ist selbstverständlich. Der Häftling wird sich immer als unschuldig hinstellen. Hier ist kritische Einstellung höchst notwendig. Beim Gespräch mit den Angehörigen ist jede unangebrachte Härte und Schroffheit zu unterlassen. — Erinnert sei daran, daß jeder *Besuch* eines Inhaftierten der Genehmigung des Gefängnisvorstehers bedarf. Die Besucher sind auf die Gefahren der Krankheit und auf vorbeugende Maßnahmen hinzuweisen. Erkrankt ein Gefangener lebensgefährlich oder stirbt er, so sind die benannten nächsten Angehörigen unverzüglich zu benachrichtigen. Dem Wunsche des Gefangenen, daß auch andere Personen benachrichtigt werden, ist möglichst zu entsprechen.

Im Gespräch mit Angehörigen oder Bekannten von Häftlingen ist es außerdem wichtig, die Wahrung des *ärztlichen Berufsgeheimnisses* (§ 300 StGB) nicht fahrlässig zu verletzen, um nicht durch „unbefugte Geheimnisoffenbarung" strafrechtlich belangt oder nach einem für den Kranken eingetretenen Schaden zivilrechtlich haftbar gemacht zu werden.

Die Schweigepflicht ist für den Arzt eine rechtliche und sittliche Forderung und bereits im Eid des Hippokrates enthalten. Die Verletzung dieser wichtigen ärztlichen Berufspflicht würde auf die Dauer die Grundlage des Arzt-Patienten-Verhältnisses, das Vertrauen des Kranken zum Arzt erschüttern und damit ein erfolgreiches ärztliches Wirken unmöglich machen. Um sich klar darüber zu sein, was im Einzelfall der Schweigepflicht unterliegt, frage man sich „ob die betreffende Angelegenheit nach unseren sittlichen Anschauungen und allgemeiner Lebenserfahrung vernünftigerweise als schutzwürdiges Geheimnis zu betrachten ist" (KREFFT). Ein Offenbaren ist im allgemeinen nur dann gestattet, wenn auf Grund gesetzlicher Bestimmungen eine Anzeige- oder Meldepflicht besteht. Nur zu oft spielen bei den Erkundigungen Angehöriger von Häftlingen nicht immer gleich auf den ersten Blick durchschaubare, unlautere Absichten mit. Alle Fragen, die mit der Verschwiegenheitspflicht zusammenhängen, sind im Haftmilieu nach ihren allgemeinen Richtlinien (EBERMAYER, NAU, PONSOLD) besonders sorgfältig zu beachten. Man wird sich in jedem Fall eingehend zu überlegen haben, ob und inwieweit man berechtigt ist, dem Gesprächspartner nicht nur Auskunft über die Krankheit und deren Ursache zu geben, sondern auch sich mit ihm über Fragen zu unterhalten, die mit der Krankheit nicht unmittelbar zusammenhängen. Als Geheimnis haben u. a. auch die wirtschaftlichen Verhältnisse des Kranken, berufliche Vorhaben, geschäftliche Beziehungen, Schwierigkeiten in seiner Ehe oder im Beruf, Heiratspläne zu gelten; ferner dienstliche Verfehlungen, strafbare oder unsittliche Handlungen des Kranken oder seiner Angehörigen, Selbstmord in seiner Familie, eigene Krankheiten, Erbkrankheiten in der Familie usw. Auch wenn gewisse Tatsachen anderen Personen bekannt sind oder gerüchtweise zur Kenntnis kamen, haben sie als geheim zu gelten.

Von der Schweigepflicht ganz oder teilweise vermag allein der Kranke oder sein gesetzlicher Vertreter den Arzt zu entbinden, was man sich schriftlich geben lassen sollte. Ist der Kranke verstorben, so kann eine Entbindung von der Schweigepflicht nicht mehr erfolgen. Selbst dem Ehegatten darf der Arzt nicht jede Auskunft geben. Das gleiche gilt für Auskünfte über Minderjährige an die Eltern, etwa bei bestehender Schwangerschaft. Auf das Versprechen, Verschwiegenheit zu wahren, wird man sich keinesfalls verlassen können. Selbst durch entsprechende Mienen oder Gesten vermag sich der Arzt ins Unrecht zu setzen. Zweckmäßig ist es, einen Zeugen, etwa einen jüngeren Kollegen zum Gespräch mit hinzuzuziehen und das Verhandelte sogleich im Krankenblatt niederzulegen. Fernmündliche Auskunft darf in keinem Fall gegeben werden. Auch bei Auskünften an Behörden muß der Grundsatz der Schweigepflicht gewahrt werden. Hier haben die Auskünfte von Arzt zu Arzt zu gehen. So wird etwa für das Arbeitsamt dem dort zuständigen Arzt, beim Gericht dem Gerichtsarzt usw. ein Befundbericht über den tuberkulösen Häftling zu geben sein. Diese Ärzte sind ihrerseits ihrer Behörde gegenüber an die ärztliche Schweigepflicht gebunden. Der Arzt des Arbeitsamtes wird dieses etwa über das Ausmaß der Arbeitsfähigkeit eines entlassenen Gefangenen entsprechend den Richtlinien des Zentralkomitees zur Bekämpfung der Tuberkulose unterrichten. Nur nach Entbindung von der Schweigepflicht darf ein Arzt ärztliche Aufzeichnungen z. B. Krankenblätter, Gutachten, Sektionsberichte oder andere ärztliche Unterlagen wie Röntgenaufnahmen, Elektrokardiogramme usw. heraus- oder zur Kenntnis geben. Eine Pflicht zur Herausgabe an Gerichte, Polizei oder Versicherungsbehörden besteht nicht, auch nicht für Zwecke eines Strafverfahrens (KREFFT). Anders steht es mit der Herausgabe von Krankenblättern auf gerichtliches Ersuchen bei den Vollzugsanstalten. Diese sind nach Maßgabe der straf- und zivilprozessualen Vorschriften zur Herausgabe der Krankenblätter auf gerichtliches Ersuchen verpflichtet [ZfStrVo 8, 329 (1959)].

Andererseits ist nicht zu bestreiten, daß es Fälle geben kann, in denen höhere Notwendigkeiten das Festhalten am Schweigegebot unmöglich machen. Die *Befugnis zur Geheimnisoffenbarung*, die „sittliche Pflicht" zur Offenbarung eines Berufsgeheimnisses besteht aber nur in ganz besonderen Ausnahmefällen. Hierfür lassen sich keine genauen Richtlinien geben, so daß für den Arzt oft erhebliche Schwierigkeiten bei seiner Entscheidung bestehen werden. Er soll jedenfalls genau abwägen, ob ein berechtigtes öffentliches oder privates Interesse zur Offenbarung dessen, was ihm kraft seines Berufes anvertraut und zugänglich geworden ist, vorliegt, ob dies Interesse anders als durch Preisgabe des Geheimnisses nicht gewahrt werden kann und ob es von so überwiegender Bedeutung ist, daß das Interesse des Kranken dahinter zurückzutreten hat, also etwa um einen anderen vor erheblichem gesundheitlichem Schaden zu bewahren, so z. B. um den Ehepartner vor der geschlechtlichen Ansteckung zu schützen. Der Arzt hat bei diesen Erwägungen einen möglichst strengen Maßstab anzulegen und überall da zu schweigen, wo nicht das Gesetz oder offensichtlich überwiegende Interessen ihn verpflichten oder ihm zu reden gestatten (EBERMAYER). — Die Schweigepflicht besteht nicht, wenn es gilt, ein Verbrechen zu verhüten (§ 139 StGB). — Der juristische Begriff der ärztlichen Schweigepflicht ist mit dem Aufkommen der Sozialgesetzgebung wesentlich gelockert worden (EB. SCHMIDT). Namentlich die Bekämpfung übertragbarer Krankheiten zwang im Interesse der Gesundheitspflege dazu, von den strengen Grundsätzen der Schweigepflicht abzugehen. Zu kriminalpolizeilichen Zwecken ist die Schweigepflicht nicht zu durchbrechen, also nicht zur Aufklärung eines begangenen Verbrechens, wenn dadurch auch Schwierigkeiten für die Polizei entstehen; der Arzt ist nicht der verlängerte Arm des Staatsanwaltes oder der Kriminalpolizei. Weder ärztliche Instanzen noch der Richter können den Arzt von der Schweigepflicht befreien. Wohl aber kann der Arzt, falls er es für notwendig hält, dem Häftling zureden, noch einmal vor dem Gericht seine Aussage zu machen. Nicht selten erscheint die Polizei beim Arzt oder sie ruft bei ihm an, um bestimmte Auskünfte zu erhalten. Hier heißt es, vorsichtig zu sein. Telefonische Auskünfte dürfen überhaupt nicht gegeben werden. Selbst wenn von einer amtlichen Stelle erklärt wird, nach Aussage des Untersuchungsrichters habe der Patient den Arzt von der Schweigepflicht entbunden, darf zunächst nicht ohne genauere Überprüfung Auskunft gegeben werden. — Andererseits ist folgendes zu beachten: Wünscht der Patient die Abgabe eines unvollständigen und damit falschen Attestes oder Gutachtens, so muß ein solches vom Arzt abgelehnt werden. Die Ausstellung des Totenscheines hat wahrheitsgemäß zu erfolgen. Der Verdacht eines gewaltsamen Todes darf nicht verschwiegen werden, sondern muß ausdrücklich auf dem Totenschein vermerkt werden.

Dem Arzt sind hinsichtlich der Schweigepflicht die *mit ihm berufsmäßig tätigen Personen* gleichgestellt — worauf diese immer wieder hinzuweisen sind. Sie haben für jede Indiskretion in gleicher Weise zu haften wie der Arzt. Der Arzt ist andererseits verpflichtet, geheimzuhaltende Schriftstücke (z. B. mit Diagnosen) vor der Einsicht der nicht „berufsmäßig mit ihm tätigen" Personen, also z. B. der Hausangestellten oder der Reinigungsfrau seines Arbeitszimmers, sicherzustellen, da für diese Personen die gesetzliche Schweigepflicht nicht besteht. Auch für Heilpraktiker besteht keine „ärztliche" Schweigepflicht. Das in Krankenhäusern tätige Hilfspersonal (z. B. Handwerker, Heizer u. a.) kann disziplinarisch zur Verantwortung gezogen werden, wenn die Betreffenden nach entsprechender Belehrung und Verpflichtung die Schweigepflicht brechen sollten (KREFFT).

8. Psychosen und Tuberkulose

In jedem Falle, in dem ein Kranker im Strafvollzug psychisch auffällig wird, ist es wichtig, sich darüber klar zu werden, ob bei ihm nicht eine beginnende *echte Psychose* vorliegen könne, was gegebenenfalls unter Zuhilfenahme des Nervenfacharztes geklärt werden muß. Der Arzt im Strafvollzug neigt verständlicherweise dazu, zunächst, weil am häufigsten vorkommend, an eine psychogene Haftreaktion zu denken. Während man früher enge Beziehungen zwischen Tuberkulose und Psychosen annehmen zu müssen glaubte — die Franzosen sprachen von „folie tuberculeuse" und unterschieden eine tuberkulöse Manie, Melancholie usw. —, können wir heute feststellen, daß die Tuberkulose selbst nur selten zu ausgesprochen psychotischen Zuständen führt und mit andersartigen echten Psychosen zusammen nicht häufig vorkommt. Kommt es neben der tuberkulösen Erkrankung zu einer ausgesprochen pathologischen seelischen Reaktion, so wird man meist eine seelisch abnorme Anlage des Kranken annehmen müssen. Die geistige Erkrankung kann entweder im Verlauf der Haft auftreten oder der Eingelieferte ist bereits psychotisch, hat also seine Tat als Geisteskranker begangen.

a) *Symptomatische Psychosen* bei Tuberkulose treten — im Gegensatz zu den psychisch-nervösen und affektiven Verhaltensänderungen des Tuberkulösen — nur ganz vereinzelt und im allgemeinen nur in den späteren Stadien der Erkrankung auf. KLOOS und ebenso ASCHENBRENNER fanden weniger als 1% Tuberkulöse, die an einer symptomatischen Psychose erkrankten. Meist handelte es sich um sehr schwere Fälle. Sie unterscheiden sich in ihrem Aufbau nicht von den typischen „exogenen Reaktionsformen" anderer Infektionskrankheiten und Intoxikationen im Sinne BONHOEFFERs. Eine spezifische Psychose bei Lungentuberkulose mit Krankheitszeichen, die das Grundleiden „Tuberkulose" psychologisch erkennbar werden ließe, gibt es also nicht. Vor allem werden Verwirrtheits- und Erregungszustände, meist euphorisch gefärbte delirante oder mitunter amentiaartige Zustandsbilder beobachtet. — Delirante Zustandsbilder, kurz vorübergehend, für wenige Tage auftretend, bei manchen Kranken sich wiederholend, sahen wir in späteren Krankheitsstadien auf der Haftabteilung öfters. Eine sicher nachweisbare zusätzliche Ursache für dieselben ließ sich nicht erkennen. Die deliranten Zustandsbilder sehen mitunter alkoholischen Delirien ähnlich. Durch Alkoholmißbrauch im Vorleben der Häftlinge wird ihre Entstehung offenbar gefördert. Die kurz vor dem Tode beobachteten euphorischen oder Verwirrtheits-Zustände werden zum Teil auf die Kohlensäureüberladung des Blutes zurückgeführt, sind mitunter vielleicht auch die Folge der im Endstadium kaum zu entbehrenden reichlicheren Gaben von narkotischen Mitteln. — Ferner sind die psychischen Störungen mit verschiedenen Syndromen namentlich mit Bewußtseinsstörungen in den frühen Stadien der Tuberkulose bei tuberkulöser Meningitis (HEUSSER, WILLIAMS u. SMITH) oder Encephalitis, bei der Miliartuberkulose mit oder ohne Streptomycinbehandlung (BASSERMANN), beim Hirntuberkulom und bei einzelnen Medikamenten wie Cycloserin und Marsilid (HEUSSER) zu nennen. Nach WILLIAMS und SMITH (zit. nach FLECK) sollen die seelischen Störungen bei tuberkulöser Meningitis gewisse besondere Eigentümlichkeiten gegenüber anderen Meningitiden aufweisen. Erbbiologisch ist dabei die Angabe von HARTUNG beachtlich, der bei Kindern, in deren Verwandtenumkreis eine Neigung zu Erkrankungen des ZNS sowie neuropathische Konstitutionen nachgewiesen wurden, außergewöhnlich schwere Verlaufsformen der Meningitis tuberculosa fand. Selten treten Psychosen während der Behandlung mit Isonikotinsäurehydrazid auf. Sie zeigen keine deutlichen Besonderheiten gegenüber anderen körperlich begründbaren Psychosen (LEHMANN-GRUBE). Es werden Erregungszustände, Krämpfe, Suicidgedanken u. a. beschrieben. — Sehr selten ist die bösartige tuberkulöse Sepsis (Typhobacillose LANDOUZY), die akut mit Somnolenz beginnt. Außerdem wurden psychische Störungen bei der ebenfalls sehr seltenen tuberkulösen Polyneuritis beschrieben, wie sie auch bei anderen infektiösen Polyneuritiden mit dem klinischen Gepräge der exogenen Reaktionstypen vorkommen.

b) Außerdem kann es zum Zusammentreffen einer Lungentuberkulose mit einer *geistigen Erkrankung* kommen, *die mit der Tuberkulose an sich nichts zu tun hat,* z. B. mit einer Paralyse. Hier spielt die Tuberkulose mitunter nur eine Nebenrolle. Wieweit die tuberkulöse Infektion dabei im Einzelfall am Hervortreten der andersartigen Krankheit oder an der Färbung des Zustandsbildes beteiligt ist, wird meist kaum zu sagen sein. Echte chronische Geisteskrankheiten im Verlauf einer Tuberkulose sind verhältnismäßig selten. Häufiger ist es, daß eine Tuberkulose zu einer Psychose hinzutritt. Dies geht aus den Berichten der Heil- und Pflegeanstalten hervor. Besonders trifft dies für die Schizophrenie und den chronischen Alkoholismus zu. Bei Schizophrenen (sowie bei ihren geistig gesunden Geschwistern) soll die Tuberkulose als Todesursache häufiger als bei anderen Geisteskrankheiten sein. Möglicherweise bestehen zwischen Schizophrenie und Lungentuberkulose gewisse nähere, uns noch unbekannte Beziehungen. Wie LUXENBURGER annimmt, spielen gemeinsame erbkonstitutionelle Bedingungen eine Rolle. Andere weisen auf die Beziehungen der beiden Krankheiten zum asthenischen (leptosomen) Habitus hin. Neuerdings lehnen maßgebende Autoren jedoch alle derartigen Verbindungen zwischen Tuberkulose und Schizophrenie ab. — In den Jahren 1947 bis 1956 trat bei 4414 tuberkulösen Patienten des Tuberkulose-Hospitals in Cincinnati Schizophrenie etwa fünfmal häufiger auf als in der Durchschnittsbevölkerung Amerikas (v. BRAUCHITSCH). Bei den tuberkulösen Alkoholikern werden in der Haft paranoide Zustandsbilder, delirante Verwirrtheitszustände, plötzliche Erregungszustände mit völlig unmotivierten sinnlosen Handlungen, auch Korsakow-ähnliche Bilder beobachtet (ROTTER).

c) Die Bedeutung der *echten Geisteskrankheiten* für die Ausführung einer kriminellen Tat ist ganz allgemein gering. Bei Einlieferung in die Haftanstalt ist der Rechtsbrecher, der auch tuberkulös sein kann, dann also bereits geisteskrank.

Ein Erbzusammenhang zwischen Psyche und Kriminalität (abgesehen von der genuinen Epilepsie) ist nicht erbracht worden. Man wird den Geisteskranken selbstverständlich sofort aus dem Strafvollzug herausnehmen. Er ist einer Anstalt für Geisteskranke mit einer Sonderabteilung für tuberkulöse Geisteskranke, die von der Aufsichtsbehörde zur Aufnahme von Gefangenen bestimmt wurde, zuzuführen. Sonderabteilungen für tuberkulöse Kranke sind in Anstalten für Geisteskranke ebenso notwendig wie für Haftanstalten. Die Zahl der an Tuberkulose leidenden Geisteskranken ist nicht gering. Die Tuberkulosemortalität bei Geisteskranken übertrifft die der Gesamtbevölkerung um ein Vielfaches. Am häufigsten ist, wie bereits erwähnt, das Zusammentreffen von Tuberkulose und Schizophrenie.

Von den echt Geisteskranken, die auch tuberkulös sein können, begegnet man im Strafvollzug folgenden am häufigsten: überaus bedeutsam sind die *Epileptiker,* da sie schwer gewalttätig während eines epileptischen Ausnahmezustandes (auch ohne Auftreten von Anfällen), namentlich nach Alkoholgenuß, werden können, etwa durch blindwütiges Umherstechen und durch Angriffe auch auf unbeteiligt Umstehende, z. B. auch den Arzt, der herbeigeholt wurde. Ferner kommen bei ihnen vor gewaltsames Einbrechen in fremde Räume, sinnlose Brandstiftung, Totschlag, höchst brutale Sexualverbrechen, und zwar Notzuchtsakte, Exhibismus, Vergreifen an kleinen Kindern, Lustmord. — Durch große Reizbarkeit und damit verbundene Gewalttätigkeit sind die Familien *Hirnverletzter* zuweilen gefährdet (THELEN). — Als am häufigsten im Strafvollzug anzutreffender echt Geisteskranker gilt der *Schizophrene.* Nicht selten als ein bis dahin unauffälliger Mensch, begeht er mitunter plötzlich einen Mord, für den verständliche Motive nicht anzugeben sind. Vielleicht erst nach Monaten erkrankt er im Zuchthaus unter den Anzeichen einer Schizophrenie. Die Tat war in diesem Falle offenbar das erste Zeichen einer schizophrenen Psychose. Außer durch schwere Verbrechen im Beginn der Erkrankung ist die Schizophrenie — abgesehen von Persönlichkeitsveränderungen, die vielfach ins Arbeitshaus führen — kriminologisch nicht von großer Bedeutung. — *Schwachsinn* allein führt zu gelegentlichen Entgleisungen, im allgemeinen zur kleinen Kriminalität, zum Landstreichertum und zur Prostitution. Gefährlicher, zu Verbrechen führend, ist die Verbindung von Schwachsinn mit abartigen Charaktereigenschaften. — Bei der *Paralyse* kommt es mitunter zu Betrügereien. Auch malariabehandelte Paralytiker finden sich bisweilen ein. Von *manisch-depressiven Psychosen* ist seit langem bekannt, daß sie nicht zum Verbrechen neigen. Lediglich der Selbstmord und Familienmord ist beim Depressiven gefürchtet. Die Psychosen des *Rückbildungsalters* führen gelegentlich zu sexuellen Vergehen an Kindern. Die akute *Alkoholintoxikation* wie der chronische Alkoholismus bedingen mannigfaltige, zum Teil recht schwere Delikte. Vielfach werden tiefgreifende seelische Veränderungen beim Trinker beobachtet: Herabsetzung der geistigen Fähigkeiten und Selbstkritik, Arbeitsunlust, mangelnde Disziplin, Tiefstand der moralischen Anschauungen, Angstzustände, Gewalttaten, Selbstmordversuche, Diebstähle bei Zimmergenossen sind nicht selten. Die

Durchführung einer geregelten Kur ist kaum möglich. Die Prognose der Lungentuberkulösen, die Alkoholiker sind, ist einwandfrei schlechter als die anderer Kranker. Organische Schädigungen wie Lebercirrhose oder Alkohol-Polyneuritis (GIROND) sowie Delirien werden nur selten beobachtet. Die meisten von ihnen bieten das Bild der Unter- bzw. Fehlernährung. Die zahlreichen chronischen tuberkulösen Alkoholiker, bestehend aus den kritiklos-dementen, uneinsichtigen, asozialen oder reizbar aggressiven Psychopathen und Wesensveränderten, bedürfen einer gemeinsamen Behandlung vom Psychiater und Phthisiologen. Gegebenenfalls muß bei ihnen ein Entmündigungsverfahren eingeleitet werden (ROTTER).

Geistig abnormen Personen und chronisch geisteskranken Personen begegnet man häufig im *Arbeitshaus*. Durch schizophrenen Zerfall ihrer Persönlichkeit oder infolge Trunksucht geraten eine Anzahl alter Schizophrener als Landstreicher, Bettler, Gelegenheitsdiebe und Prostituierte dorthin. Nicht selten waren sie früher Angehörige der gehobenen Stände wie Anwälte, Ärzte, Lehrer. — Auch viele Schwachsinnige aller Grade kommen im Arbeitshaus zusammen.

Die Frage, wo der Geisteskranke, im besonderen der gemeingefährliche Verbrecher untergebracht werden soll, ob in der Heil- und Pflegeanstalt oder in der Sonderabteilung der Strafanstalt, ist ein viel umstrittenes Problem (RIXEN). Es braucht hier nicht näher behandelt zu werden. Die Unterbringung richtet sich jeweils nach den von den einzelnen Ländern erlassenen Vorschriften. — Ist ein Verbrecher zur Tatzeit ausgesprochen geisteskrank, so ist er nicht „schuldig“ im strafrechtlichen Sinn. Er wird zwar nicht bestraft, aber zur Sicherung der Gesellschaft in einer Heilanstalt verwahrt. Ein Geisteskranker, der ein Verbrechen begeht, ist dann zwar strafrechtlich kein „Verbrecher“, doch bleibt er Gegenstand kriminalrechtlicher Gegenmaßnahmen.

Allgemein besteht die Ansicht, daß ein *Selbstmord* oder Selbstmordversuch bei Lungentuberkulose ausgesprochen selten ist. Dem hat FREUDENBERG neuerdings widersprochen. BOCHALLI (nach BOENING u. BRAEUNING) berichtet, daß unter 40 000 Kranken in Eisenbahnheilstätten weder ein Selbstmord noch ein Selbstmordversuch beobachtet wurde. In Privatanstalten für Tuberkulose wurden unter 100 000 Kranken nur 8 Fälle von Selbstmord beobachtet (ROLOFF). Dies seltene Vorkommen ist bei alleiniger Betrachtung der äußeren Umstände durchaus verwunderlich. Denn die außerhalb der Persönlichkeit liegenden sozialen Faktoren, die nach GRUHLE die Zahl der Selbstmorde hinauftreiben, sind beim Tuberkulösen in reichem Ausmaß anzutreffen: wirtschaftliche Not, große Bevölkerungsdichte, Beschäftigung in der Industrie, Ansässigkeit in der Stadt, besonders der Großstadt, Zugehörigkeit zu gewissen Berufen (weibliche Hausangestellte) und zur evangelischen Konfession, zunehmendes Lebensalter, Witwerschaft, Geschiedensein, Kinderlosigkeit, Alkoholismus, Psychopathie. Die Seltenheit des Selbstmordes beim Tuberkulösen, sofern sie tatsächlich besteht, dürfte daher mit der durch die Tuberkulose bedingten psycho-biologischen Umstellung in Verbindung zu bringen sein. Bei den tuberkulösen Häftlingen konnten wir nur *einen* ernstgemeinten Suizidversuch beobachten als Ausdruck einer reaktiv-depressiven Stimmung. Die Unterbringung in der Einzelzelle fördert bei manchen Häftlingen erheblich die depressive Stimmungslage. Sonderlich in der *Untersuchungshaft*, die infolge der Ungewißheit eine stärkere Erregung mit sich bringt, finden sich häufiger suizidale Neigungen. Sie bringt für viele, die plötzlich aus dem freien Leben herausgerissen wurden, Beruf und Familie unerwartet zurücklassen mußten, ohne schwer schuldig geworden zu sein, aber auch nicht selten für schuldige, haftgewohnte Verbrecher eine tiefe seelische Erschütterung mit sich. Gerade im Beginn der Untersuchungshaft sind daher die Selbstmordversuche im Gefängnis am häufigsten (vgl. S. 117). Sie kommen natürlich auch später in der Strafhaft vor. Zu bedenken ist, daß sich unter den Gefangenen zahlreiche seelisch abnorme Menschen befinden. Ein Selbstmord wird im Gefängnis meist durch Erhängen mit dem Hosenträger oder mit einem aus dem Bettzeug oder Handtuch selbstverfertigten Strick sowie durch Öffnen der Pulsader mittels aufgefundener Glasscherben durchgeführt. Der Selbstmord ist in der Haftanstalt ein recht peinliches Vorkommnis, da die Öffentlichkeit leicht geneigt ist, die Schuld im

Anstaltsbetrieb zu suchen. Statistisch ergaben aber die Selbstmordfälle im Strafvollzug (Frankreich, Preußen) keine besonders hohen Zahlen (GRUHLE). Manche erfahrenen Häftlinge kennen die Beklemmungen der Verantwortlichen im Strafvollzug gegenüber einem Selbstmord sehr gut und versuchen, sich diese Kenntnis zunutze zu machen. Sie führen bald nach Beginn der Strafzeit einen demonstrativen Selbstmordversuch durch, um geistige Krankheit vorzutäuschen und eine Haftunterbrechung durchzusetzen. Man wird den theatralischen Selbstmordversuch, der u. a. durch den vorher sorgsam gelockerten Wandhaken erkennbar werden kann, möglichst, ohne viel Worte zu machen, übergehen. Mitunter kann freilich auch ein solch demonstrativer Selbstmordversuch unbeabsichtigt zum Tode führen, indem der Häftling nicht damit rechnete, daß ein solches Unternehmen schon bei geringfügigen Zwischenfällen leicht vom Leben zum Tode führen kann. Oder der ursprünglich nicht ernst gemeinte Selbstmordversuch eines geltungssüchtigen Psychopathen wird eines Tages, etwa um die Ernsthaftigkeit gegenüber den spöttischen Bemerkungen seiner Umgebung oder des Arztes zu beweisen, tatsächlich durchgeführt. — Manchmal wird es möglich sein, das drohende Ereignis einer ernsthaften Selbstmordgefahr *vorauszusehen;* der Kranke ist dann rechtzeitig unter sachverständige psychiatrische Aufsicht zu stellen. Beim Tuberkulösen wird man besonders auch mit einer kaum voraussehbaren Kurzschlußhandlung rechnen müssen. Allerdings kommt es dann bisweilen zu einem so impulsiven, unüberlegten Reagieren, daß die mangelhaft vorbereitete Tat mißlingt. Bei ernster Selbstmordgefahr mußte sich GRUHLE gelegentlich zu dem Rat entschließen, den wirklich selbstmordgefährdeten Täter einer allgemeinen Haftabteilung, trotzdem er an keiner Psychose litt, der psychiatrischen Abteilung des Landesgefängnisses (auch als Untersuchungsgefangenen) zuzuführen, wo man nach seiner Ansicht möglichst alle — auch die psychogenen — Haftpsychosen, die *nach* der Verurteilung ausbrechen, verwahren sollte. Denn wird der Strafvollzug infolge Haftunfähigkeitserklärung unterbrochen, so wird die Wiederherstellung des Erkrankten durch den Gedanken, alsbald in den Vollzug zurückkehren zu müssen und gleichsam nur Zeit verloren zu haben, beeinträchtigt. Für den Insassen der Tuberkuloseabteilung des Strafvollzuges wird die gleiche Maßnahme unter ähnlichen Umständen zu ergreifen sein, da die Abteilung nicht genug sachverständiges Personal zur Pflege Geistesgestörter besitzt und der leitende Arzt die Verantwortung der Pflege derartiger Kranker somit nicht übernehmen kann (vgl. S. 135). Das Landesgefängnis wird im allgemeinen auch eine Möglichkeit zur vorübergehenden Unterbringung einzelner psychotischer Tuberkulöser besitzen.

Bei Suizidversuchen Nichtpsychotischer, die auch wir sehr viel häufiger bei Nichttuberkulösen sahen, als sie nach älteren Angaben vorzukommen schienen, sind nach K. SCHNEIDER vor allem drei psychologische Motivierungen in Betracht zu ziehen: der Selbstmordversuch als Kurzschlußhandlung, als Flucht und als Theater. Man sollte in jedem Falle soweit als möglich hinsichtlich der Motivierung des Suizids klar zu sehen versuchen, um die geeigneten, immer *psycho*therapeutischen Maßnahmen zur Überwindung der bestehenden Lebenskonflikte einleiten zu können.

KOOPMANN fand bei der Sektion tuberkulöser Selbstmörder häufig Herde einer frischen tuberkulösen Aussaat. (Eine statistische Überprüfung dieser Angabe wäre wünschenswert, da sie, soweit wir sehen, vereinzelt geblieben ist.) Auch LIEBERMEISTER fand in 3 Selbstmordfällen frische Streuungen. — Ein Einzelfall mag noch erwähnt sein, da er in körperlicher und seelischer Hinsicht beachtlich ist: ein 29jähriger Arzt spritzt sich in selbstmörderischer Absicht intravenös virulente Tuberkelbazillen ein. Nach 10 Tagen waren im Blut weder durch Kultur noch mit Hilfe des Tierversuchs Tuberkelbazillen nachweisbar. Einen Monat nach der Injektion fanden sich die Zeichen einer Miliartuberkulose mit tuberkulöser Meningitis, an der der Kranke verstarb. Vor Jahren hatte der Patient einen tuberkulösen Lungeninfekt durchgemacht (BRANDENBURG).

V. Lungentuberkulose und Straftat

Bei der abnormen Verhaltensweise mancher Tuberkulosekranker erhebt sich nunmehr die Frage, welche *Beziehungen zwischen aktiver Lungentuberkulose und Straftat* bestehen. Kann die rechtsbrecherische Handlung durch eine aktive Tuberkulose des Unrechttäters mitbedingt sein? Und wenn sich ursächliche Zusammenhänge dieser Art finden, wie steht es dann mit der *strafrechtlichen Verantwortlichkeit* des Tuberkulösen? Selbstverständlich verlangt jeder Einzelfall eine sorgfältige Sonderbeurteilung. Nach dem allgemeinen Eindruck können Verbrechen und Tuberkulose nicht ohne weiteres in Beziehung gesetzt werden. Unter der Riesenzahl Tuberkulöser sind es immer nur verhältnismäßig wenige Unrechttäter, wohl nicht mehr als bei der gesunden Bevölkerung, die straffällig werden. Hier läßt ein wichtiges Hilfsmittel der Kriminalbiologie im Stich: die Statistik. Es wäre das nächstliegende, Häufigkeitsrelationen zwischen tuberkulöser Erkrankung und Straftat heranzuziehen. Die wenigen vorliegenden zahlenmäßigen Zusammenstellungen über Tuberkulose bei Strafgefangenen widersprechen sich aber in ihren Ergebnissen und sind aus verschiedenen Gründen nicht stichhaltig. Auf diesem Wege ist also vorläufig nicht weiterzukommen.

In der Praxis wird es sich im Einzelfall darum handeln, festzustellen, wie der tuberkulöse Rechtsbrecher zu seiner Straftat kam. Es ist dies ganz allgemein die *Kernfrage* für alle kriminalbiologischen Bestrebungen neuerer Zeit. Dabei ist auch zu erwägen, ob und wieweit die tuberkulöse Erkrankung der Straffälligkeit des Häftlings Vorschub geleistet haben könnte. Hierzu sind die beiden bestimmenden Pole des Verbrechens, Anlage und Umwelt des tuberkulösen Rechtsbrechers, in Zukunft wesentlich eingehender zu durchforschen und zu berücksichtigen als dies bis heute zu geschehen pflegt. Die Umwelt, insbesondere die für Verbrechensentstehung so wichtigen und mit der Entwicklung der Persönlichkeit des Rechtsbrechers eng zusammenhängenden *sozialen Voraussetzungen,* sind bei der Tuberkulose so bedeutungsvoll und schwerwiegend, wie kaum bei einer anderen chronischen inneren Erkrankung. Die tuberkulöse Erkrankung, meist in entscheidenden Lebensjahren auftretend, ist oft mit einem sozialen Absinken, zumindest mit einem erschwerten sozialen Fortkommen verbunden. Nicht selten besteht überhaupt nicht mehr die Möglichkeit, den Lebensunterhalt zu verdienen. So ist es verständlich, daß an manchen Kranken die Versuchung herantritt und er dem inneren Antriebe nachgibt, auf nicht rechtmäßigem Wege sich und seine Familie aus den materiellen Schwierigkeiten herauszubringen. Mancherlei belastende Milieueinflüsse, die das soziale Abgleiten mit sich bringt, vermögen bei der Tuberkulose kriminalitätsfördernd zu wirken. Eine durch die Krankheit bedingte schlechte soziale Lage eines Tuberkulösen kann daher bereits *mittelbar* den Anlaß zur Entgleisung, zur rechtsbrecherischen Tat bei einem entsprechend disponierten Kranken abgeben. Dies um so mehr — und damit kommen wir auf die *Persönlichkeit* des Täters zu sprechen — als beim Tuberkulösen psychisch abnorme Verhaltensänderungen und -reaktionen während der aktiven Krankheit auftreten können und unter den tuberkulös Erkrankten nicht wenig abartige Persönlichkeitstypen, namentlich im Gefängnismilieu, gefunden werden. Sei es, daß sich ein früher unauffälliger Mensch unter dem Einfluß seiner Tuberkuloseerkrankung nachteilig veränderte oder daß sich bei den auf der Tuberkuloseabteilung des Strafvollzugs häufig zu findenden psychopathischen Typen zur Zeit der Straftat eine Steigerung bedenklicher Züge herausgebildet hatte. Welche Änderungen sich im Verhalten der Persönlichkeit unter dem Einfluß der Krankheit bei manchen Tuberkulösen nach immer wiederkehrenden Berichten zahlreicher erfahrener älterer und jüngerer Tuberkuloseärzte und nach eigenen Beobachtungen ergaben, wurde geschildert. Hierbei mag es zunächst gleichgültig sein, worauf dieses Anderswerden beruhen dürfte: Ob man mehr geneigt ist, es vorwiegend auf seelische Ursachen oder mehr auf die tiefgreifenden infektiös-toxischen körperlichen Vorgänge bei Tuberkulose zurückzuführen.

Die in unserem Zusammenhang wichtigsten und *schwerwiegendsten Erscheinungen* des seelisch durch die aktive Tuberkulose veränderten Rechtsbrechers liegen etwa in Richtung einer reizbaren, impulsiv handelnden, auch egoistischen oder feindseligen, aggressiven Haltung; ferner in dem Zutagetreten rücksichtsloser, verleumderischer, auch empfindlicher und paranoider Züge des tuberkulösen Kranken oder in der Neigung zu leichtsinnigem Verhalten und zu waghalsigen Unternehmungen. Es unterliegt kaum einem Zweifel, daß derartige krankheitsbedingte seelische Abwegigkeiten eine rechtsbrecherische Tat ausschlaggebend mitbegünstigen können. Die veränderte Ansprechbarkeit des infektiös Kranken im Sinne einer gesteigerten Umweltsempfänglichkeit, verbunden mit der Neigung Tuberkulöser zu affektiven Reaktionen, dürfte zudem auch unter Alltagsreizen bei entsprechender Tatsituation für Entstehung oder Verstärkung einer inneren Tatbereitschaft entscheidend wirksam werden können. Die Übergänge vom Normalen zum Pathologischen sind dabei fließend. Auch an die Möglichkeit einer Steigerung der Sexualität durch die Krankheit müßte bei sexuellen Entgleisungen gedacht werden. Sie wird gerade bei weniger schweren tuberkulösen Lungenerkrankungen und oft nur vorübergehend gefunden. Eine Steigerung wenig sozialer Eigenschaften zu normwidrigem asozialem Verhalten ist besonders dann beim Tuberkulösen zu erwarten, wenn es sich um von Hause aus psychisch abartige Persönlichkeiten oder gar zum Verbrechen neigende Personen handelt, denen wir unter den tuberkulösen Häftlingen nicht selten begegnen. Das jeweilige Hervortreten psychischer Störungen ist verständlicherweise individuell sehr verschieden nach Art und Stärkegrad. — Es kann sich damit *unmittelbar* auf Grund der durch die tuberkulöse Erkrankung bedingten seelischen Abwegigkeiten bei geeigneter Tatsituation eine *erhöhte Neigung zum Vergehen* gegen die staatliche Ordnung herausbilden und diese eine strafbare Handlung nach sich ziehen. Eine Verstärkung der von Hause aus bestehenden temperamentsmäßigen Reaktionsweisen oder psychopathischen Eigenheiten durch die Tuberkulose vermag ebenfalls zu strafbaren Konflikten oder zum sozialen Versagen zu führen. Von hier aus ist der Anschluß an die in der Kriminalbiologie hochbedeutsame Psychopathiefrage unmittelbar gegeben. Innerhalb des Strafvollzugs vermögen außerdem die Reizeinflüsse der Haft beim nervös-labilen Tuberkulösen oder bei widerstandsschwacher Konstitution zu psychosomatischen Schwierigkeiten zu führen. Damit tritt also im Rechtsleben, beim Rechtsbruch und im Bereich des Strafvollzugs das veränderte krankheitsbedingte Verhalten des Tuberkulösen noch schärfer als im Alltagsleben in Erscheinung und wird im Fragenkomplex der Straftat unmittelbar bedeutsam.

Eine *genetische* Frage bedarf nach den Untersuchungen von VERVAECK noch der Erwähnung. Die psychobiologische Persönlichkeitslehre des Kriminellen, wie sie heute erstrebt wird, bemüht sich, vorurteilslos in den Lebensäußerungen des Täters sowohl den seelischen als auch den körperlichen, neben den erworbenen auch den anlagemäßigen Grundlagen der Verbrechensentstehung, nachzugehen. Als ein erster Versuch, den erbbiologischen Fragen tuberkulöser Rechtsbrecher nachgegangen zu sein, kann eine Untersuchung von VERVAECK, der sich in Belgien frühzeitig um die Persönlichkeitserforschung bei Gefangenen verdient gemacht hat, angesehen werden. VERVAECK errechnete, daß unter 1613 belgischen Strafgefangenen 10 Prozent aus Tuberkulosefamilien stammten. Diese Zahl übersteigt diejenigen der Durchschnittsbevölkerung um das Doppelte. VERVAECK nimmt danach an, daß die Nachkommen Tuberkulöser vielfach nicht nur körperlich, sondern in gewissem Sinne auch geistig minderwertig seien, so daß daraus Vergehen und Verbrechen hervorgehen könnten. Man wird diesen Feststellungen mit ihren Folgerungen zunächst äußerst kritisch gegenüberstehen müssen. Eine Nachprüfung der angegebenen Zahlen liegt m. W. nicht vor. Eingehende erbbiologische Untersuchungen in dieser Richtung müßten noch folgen. — Die Erblichkeit bei der Tuberkulose erstreckt sich natürlich nicht nur auf eine spezifische Empfänglichkeit gegenüber der tuberkulösen Infektion, sondern sie umschließt eine „Vererbung allgemein funktioneller Eigenschaften, die *unter anderem* mit einer mehr oder weniger ausgeprägten Widerstandslosigkeit gegen Tuberkulose verbunden sind" (KLARE). Erhebungen über tuberkulöse Erkrankungen Blutsverwandter bei *tuberkulösen Strafgefangenen* ergaben nach *unseren* Untersuchungen einen sehr viel höheren Hundertsatz Tuberkulöser im Verwandtenumkreis als bei Verwandten Tuberkulöser auf einer offenen Tuberkuloseabteilung, also *nicht* straffälliger Kranker. Ähnliches berichtet SCHWAB. Diese Befunde, denen noch der Fehler der kleinen Zahl anhaftet, könnte die von VERVAECK gemachten Feststellungen in gewisser Weise ergänzen. Jedenfalls wäre noch näher zu ergründen, ob sich die kriminelle Neigung einzelner straffällig gewordener Gefangener aus einer anlagemäßig durch Tuberkulose bedingten Abartigkeit herleiten läßt oder ob diese Tuberkulösen lediglich aus einem besonders ungünstigen, eine asoziale Entwicklung begünstigendem Milieu stammen oder ob bei ihnen eine psychopathische Anlage von Haus aus besteht, die mit der Krankheit Tuberkulose nichts zu tun hat.

Zurückzuweisen sind verallgemeinernde und schiefe Urteile, die sich aus dem Verhalten einzelner sich auffällig zeigender Tuberkulöser ergeben und auf die Gesamtheit tuberkulöser Menschen übertragen werden. Bei Schriftstellern der sogenannten schönen Literatur, Psychologen und auch manchen medizinischen Autoren tauchen hin und wieder Hinweise auf einen besonderen, zum Teil recht bedenklichen „Charakter" mit minderwertigen Persönlichkeitszügen „des" Tuberkulösen auf. Man weist dabei verallgemeinernd auf Einzelfälle hin: ein langjähriger Lungenkranker zerstört mit geradezu satanischem Behagen dem jünger Erkrankten schamlos jedes Vertrauen zum Arzt und jede Hoffnung auf Heilung, um dadurch zum bösesten psychotherapeutischen Gegenspieler des Arztes zu werden. Man wärmt den alten Begriff des „Phthisicus alax" immer wieder auf. Der Tuberkulöse wird als „Gegentyp" der Gesellschaft hingestellt; es gäbe unter den Tuberkulösen besonders viel „Anarchisten" und schreibt ihnen allgemeinhin bösartige, asoziale und kriminelle Handlungen zu. Derartige Äußerungen können nur als Hinweis dafür genommen werden, daß auch in der Öffentlichkeit einem größeren Kreise manch auffällige Gestalt unter den Tuberkulösen bekannt geworden ist, wie sie sich sonst bei einer anderen inneren Krankheit in ähnlicher Form nicht finden. — In weitem Abstand von den minderen Literaturerzeugnissen, die sich mit dem Tuberkulösen beschäftigen, ist Thomas MANNs Roman „Der Zauberberg" zu nennen. In ihm hat er recht charakteristische Züge Tuberkulöser und das „inhaltslose Unleben" (SOERGEL) einer Tuberkuloseheilstätte meisterhaft dargestellt; der Schlüsselgestalt gelingt es, sich aus der Verzauberung durch die Krankheit und durch fehlerhafte Pflegschaft zu lösen.

Vorliegende Arbeit mußte sich entsprechend ihrer Aufgabe im wesentlichen mit den negativen Eigenschaften tuberkulöser Menschen beschäftigen, die zum Widerstreit und Zusammenstoß mit der menschlichen Ordnung führen. Es geschah dies letzten Endes, um dem Tuberkulösen auch auf diesem problematischen Gebiet seines Leidens ärztlich zu helfen und ihn notfalls zu schützen; nicht etwa aus Unkenntnis oder Unterschätzung dessen, was an bewunderungswerter Tapferkeit, Geduld, Selbst- und Gemeinschaftstreue, Verzicht und Überwindung gegenüber dem schweren Tuberkuloseschicksal bei dem großen Heer der Tuberkulösen täglich wirksam wird und bei voller Würdigung dessen, was an Hochleistungen von tuberkulösen Dichtern, Musikern und Denkern bei entsprechender Begabung vollbracht wurde.

Zusammenfassend ist zu sagen, daß sich im Zuge einer persönlichkeitsgerechten Täterbeurteilung innerhalb der neuzeitlichen Rechtspflege die Aufgabe stellt, den kriminalitätsfördernden Faktoren beim Tuberkulösen in Zukunft noch genauer nachzugehen. Es finden sich eine Reihe offenbar tiefgreifender psychophysischer Zeichen beim tuberkulös Erkrankten, die dazu auffordern, dem Tuberkulösen auf forensischem Gebiet eine Sonderbetrachtung zu widmen, ähnlich wie das neuerdings für andere menschlich-biologische Bereiche geschieht, etwa bei den weiblichen Generationsphasen (HELDMANN). Krisenzeiten der tuberkulösen Erkrankung vermögen das innere Gleichgewicht seelischer Kräfte offenbar so zu stören, daß die Tuberkulose in einzelnen Fällen *kriminalätiologische Bedeutung* erlangt. Manche Tuberkulöse erscheinen unter gewissen Umständen durch ihre Krankheit mehr gefährdet, Straftaten zu begehen als Gesunde oder neuropathische Persönlichkeiten es an sich sind. — Für den behandelnden Arzt besteht die Aufgabe, dort, wo solche Gefahr bestehen könnte, rechtzeitig während der Behandlung des Tuberkulösen einzugreifen. Sei es medikamentös — im wesentlichen wird es sich dann neben der sachgemäßen Tuberkulosebehandlung um sedierende Maßnahmen handeln —, durch rechtzeitige Einweisung in ein geeignetes Krankenhaus, durch Aufklärung des Patienten über den verhängnisvollen Zustand oder durch wirksame seelische Führung, am besten mit Hilfe des Nervenarztes, um einem Straffälligwerden des Kranken von vornherein vorzubeugen.

Als Folgerungen aus dem bisher über das Problem der psychischen Abwegigkeiten Tuberkulöser Gesagten ergibt sich die Zuordnung der zu beurteilenden Straftat des Tuberkulösen zum Fragenkreis der strafrechtlichen *Zurechnungsfähigkeit* (Schuldfähigkeit). Praktisch ist zu fragen, ob nach § 51 die strafrechtliche Verantwortlichkeit des Tuberkulösen im Sinne einer verminderten Zurechnungsfähigkeit in einzelnen Fällen als eingeschränkt angesehen werden muß. Zu fordern wäre, einen Sachverständigen mit heranzuziehen, der in der Lage ist, die schwierigen biologisch-psychologischen Fragen beim tuberkulösen Unrechttuer mit zu berücksichtigen. Massive psychologische Tatbestände sind nicht zu erwarten. Dem Beschuldigten selbst ist die Bedeutung seiner tuberkulösen Erkrankung für sein kriminelles Verhalten nicht bewußt; erst nach Abklingen einer Krisenphase kann er, wie wir schilderten, das Normwidrige seines Verhaltens als Ausfluß seiner Erkrankung bisweilen erkennen. Es wäre für den straffällig gewordenen Tuberkulösen etwa die Feststellung entscheidend, ob er während der Zeit des Vergehens oder Verbrechens — die Straftat liegt zur Zeit der Verhandlung oft lange zurück — tatsächlich eine Wesensänderung im Sinne der psychischen Veränderungen Tuberkulöser aufwies. Die Verhaltensänderungen Tuberkulöser sind oft nur vorübergehender Natur, dauern nur einige Wochen oder Monate an und stellen dann sozusagen „psychopathische Episoden" (KAHN) tuberkulös bedingter Art dar. Bei einer von Hause aus psychopathischen Persönlichkeit wäre es wichtig, wenn sich für die Tatzeit nachweisen ließe, daß die psychopathischen Eigenheiten des Täters eine Steigerung durch die tuberkulöse Erkrankung erfuhren. Freilich darf es sich dabei nicht nur um eine Denkmöglichkeit handeln, sondern die geänderte Verhaltensweise müßte nachgewiesen werden, durch Zeugenaussagen zu belegen oder wahrscheinlich zu machen sein und durch die Beurteilung eines erfahrungsreichen Begutachters anerkannt werden. Es kommt natürlich nicht selten vor, daß Tuberkulöse ihr Leiden dazu auszunutzen versuchen, Mitleid mit ihrer Krankheit in der Untersuchungshaft, in der Hauptverhandlung oder im Strafvollzug zu erwecken, um sich Vorteile zu verschaffen. Hier ist es Aufgabe des verständigen Tuberkulosearztes, zusammen mit dem bestellten Gutachter, nach psychologisch-ärztlichen Gesichtspunkten sauber abzuwägen, ob zwischen Tat und Wesensart des tuberkulösen Kranken ein motivischer Zusammenhang aufzuweisen ist. Ist dies nicht der Fall, müßte die tuberkulöse Erkrankung eben als „unbeachtlich" im vorliegenden Fall erklärt werden. Oder liegt bei einer Handlung ein verständlicher Beweggrund vor, so kann im allgemeinen eine „Triebhandlung", wie sie sich nicht selten bei Tuberkulösen findet, nicht anerkannt werden. Die verminderte Zurechnungsfähigkeit (2. Abschnitt des § 51 StGB) ist ein schwieriges und sehr umstrittenes Problem der gerichtlichen Medizin

(Wilmanns, Gruhle, Schneider u. a.). Es ist in keiner Weise beabsichtigt, darüber hier in eine ausführliche Diskussion einzutreten. Die strafrechtliche Verantwortlichkeit ist aufgehoben oder vermindert, wenn die Fähigkeit, das Unerlaubte der Tat einzusehen, aufgehoben (Abs. 1 § 51 StGB) oder gemindert (Abs. 2 § 51 StGB) war (s. a. Haddenbrock). Eine krankhafte Störung der Geistestätigkeit und namentlich eine Geistesschwäche kann auch dann vorliegen, wenn das Willens-, Gefühls- oder Triebleben gestört ist. Es muß also nicht gerade die Denktätigkeit gestört sein (Mezger). Es sind „die pathologischen Abweichungen von der richtigen psychologischen Willensbestimmung des Durchschnittsmenschen für den Wegfall von Verantwortung und Strafe maßgebend" (Birnbaum). § 51 Abs. 1 wird in der Regel bei den akuten endogenen Psychosen Anwendung finden. Doch auch bei den verschiedenen Formen des Schwachsinns und der Psychopathien sowie bei Neurosen (innerseelisch bedingten und entstandenen Konflikten mit abnormen seelischen und auch körperlichen Auswirkungen) ist die Anwendung des § 51 StGB nicht von vornherein ausgeschlossen (Mezger). Jedoch kann hier nur auf Grund von besonderen Erwägungen nach eingehender psychologischer Analyse aus der ganz konkreten Situation des Einzelfalles der § 51 zugebilligt werden, wenn zur Zeit der Tat eine krankhafte Störung der Geistestätigkeit im Sinne des § 51 StGB angenommen werden muß. Es war K. Wilmanns, der nachdrücklich darauf hinwies, daß im richterlichen Verfahren, aber auch in den Strafanstalten die leichteren, unauffälligeren, sehr verbreiteten und kriminell bedeutungsvollen abnormen Veranlagungen und Charaktere sowie *pathologischen Variationen der Norm*, die das eigentliche Zwischengebiet zwischen Gesundheit und Krankheit darstellen und dem Bereich der verminderten Zurechnungsfähigkeit zuzurechnen sind, unerkannt bleiben und falsch beurteilt werden. Zahlreiche gemindert Zurechnungsfähige werden auf diese Weise als minder Schuldhafte wie Normale zur Verantwortung gezogen und bestraft. Es sind nicht nur die intellektuellen, sondern vor allem die kriminell höchst bedeutsamen affektiven Mängel, die oft nur bei eingehender, ausdrücklich darauf gerichteter Untersuchung in ihrem ganzen Umfang und in ihrer Tragweite erkannt werden können. Nach Wilmanns sind Zustände verminderter Zurechnungsfähigkeit entweder vorübergehender (z. B. Affektausbrüche u. a.) oder chronischer Natur (hysterische oder sonstwie abnorme Veranlagungen, pathologische Charaktere u. dergl.). In einzelnen Fällen wird auch dem *tuberkulösen Rechtsbrecher* auf Grund von seelischen Abwegigkeiten zur Zeit der Tat, die durch die Krankheit Tuberkulose bedingt sind, eine verminderte strafrechtliche Verantwortlichkeit zuzusprechen sein. Nach Hezel haben sich „Weygand, v. Muralt u. a. für verminderte, unter Umständen sogar für aufgehobene strafrechtliche Verantwortlichkeit bei Phthisikern ausgesprochen, aber nicht generell, sondern nur dann, wenn sich im gegebenen Fall der Nachweis erbringen läßt, daß die inkriminierte Handlung aus einem solchen psychischen Zustand heraus erwachsen ist, der auch unter anderen Verhältnissen die strafrechtliche Verantwortlichkeit beschränkt oder aufhebt". In diesem Sinne verlangen Kloos und Näser, daß bei strafrechtlichen Begutachtungen Lungenkranker immer sorgfältig zu prüfen sei, ob und inwieweit seelische Veränderungen beim Tuberkulösen, die durch ihre Krankheit bedingt waren, die klare Überlegung und Einsicht oder die sittlichen Hemmungen zur Zeit der Straftat beeinträchtigt haben. — Zur Anerkennung einer verminderten Zurechnungsfähigkeit könnte z. B. beim Tuberkulösen eine dauernde höhergradige Reizbarkeit führen. Es ist dann Aufgabe des begutachtenden Arztes, die große Reizbarkeit des Täters aus mancherlei verschiedenen, mehr oder weniger hervorstechenden Zügen seiner persönlichen Eigenart vor Gericht darzulegen. Da der Tuberkulöse vielfach von der Umwelt durch Ereignisse, die andere Menschen kaum berühren, stark beeinflußbar ist, könnte ebenfalls eine nachzuweisende höhergradige Umweltempfänglichkeit schuldentlastend und strafmildernd angesehen werden. Auch eine bei Tuberkulösen nicht ganz seltene Kurzschlußhandlung, d. h.

eine durch jähe und unüberlegte Entschließung bestimmte Tat mit krimineller Folge könnte hierher gehören. Die für triebhafte Handlungen von KRETSCHMER erkannten Zusammenhänge wären dabei in Rechnung zu stellen. Es sind die Entgleisungen der elementaren Antriebe und Eigenschaften aus dem Unbewußten, die letzten Endes hierbei wesentlich sind. Jedenfalls sollte die Frage nach einer *verminderten strafrechtlichen Verantwortlichkeit* beim straffällig gewordenen Tuberkulösen in jedem Falle eingehend durchdacht werden, was heute sicherlich noch nicht in ausreichendem Maße geschehen dürfte. Namentlich bei *jugendlichen* Tuberkulösen, die sich schon auf Grund ihres Alters (Pubertätszeit!) in einem besonders labilen Zustand befinden, sollten die zur Beurteilung Berufenen dieser Frage stets besondere Aufmerksamkeit zuwenden. Es ist die Aufgabe des Arztes der Tuberkuloseabteilung des Strafvollzugs, dieser Frage bei seinen Kranken nachzugehen und gegebenenfalls auf eine sachverständige Beurteilung zu dringen. Die Überprüfung dieser Fragen sollte nicht nur bei solchen tuberkulösen Personen vorgenommen werden, die es sich leisten können, einen geschickten Rechtsanwalt zu nehmen, sondern sie sollte bei allen Tuberkulösen durchgeführt werden. Damit soll keineswegs einer allzu weitherzigen Auslegung des § 51 StGB das Wort geredet werden. Hat vor der Erkrankung keine Kriminalität bestanden, so wird man den Fall anders anzusehen haben als bei Personen, die schon vorbestraft sind; bei letzteren ist natürlich Zurückhaltung mit der Anerkennung des § 51 geboten. Da weder die Formulierungen der Zurechnungsfähigkeit und Unzurechnungsfähigkeit noch die Formen des Strafvollzugs für alle Zeiten endgültig festgelegt sind, sondern sich mit dem Fortschreiten zu neuen Erkenntnissen werden wandeln müssen, werden sich auch für die Handhabung der *Beurteilung und Behandlung tuberkulöser Rechtsbrecher* bei Berücksichtigung ihrer psychobiologischen Eigenart und genügender Sammlung von Erfahrungen in Zukunft gewisse Änderungen ergeben können. — Kann eine verminderte Zurechnungsfähigkeit bei Begehung der Tat anerkannt werden, so ist noch zu entscheiden, ob und in welchem Maße die Strafe zu mildern sei, wobei gerade die vorübergehend vermindert Schuldfähigen, zu denen auch ein Lungentuberkulöser gehören könnte, für eine beachtliche Strafmilderung in Frage kommen. Dort aber, wo sich bei aktiv Tuberkulosekranken keine deutlich erkennbaren Gründe für eine Entschuldung größeren oder geringeren Ausmaßes aufzeigen lassen, sollte bei der Schwere der Erkrankung versucht werden, den Vollzug der Strafe mit den erforderlichen Heilmaßnahmen in ein günstiges Verhältnis zu bringen. Die Strafbehandlung auf der neuzeitlichen Tuberkuloseabteilung des Strafvollzugs läuft bereits in dieser Richtung. Erscheint es möglich und handelt es sich nicht um einen ausgesprochen asozialen Tuberkulösen, so sollte von der sogenannten bedingten oder vorläufigen Entlassung (S. 57) etwa zugunsten einer Heilbehandlung in einem offenen Tuberkulosekrankenhaus Gebrauch gemacht werden. — STRAUSS schlug vor, einem Gefangenen, bei dem es nach den ersten beiden Haftjahren zur *Reaktivierung* einer bisher inaktiven Tuberkulose kommt, dieses zusätzliche Schicksal in der Haft im Sinne eines zweiten Traumas anzuerkennen und ihm unter Berücksichtigung seiner Straftat eine Haftverkürzung von einem Viertel bis ein Drittel der verbliebenen Strafzeit zu bewilligen.

VI. Strafbehandlung tuberkulöser Rechtsbrecher

Bei der *Strafbehandlung* des tuberkulös erkrankten Rechtsbrechers ist es erforderlich, *Heilplan* und *Resozialisierungsmaßnahmen* in ein richtiges Verhältnis zum *Strafzweck* und zu den *Vorschriften des Strafvollzugs* zu bringen. Dabei ergeben sich, so verschieden sich auch diese Forderungen auf den ersten Blick gegenüberzustehen scheinen, dennoch eine Reihe gemeinsamer Bestrebungen beider Seiten. Die häufig charakterlich abnormen Menschen bedürfen einer straffen Führung bei der Heilbehandlung. Sie sind meist gekennzeichnet durch heilwidriges Verhalten, nicht selten schlimmster Art, und durch unhygienisches Verhalten gegenüber ihren Mitmenschen. Die straffe Ordnung des Vollzugs und der mögliche Zwang bei widerstrebender Haltung vermögen, in richtiger Weise angewandt, heilsam bei der Krankenbehandlung zu wirken. Vollends begegnen sich die Grundstrebungen des Vollzugs mit dem Ziel, das der Tuberkulosearzt bei seinen Kranken letzten Endes erreichen möchte: ihn in die Gesellschaft sinnvoll wiedereinzugliedern und ihn weiterhin vor Rückfall in Krankheit und Unrechttun zu bewahren. Die *Form* der Durchführung einer Strafbehandlung wird allerdings beim tuberkulösen Gefangenen von der des gesunden Häftlings in mancher Hinsicht abweichen müssen. — Zum Zwecke der Rehabilitation des resozialisierungsbedürftigen, noch besserungsfähigen Gefangenen soll im Strafvollzug *Erziehungsarbeit* geleistet werden, um den Gefangenen zu einem geordneten, gesetzmäßigen Leben nach der Entlassung zu veranlassen. Oder wie es in der Hamburger Vollzugsordnung heißt: den Wiedereintritt in die Volksgemeinschaft so vorzubereiten, daß der Häftling sich seiner Verantwortung gegenüber der Allgemeinheit bewußt wird und willens und imstande ist, nach seiner Entlassung ein besserer Mensch zu sein, als er es vor seiner Haft war. Es tritt damit an die Stelle des peinigenden Vergeltungsstrafvollzugs der humane *erziehlich-resozialisierende Strafvollzug.* Der Gefangene wird danach nicht nur als schuldig, sondern auch als hilfsbedürftig angesehen. Er ist über das, was man mit ihm vorhat, in Kenntnis zu setzen. Er soll nicht etwas passiv mit sich geschehen lassen, sondern sozusagen sich selbst rehabilitieren (ROSA), um nach der Entlassung als gleichberechtigter Bürger für sich selbst zu sorgen. Dieses Streben soll in ihm geweckt, immer wieder angeregt und gesteigert werden. Als *Mittel* zur Erreichung dieses Ziels werden unter anderem genannt (STARKE): Gewöhnung an Ordnung und Arbeit, Aufrechterhaltung von Zucht und Ordnung, körperliche und seelische Ertüchtigung, geistige und sittliche Hebung, Gewöhnung an Beachtung und Befolgung der Gesetze, die Vermehrung und Vertiefung des Wissens und Könnens, das Wecken und Stärken des Willens zum Guten und des Gefühls für Verantwortung; ferner Belohnung von Fleiß und gutem Betragen, das stufenweise Fortschreiten von strenger Gebundenheit zu immer größer werdender Selbständigkeit („Stufenstrafvollzug"), die planmäßige Fürsorge für die Zeit nach der Entlassung. Im Absatz über die Arbeit, § 62 der Grundsätze, heißt es, daß regelmäßige Beschäftigung der Gefangenen die *Grundlage* eines geordneten Strafvollzugs sei. Es ist darauf hinzuwirken, daß jeder Gefangene dauernd mit nützlicher Arbeit beschäftigt wird. Dies *Hauptmittel der Erziehung,* die strenge Zuweisung zur Arbeit, ist nun aber *bei tuberkulösen Gefangenen in dieser allgemeinen Form nicht anwendbar.* Auf der Tuberkuloseabteilung des Strafvollzugs befinden sich Kranke, deren Tuberkulose sich noch im Gang befindet oder deren Aktivität nicht sicher ausgeschlossen ist. Für solche Kranke ist wirkliche Arbeit, zumal körperliche, an die hier in erster Linie gedacht ist, nicht möglich. Nur ein Teil der Inhaftierten, deren Erkrankung nach eingehender ärztlicher Prüfung sicher zur Ruhe gekommen ist und bei denen die Heilmaßnahmen im wesentlichen abgeschlossen sind, kann zu einer, und zwar zunächst streng dosierten, Arbeit in Form der Arbeitstherapie herangezogen werden (s. u.). Allein hieraus ist zu ersehen, daß der Strafvollzug *tuberkulöser* Rechtsbrecher wohlerwogener, individualisierender Abänderungen bedarf. Man wird also, solange körperliche Arbeit aus gesundheitlichen Gründen nicht durchgeführt werden kann, ohne diese versuchen müssen, den tuberkulösen Häftling für den Wiedereintritt in die Gesellschaft auf andere Weise vorzubereiten und tauglich zu machen, soweit dies möglich ist. Die Behandlung des Tuberkulösen verwischt natürlich den Strafcharakter bis zu einem gewissen Grade. Dennoch ist zu bedenken, daß der Freiheitsentzug an sich als Sühne für begangenes Unrecht eine schwere und harte Strafe und genügend „Übelszufügung" im Sinne der Vergeltung darstellt, zumal bei einem schwerkranken Menschen, als welcher der Tuberkulöse letzten Endes doch zu gelten hat.

1. Zusammenarbeit der im Strafvollzug Tätigen

Die Durchführung der Freiheitsstrafe in ihrer Wandlung vom alten Vergeltungsübel zu menschlich-erzieherischer Strafbehandlung verlangt die *Zusammenarbeit* zahlreicher verschieden vorgebildeter Personen. Das Gefängnis ist zusammen mit anderen Haftanstalten einer zentralen Strafvollzugsbehörde unterstellt. Diese wiederum untersteht dem Justizministerium als oberster Aufsichtsbehörde [Einzelheiten s. Lehrbücher der Gefängniskunde (MITTERMAIER)]. Der Leiter oder Vorstand der Anstalt ist verantwortlich für den gesamten Vollzug. Ihm zur Seite stehen in einer großen Anstalt sein Stellvertreter, der Wirtschaftsverwalter, der technische Arbeitsverwalter, der Kassenverwalter, ein Arzt, Geistliche, Psychologen, Pädagogen, Fürsorger und zahlreiche aufsichtsführende Anstaltsbeamte („Wachtmeister"). Außerdem werden heute zunehmend freiwillige Helfer aus der freien Gesellschaft zur Mithilfe mit herangezogen. Die zu erledigenden Aufgaben sind mannigfaltig: Instandhalten der Baulichkeiten, ihrer Inneneinrichtung und ihrer Ordnung, Reinlichkeit, Sicherung, Verpflegung, Bekleidung der Gefangenen und Verwahrung ihrer mitgebrachten Habe, Arbeitsbeschaffung, Entlohnung, Beratung der Häftlinge und Wahrung ihrer Rechte (z. B. gegenüber der Sozialversicherung, Rentenansprüche), erzieherische Beeinflussung der Häftlinge, Verkehr mit der Außenwelt u. v. a. Erstrebt wird eine Mitarbeit der Gefangenen bei gewissen Verwaltungsaufgaben. Daß die neueren Resozialisierungsbestrebungen einen erheblich gesteigerten Mehraufwand an Geldmitteln gegenüber den alten Gefängnissen mit sich bringen müssen, ist leicht einzusehen. Vor allem verdienen die im Vollzug Bediensteten bei den neuerdings erheblich gewachsenen Anforderungen eine ihnen gebührende Stellung und Vergütung. Nur auf diese Weise wird es gelingen, die erforderlichen, wirklich geeigneten Erzieherpersönlichkeiten (RADBRUCH) zu gewinnen. Steht und fällt doch die Leistung des Vollzugs mit den in ihm tätigen Beamten und Helfern. — Das Mißverständnis zwischen der im allgemeinen zu geringen Zahl derer, die sich um die Gefangenen kümmern sollen und den zu versorgenden Häftlingen wird auf der Tuberkuloseabteilung des Vollzugs durch die Zahl der zusätzlichen Krankenpflegepersonen und durch die ständige Nähe des Arztes bis zu einem gewissen Grade aufgeholt.

2. Der Anstaltsarzt

An dem Bemühen um die Resozialisierung der Häftlinge werden sich auch der *Tuberkulosearzt* und seine medizinisch geschulten Helfer des Vollzugs beteiligen. Resozialisierungsbestrebungen sind ein unabdingbarer Bestandteil *jeder* Tuberkulosebehandlung. Der Kranke soll nicht nur geheilt, sondern immer auch resozialisiert und vor einem Krankheitsrückfall bewahrt werden. Die medizinische Therapie ist stets durch die soziale Therapie zu ergänzen (MARX). Nur so können alle aufgewandte Mühe und die von der Allgemeinheit aufgebrachten umfangreichen Mittel fruchtbar werden. Da die Tuberkulose den Patienten gleichsam das ganze Leben begleitet, ist die sachverständig durchgeführte Resozialisierung ein so ernstes Anliegen. Im Strafvollzug kommen bei dieser Aufgabe die *Eigenschaften des Häftlings*, die ihn kriminell werden ließen, als besondere Schwierigkeit hinzu. Zur Rückführung des Gefangenen ins freie Leben stehen dem Tuberkulosearzt neben dem medizinischen Personal der Lehrer, Fürsorger, Arbeitstherapeut, Berufsberater und die übrigen Mitglieder des sozialen Dienstes helfend zur Seite. Der Arzt wird vor allem bestrebt sein, den Häftling, sei es persönlich oder durch Mithilfe des Pflegepersonals, zu einem hygienischen Verhalten entsprechend seiner tuberkulösen Infektionskrankheit zu erziehen. Ebenso wie in der offenen Heilanstalt wird er nicht nur Arzt, sondern auch Erzieher sein müssen. Durch gute Zusammenarbeit wird er seinerseits die Bestrebungen derjenigen, die besonders berufen sind, ihren erzieherischen Einfluß geltend zu machen, also besonders den Lehrer, den Seelsorger oder sonstige Pädagogen, in ihren Bemühungen unterstützen. „Die Ärzte wissen, daß ihre Arbeit nur im Zusammenwirken mit allen anderen Beamten des Strafvollzugs möglich und gedeihlich sein kann. Sie wissen aber auch, daß es unbedingt notwendig ist, daß sie bei der erhofften guten Durchführung aller uns im neuzeitlichen Strafvollzug vorschwebenden Ideen mitraten und mittaten müssen" (H. FISCHER). Wünschenswert ist es, daß der Arzt gelegentlich dem Schulunterricht der Häftlinge und den Beamtenbesprechungen beiwohnt. Wenn für die Haftanstalten vorzugsweise Ärzte mit psychiatrischer Vorbildung zu Anstaltsärzten bestellt werden sollen, so ist eine solche Vorbildung zusammen mit Kenntnissen in der Kriminalbiologie gerade auch für den Arzt der Tuberkuloseabteilung des Strafvollzugs zu fordern. — Die Tätigkeit des Anstaltsarztes muß sich in den Betrieb der Strafanstalt möglichst reibungslos eingliedern. *Haus- und Dienstordnung* gelten wie für alle Beamten auch für ihn. Soweit Verwaltungsvorschriften für seinen ärztlichen Dienst vorhanden sind, sind sie von ihm zu beachten und zu erfüllen (WEISSRIEDER). Der Arzt untersteht wie alle anderen Beamten und Angestellten der Dienstaufsicht des Vorstehers der Strafanstalt. Dieser ist jedoch nicht befugt, in die rein ärztlichen Maßnahmen einzugreifen. Der Arzt führt regelmäßig Besichtigungen der Anstalt durch und berät den Anstaltsleiter in allen medizinischen Angelegenheiten. Dieser schenkt den Berichten und Vorschlägen Beachtung. Ist er mit den gemachten Empfehlungen einverstanden, unternimmt er unverzüglich Schritte, sie in die Tat umzusetzen. Andererseits kann der Anstaltsleiter in fachlichen Fragen des ärztlichen Dienstes Auskunft verlangen und Anregungen geben. Der Anstaltsarzt hat bei allen von ihm zu treffenden Anordnungen die Sicherheit der Anstalt als vordringlich mit zu berücksichtigen. Sind *Meinungsverschiedenheiten* über die Empfehlungen des Arztes aufgetreten, weil sie außerhalb der Zuständigkeit des Gefängnisvorstandes liegen, oder stimmen sie nicht mit dessen eigener Auffassung überein, namentlich wenn er sie für die Ordnung oder Sicherheit der Anstalt für bedenklich hält, und kommt keine Einigung zustande, so ist unverzüglich der vorgesetzten Behörde zu berichten. Die Empfehlung des Arztes ist beizufügen. Bis zu ihrem Eintreffen soll die Auffassung des Gefängnisvorstandes maßgebend sein. — Die *Stellung des Arztes* bei der Ausgestaltung des Strafvollzugs ist ganz allgemein im Laufe der Zeit immer wichtiger geworden, vor allem natürlich auf den Krankenabteilungen des Strafvollzugs. Zu den *Aufgaben* des Anstaltsarztes (s. o.) gehören vor allem die Überwachung der gesundheitlichen Verhältnisse der Anstalt und ihrer Belegung sowie die Krankenbehandlung; ferner die Ausbildung von Krankenpflegepersonal, gesundheitliche Belehrung der Kranken, sei es in Form von Unterrichtsstunden oder bei den Zellenbesuchen, und die Mitwirkung bei Verhängung und Vollzug von Hausstrafen zur Vermeidung körperlicher Schädigungen. Um in dringenden Fällen ohne Verzögerung zugegen sein zu können, sollten die Ärzte auf dem Anstaltsgelände oder in dessen Nähe wohnen. Auf der Tuberkuloseabteilung hat der Arzt die Krankenbehandlung sowie die gesamte hygienische Überwachung (Kleidung, Bettzeug, Kost, Heizung, Raumbeleuchtung und -belüftung, sanitäre Einrichtungen, Säuberung der Zellen) durchzuführen, die richtige Anwendung der Vollzugsmaßnahmen zu beaufsichtigen und soll, wie gesagt, möglichst auch an der allgemeinen Erziehungsarbeit — hierbei im besonderen auch bei der körperlichen Ertüchtigung — und Ausgestaltung des Strafvollzugs mitarbeiten (GENTZ). Auch bei der Rückführung des tuberkulösen Häftlings ins freie Leben kommt dem Tuberkulosearzt ein wesentlicher Anteil zu. Er weiß darum, daß seine medizinische Tätigkeit, ein guter Erfolg in der Anstalt durch medikamentöse Behandlung oder durch operativen Eingriff, durchaus in Frage gestellt ist, wenn nicht unter seiner Mithilfe die gesundheitsbewahrende Rückgliederung ins freie Leben gelingt. Durch seine Ratschläge trägt der Tuberkulosearzt einen wesentlichen Teil der Verantwortung bei den Resozialisierungsbestrebungen. Diese Aufgaben darf sich der Arzt nicht aus der Hand nehmen lassen, da es ihm sonst nicht möglich ist, das zu erreichen, was für seine Kranken erforderlich und für den gesamten Strafvollzug durch seinen ärztlichen Einfluß förderlich ist. Dazu ist eine weitgehend unabhängige Stellung des Arztes nötig. Die wichtigste Voraussetzung für eine gebührende Einflußnahme im Strafvollzug ist außer *persönlicher Eignung* des Arztes eine gute wissenschaftliche *Vorbildung*, in erster Linie auf dem Gebiet der Tuberkulose, der Psychiatrie und der Kriminalbiologie. Der erstmalig im Strafvollzug tätige Arzt bedarf einer sorgsamen, genügend langen Einführung durch den erfahrenen und bewährten Kollegen. Besondere Förderung verdient ferner die *Fortbildung* des Gefängnisarztes. Hierfür sind die Vorschläge von MEZGER sehr beachtenswert: etwa alle fünf Jahre Teilnahme an einem mehrwöchigen Fortbildungskurs, möglichst an einer Universität während des Semesters, um dem Gefängnisarzt die Weiterbildung nicht nur in den für ihn wichtigsten Gebieten, in Lungenheilkunde und Psychiatrie zu ermöglichen, sondern um ihm auch Gelegenheit zu geben, sich an den psychologischen Instituten mit den neuesten Untersuchungs- und Behandlungsmethoden vertraut zu machen. Um auf dem laufenden zu bleiben, wird der Tuberkulosearzt des Strafvollzugs das Schrifttum, das sich mit dem Strafvollzug beschäftigt, verfolgen müssen; vor allem wird es sich um das Studium der „Zeitschrift für Strafvollzug" und der „Monatsschrift für Kriminologie und Strafrechtsform" handeln. Die Anregung STEINHÄUSERS, einen wenigstens vierteljährlichen Studienaufenthalt in einem Rehabilitationszentrum als Voraussetzung für die Facharztanerkennung als Tuberkulosearzt zu fordern, verdient bezüglich des in der Strafanstalt tätigen Tuberkulosearztes besondere Unterstützung. Hier sind die Fragen der Rehabilitation mindestens ebenso dringend und häufig gestellt, oft aber schwieriger, als in der offenen Heilstätte. Schließlich sollte sich der Strafanstaltsarzt verpflichtet fühlen, wichtige Beobachtungen und Erfahrungen in Fachzeitschriften zu veröffentlichen. Für die wissenschaftliche Arbeit ist es erforderlich, *ungehinderten Zugang* zu allen Unterlagen des Strafverfahrens zu haben. Die medizinische Aufsichtsbehörde wird zur Unterstützung und Förderung der Tätigkeit des Tuberkulosearztes für Beratung durch entsprechend qualifizierte Ärzte zu sorgen haben, um eine hochstehende ärztliche Leistung jederzeit zu gewährleisten.

3. Die Strafvollzugsbediensteten

Nur bei sinnvoller Eingliederung in den Anstaltsbetrieb wird der Arzt in der rechten Weise imstande sein, auf die Auswahl und Ausbildung des Personals der Vollzugstanstalten, der *Strafvollzugsbediensteten*, den notwendigen Einfluß zu nehmen. Es gilt die Bildungsstufe der Anstaltsbeamten durch gute Ausbildung möglichst zu heben und durch Fortbildung auf guter Höhe zu erhalten. Mit den Zielen des Erziehungsstrafvollzugs sind die Aufgaben erheblich gewachsen. Die oberen Beamten sollten akademisch vorgebildet sein, die unteren gut ausgelesen und für ihren Beruf praktisch und schulisch genügend vorbereitet werden. Solange es in der Haftanstalt nur um die formelle Durchführung der Vorschriften der Hausordnung, um militärisch straffe Zucht und „Übelszufügung" ging, war das nicht nötig. Heute verlangt der Beruf des Strafvollzugsbeamten gründlich vorgebildete, persönlich geeignete, psychologisch verständnisvolle, warmherzige und tatkräftige Menschen (SPRANGER). Die neueren Bestrebungen in der Strafbehandlung haben eine ständige Erweiterung des Mitarbeiterstabes durch Fachkräfte mit sich gebracht, wie Arzt, Psychiater, Psychologen, Sozialarbeiter, Lehrer und technische Unterweiser.

Das *Berufswissen* der Anstaltsbeamten soll in gründlicher Kenntnis aller Zweige des Strafanstaltsdienstes und des Strafvollzugs bestehen (Grunds. § 9). Zum Ausbildungsstoff gehören die Geschichte des Strafvollzugs, Verbrechensursachen und Verbrechensbekämpfung,

Zweck der Strafe, Grundzüge des Strafrechts und des Strafverfahrens, die Formen des Strafvollzugs, Beurteilung und Behandlung von Gefangenen, Entlassenenfürsorge der Gefangenen. Namentlich sollen bei der Ausbildung auch psychiatrische und pädagogische Fragen behandelt werden, soweit sie für die Beurteilung und Behandlung von Gefangenen von Bedeutung sind. Vor allem gehört zum Gefängnisbeamten eine besondere Eignung zum Umgang mit seelisch eigenartigen Menschen und eine durch die oft wenig dankbare Tätigkeit nicht zu erschütternde Berufsfreudigkeit. Sämtliche Strafvollzugsbeamten sollten den Gefangenen ein gutes Vorbild geben, ihnen helfend zur Seite stehen und sie erzieherisch beeinflussen. Nicht so sehr durch Befehle und Anordnungen, sondern durch eigenes Beispiel sollen sie die Gefangenen für eine geordnete Lebensführung zu gewinnen suchen. In regelmäßigen Besprechungen werden die wichtigsten Vorkommnisse vorgetragen und die Auffassungen, die man von den einzelnen Gefangenen gewonnen hat, durchgesprochen.

Von den beiden Gruppen, der Strafanstalts-*Aufsichtsbeamten* und der Strafanstalts-Verwaltungsbeamten, ist die erstere für den ärztlichen Dienst besonders wichtig, da der Arzt in erster Linie mit Angehörigen dieser Gruppe beim Abteilungsdienst täglich zusammenkommen wird. Ihr Dienst ist vielseitig und verlangt nicht nur gutes Berufswissen in der allgemeinen Gefangenenfürsorge und in der Gefangenenberatung bei den mannigfaltigen persönlichen Angelegenheiten der Häftlinge sowie im Polizeidienst, um den Rechtsbrecher sicher zu verwahren und ein der Hausordnung gemäßes Verhalten der Gefangenen zu gewährleisten, sondern auch eine Persönlichkeit, die geeignet ist, die Häftlinge entsprechend den Richtlinien „ernst, gerecht und menschlich", ohne alle Sentimentalität — sie ist im Umgang mit den Gefangenen fast so schädlich wie Brutalität oder Gleichgültigkeit (Eb. SCHMIDT) — zu behandeln. Absolute Unbescholtenheit, charakterliche und pädagogische Fähigkeiten sind erforderlich. Notwendig ist ferner ein besonnenes, ruhiges, nicht überhebliches, überlegtes Wesen, Verschwiegenheit, Takt, praktischer Sinn, sicheres Auftreten, Fähigkeit der Menschenführung, Selbstbeherrschung, rasche Überlegung und klares Denken in schwierigen Lagen, besonders wenn Gewalt angewandt werden muß, sowie Geduld bei nicht selten herben Enttäuschungen. Nach WEISSRIEDER sind es „die guten Mittellagen des Charakters mit vorwiegend altruistischer Einstellung", die beim Aufsichtspersonal in der Strafanstalt gebraucht werden. Auch Verständnis für Hygiene und Blick für krankhafte Äußerungen und anomale Züge von Gefangenen müssen von ihnen verlangt werden. Zum Dienst auf der Tuberkuloseabteilung wird ihnen der Tuberkulosearzt die wichtigsten Kenntnisse von der Krankheit Tuberkulose vermitteln. — Der Aufsichtsbeamte muß Verständnis für die neue, zeitgemäße Bewertung des Rechtsbrechers aufbringen können, das nötige sozialpädagogische und kriminologische, also sachverständige Wissen besitzen, soll seine Tätigkeit nicht in Schema und Formalismus enden. Es gehört zu seiner Aufgabe, die Resozialisierung des Gefangenen mit vorbereiten zu helfen. Auch im Schriftverkehr muß er eine gewisse Gewandtheit zeigen. Nur gute Zusammenarbeit mit den übrigen Strafvollzugsbediensteten vermag seine Arbeit erfolgreich zu gestalten. Zu seiner Unterrichtung ist der Besuch einer Strafvollzugsschule und *Fortbildung* erforderlich.

Aus den Haftschilderungen ehemaliger Gefangener geht immer wieder hervor, daß das, was den Gefangenen ihre Strafzeit bedeutet, in hohem Maß von dem Verhalten und der Arbeitsweise des einzelnen Aufsichtsbeamten abhängig ist. Der Beamte steht *im Mittelpunkt des Interesses der Gefangenen.* Eine erzieherische Einwirkung kann nur dann zum Erfolg führen, wenn der Beamte volles Vertrauen für die Persönlichkeit des ihm Anvertrauten hat und es ihm gelingt, das Vertrauen des Häftlings zu gewinnen und ihn seiner Eigenart gemäß so zu leiten, wie es der Erziehungszweck erfordert. Gegen ein allgemein herrschendes Mißtrauen unter den Gefangenen gegenüber allen Maßnahmen des Vollzugs ist selbst bei guter Verständigung mit den einzelnen Kranken oft nur schwer anzukommen. Sie beobachten den Beamten sehr genau, wissen die geringste Schwäche herauszufinden und auszunützen. Besonders gefährlich ist es für den Beamten, sich in das Ränkespiel gewiegter Intriganten einspannen zu lassen. Die Vollzugsordnung Bayerns ermahnt die Strafanstaltsbeamten, sich immer bewußt zu bleiben, daß der Strafvollzug wegen seiner einschneidenden Wirkungen auf die Gefangenen dem Urteil der öffentlichen Meinung in besonderem Maße ausgesetzt ist und daher die treue, gewissenhafte und peinlich genaue Beachtung aller Vorschriften erforderlich macht. Es besteht ein eigenartiges und schwieriges soziologisches Beziehungsverhältnis zwischen Wächtern und Bewachten. Die Kunst, die beiden Welten: die der Gefangenen und die der Beamten zu überbrücken, muß gelernt sein (v. HENTIG). Oft vermag eine scheinbare Kleinigkeit Einfluß auf das Verhältnis zwischen dem Gefangenen und seinem Betreuer zu bewirken. So ist z. B. schon der Gruß ein wesentlicher Bestandteil zwischenmenschlicher Beziehungen. Durch die Zusammenarbeit von kriminalbiologisch erfahrenen und erzieherisch begabten Strafvollzugsbeamten, die Verständnis für die Lage und die Bedürfnisse tuberkulös Kranker aufzubringen fähig sind, muß es gelingen, jede überflüssige Übelszufügung und entwürdigende Behandlung zu beseitigen. An den neuzeitlichen Anforderungen, die an den Gefängnisbeamten gestellt werden, wird so recht der Wandel zu einer *neuen Wertung* des Berufsstandes des Aufsichtsbeamten und der Abstand von früheren Verhältnissen klar, wenn man sich demgegenüber den rohen, bestechlichen

Kerkermeister oder den teilweise recht ungeeigneten, aus dem Militärdienst hervorgegangenen Gefängnisaufseher jüngst vergangener Zeiten vor Augen stellt. Noch 1923 bezeichnet LIEP-MANN den Strafvollzug als einzigen Beruf, für den eine besondere Ausbildung nicht als erforderlich angesehen wird (WEBER). Seit längerem bemüht man sich, beim Aufsichtsbeamten von der Bezeichnung des Schließers und Wächters loszukommen. Seine Aufgaben sind längst über die bloße Aufsicht der Gefangenen und über die oft als monoton und geisttötend bezeichnete Tätigkeit des Wartens und Schließens hinausgewachsen. Seine Tätigkeit ist mit der Erfüllung der heute gestellten Aufgaben zu einem bedeutungsvollen *sozialen Dienst* geworden.

Noch sind aber nicht alle Forderungen, die mitunter auch übertrieben wurden, erfüllt. Das liegt nicht immer an den Beamten selbst. Den ständig steigenden Leistungsansprüchen entspricht, wie im Schrifttum immer wieder hervorgehoben wird, nicht die Besoldung der Aufsichtsbeamten. Es mangelt zum Teil aus diesem Grund, zum Teil aus allgemeinen Gründen — Pflege- und Erziehungsberufe sind heute nicht sonderlich gefragt — am Nachwuchs. Das hauptamtliche Anstaltspersonal soll die Rechtsstellung von Beamten haben. [Über Auswahl, Ausbildung und Rechtsstellung des Personals s. Erster Kongreß d. Vereinten Nationen über Verbrechensverhütung und Behandlung Straffälliger ZfStrVO 8, 184 (1959).] Wichtig ist auch, daß *genügend* Personal auf den Abteilungen zur Verfügung steht, auch für die Urlaubs- und Krankheitsvertretung.

Die Tätigkeit der *Fürsorger* und *Helfer* aus der freien Gesellschaft — vorbildlich sind die englischen social visitors (MITTERMAIER) —, die die Brücke zum freien Leben schlagen, hat in neuerer Zeit eine immer größere Bedeutung erlangt. Sie kümmern sich auch um die Familie des Gefangenen, helfen ihm, sein zukünftiges Leben in der Freiheit vorzubereiten und stehen ihm auch nach der Entlassung aus dem Gefängnis helfend zu Seite. Daß sie eine besondere Eignung und liebevolle Hingabe für ihre Tätigkeit sowie Kenntnisse in der Tuberkulosefürsorge mitbringen müssen, ist selbstverständlich. Für die Ausbildung von Beschäftigungs- und *Arbeitstherapeutinnen* in der Tuberkulösenpflege besteht eine Schule für Beschäftigungstherapeutinnen im Annastift Hannover. Es ist die erste Schule dieser Art in der Bundesrepublik. Die Beschäftigungstherapeutinnen müssen psychologisch soweit geschult und erfinderisch sein, daß sie die Patienten, die in der Zeit der Genesung noch nicht wissen, was sie überhaupt tun sollen und wollen, an die Arbeit heranzuführen und zu beurteilen vermögen, wofür die genesenden Tuberkulösen sich eignen (LANGER). Besonders wichtig ist ihre Tätigkeit bei jugendlichen Kranken. — Als eine wichtige Hilfe im Jugendgefängnis bewährte sich im Lande Niedersachsen die *Hausmutter.*

Für den *Krankenpflegedienst* stehen besonders ausgebildete Aufsichtsbeamte zur Verfügung. Vor ihrer Auswahl ist der Arzt zu hören. Auch männliche und weibliche Berufskrankenpfleger sowie Schwestern können mit Genehmigung der Aufsichtsbehörde eingestellt werden. Das Krankenpflegepersonal ist im Bereich der Krankenpflege und Krankenbehandlung dem Abteilungsarzt unmittelbar unterstellt, der auch die Dienstgeschäfte verteilt. Die Aufgaben des medizinischen Personals sind in erster Linie die Pflege der kranken Häftlinge und die Durchführung der ärztlichen Verordnungen. In dringlichen Fällen ist der Arzt sofort zu benachrichtigen. Die Heilmittel sind gewissenhaft zu verabreichen. Es ist dafür zu sorgen, daß die Kranken mit Sicherheit die verordneten Heilmittel zu sich nehmen. Werden Medikamente oder andere Behandlungsmaßnahmen von einem Kranken abgelehnt, so ist davon dem Arzt umgehend Mitteilung zu machen. Das gleiche gilt für ungenügende Nahrungsaufnahme. Hinzu kommen sämtliche Arbeiten auf dem hygienischen Gebiet der Krankenpflege. Ferner die Verwaltung medizinischer Einrichtungen und die Pflege der Instrumente, Wäsche und Decken sowie die Verwahrung und Ausgabe von Seife, sonstigen Reinigungsmitteln, Reinigungsgegenständen und Desinfektionsmaterial. Giftige Desinfektionsmittel oder -lösungen sind streng unter Verschluß zu halten (Suizidmöglichkeit!). Außerdem sind die Bücher der Abteilung, Listen und statistischen Unterlagen zu führen bzw. aufzustellen. Im Verordnungsbuch sind die Verordnungen deutlich lesbar einzutragen. Besondere Verordnungen sind mit Rotstift als solche kenntlich zu machen. Unklarheiten sind mit dem Arzt zu besprechen. Das Giftbuch und

gegebenenfalls das Insulinbuch sind sorgsam zu führen. Für die Nachtwache sind die
Medikamente bereitzustellen. Nachtwachenberichte und besondere Vorkommnisse sind
in ein eigens hierfür angelegtes Buch einzutragen, ebenso der Medikamentenverbrauch.
Gefangene sollen zu den letztgenannten Dienstleistungen nicht verwendet werden.
Finden sich unter den Gefangenen ausgebildete Krankenpfleger, so können sie jedoch
zur eigentlichen Krankenpflege u. U. mit herangezogen werden. Wartung eines kranken *Untersuchungs*gefangenen durch Gefangene ist aber nur mit Genehmigung des
Richters erlaubt. In manchen Ländern ist es allerdings ausdrücklich untersagt, Gefangene zu ärztlichen Hilfeleistungen heranzuziehen. Wichtig ist die *fortlaufende Unterweisung* des Pflege- und Aufsichtspersonals der Tuberkuloseabteilung des Strafvollzugs. Als erstes ist der eigene Gesundheitsschutz zu besprechen. Eine erhöhte Ansteckungsgefahr im Vollzug besteht darin, daß es manchen tuberkulösen Gefangenen
eine Genugtuung bereitet, die Anstaltsbeamten immer wieder absichtlich anzuhusten.
Jedem einzelnen ist ferner das richtige Verständnis für alle ärztlichen Maßnahmen
nahezubringen, nicht so sehr durch langatmige Vorträge, sondern durch kurze, immer
wiederholte anschauliche Besprechungen. Alle Beamten, Aufseher und Krankenpfleger
sind dazu anzuhalten, auf entstehende körperliche oder psychische Veränderungen des
Häftlings zu achten und jeden Verdacht einer beginnenden Erkrankung dem Arzt zu
melden. An die Persönlichkeit der einzelnen Pflegepersonen und ihre Ausbildung sind
besondere Anforderungen zu stellen. Es ist zu fordern, daß die Pflegepersonen neben
Kenntnissen in der Pflege Tuberkulosekranker Verständnis für psychisch eigenartige
Menschen aufzubringen vermögen, über die wichtigsten psychologischen und psych-
iatrischen Fragen unterrichtet sind und die Fähigkeit zur seelischen Führung Kranker
besitzen. Gewisse Kenntnisse und Erfahrungen in der Geisteskrankenpflege (SCHOLZ-
ZIEGELROTH; „Zeitschrift für Pflegepersonal") sind angebracht. Wichtige *persönliche
Eigenschaften* sind: Gesundheit, Berufsneigung, Unbescholtenheit. Ferner Sinn für
Ordnung, Sauberkeit, Achtsamkeit bei der Benutzung des Anstaltseigentums, ruhiges
Verhalten und Geduld. Nervöse Übererregbarkeit oder gar Neigung zu Gewalttätigkeiten machen für die Tätigkeit untauglich. Schlecht ist es, Zuträgereien und Einflüsterungen zugänglich zu sein, vielmehr ist Kritik jederzeit am Platz. Es ist notwendig, daß der Pfleger einen gewissen Abstand zu den Häftlingen einhält und sich
nicht in private Dinge hineinziehen läßt, die nur zu leicht plötzlich zu peinlichen Ver-
wicklungen führen können. Den Kranken zu täuschen ist falsch. Der Pfleger sollte es
möglichst dahin bringen, daß sich der Kranke freiwillig auf Grund vorbildlicher
Gesinnung und Haltung seiner Autorität fügt. Der Kranke wird der Hausordnung
um so williger folgen, je mehr er einsieht, daß alle Anordnungen zum Nutzen seiner
Gesundheit getroffen werden. Eine der Hauptaufgaben des Personals ist es, den tuberkulösen Häftling zu hygienischer Lebensführung zu erziehen. Übergriffe des Personals
im Strafvollzug, der der Kontrolle der Öffentlichkeit weitgehend entzogen ist, sind,
wenn sie tatsächlich nachgewiesen werden, unter keinen Umständen zu dulden. Un-
zuverlässige Personen sind ungeeignet. Für das Krankenpflegepersonal ist es mitunter
schwierig, sich so zu verhalten, daß einerseits der Rechtspflege (vertreten durch die
Aufsichtsbeamten) im Strafvollzug Genüge geschieht und andererseits die Belange der
tuberkulösen Kranken im Rahmen der Rechtspflege gewahrt bleiben. Hier heißt es,
gut abzuwägen.

4. Rehabilitationsbestrebungen

Das Ziel aller ärztlichen Tätigkeit bei der Betreuung tuberkulöser Häftlinge ist
die Gesundung des Gefangenen und seine Wiedereingliederung ins freie Leben — sofern dies überhaupt möglich ist — auf der höchstmöglichen Stufe seiner Fähigkeiten
in körperlicher, geistiger, sozialer, beruflicher und wirtschaftlicher Hinsicht, verbunden

mit dem Schutz vor einem Rückfall in Krankheit und Kriminalität. Die „*Rehabilitation*" beruht nach internationaler Übereinkunft (Genfer Empfehlung Nr. 99 der IAO vom Juni 1955) auf Maßnahmen ärztlicher, pädagogischer, psychologischer sowie arbeits- und berufsfördernder Art. Diese sollen, tunlichst koordiniert, die Grundlage eines kontinuierlichen Prozesses der Rückführung oder Eingliederung in normale Lebens- und Arbeitsbedingungen bilden. Sie sind möglichst auf den Einzelfall abzustellen und sollen im Behinderten selbst und in seiner Familie den Willen zur Selbsthilfe und zur Mitwirkung am Rehabilitationsgeschehen wecken. Die Resozialisierungsbestrebungen sind von der neuzeitlichen Behandlung Tuberkulöser nicht zu trennen. Etwa ein Drittel aller aus den Tuberkulose-Heilstätten Entlassenen bedarf bei der Überführung in die Berufsarbeit einer Hilfestellung (MASSEN). Wieviel größer sind nun die Schwierigkeiten bei der Eingliederung ehemals tuberkulöser Krimineller. Das systematisch durchgeführte berufliche Resozialisierungsprogramm bringt wesentliche Vorteile für den Entlassenen, wie sich aus den Erfahrungen der neueren Zeit ergab (MARION u. SALKIN). Die Expatienten haben eine kürzere Zeit der Arbeitslosigkeit nach der Entlassung. Durch den höheren Ausbildungsstand sind sie in der Lage, frühzeitig eine volle und gute berufliche Leistung zu erreichen; Krankheitsrezidive kommen nachweislich vermindert vor, ebenso vorzeitige Todesfälle. Die zusätzlich für die Rehabilitation aufgewandte Zeit und die Kosten sind in hohem Maße gerechtfertigt. Bei keiner Gruppe rehabilitierungsbedürftiger Menschen kommt dem behandelnden Arzt ein so wesentlicher Anteil zu wie bei der Rückführung tuberkulöser Häftlinge ins freie Leben. Es ist daher erforderlich, *von der Aufnahme* des Häftlings in die Strafanstalt an, *über die Entlassung hinaus* bis zur Erlangung und Erhaltung eines Arbeitsplatzes dieses Ziel im Auge zu behalten und nach ihm zu handeln. Eine Entlassung aus dem Strafvollzug ohne diese fürsorgerische Vorarbeit müßte als Kunstfehler angesehen werden. Der Häftling ist gesundheitlich, seelisch und beruflich soweit vorzubereiten, daß er sein Leben in Freiheit zu führen vermag. Mit Hilfe der Strafvollzugsbediensteten sind die Verhältnisse, in die der aus dem Gefängnis Entlassene eintritt, so zu gestalten, daß er ihnen entsprechend seinen Kräften gewachsen ist. Bei der durch die neueren Heilverfahren verlängerten Lebenserwartung der Tuberkulösen hat ihre Wiederertüchtigung erheblich an Bedeutung zugenommen. Die Rehabilitierung wird erreicht durch sachverständige ärztliche Krankheitsbehandlung und Arbeitstherapie, geeignete erzieherische Beeinflussung zu gesunder und gesetzmäßiger Lebensführung und durch wohlangepaßte fürsorgerische Rückführung ins Berufsleben, unter Zuhilfenahme von Tuberkulösen- und Gefangenenfürsorge, soweit diese erforderlich sind. Die Aufgabengebiete gehen hierbei ineinander über. Voraussetzung für ihr Gelingen ist eine gute Kenntnis des Kranken in körperlicher und seelischer Hinsicht sowie die Fähigkeit von Arzt und Fürsorger, jeweils die geeigneten Behandlungs- und Führungsmaßnahmen stufenweise bei ihm in Anwendung zu bringen. Auf jede nur mögliche Weise soll zu Nutzen des Tuberkulösen wie der Allgemeinheit die Früh-Invalidität vermieden werden. Es wird sich beim tuberkulösen Gefangenen darum handeln, seine körperliche und seelische Gesundung herbeizuführen, ihn an das freie Leben und die Berufstätigkeit wieder anzupassen und ihn in den Arbeitsprozeß wiedereinzugliedern.

Die *medizinische Behandlung* des tuberkulösen Häftlings gleicht im allgemeinen der eines Kranken auf der offenen Tuberkuloseabteilung. Das Bestreben der neueren Zeit, den Strafvollzug aufzulockern und namentlich die geistige Absperrung von der Außenwelt freier zu gestalten, wird man der Behandlung des tuberkulösen Gefangenen möglichst weitgehend zugute kommen lassen. Jedoch sind alle Maßnahmen, die aus *Sicherheitsgründen* und gegen das Entweichen der Häftlinge erforderlich sind, auch von den Ärzten und vom Pflegepersonal in der Haftanstalt genau einzuhalten. Sie erschweren vielfach den Dienst, sind aber unumgänglich, zumal unter den Tuberkulösen immer wieder der eine oder andere dazu neigt, einen unüberlegten Fluchtversuch zu unternehmen. Es ist erstaunlich, wie listig der Ausreißer bei der Vorbereitung der Flucht und auch der im Kurzschluß Handelnde vorzugehen pflegt. Eine nur geringfügige Unüberlegtheit des Personals vermag die Flucht zu ermöglichen; etwa indem es dem Häftling gelingt, sich die Schlüssel des Pflegers anzueignen. Im übrigen aber sind alle Maßnahmen, die dem „Strafübel der Freiheitsentziehung" oder dem „Sicherungszweck" nicht zugehören, zu vermeiden. — Die Häftlinge sind *dauernd unter Aufsicht* zu halten, besonders Fluchtverdächtige und zum Selbstmord neigende Häftlinge. Taucht der Verdacht auf eine *geistige Störung* auf, so ist dem Arzt unverzüglich davon Mitteilung zu machen. Bei *plötzlich gefahrdrohenden Krankheitszuständen* ist, wenn der Anstaltsarzt nicht erreichbar und Gefahr im Verzug ist, ein anderer Arzt herbeizurufen. Auf Antrag des Anstaltsarztes kann, namentlich bei schwerer Erkrankung von außen ein *weiterer Arzt,* z. B. ein Facharzt, auf Kosten der Anstalt hinzugezogen werden (Grunds. § 95). Der Gefangene kann auch u. U. einen Arzt auf eigene Kosten kommen lassen. Einwandfreie *zahnärztliche* Behandlung muß gewährleistet sein. Ist sie dringend, so kann sie sofort durchgeführt werden. Für die weitere Behandlung muß der Gefangene (etwa mit Hilfe seiner Versicherung) selbst aufkommen. Wenn es der Zustand eines erkrankten Gefangenen erfordert, wenn z. B. fachklinische Behandlung erforderlich ist, ist der Häftling in eine, zur Aufnahme von Gefangenen von der Aufsichtsbehörde bestimmte *andere Krankenanstalt* zu überführen. Im allgemeinen erfolgt dabei eine Mitteilung über den Kranken von Arzt zu Arzt. In besonderen Fällen können nach der neuen Vollzugsgeschäftsordnung [ZfStrVo 8, 328 (1959)] auch die Krankenpapiere zur Einsichtnahme übersandt werden. Erkrankt ein Gefangener lebensgefährlich oder stirbt er, so sind die benannten nächsten Angehörigen unverzüglich zu *benachrichtigen.* Dem Wunsch des Gefangenen, daß auch andere Personen benachrichtigt werden, ist möglichst zu entsprechen (Grunds. § 102). Auch bei einer ernstlichen Verletzung oder bei Verlegung in eine Anstalt für Behandlung von Geistesstörungen setzt der Anstaltsleiter den Ehegatten bzw. die vom Gefangenen früher benannte Person sofort in Kenntnis.

5. Anstaltsaufnahme und Unterbringung. Erste Klassifikation

Nach der *Aufnahme* auf die Abteilung nimmt der Häftling alsbald ein Bad, was mitunter sehr dringlich ist. Wie er Haar und Bart tragen will, bleibt ihm überlassen, doch hat das Haar geordnet und reinlich zu sein. Da bei gutem Verhalten dem Gefangenen außer dem Trauring Bilder der Angehörigen, Wäsche und Rasierzeug von seinen mitgebrachten Sachen verabfolgt werden dürfen, so ist bei *Selbstmordverdächtigen* (s. u.) rechtzeitig die Ausgabe dieser Dinge vom Arzt zu verhindern; zudem ist dafür zu sorgen, daß er sie sich nicht von anderen Gefangenen besorgen kann. Aus Wäschestücken kann z. B. ein Strick gefertigt werden. Hosenträger werden häufig zum Erhängen benutzt. Ebenso ist zu bedenken, daß an Fleischtagen den Gefangenen für die Dauer des Essens auch Messer und Gabel verabreicht werden dürfen, wenn dagegen keine Bedenken bestehen. Jeder Gefangene erhält Leib- und Bettwäsche. Für die Tuberkulösen ist es hygienisch das beste, *waschbare Anstaltskleidung* wie die in Tuberkuloseheilstätten übliche zu tragen. Die Vergünstigung zum Tragen eigener Kleidung, die den Anforderungen an die Hygiene im allgemeinen nicht entspricht, ist daher auf der Tuberkuloseabteilung unangebracht. Natürlich muß die gelieferte Gefangenenkleidung bzw. -unterkleidung genügend warm sein. Bei ausnahmsweiser Genehmigung zum Tragen von eigener Kleidung ist zu bedenken, daß dadurch bei manchen Gefangenen Anreiz zum Entweichen gegeben ist. Anstaltskleidung und Wäsche sind gründlich gesäubert und keimfrei zu verausgaben. Jedem Gefangenen wird eine schriftliche Belehrung über die *Vollzugsvorschriften* ausgehändigt. Bringt ein

Gefangener Drogen oder *Arzneimittel* mit, so entscheidet der Arzt über die Verwendung derselben. Der Gefangene darf den *Zugangsbrief* schreiben. Jeder Neuaufgenommene wird sobald wie möglich ärztlich untersucht, und so oft notwendig auch später, u. U. auch gegen seinen Willen. Nach den neueren Vollzugsordnungen ist in gewissen Fällen ein *Behandlungszwang* erlaubt. Widersetzt sich ein Gefangener der vorgesehenen ärztlichen Untersuchung, der notwendigen ärztlichen Behandlung oder Maßnahmen, die zum Schutz anderer Personen, etwa bei einer übertragbaren Krankheit oder bei Ungezieferbefall des Häftlings, durchgeführt werden müssen, verweigert er trotz Zureden die Nahrungsaufnahme, läßt er Körperschäden nicht heilen oder versucht er, sich das Leben zu nehmen, so können auch ohne seine Einwilligung Maßnahmen getroffen werden, die der Anstaltsarzt für geboten erachtet, „vorausgesetzt, daß dies nicht mit einer Lebensgefahr verbunden ist". Der Arzt, der sich mit einer derartigen Anordnung u. U. lebhafter Kritik aussetzt, wird sich dabei stets der Schwere der Verantwortung bewußt bleiben müssen. Ein solcher Eingriff in das Grundrecht der freien Verfügung über den eigenen Körper kann soweit als gesetzlich genehmigt angesehen werden, als derartige Zwangsmaßnahmen zur Aufrechterhaltung der Anstaltsordnung nötig sind (MITTERMAIER). (Vgl. hierzu u. a. die entsprechenden Abschnitte über Selbstbeschädigung, Fremdkörperschlucken, Sicherungsmaßnahmen, Nahrungsverweigerung.) Bei allen sonstigen Maßnahmen ist stets die *staatsrechtliche Stellung des Strafgefangenen* zu beachten. „Jede Handlung der Gefängnisverwaltung, die gegen die bestehenden Rechtssätze verstößt, kann Haftung des verantwortlichen Beamten, und zwar zivil-, straf- und disziplinarrechtliche Haftung herbeiführen" (FREUDENTHAL). Alle ausschaltbaren schädlichen Wirkungen sind beim Vollzug der Freiheitsstrafe, namentlich gegenüber der Gesundheit der Gefangenen, aber auch an seinem Vermögen und gegenüber seiner Familie unter allen Umständen zu vermeiden.

Bei der *Befunderhebung* wird der Arzt seine Aufmerksamkeit der Art und Schwere der tuberkulösen Erkrankung zuwenden und auf andere körperliche Krankheiten, im besonderen Infektionskrankheiten (z. B. Geschlechtskrankheiten), oder Verletzungen sowie auf geistige Störungen achten, um die geeignete Unterbringung zu veranlassen. Den Vorschriften über die *Meldepflicht* der Tuberkulose ist zu genügen. — Möglichst bald ist dem Personal bekanntzugeben, ob und wieweit der Kranke zu gewissen Hausarbeiten (Zimmerreinigung o. ä.) herangezogen werden kann. Schon jetzt ist es notwendig, sich einen genaueren Einblick in die seelische Art des Häftlings zu verschaffen, um seelisch *abnorme Züge* und krankhafte Regungen, z. B. Suizidabsichten, möglichst frühzeitig zu erkennen. Es ist darauf zu achten, inwieweit der Inhaftierte psychisch labil oder depressiv ist und ob auf Grund seiner seelischen Verfassung mit einer Kurzschlußhandlung zu rechnen ist (s. S. 117).

Das *Gefangenenbuch* oder die sofort angelegten Personalakten, die genauere Angaben über die Persönlichkeit des Verurteilten, das Urteil und seine Begründung enthalten sollen, vermögen fürs erste dem Arzt eine Vorstellung von der Persönlichkeit des Straftäters zu geben. — Die erste Zeit nach der Aufnahme mit ihrem beruhigenden Einfluß nach der Unruhe der letzten Zeit, die der Häftling hinter sich hat, mit dem zunächst nicht selten vorhandenen Gefühl des Geborgenseins auf der Tuberkuloseabteilung des Strafvollzugs und den meist zu erzielenden Anfangserfolgen sollte vom Arzt dazu benutzt werden, das Vertrauen des Kranken zu gewinnen; auch, um von ihm aus auf andere Häftlinge einen günstigen Einfluß zu gewinnen. Man wird dem Häftling Gelegenheit geben, sich *auszusprechen*. Er soll dabei das Gefühl haben, daß man Zeit und Verständnis für ihn hat. Auf seine Fragen ist in geeigneter Form einzugehen. Ein unbefangenes, geschicktes *Gespräch* über die persönlichen Lebenskreise des Kranken, über seine Familie, seinen Beruf und seine Strebungen, u. U. auch über Weltanschauungs- und religiöse Fragen sowie über seinen Lebenslauf wird gut weiterführen, die seelische Lage des Kranken zu bessern und sein Vertrauen zu gewinnen.

Direkte Fragen über die Straftat wird man zunächst unterlassen und erst zuletzt, soweit es im Einzelfall angebracht erscheint, auf sie eingehen. Kritische Zurückhaltung mit Äußerungen ist dabei geboten. Besonders beruhigend wirkt es, wenn man versprechen kann, sich mit Hilfe der entsprechenden Stellen (Gerichtshilfe, Gefängnisgeistlicher) für seine Familie und nach seiner Entlassung auch für ihn selbst einzusetzen. Auch wird man in einem solchen persönlich gehaltenen Gespräch (STEINEMANN) auf das künftige Verhalten des Häftlings einzuwirken versuchen. — Bei der Bedeutung der psychogenen *Haftreaktionen* im Strafvollzug sollte man versuchen, ihrer Entstehung möglichst rechtzeitig vorzubeugen. Es handelt sich dabei im allgemeinen um Ausweichreaktionen, etwa als „Flucht in die Haftpsychose" oder um Vortäuschungen, um Reaktionen, bei denen nach BIRNBAUM Selbsttäuschungstendenzen ausschlaggebend sind. Es ist daher zuerst eine vernünftige Einstellung des Häftlings hinsichtlich seiner Lage, Einsicht in seine Schuld und Verständnis für die Notwendigkeit einer angemessenen Bestrafung anzustreben. Das gleiche gilt — was hier ebenfalls mit angeführt sein mag — für Auflehnungsreaktionen gegenüber der Rechtsordnung und Strafe sowie für Reaktionen, die mit einem seelischen Zusammenbruch und mangelnder Fähigkeit, sich zu neuen Zielen aufzuraffen, einhergehen. Erst wenn solche falschen Einstellungen überwunden sind, wird eine fruchtbare Straferziehung zu sozialem Verhalten, zur Einordnung des Häftlings in die Gemeinschaft möglich sein. Dann wird man mit der Beeinflussung zum Besseren, zur Arbeit des Gefangenen an sich selbst beginnen und ihn veranlassen können, seine Haftzeit sinnvoll zum Aufbau seiner Zukunft zu nutzen. Als Hilfe zur Besinnung und zur Selbstbildung sind die kleinen Schriften von ORTH und von WEITSCH sowie von STEFFENS zu empfehlen. Beteiligt sich der Arzt mit an diesem Bemühen, so sollte er es so behutsam wie möglich tun, um nicht von vornherein von dem Gefangenen als unwillkommener Sittenprediger abgelehnt zu werden. Die beste Psychotherapie ist häufig diejenige, die der Kranke nicht als solche empfindet. Es gilt, ihn unabhängig von anderen zu halten und durch Eigentätigkeit seine besten Seiten zu entwickeln. Bei der Eigenart der meisten Gefangenentypen wird man sich hierbei übertriebenen Hoffnungen auf Erfolg nicht hingeben dürfen. Auch späterhin kommt viel darauf an, wie der Arzt mit dem Häftling über seine Krankheit und sein Schicksal spricht. — Gegenüber *Besuchen* und mitgebrachten Eßwaren für den häufig appetitgestörten tuberkulösen Häftling wird man meist etwas großzügiger sein können. — Von Anfang an sind, wie gesagt, alle Bemühungen um den Häftling auf seine Zukunft nach der Entlassung, seine *Resozialisierung* einzustellen. Hiergegen aber treten mit der Inhaftierung notwendigerweise sogleich eine Reihe widriger Umstände ein: Es besteht die Gefahr, daß der Häftling seiner bisherigen menschlichen und sozialen Bindungen verlustig geht. Bei Verhaftung sind mit einem Schlage Familie und Habe bedroht. Es entsteht bisweilen eine kaum zu meisternde Lage. Sogleich nach der Aufnahme werden sich daher die zuständigen Stellen um die Lebensverhältnisse des Gefangenen kümmern müssen, um die Erhaltung der Arbeitsstätte, die Fortführung des Geschäfts, die Bewahrung des Hausrats usw. Häufig ist für Monate und Jahre Vorsorge zu treffen. Es ist wichtig, daß der Gefangene dereinst in geordnete Lebensverhältnisse zurückkehrt. Wirtschaftliche Not, schlechte Gesellschaft, dazu die eigene Willensschwäche könnten sonst alle im Gefängnis aufgewandte Mühe um die Besserung des Gefangenen wieder hinfällig machen. Zahlreiche Häftlinge, die sich im Gefängnis gut führen, verlieren, wenn sie im freien Leben sich selbst überlassen bleiben, sehr bald wieder jeden Halt und verfallen der Versuchung zu erneuter verbrecherischer Betätigung. Der Gefangene wird schon während der Strafzeit, sobald es sein Gesundheitszustand erlaubt, dazu angehalten, sich vorausschauend für sein späteres Fortkommen im freien Leben nachdrücklich zu bemühen. Dabei soll er von den zuständigen Beamten des Gefängnisses, der Gefängnisfürsorge oder der Sozialabteilung der Gefängnisverwaltung, den Fürsorgern, zusammen mit den Stellen der öffentlichen Wohlfahrtspflege, bei der Erledigung der wirtschaftlichen und Rechtsangelegenheiten tatkräftig unterstützt werden (Grunds. § 228). Er wird auf die für ihn nach der Entlassung in Frage kommenden sozialen Einrichtungen hingewiesen. Zugleich erhält er die Möglichkeit, sich an seine Angehörigen, den Fürsorgeverein, den Arbeitsnachweis, an ein Übergangsheim usw. zu wenden. Es ist ihm „Hilfe zur Selbsthilfe" zu geben. So hat schließlich alles zu geschehen, um *für den Tag der Entlassung*, den wichtigsten im Leben des Häftlings, gerüstet zu sein, um geeignete Unterkunft und Arbeit bereitstellen zu können. Die Familienbeziehungen sind mit der Zeit wieder herzustellen oder zu pflegen. Verbindungen müssen wieder aufgenommen werden mit Menschen, die ihm nach der Entlassung beim Neubeginn helfend zur Seite treten können. Den Vertretern von Vereinigungen und Einrichtungen, die sich mit der Fürsorge für entlassene Häftlinge abgeben, ist Zutritt zu den Gefangenen zu gewähren, soweit sich dies mit der Sicherung und Ordnung der Anstalt vereinigen läßt. Für hilfsbedürftige *Angehörige* muß eine Unterstützung vermittelt werden, um sie vor Not zu bewahren, für die Kinder ist möglichst schnell zu sorgen. Die Angehörigen des Gefangenen dürfen wegen der Gefangenschaft des Straffälligen nicht benachteiligt werden. Staatliche Unterstützung soll ihnen ebenso zugänglich gemacht werden wie anderen bedürftigen Personen (Empfehlung des Fachausschusses der Vereinten Nationen [ZfStrVo 10, 22 (1961)]. — Die Notwendigkeit von Umgebungsuntersuchungen und die Dauer der Überwachungszeit sind von der Tuberkulosefürsorge zu klären (GÖTTSCHING). Eine besonders wichtige Angelegenheit ist es, dafür zu sogren, daß *Anwartschaften* der Gefangenen auf Leistungen aus der Sozial-, Arbeitslosen-, Hinterbliebenenversicherung u. dergl. erhalten bleiben. Es besteht die Gefahr, daß diese infolge der Inhaftierung eines Versicherten durch Nichterfüllung der gesetzlichen Voraussetzungen verlorengehen könnten, indem der Häftling vergißt, interesselos oder nicht in der Lage ist, fällige Beiträge zu zahlen. Die Beiträge sollen möglichst aus eigenen Mitteln oder aus der Arbeitsbelohnung der Gefangenen bezahlt werden. Notfalls muß staatliche Unterstützung helfend einspringen. — Bei Einlieferung von *Frauen* sind die häuslichen Verhältnisse besonders ernstlich zu versorgen. Die Fürsorgerin wird die zurückgelassene Habe sichern, für Unterbringung der Kinder sorgen und die Hilfe bei Rückkehr und Wiedereingliederung in die Arbeit vorbedenken müssen. Werden bei einem Kinde Verletzungen festgestellt, die auf *Mißhandlung* schließen lassen, so ist dies mit zu Protokoll zu geben und dem zuständigen Jugendamt sofort Mitteilung zu machen (SCHLEYER). In Frauenanstalten müssen besondere Einrichtungen für jede vor und nach einer Geburt notwendige Betreuung und Behandlung vorhanden sein. *Schwangere* sollen aber nach Möglichkeit zur Niederkunft einer Entbindungsanstalt zugeführt werden, sofern ihnen nicht bereits vorher eine Strafunterbrechung genehmigt wurde. Für *tuberkulöse* Schwangere ist die rechtzeitige Einweisung auf die Entbindungsabteilung einer Heilstätte gesundheitlich von großem Wert, wo die Lungentuberkulose während Schwangerschaft und Wochenbett heute mit gutem Erfolg behandelt werden kann (SZALAY). Eine Frau, deren Schwangerschaft bereits bis zum 6. Monat vorgeschritten ist, soll zur Strafverbüßung nur aufgenommen werden, wenn die Strafvollstreckungsbehörde in Kenntnis des Zustandes der Frau die Aufnahme ausdrücklich angeordnet hat. Dies trifft auch für Wöchnerinnen bis zur Dauer von 3 Monaten nach der Geburt zu. Geburten im Gefängnis sollen möglichst vermieden werden, um dem Kind nicht den Makel der Geburt im Gefängnis fürs Leben mitzugeben. In letzter Zeit wurden allerdings Stimmen laut (EISELE), die Entbindung besser in der Strafanstalt stattfinden zu lassen, um die notwendige Bindung der Mutter an ihr Kind in einer entscheidenden Zeit nicht zu zerreißen, wie dies bei den nur vorübergehend aus dem Gefängnis zur Entbindung Entlassenen leicht geschieht. Beim Verbleiben in der Strafanstalt kann dagegen diese Bindung gefördert und die Mutter zur Pflege des Kindes in der richtigen Weise angeleitet werden. Auch

aktiv tuberkulöse Mütter könnten auf der Tuberkuloseabteilung des Strafvollzugs
entbinden. Mutter und Kind würden dann zwar wie auf der entsprechenden Spezial-
abteilung eines Tuberkulosekrankenhauses getrennt untergebracht werden, die Mutter
könnte aber ihr Kind von Zeit zu Zeit zu sehen bekommen. Wird ein Kind in einer
Vollzugsanstalt geboren, darf diese Tatsache in der Geburtsurkunde nicht erwähnt

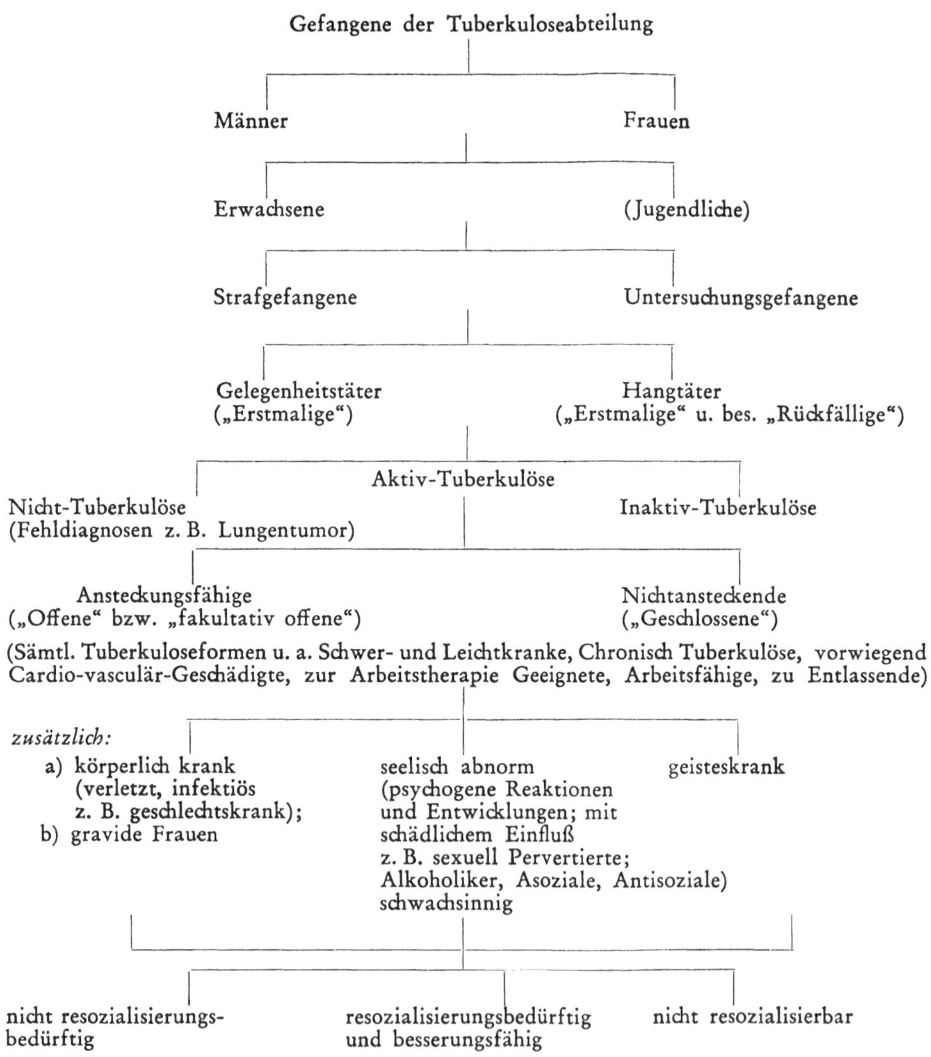

Kategorientafel der Gefangenen auf der Tuberkuloseabteilung des Strafvollzugs

werden. — Angehörige des männlichen Personals dürfen die Frauenabteilung der Anstalt nicht betreten, es sei denn in Begleitung einer weiblichen Bediensteten. — Bei der
Aufnahme in die Anstalt ist ferner die *Unterbringung* des Kranken zu regeln. Die Art
der Unterbringung bestimmt im allgemeinen der Vorsteher der Anstalt im Einvernehmen mit dem Tuberkulosearzt. Dabei sind Persönlichkeit, Lebensalter, Bildungsgrad, Straftat, Vorleben, Gesundheitszustand des Gefangenen und Rechtsgrund der
Haft zu berücksichtigen. Auf Grund von ärztlichen und kriminologischen Überlegun-

gen, die der Arzt mit dem Anstaltsleiter sowie dem Pflege- und Aufsichtspersonal anstellt, sind die Häftlinge in sachgemäßer Weise in den Unterkunftsräumen, den Zellen zusammenzulegen. (Eine Übersicht über die Art der Gefangenen des Strafvollzugs ergibt sich aus vorstehender Aufstellung [Kategorientafel]). In erster Linie ist die große *Gefahr* der „ungünstigen psychischen Infektion", der schlechten Beeinflussung durch Mitgefangene soweit als möglich auszuschalten. Man wird daher bereits bei der Aufnahme eines neu Überwiesenen versuchen müssen, sich an Hand der vorliegenden Aktenstücke und nach dem eigenen Augenschein ungefähr ein Bild von der Persönlichkeit des Häftlings zu machen, um entscheiden zu können, mit welchen anderen Häftlingen er zusammengebracht werden kann. Wenn nach den Vollzugsordnungen grundsätzlich *Gleichheit* bei der Behandlung der Gefangenen herrschen soll, so will das besagen, daß nicht etwa Gründe politischer, rassischer, konfessioneller Art, der sozialen Herkunft oder des Besitzstandes Anlaß zu einer unterschiedlichen Strafbehandlung geben dürfen. Etwas ganz anderes ist die aus Gründen einer geeigneten Strafbehandlung vorgenommene *Klassifizierung* und gruppenweise Unterbringung der Gefangenen (s. Kategorientafel der Gefangenen). Da sind zunächst die Untersuchungs- und Strafgefangenen zu unterscheiden. Die Untersuchungsgefangenen sind grundsätzlich von den abgeurteilten Strafgefangenen getrennt und in Einzelhaft zu halten, sofern sie nicht in eigenen Anstalten oder Abteilungen untergebracht werden können. Noch nicht verurteilte Gefangene gelten als unschuldig und müssen als solche behandelt werden. Unter den Strafgefangenen sind die harmloseren Kranken, also diejenigen, die zum ersten Mal straffällig oder zu kurzer Haft verurteilt wurden und voraussichtlich günstig zu beeinflussen sind, die „Gestrauchelten", „Augenblickstäter", „Gelegenheitstäter" und die sich willig in die Anstaltsordnung Einfügenden von den ausgesprochenen Unrechtstätern auszusondern. Zu letzteren sind Eingelieferte zu rechnen, die als Tuberkulöse mit asozialem Verhalten zu gelten haben, solche, die zu langen schweren Strafen verurteilt wurden, ferner die „Rückfälligen", die unbeeinflußbaren Zustands- oder Hangtäter. „Erstmalige" sind aber keineswegs immer besser als die „Wiederkehrer". Besondere Beachtung verlangen die Ausbruchsgefährlichen und antisozial Eingestellten, die keine gesellschaftliche Ordnung anerkennen wollen. Man wird den schlechten Einfluß des aktiven alten Verbrechers auf den suggestiv leicht beeinflußbaren passiven Willensschwachen von vornherein verhindern müssen. Jugendliche Tuberkulosekranke sind von Erwachsenen zu trennen. Andere Gruppierungen werden, namentlich im Hinblick auf die Behandlung der Häftlinge und ihre Resozialisierung später noch nach eingehender Beobachtung erfolgen müssen. Auch offentuberkulöse und „geschlossene" Kranke wird man nach Möglichkeit zu trennen versuchen sowie Schwer- und Leichtkranke. Die *Trennung* der Kranken mit *bakteriennegativem* von denen mit *bakterienpositivem* Auswurf auf der Abteilung ist nicht nur aus sachlichen Gründen (Möglichkeit zu stimulierender, allergisierender Superinfektion) durchzuführen (HEICKEN), sondern auch wegen der Ängstlichkeit der Kranken und ihrer Angehörigen, denen die Trennung vom offenen Krankenhaus her bekannt ist und die, wie erwähnt, zu Ansprüchen an die Haftanstalt neigen. — Vom ärztlichklinischen Standpunkt aus darf selbstverständlich die Unterscheidung in sogenannte „geschlossene" und „offene" besser „nicht ansteckungsfähige" und „ansteckungsfähige" Formen der Lungentuberkulose nicht überschätzt werden. Die Grenzen sind fließend. Ob Bakterien gefunden werden, hängt u. a. von der Gründlichkeit der Untersuchung und der Methodik ab. So liefert etwa die fluorescenzmikroskopische Untersuchung eine Mehrausbeute an positiven Befunden als andere Verfahren infolge größerer Sicherheit im Auffinden der Bakterien. Auch gibt es nichtsäurefeste Bakteriengenerationen, die mit den gebräuchlichen Methoden nicht erfaßt werden können, aber ansteckungsfähig sind. Viele Kranke, namentlich solche ohne klinisch-röntgenologische Zerfallserscheinungen der Lunge, sind nur vorübergehend Bakterienausscheider.

Nachdem die Untersuchungsbefunde des Sputums eines Kranken zunächst lange Zeit negativ ausfielen, können sie früher oder später plötzlich wieder positiv sein. Die Schwere der Erkrankung und die Frage der Infektiosität kann auf Grund des Erregernachweises im Auswurf allein nicht beurteilt werden, sondern nur durch das gesamte klinische Bild. Der mangelnde Nachweis von Bakterien im Auswurf darf jedenfalls nicht zu einer Unterschätzung des vorliegenden Befundes führen.

Da durch äußere Gewalteinwirkung (Unfall, Schlägerei o. ä.) eine Tuberkulose aktiviert oder verschlimmert werden kann, ist nach einem derartigen Vorkommnis bereits bei der Aufnahme des Kranken zu fahnden, um bei später erhobenen Ansprüchen des Kranken geeignete Unterlagen für die Begutachtung beibringen zu können.

Die wichtigsten Punkte, die für eine spätere Beurteilung des Zusammenhangs zwischen *Trauma und Tuberkulose* (GABLER, ICKERT, LAUBER, RIEBSCHLÄGER u. a.) Beachtung verlangen und in der Krankengeschichte niedergelegt werden sollten, sind folgende: Das Trauma muß einwandfrei festgestellt oder doch glaubwürdig sein. Wichtig ist der Ort der Gewalteinwirkung und die Lage der späteren Erkrankungsstelle in der Lunge oder anderswo im Körper. Abzuschätzen ist, ob die Schwere des Traumas erheblich gewesen ist. Bei Traumen, die für eine tuberkulöse Lungenerkrankung verantwortlich gemacht werden können, handelt es sich häufig um Brustkorbkontusionen, die wenige Stunden bis Tage nach dem Unfall eine Haemoptöe oder Haemoptysen zeigen. Dagegen ist für die Annahme der Verschlimmerung einer bestehenden Tuberkulose durch einen Unfall nach ZOLLINGER die Frage der Erheblichkeit des Unfalls von untergeordneter Bedeutung. Der tuberkulöse Befund ist bei der Erstuntersuchung genauestens festzulegen, äußere Verletzungen sind zu beschreiben. Entscheidend wichtig ist der weitere Verlauf der Lungenerkrankung: im Anschluß an den Unfall müssen sich alsbald deutliche Zeichen der Verschlimmerung erkennen lassen. Es ist daher eine sorgsame Krankenblattführung erforderlich, da die endgültige Zusammenhangsbeurteilung den zeitlichen Zusammenhang, der zwischen Trauma und tuberkulöser Lungenveränderung gegeben sein muß (GABLER, ICKERT), eingehend zu berücksichtigen hat. Alle Einzelumstände sind außerdem äußerst kritisch zu würdigen. Vorzeitig, vor Abschluß des gesamten Begutachtungsverfahrens sollte man dem Patienten keine unberechtigten Hoffnungen auf Entschädigung machen. Die Fälle, in denen ein Zusammenhang zwischen Trauma und tuberkulöser Lungenveränderung anerkannt werden muß, sind selten.

Bei *Notzuchtsdelikten* bedürfen Feststellung und Beurteilung von Verletzungen und Spuren am Körper und an den Kleidern des Opfers und des Täters eingehende Beachtung (BSCHOR).

6. Einzel- und Gemeinschaftshaft. Untersuchungsgefangene. Selbstmordverdächtige

Die Unterbringung der Häftlinge erfolgt in *Einzelhaft* und in *Gemeinschaftshaft*. Dies sind die beiden Vollzugsarten der heutigen Freiheitsstrafe. Nach jahrzehntelangen Erörterungen und Versuchen ist man davon abgekommen, der einen oder anderen dieser beiden Haftarten *allein* den Vorzug zu geben. Einzelhaft ist auf die Dauer schwer erträglich und gesundheitsschädlich, Gemeinschaftshaft aus Gründen der Disziplin und der Erziehung nur bei einem Teil der Gefangenen möglich. Man wendet vielmehr neuerdings beide Formen des Vollzugs, möglichst jeweils der Lage des Einzelfalls und der Persönlichkeit des Rechtsbrechers angepaßt, miteinander verbunden an. Für die Handhabung beider Haftarten sind endgültige Richtlinien, die psychologisch genügend begründet sein müßten, noch nicht entwickelt. — In *Einzelhaft* und von Strafgefangenen getrennt zu halten sind die *Untersuchungsgefangenen*. Tuberkulöse in Untersuchungshaft sind, wenn erforderlich, sogleich einer geeigneten fachärztlichen Behandlung zuzuführen. Die Sonderbehandlung der Untersuchungsgefangenen ist durch die Untersuchungshaftvollzugsordnung vom 13. 2. 1953 geregelt. Danach muß die Untersuchungshaft vor der Gefahr, Strafcharakter anzunehmen, bewahrt bleiben.

Einem Untersuchungsgefangenen dürfen nur die Beschränkungen auferlegt werden, die der Zweck der Untersuchungshaft, nämlich Verhinderung der Flucht und die Verdunkelungsgefahr des dem Strafverfahren zugrunde liegenden Sachverhalts sowie die Aufrechterhaltung von Sicherheit und Ordnung in der Anstalt erfordern. Die Untersuchungshäftlinge sind nicht arbeitspflichtig (anders die jungen Gefangenen), können aber arbeiten und sie arbeiten häufig gern freiwillig. Sie dürfen eigene Wäsche und Kleidung tragen und sich selbst beköstigen. Sie beteiligen sich, soweit der Richter das nicht untersagt, an den gemeinsamen Veranstaltungen. Ihr Verkehr mit der Außenwelt wird streng überwacht.

Die Untersuchungshaft stellt für die meisten Verhafteten, auch für „haftgewohnte" Unrechttäter, vor allem wegen der Ungewißheit des Prozeßausganges, eine erhebliche seelische Belastung dar. Daher kommen die meisten Selbstmordversuche in der Untersuchungshaft vor (vgl. S. 94).

Aber gerade bei den Untersuchungsgefangenen ist die Überwachung zur Abwendung einer *Selbstmordgefahr* im Vollzug äußerst schwierig (GLAUBRECHT). Besonderen Sicherungsmaßnahmen darf der Untersuchungsgefangene nur unterworfen werden, wenn ein konkreter Anlaß hierzu besteht. Zudem bieten die zur Verfügung stehenden Maßnahmen (siehe bei GLAUBRECHT) keine hinreichende Gewährung für den Schutz des Selbstmordgefährdeten. Aber die Zahl der Untersuchungsgefangenen, bei denen eine latente Selbstmordgefahr anzunehmen ist, ist relativ groß. Allerdings wird nach Ansicht der für die Unterbringung derartiger Gefangener verantwortlichen Vollzugsbeamten zu häufig unberechtigt, oft ohne nähere Angaben, eine Selbstmordgefahr vom Richter bei der Einlieferung angenommen. Doch sollte sich der Arzt, — man wird ihn zur Übernahme der schweren Verantwortung stets beiziehen —, wegen der vorhandenen Schwierigkeiten der Überwachung im Vollzug nicht dazu verleiten lassen, leichthin die Selbstmordgefahr abzulehnen.

Die *Erkennung* einer Selbstmordgefahr ist vielfach äußerst schwierig. Häufig werden für die Selbstmordabsicht keine eindeutigen Zeichen vorhanden sein. Viele bereits ernstlich Depressive klagen in der Praxis des freien Lebens anfangs nur über körperliche Beschwerden wie Herzklopfen, schlechten Schlaf, Kopfdruck, Druck auf der Brust, allgemeine Mattigkeit. Nicht weniger als 10% der Kranken von O. BUMKE lenkten erst durch einen Selbstmordversuch die Aufmerksamkeit auf das zugrundeliegende psychische Leiden. Der Depressive neigt aus inneren Gründen zur Dissimulation d. h. dazu, seine gedrückte Stimmungslage und seine Absicht zur Selbsttötung — und zwar sehr geschickt — zu verbergen. Nicht selten fehlt dem depressiven Zustand die den ausgesprochen Depressiven kennzeichnende Hemmung, so daß noch eine genügende Aktivität zur Ausführung der Selbsttötung bestehen kann. Ein Selbstmordversuch als akut auftretende Kurzschlußhandlung ist kaum jemals vorherzusehen. Daß auch dort, wo sich der Eindruck eines theatralischen Verhaltens mit Selbstmorddrohung aufdrängt, die Androhungen des Patienten ernst genommen werden müssen, darauf haben wir bereits hingewiesen (S. 95). Bekanntlich besteht die größte Selbstmordgefahr des Morgens, entsprechend dem Tagesablauf des Kranken, der mit einer depressiven Stimmung beim Erwachen beginnt, die erst im Laufe des Tages in eine leichtere Auffassung der Lage überzugehen pflegt. Selbst unter sachverständiger Leitung kann bei ambulanter Behandlung für leicht depressive Kranke keine Gewähr für rechtzeitige Erkennung der Selbstmordabsicht übernommen werden. Dagegen kann bei rechtzeitiger Unterbringung in eine geeignete geschlossene Abteilung ein Selbstmord fast stets vermieden werden. — So wie jeder echte Melancholiker sofort der geeigneten, psychiatrischen Unterbringung bedarf, so ist diese demnach auch für jede Person, bei der aus bestimmten Gründen eine Selbstmordgefahr angenommen werden muß, erforderlich. Dabei sind nicht allein die äußeren Umstände, etwa die Räumlichkeit, die fehlenden gefährlichen Einrichtungsgegenstände und Bekleidungsstücke von ausschlaggebender Wichtigkeit; an erster Stelle der Sicherung stehen vielmehr die Beaufsichtigung und Pflege durch in der Geisteskrankenpflege unterrichtete Personen. Erst damit kann der Fürsorgepflicht gegenüber den auf eine geistige Störung Verdächtigen Genüge getan und eine strafrechtlich zu verfolgende Fahrlässigkeit vermieden werden (vgl. S. 135). Der ernstlich Suizidgefährdete muß daher entweder der fachärztlich geleiteten Sonderstation der Tuberkuloseabteilung des Strafvollzugs für psychisch Kranke oder notfalls der psychiatrischen Abteilung des Landesgefängnisses (Tuberkulosestation) überwiesen werden (s. S. 95). Zu beachten ist, daß diese Sicherungsmaßnahme beim Untersuchungsgefangenen der, gegebenenfalls nachträglichen, richterlichen Zustimmung bedarf.

Auch *kurze Strafen* bis zu einigen Wochen und Monaten sollten in Einzelhaft verbüßt werden, um den rechten Eindruck zu machen. Die Einzelinhaftierung soll als Warnung, Abschreckung, Sühne, als „Denkzettel" dienen und um die meist harmlosen Unrechttuer vor schlechter Beeinflussung zu bewahren. — Ferner ist für den *Beginn* der Freiheitsstrafe die Einzelhaft vorgesehen. — Bei drei Monate übersteigenden Freiheitsentziehungen wird dann meist die *Gemeinschaftshaft* mit nächtlicher

Trennung in Schlafzellen angeschlossen. Gemäß Erfahrungen im Ausland wird bei längeren Strafen empfohlen (MITTERMAIER) den Gefangenen länger, nämlich neun Monate in Einzelhaft zu nehmen und ihn dann erst der Gemeinschaftshaft zuzuführen. — Im großen ganzen gesehen ist ein *dreigeteilter Stufengang* vorgesehen, in dem der Gefangene zunächst in Einzelhaft gehalten wird, dann der Gemeinschaft mit Nachttrennung zugewiesen wird und bei entsprechender Eignung der bedingten Entlassung teilhaftig werden kann (Beobachtungs-, Behandlungs- und Bewährungsstufe). — Zur *Einzelhaft* ist noch folgendes zu sagen: Im allgemeinen wird sie als die schwerere Form der Unterbringung angesehen. Sie läßt den Ernst der Freiheitsstrafe durch fühlbaren Strafeindruck besonders deutlich werden. Namentlich verbrecherische Naturen fürchten sie mitunter sehr. Sie kann in verschärfter Form durchgeführt werden, indem der Gefangene bei Tag und Nacht unausgesetzt von anderen Gefangenen gesondert gehalten wird. Die Einzelhaft ist nicht Selbstzweck. Sie soll der Selbstbesinnung, Schulderkenntnis und Umkehr dienen. Die alte Vorstellung, daß die dauernde Einzelhaft dies allein bewirken könne, ist aber längst überholt. Nach den Vollzugsordnungen der Länder ist Einzelhaft auch erforderlich bei Gefangenen, die andere Mitgefangene schädigen, belästigen oder von denen ein *schädlicher Einfluß* zu befürchten ist; z. B. trifft dies für Homosexuelle oder Häftlinge mit anderen sexuellen Perversionen zu. Kommt ein vorbestrafter Homosexueller wegen einer anderen, nicht sexuellen Straftat zur Aufnahme, so kann es, falls die Strafliste nicht eingesehen wird, leicht geschehen, daß er der Gemeinschaftshaft zugeführt wird. Ferner sind Gefangene, welche die Ordnung, Sicherheit oder Gesundheit (Geschlechtskranke oder andere Kranke mit Infektionskrankheiten) gefährden, in Einzelhaft zu nehmen. Weiterhin ist die Einzelhaft angezeigt, wenn der Gefangene *besonders beobachtet* werden soll, also bei erheblichen Strafen und in der ersten Strafzeit, in der ein nachhaltiger Eindruck auf den Gefangenen ausgeübt werden soll oder er eines besonderen Schutzes gegen ungünstige Beeinflussung durch Mitgefangene bedarf. — Dem Wunsch eines Gefangenen, in Einzelhaft gehalten zu werden, ist, soweit möglich, zu entsprechen. Die Einzelhaft ist nicht nur geeignet, den Häftling zur Besinnung über seine Tat kommen zu lassen, sondern macht ihn, wenn überhaupt, empfänglicher für die Beeinflussung aller im Gefängnis zur „Erziehung" Berufenen, was von diesen weidlich genutzt werden sollte. Namentlich sollten sich der Psychiater und Psychologe mit den ihre erste Strafzeit in Einzelhaft verbringenden schwierigen Persönlichkeiten genauer beschäftigen, um Anweisungen für deren Behandlung und Eingruppierung geben zu können (BUSCH). — Durch ununterbrochene Einzelhaft wird der Häftling unnatürlichen und letztlich ungesunden Verhältnissen unterworfen. Die Einzelhaft muß daher richtig dosiert werden. *Langdauernde Einzelhaft* bringt den Nachteil mit sich, daß sich der Gesichtskreis des Häftlings immer mehr verengt, er abstumpft und der Gemeinschaft entfremdet wird (s. S. 82). Während die Gefangenen im allgemeinen das Recht zu einem mündlichen Gedankenaustausch mit ihren Mitgefangenen haben, ist den Gefangenen in Einzelhaft der Verkehr mit anderen Gefangenen in der Regel nicht gestattet. Die natürliche Neigung des Menschen zur Geselligkeit mit anderen läßt die Häftlinge, die sich in Einzelhaft befinden, nicht selten merkwürdige *Wege zum Nachbarn* finden: durch Klopfzeichen, Kassiberpendeln von Fenster zu Fenster (Kassiber = heimliches Schreiben, oft in Zeichenschrift), Sprechen durch Ablaufröhren oder andere Weise. Es werden das Röhrensystem der Zentralheizung, gegebenenfalls auch das der Waschvorrichtung und andere Rohrleitungen gern zu Mitteilungen von Zelle zu Zelle benutzt. So laufen oft Nachrichten in kurzer Zeit durch die ganze Anstalt. Es bildet sich ein Gemeingeist von Gefängnisinsassen, die sich überhaupt nicht näher kennen. Die *Dauer* der Einzelhaft sollte nicht länger bemessen werden, als zur Erreichung des Zwecks notwendig ist. Bei Gesunden sollte sie längstens 3 Jahre betragen (Entwurf Strafvollz.Ges). Mit seiner Zustimmung kann der Gefangene über 3 Jahre hinaus in Einzelhaft gehalten werden. Gegen seinen Willen nur dann, wenn dies aus Gründen der Sicherheit und Ordnung unerläßlich ist. In jedem Fall aber ist die Einzelhaft von der *Zustimmung des Anstaltsarztes* abhängig zu machen. Die Zustimmung ist von 6 zu 6 Monaten erneut einzuholen, wobei der Arzt jedesmal zu überprüfen hat, wie sich die Einzelhaft auf den Gefangenen körperlich und seelisch auswirkt. Ist es im gegebenen Falle aus vollzugstechnischen Gründen nicht möglich, den Gefangenen mit anderen Insassen der Anstalt zusammenzulegen, etwa weil ein schädlicher Einfluß auf sie zu befürchten wäre, so müßte der Gefangene einer Sonderanstalt zur Verwahrung überwiesen werden. — Ärztlich ist bezüglich der Einzelhaft folgendes zu bemerken: Bei langer Dauer der Einzelhaft machen sich ungünstige Wirkungen im Befinden des Häftlings bald früher bald später bemerkbar. Auf Grund vielfacher Erfahrung hat sich aber ergeben, daß die Einzelhaft zunächst nicht gesundheitsschädlich zu sein braucht, auch nicht über mehrere Jahre hin. Sie ist anfangs ohne weiteres bei allen Menschen, Männern und Frauen, auch Tuberkulösen, anwendbar. Sie ist namentlich dann nicht bei längerer Dauer gesundheitsschädigend, wenn für ausreichenden Aufenthalt im Freien gesorgt wird. Allerdings müssen die Zellen genügend Licht und Luft haben. Man rechnet rund 25 Kubikmeter Luftraum für eine Person. Kalte, feuchte, düstere Zellen und geripptes Glas am Fenster sind vom Arzt abzulehnen. Anstelle der Gitter vor den Fenstern werden wie in den psychiatrischen Anstalten besser *Drehfenster* mit dickem Glas verwandt, die um ihre Längsachse drehbar und nur so weit zu öffnen sind, daß sich niemand durchdrängen kann. Es sind heute Glasarten im Handel zu haben, die ohne Behinderung den Blick aus einem Raum nach außerhalb freigeben, aber die Sicht von draußen in das Innere der Räume unmöglich machen (REIMERS). Psychosen treten nur bei dazu Veranlagten hervor. Regelmäßige *Besuche*, und zwar „möglichst oft", durch den Arzt, das Pflegepersonal und Beamte sind notwendig. Dabei soll den Gefangenen Gelegenheit zu offener Aussprache gegeben werden. Hierbei wird der Arzt von dem Häftling, von seiner Persönlichkeit und seiner Lage, einen besseren Eindruck gewinnen können als bei der oft beschleunigten Vorführung in der ärztlichen Sprechstunde. Auch läßt man jetzt die Strafgefangenen, wenn nicht gerade verschärfte Einzelhaft vorgesehen ist, mit anderen Gefangenen zusammenkommen, so beim Unterricht, bei der Bewegung im Freien, beim Gottesdienst oder bei anderer Gelegenheit. Bei gutem Allgemeinverhalten darf er an ein oder zwei Abenden in der Woche an einer selbstgewählten *gemeinschaftlichen Veranstaltung* teilnehmen. *Ausgeschlossen* ist Einzelhaft, wenn sie nach Anhören des Anstaltsarztes den Gefangenen körperlich und geistig gefährdet. Notfalls kann die Einzelhaft unterbrochen werden. Die Einmannzellen dürfen nicht mit mehreren Gefangenen belegt werden. Ungeeignet ist die Einzelhaft für Kinder und Jugendliche sowie für zu Selbstmord neigende Depressive; ferner dürfen Epileptiker, körperlich Schwache, Greise und Körperbehinderte, die sich nicht allein zu helfen vermögen, nicht in Einzelhaft verbleiben. Die Unterbringung der „Jugendlichen" und jungen Erwachsenen („Heranwachsenden") möglichst in eigenen Anstalten, ist in den Vollzugsordnungen genau geregelt. Die Vorschrift, daß nicht zwei, sondern mindestens drei Häftlinge in einer Zelle zusammen unterzubringen sind, soll homosexuelle Beziehungen verhindern.

In der *Gemeinschaftshaft* sind die Gefangenen bei Tage, besonders bei der Arbeit, regelmäßig mit anderen Gefangenen zusammen. Sie ist entsprechend den Erfahrungen der Nervenärzte an Geisteskranken, erheblich besser verträglich als die Isolierung. Geeignete Arbeit wirkt belebend, kann allerdings nur unter besonderen Vorsichtsmaßregeln dem Tuberkulösen zugemutet werden (s. u.). Es sollen mindestens drei und höchstens dreißig Gefangene in einem Raum untergebracht werden. Während der Nacht sind die Häftlinge nach Möglichkeit in einzelnen Schlafzellen unterzubringen. Werden Schlafsäle infolge der Eigenart der Anstalt benutzt, so sollen sie mit sorgfältig ausgesuchten Gefangenen belegt werden, die sich dazu eignen, miteinander zu leben. Während der Nacht werden sie regelmäßig überwacht. Der Grundsatz der Gemeinschaftsbildung bei Tag und Trennung bei Nacht hat sich fast überall in der Welt durchgesetzt. Der Gefangene darf aber nur dann nachts isoliert werden, wenn sein körperlicher und psychischer Zustand nicht auch nachts eine gemeinsame Unterbringung erfordert (Entwurf Strafvollz.Ges.). Die *Tageseinteilung* sollte für den gesunden Gefangenen so geregelt werden, daß sie ihm „8 Stunden Schlaf, 8 Stunden Arbeitszeit, 2 Stunden Essenszeit, 2 Stunden Besinnung mit gutem Lesestoff in der Zelle und in den übrigen Stunden die Möglichkeit für Unterricht, Aussprache und Selbstbeschäftigung bieten. Die freien Tage bedürfen der besonderen Sorgfalt für die seelische und religiöse Betreuung der Gefangenen und einer sinnvollen Gestaltung der Selbstbeschäftigung und Unterhaltung" (LEOPOLD).

Wichtig, aber nicht leicht durchzuführen, ist die bereits besprochene Forderung, die Häftlinge zu sichten und in kleineren Gruppen zusammenzufassen, zu *klassifizieren*. Man wird die besseren, namentlich die jüngeren von den schlechten Elementen trennen, die Gestrauchelten, die noch keine und nur geringfügige Freiheitsstrafen verbüßt haben von seelisch abnormen Gefangenen und von den Rückfälligen, die schon erheblich vorbestraft sind, absondern. Einfache, primitive Menschen wird man unter verständnisvoller Leitung in besonderen Beschäftigungsgruppen zusammenfassen. Über diese grobe Sichtung hinaus muß entsprechend früheren Ausführungen erstrebt werden, die Gefangenen nach tiefergreifenden psychologischen Gesichtspunkten zu sichten und zu behandeln. Es sollten möglichst gleichartige Gefangene in kleineren Gruppen zueinander gebracht werden. Das erleichtert die individualisierende Behandlung. Jedem wird man bei vernünftig gehaltener Disziplin die ihm zukommende Behandlung angedeihen lassen, ihm die Freiheit gewähren, die er verträgt und ihn zu der Tätigkeit anhalten, die er leisten kann und die er gern ausführt (RASCH-BAUER). Der Verkehr der Gefangenen untereinander ist nicht sonderlich streng geregelt. Lärmen ist allerdings verboten. Viele Gefangene verlangen nach dem Tagesbetrieb die Einzelzelle. Arbeiten in Gemeinschaft, aber Einzelhaft während der Nacht und während der Freizeit zum Briefschreiben, Bücherlesen, auch Lernen sowie zur Entspannung und Besinnung ist für die meisten Gefangenen das beste. Durch eine solche *Verbindung der beiden Haftarten* werden die Schädlichkeiten der beiden extremen Haftarten am zweckmäßigsten vermieden. — Nachteil der Gemeinschaftshaft, abgesehen von der für den Gefangenen fehlenden Möglichkeit, allein zu sein, von Zuständen gegenseitiger Gereiztheit u. a. ist die *Klüngelbildung*. Sie kann durch gleichgerichtete Affekt- und Handlungsbereitschaft einer zu aufrührerischem Verhalten neigenden Personengruppe, unter gegenseitiger seelischer „Ansteckung", Ausschaltung des Einzelnen als Persönlichkeit und Aufgabe seiner sonstigen Denk- und Handlungsweise, sehr schnell einmal Ausgangspunkt zu drohendem Gemeinverhalten, aufbegehrenden Ausbrüchen und Meuterei führen. Auch homosexuelle Beziehungen in verschiedensten Abwandlungen können sich in der Gemeinschaftshaft herausbilden. Gewöhnlich sind die moralisch tiefer stehenden Elemente tonangebend. Trotz nächtlicher Isolierung, Arbeit am Tage, soweit bei Tuberkulosekranken möglich, und Beschäftigung in der Freizeit sind diese Nachteile der Gemeinschaftshaft nicht völlig auszuschließen. Besserung der Verhältnisse in Anstalten mit ungenügenden Unterbringungsmöglichkeiten ist, um die notwendigen Aufgaben des neuzeitlichen Strafvollzugs erfüllen zu können, mit allen Mitteln anzustreben. Dazu ist freilich ein nicht unerheblicher Kostenaufwand nötig.

7. Krankheitsbehandlung

Sobald wie möglich nach der Aufnahme wird nach Beurteilung des Gesundheitszustandes und der Persönlichkeit des Gefangenen bei einer Strafe von entsprechender Länge ein *Vollzugsplan* für die Strafbehandlung des Häftlings unter Berücksichtigung seines körperlichen Zustandes und seiner individuellen Bedürfnisse, Fähigkeiten und Neigungen vorgesehen. Zu beachten ist dabei der *Kurplan* des Tuberkulösen, der ebenfalls für jeden Patienten zu Beginn der Behandlung aufzustellen ist. — Selbstverständlich sollen dem tuberkulösen Häftling alle Fortschritte der Medizin bei der Behandlung seiner Krankheit auch auf der Tuberkuloseabteilung des Strafvollzugs in vollem Umfang zuteil werden; insbesondere also die Chemo- bzw. antibiotische Therapie, die thoraxchirurgischen Möglichkeiten und die Allgemeinbehandlung (WÜRZBACH, DEIST) einschließlich psychischer Führung. Voraussetzung hierfür ist, daß der auf der Tuberkuloseabteilung des Strafvollzugs tätige Arzt beste Fachkenntnisse und eine genügend große Erfahrung auf dem Gebiet der Tuberkulosediagnostik und -behandlung mitbringt. — Bei der Behandlung des Neuangekommenen wird es sich in erster Linie darum handeln, eine Beruhigung des Kranken durch strenge körperliche und seelische *Ruhebehandlung* (unter Vermeidung reizender Stoffe wie Nikotin), gegebenenfalls medikamentös, herbeizuführen. Um unruhige, ängstliche und aufsässige Tuberkulosekranke („Heilstättenknall") zur Ruhe zu bringen und zur Bremsung hyperergischer Reaktionen in unruhigen Krisenzeiten empfiehlt sich für bestimmte Fälle die Anwendung eines Phenothiazinderivats gegebenenfalls in Verbindung mit psychotherapeutischen Maßnahmen. Nebenerscheinungen bei unzweckmäßiger Darreichung sind zu beachten (MARCHAND und REUTER). Alle Reizfaktoren der Haft sind soweit als möglich auszuschalten. Die körperlich-infektiösen Veränderungen des tuberkulösen Lungenprozesses werden in geeigneter Weise chemotherapeutisch behandelt. Eine strenge Kurdisziplin bei genauer Tageseinteilung ist unentbehrlich. Gerade die Forderung nach echter Ruhebehandlung kann unter den besonderen Verhältnissen des Strafvollzugs nicht nachdrücklich und nicht oft genug gegenüber allen Strafvollzugsbediensteten erhoben werden. Unnötige Reize und Aufregungen sind von dem Kranken möglichst fernzuhalten. Der Schonungsbehandlung soll nach Stabilisierung des Prozesses die *Übungsbehandlung,* wenn möglich die Arbeitstherapie, folgen. Die Wiederherstellung der Arbeitsfähigkeit wird im wesentlichen von der Erkrankungsform, vom Alter, der Behandlung und von Nebenkrankheiten beeinflußt (DANZER). Außer der Lungentuberkulose sind möglichst alle *sonstigen behebbaren physischen und psychischen Mängel* oder Krankheitserscheinungen des Häftlings, die seine Eingliederung in den Arbeitsprozeß bei der Entlassung erschweren könnten, während der Haft, gegebenenfalls durch entsprechende Fachärzte, zu behandeln. Dahin gehört u. U. eine Leistenbruchoperation oder die Versorgung der Kranken mit Brillen, wenn nicht anders möglich auf Anstaltskosten, zur Behebung irgendwelcher Sehstörungen. — Von großer Wichtigkeit ist die *Beschaffenheit der Räume,* in denen die kranken Häftlinge untergebracht werden. Das „Kübel"-System ist unhygienisch und entwürdigend. An seiner Stelle sind Spülklosetts und Wascheinrichtungen mit fließendem Wasser in jeder Zelle zu fordern. Genügend gut *geschultes Sanitätspersonal* ist bereitzustellen — ein schwieriges Problem, das zu mannigfachen Überlegungen Anlaß gibt (MAUCH). In den äußeren Lebensumständen des Häftlings soll einerseits der Freiheitsentzug deutlich zum Ausdruck kommen, andererseits soll ihm nicht das verwehrt werden, worauf er als Mensch ein natürliches Recht hat. Es sind vielfach Kleinigkeiten, die das Leben des Menschen in Gefangenschaft unerträglich machen können. Es kommt darauf an, ein gesundes Spannungsverhältnis zwischen notwendigem Zwang und freiheitlicher Selbständigkeit herzustellen.

Die *Krankenkost* — bei der Appetitlosigkeit und psychischen Eigenart des Tuberkulosekranken ein besonders empfindliches Kapitel — bedarf der sorgsamen Wartung des Tuberkulosearztes. Zwar gibt es keine Sonderkrankenkost für Lungentuberkulöse, doch sind die zu fordernden Eigenschaften der Nahrung, zumal in der Großküche, nicht immer leicht zu erfüllen. Die Kost des Tuberkulosekranken soll kalorien- und vitaminreich, schmackhaft, leicht bekömmlich, abwechslungsreich und individuell an-

gepaßt sein. Sie soll vor allem genügend Eiweiß (WORCH) und Kohlenhydrate enthalten, aber relativ fettarm sein. Sie soll genügend frisches Gemüse und Obst enthalten. Fehlerhaft ist eine Mastkost. Der Behandlungserfolg ist nicht an der Waage
abzulesen. Von Wichtigkeit sind die Geschmacks- und Geruchsstoffe bei der Ernährung
der Tuberkulösen. Die Kost des Tuberkulosekranken soll daher, im Gegensatz zu
älteren Anschauungen reich an Röststoffen und gut (nicht übermäßig) gewürzt sein
(RICKMANN, WORCH). Namentlich die Neigung mancher Tuberkulöser zu übertriebenem Kochsalzgebrauch ist einzuschränken, unter Umständen durch Bereitstellen von
Kochsalzersatzmitteln. Als appetitanregendes Genußmittel, das die Extraktivstoffe
des Fleisches enthält, aber keinen Nährwert hat, kann die Fleischbrühe gelten. Koffein,
mäßig genossen, vermag das Wohlbefinden zu erhöhen. Über Genußgifte, im besonderen über das Tabakrauchen, siehe später. Abweichungen von den feststehenden Kostformen sind in der Strafanstalt zulässig, Zulagen können verabreicht werden. *Sonderkostformen* zur individuellen Behandlung, so namentlich zur Behandlung der tuberkulösen Diabetiker (PFAFFENBERG, JOHANNES u. HEINZ) sind erforderlich. Fermentmangelzustände, Salzsäuremangel des Magens sowie Leberfunktionsstörungen dürfen
beim Patienten nicht übersehen werden. Der Gesichtspunkt der Sparsamkeit und die
Verhältnisse des Küchenbetriebs sind bei der Kostverordnung zu berücksichtigen. Dem
Häftling muß jederzeit einwandfreies Trinkwasser zur Verfügung stehen. Die Kost
darf nie als Strafmittel benutzt werden. Gewöhnlich essen die Gefangenen in ihrer
Zelle. Man hat vorgeschlagen, sie in gleichartig zusammengestellten kleineren Gruppen gemeinschaftlich essen zu lassen, was für die Bekömmlichkeit zuträglicher, für die
Erziehung wertvoller wäre und die Schwierigkeiten einwandfreier Geschirreinigung
wegfallen ließe (MITTERMAIER). Was die häufigen, störenden und überall immer wieder vorkommenden Nörgeleien am Essen anbelangt, so trägt es im allgemeinen schon
zur Entspannung bei, wenn man dem Kranken und seinen Angehörigen gegenüber
richtigstellt, daß es des Kranken Appetitstörung, seine Krankheit ist, die vorerst diese
Abneigung gegen das Essen bedingt. Da aber Beschwerden über das Essen immer wieder vorgebracht werden und in allerhand Eingaben an Behörden oder Zuschriften an
Zeitungen ihren Niederschlag finden, ist es notwendig, die nichtmedizinisch übergeordneten *Verwaltungsstellen* über diese den Tuberkulösen eigentümliche Haltung
aufzuklären, um es nicht zu ungerechtfertigten Vorwürfen von dort, vor allem gegen
den Küchenbetrieb kommen zu lassen. Selbstverständlich ist andererseits immer erneute
kritische Prüfung des Küchenwesens unter Berücksichtigung berechtigter Wünsche der
Patienten eine wichtige Aufgabe des Arztes. Um die Darreichung der Kost an die
„Nörgler" auf der Station hat sich die Oberschwester persönlich besonders zu kümmern. Arzt und Anstaltsleiter haben das Essen regelmäßig zu überprüfen. Eintönigkeit der Verpflegung, wie sie die Gemeinschaftsverpflegung leicht mit sich bringt, muß
unbedingt vermieden werden. Dazu sind erfahrene Kräfte in der Küche, die die neuzeitliche Verpflegungs- und Küchentechnik gut beherrschen, erforderlich. Der Arzt hat
den gesamten Verpflegungsbetrieb hinsichtlich der gesundheitlichen Belange fortlaufend
zu überwachen. *Selbstbeköstigung* kann aus gesundheitlichen Gründen nach den
Grundsätzen von 1923 gestattet werden, „wenn sich nach den Einrichtungen der Anstalt eine genügend andere Kost nicht beschaffen läßt". Sie darf die Grenzen eines
mäßigen Genusses nicht überschreiten. Untersuchungsgefangene haben an und für sich
das Recht zur Selbstbeköstigung. Bei den Mahlzeiten sind Gefangene, die sich selbst
beköstigen, von den anderen zu trennen. Zusatznahrungsmittel in begrenztem Maße
(nicht alkoholische Getränke) sollen sich Kranke nur mit Genehmigung des Arztes
kaufen. Der Empfang von Lebens- und Genußmittelpaketen unter bestimmten Bedingungen ist nur in einigen Ländern gestattet. Von den Angehörigen mitgebrachte,
appetitanregende geeignete Nahrungsmittel wie etwa Kakao als Zusatz zu der sonst
nicht gerne genommenen Milch, Obst usw. sollten nicht abgelehnt werden.

Genußmittel. Eine große Rolle pflegt das *Rauchen* im Leben der Gefangenen zu spielen. Die Gefängnisordnung erlaubt es (ebenso wie das Tabakkauen und -schnupfen) in mäßigem Umfang während der arbeitsfreien Zeit. Für den Tuberkulösen ist es natürlich das beste, das Tabakrauchen gänzlich zu unterlassen. Die Stellung der Lungenfachärzte zur Frage des Rauchens in den Heilstätten ist nicht einheitlich (RICKMANN, WIESE), doch hält wohl die Mehrzahl der Tuberkuloseärzte die Einwirkung des Tabakrauchens auf den tuberkulösen Lungenprozeß für ungünstig. Man wird fortlaufend die Kranken im Unterricht, im Einzelgespräch oder durch Merkblatt darauf hinzuweisen haben, daß durch das Rauchen, abgesehen von der schädlichen Wirkung des Nikotins, besonders auf das vegetative Nervensystem, die Schleimhäute der Atemwege gereizt und weniger widerstandsfähig werden („Raucherkatarrh", chronische Bronchitis). Besonders das Inhalieren, der sog. „Lungenzug" ist zu unterlassen. Andererseits sollten die möglichen Schädigungen nicht allzu übertrieben hoch eingeschätzt werden (WINKELMANN). Einem Teil der Häftlinge, die auf der Tuberkulosestrafabteilung untergebracht sind, wird man das Rauchen in mäßigem Umfang, zumal im Freien, zugestehen können. Die Genehmigung des Rauchens wird im wesentlichen vom vorliegenden Lungenbefund abhängig zu machen sein. Bei akut-entzündlichen Prozessen der Luftwege, asthmatischen Zuständen, Kehlkopftuberkulose, Blutungsneigung, nach thoraxchirurgischen Eingriffen (abgesehen von sonstigen internen Anzeigen) ist ein völliges Verbot des Rauchens selbstverständlich angebracht. Als positive Seite des Rauchens wird besonders eine Hebung der Stimmung und des Appetits angegeben. Rauchverbot wird meist als sehr empfindliche Strafe empfunden. Der Verbrauch an Tabak ist im Gefängnis leichter als auf der offenen Tuberkuloseabteilung zu übersehen und zu dosieren, da auf der Strafvollzugsabteilung jede Tabakmenge einzeln verausgabt wird. Mit Tauschgeschäften ist aber zu rechnen. Selbstverständlich ist dafür zu sorgen, daß durch das Rauchen nicht andere Kranke behelligt werden, z. B. auf der Toilette. Es sollte nur in zugelassenen Räumen erlaubt sein, also außerhalb der Gefangenenzellen. Ebenso ist das Rauchen laut Vollzugsordnung dort verboten, wo nach örtlichen Verhältnissen Feuersgefahr entstehen könnte. Abnahme, Aufbewahrung und Ausgabe des Tabaks sind genau festzulegen. Außerdem sind Zeit und Ort des Rauchens zu regeln. Ärzte und Personal (auch Büropersonal) sollten vor den Kranken und in Räumen, in denen sie mit Kranken zusammenkommen, nicht rauchen. — Zahlreiche Tuberkulöse neigen offenbar mehr als andere Kranke zu übertriebenem Rauchgenuß, besonders von Zigaretten. Manche sind ausgesprochen *nikotinsüchtig.* Der bei diesen wohl stets notwendige Verzicht auf das Rauchen sollte nach der Aufnahme unverzüglich und restlos durchgeführt werden, da die langsame Entwöhnung quälender als der plötzliche Entzug ist. Zu beachten ist, daß derartige „Nikotinisten" dabei nicht selten unter beträchtlichen Entziehungserscheinungen leiden wie Herzklopfen, Schlaflosigkeit, Kopfdruck, motorischer Unruhe und Reizbarkeit. Zur Minderung der Beschwerden beim Entzug des Tabakrauchens werden verschiedene Maßnahmen empfohlen (RICKMANN): Nach der Aufnahme zunächst strenge Bettruhe; die meisten Nikotinsüchtigen pflegen nicht im Bett zu rauchen. Abreibungen, Packungen oder Teilbäder sind geeignet, über die ersten Abstinenzerscheinungen hinwegzuhelfen. Vermeiden schwerer Speisen, dagegen viel Obst, u. U. einige reine Apfeltage. Ferner zur Ablenkung viel Süßholz, Johannisbrot, Manna, Datteln, Feigen und Backobst. Letztere wirken sich zugleich günstig auf den Stuhlgang aus, der beim Tabakentzug zur Verstopfung neigt. Auch Kaugummi oder sog. Mentholzigaretten können verwandt werden, um den Beschäftigungsdrang zu steuern und letztere um den Geschmacks- und Geruchssinn zu beeinflussen. Die im Handel angebotenen Mittel zur Entwöhnung des Tabakrauchens erweisen sich fast immer als Versager.

Als ältere Maßnahmen, dem Kranken den Genuß am Rauchen zu nehmen, wurden folgende empfohlen (RICKMANN): 1—2mal tägl. Pinselung des Rachens mit einer 1—2%igen

Argentum nitricum-Lösung oder mehrmals täglich Gurgeln mit einer entsprechenden Lösung von 1 : 1000. Beim Zusammentreffen der Höllensteinlösung mit dem Tabak entsteht ein widerlicher Geschmack. Der Kranke ist möglichst nicht über den Zweck der Maßnahmen zu unterrichten. Ähnlich wie Silbernitrat wirken als Entwöhnungsmittel vom Tabakrauchen Kaliumpermanganat, Strychnin nitricum, Gerbsäure. Angegeben wird auch: Transpulmin 1—2 ccm i.m. für 2—3 Tage, das gleichfalls einen schlechten Geschmack beim Rauchen hervorruft.

Neuerdings wurde von Jochum und von Jost das Lobelinpräparat Unilobin als medikamentöse Grundlage zur Nikotinentwöhnung empfohlen. Es erzeugt chemisch eine Nikotinunverträglichkeit. — Ergänzend sind psychotherapeutische Hilfen hinzuzunehmen (Jost, Winkelmann). Für diejenigen, die das Rauchen nicht aufgeben können oder wollen, stellt als wichtigste Grundforderungen zur Einschränkung der Tabakgefahren Winkelmann folgende Regeln auf: nur gute und nikotinarme Tabaksorten rauchen; niemals auf Lunge rauchen; langsam rauchen, damit mehr Nikotin in der Glutzone verbrennen kann; auf das letzte Viertel der Zigarette verzichten, da es um ein Vielfaches toxische Substanzen enthält; bei Unbekömmlichkeitserscheinungen das Rauchen sofort einstellen. — Striktes Rauchverbot in der Lungenheilstätte wird heute abgelehnt. Zwangsmaßnahmen, schematisches Belegen mit Hausstrafen werden falsch verstanden und vermögen zu schweren destruktiven Wirkungen, die sich gegen einen guten Anstaltsgeist richten, zu führen (Dallinger u. Lackner).

Der Genuß *geistiger Getränke* ist nach der Anstaltsordnung verboten. In besonderen Ausnahmefällen kann mäßiger Genuß von Bier oder Obstmost gestattet werden. Bei der großen Bedeutung, die dem Tabak- und Alkoholgenuß im freien Leben des Volkes zukommt, sollten sich die Ärzte verpflichtet fühlen — wie es in den Vollzugsordnungen mancher Länder gefordert wird —, in bestimmten Zeiträumen die Gefangenen über die Bedeutung des Tabak- und Alkoholmißbrauchs für das gesundheitliche und sittliche Wohl des Einzelnen und des Volksganzen zu belehren. Alkohol- und Tabakverbrauch sind von Jahr zu Jahr in unserer Bevölkerung gestiegen (Lorbacher). Die Tuberkuloseresistenz wird durch chronischen Alkoholgenuß herabgesetzt. Der klinische Verlauf der Tuberkulose ist bei Alkoholikern wesentlich ungünstiger. Die Reparationsfähigkeit des Körpers gegenüber dem tuberkulösen Prozeß ist wesentlich geringer. Bei Nichtalkoholikern wurden 53% Kavernenheilungen beobachtet, bei Alkoholikern nur 19%. Die Zahl der Todesfälle liegt daher erheblich höher als bei Nichttrinkern (Merkel). Die Ausführungen werden zweckmäßig an die *Belehrungen* über die Tuberkulose angeschlossen und mit solchen über die Geschlechtskrankheiten verbunden. Sie sind durch Lichtbilder zu unterstützen. Geschieht die Unterweisung in der richtigen Form, so sind die Häftlinge im allgemeinen aufmerksame und nachdenkliche Zuhörer. In der Bücherei sollten kurzgefaßte, leicht verständliche Schriften über die Folgen des Alkoholmißbrauchs und der Geschlechtskrankheiten neben solchen über die Tuberkulose vorhanden sein. Die Betreuung des zum chronischen Alkoholismus neigenden Tuberkulösen nach der Entlassung, der eine gefährliche Infektionsquelle darstellen kann, gehört in den Bereich der Suchtkrankenfürsorge (Rotter). Doch macht Riemenschneider den Vorschlag, bei trunksüchtigen Strafgefangenen bereits während ihres Aufenthaltes im Vollzug die medikamentöse Alkoholentziehungsbehandlung einzuleiten. Allerdings muß sie nach der Entlassung fortgesetzt werden, wenn sie von Erfolg sein soll. Von Merkel wurden zur besseren Behandlung eigene Häuser für tuberkulöse Trinker vorgeschlagen.

Jederzeit ist auf *hygienisches Verhalten* des Sträflings zu achten. Dadurch, daß er auf der Tuberkuloseabteilung Tag für Tag zu hygienischer Lebensweise, wie sie vom Tuberkulösen gefordert werden muß, von den Krankenpflegepersonen angehalten wird, wird ihm hygienisch einwandfreies Verhalten gleichsam dressurmäßig zur Gewohnheit und zum ständigen Bedürfnis. Darüber hinaus wird man durch wiederholte Besprechungen, die so einfach und eindrucksvoll wie möglich gehalten sein sollten, die Kranken von der Wichtigkeit dieser Maßnahmen unter Hinweis auf ihr eigenes Interesse, zu überzeugen suchen, damit ihr hygienisches Verhalten auch ein lebendiger Bestandteil ihres Wesens wird. Für die körperliche Reinlichkeit werden in der Anstalt Seife, Zahnbürste und Zahnpulver geliefert. Regelmäßige, wöchentliche Badegelegenheit muß gegeben sein. Desgleichen Möglichkeiten für eine ordentliche Haar- und Bartpflege. Die Männer müssen sich täglich rasieren können. Unbedingte Ordnung und tadellose Reinlichkeit ist für das ganze Haus zu fordern; hier darf auch bei scheinbaren Kleinigkeiten nicht nachgegeben werden. Damit wird ein wesentlicher Teil der allgemeinen Erziehungsarbeit geleistet. Geeignete, genügend luftdurchlässige Anstaltskleidung, im Winter ausreichend warm, und genügend Schlafdecken sind zu fordern. Die Kleidung muß sauber sein und in ordentlichem Zustand gehalten werden. Falls sich ein Gefangener für einen genehmigten Zweck außerhalb der Anstalt befindet, erhält er die Erlaubnis, seine eigene Kleidung oder eine andere unverdächtige Kleidung zu tragen. Auf Sauberkeit des Bettzeugs ist zu achten. Der Aufenthalt im Freien wird im Einvernehmen mit dem Vorsteher der Anstalt geregelt (Liegekur, Spaziergang.) Der früher und zuweilen noch übliche strenge Kreisgang im Hof entfällt.

Plötzliche Todesfälle aus scheinbar völliger Gesundheit können wie überall, so auch im Strafvollzug, vorkommen. Derartige tödliche Ereignisse auf Grund einer Tuberkulose oder einer anderen Erkrankung innerer Organe können etwa bedingt sein durch einen Blutsturz, einen Zwischenfall bei der Pneumothoraxbehandlung, plötzlichen Herztod, Lungenembolie oder durch Ausfall ausgedehnten Nebennierengewebes infolge tuberkulöser Verkäsung (Nebennierenapoplexie). Gelegentlich können auch Blutungen aus Nebennierengeschwülsten infolge überreichlicher Adrenalinausschüttung einen plötzlichen Tod verursachen (WICKENHÄUSER). Am häufigsten ist der plötzliche Tod aus natürlicher Ursache beim Erwachsenen durch Erkrankungen des Herzens und der Gefäße bedingt (MEESSEN). Unter ihnen steht wiederum die Coronarsklerose an erster Stelle (80%), die der Sklerose der übrigen Gefäße um Jahre und Jahrzehnte vorausgehen kann. An zweiter Stelle folgen Erkrankungen des ZNS, wie Blutungen und Tumoren innerhalb des Schädels. Seltenere Ursachen für einen plötzlichen Tod sind: Diffuse tuberkulöse Herzmuskelentzündung (V. SCHILLING), spontane Milzruptur bei Tuberkulose (CZIKAJLÓ u. KABAY), chromaffiner Tumor (SCHWANER), Ruptur eines Aortenaneurysmas, im besonderen eines Aneurysma dissecans aortae, spontane Magenruptur. Vielfach wird zuerst fälschlich an eine Vergiftung gedacht. Die *Leichenöffnung* zur Feststellung der Todesursache ist nicht nur in unklaren Fällen unerläßlich. Sie sollte in jedem Fall von einem erfahrenen Pathologen oder Gerichtsmediziner durchgeführt werden. Im Entwurf des Strafvollzugsgesetzes ist eine Vorschrift vorgesehen, nach der zur Obduktion ein zweiter Arzt hinzuzuziehen ist und einer der beiden Ärzte Gerichtsarzt sein soll. Abgesehen von allgemein-medizinischen Gründen ist die Vornahme der Sektion angezeigt, um den behandelnden Arzt vor später auftauchenden ungerechtfertigten Vorwürfen zu schützen.

Besondere Aufmerksamkeit wird man der *seelischen Führung* des Kranken zuwenden müssen. Er soll, wohl am besten an Hand seiner Lungenröntgenaufnahme, über seinen Zustand, soweit es für ihn zweckdienlich ist, schonend und taktvoll aufgeklärt und dahin beeinflußt werden, sich niemals zuviel zuzumuten, um seinen Zustand nicht zu verschlimmern, andererseits aber nicht in hypochondrisch-ängstliche Einstellung zu geraten, die ihn in jeder geringen körperlichen Mißhelligkeit ein Zeichen der Zustandsverschlechterung sehen läßt. Er soll zur Verantwortlichkeit seinem eigenen Körper wie der Allgemeinheit gegenüber angehalten werden, wobei ihm klar zu machen ist, wie er sich in Zukunft, im besonderen nach der Entlassung, zu verhalten haben wird, um seine Gesundheit zu fördern und andere Menschen nicht in Gefahr zu bringen. Der Wille zur Gesundheit soll in ihm geweckt und gestärkt werden, dieser ist mitentscheidend für den Krankheitsverlauf. Es ist wichtig, daß der Patient zu einer eigenen, sein zukünftiges Leben bejahenden Stellungnahme kommt. Dazu wird man ihm Zeit lassen müssen. Das *ärztliche Gespräch* ist hierbei von besonderer Bedeutung. Es sollte getragen sein von Einfühlungsbemühen und menschlichem Verständnis für die inneren Schwächen und Nöte und sozialen Bedrängnisse, von der Sorge eines Absinkens des tuberkulösen Kranken und Gefangenen in ein träges, verbittertes, verantwortungsloses Dasein und von dem Bemühen, durch Anforderungen die Kräfte zu wecken, durch die es dem tuberkulösen Gefangenen gelingen mag, die vor ihm liegenden Lebensaufgaben zu meistern. Die erwähnte Erziehung des Kranken zu hygienischer Lebensführung, wie wir sie von der offenen Tuberkuloseabteilung gewohnt sind, tritt gleichwertig neben die Krankenbehandlung, als erstes Erfordernis psychischer Führung. Es ist aber zur Genüge bekannt, daß trotz allem viele Tuberkulöse später in der Freiheit das mühsam Erreichte und alle guten Vorsätze wieder schnell von sich werfen und in unsinniger Weise hygienisches Verhalten, Behandlung und Fürsorge ablehnen. — Der Arzt wird der Lebensgeschichte und der prämorbiden Persönlichkeit des Kranken eingehende Beachtung bei der Behandlung zuwenden müssen. Charakterologische Analyse, biografische und soziale Anamnese dienen dazu, das Krankheitsgeschehen im gesamten lebensgeschichtlichen Zusammenhang zu sehen. Im Verlauf des tuberkulösen Krankheitsgeschehens spielen Konfliktsituationen, zu denen zwischenmenschliche Beziehungen, familiäre und berufliche Verhältnisse zu führen vermögen, nach zahlreichen Arbeiten neuerer Autoren (H. HUEBSCHMANN, MELZER u. a.) bei Entstehung, Verschlimmerung oder Auslösung eines neuen tuberkulösen Schubs offenbar eine nicht unerhebliche Rolle. Oft drängen bei dem Kranken tiefergreifende psychische Konflikte zur Lösung; hier sollte der Arzt dem Kranken helfend zur Seite treten, um gegebenenfalls durch psychotherapeutische Erhellung und Psychagogik das körperliche Heilverfahren zu höchstmöglicher Wirkung zu bringen. Die somatische Behandlung allein „beseitigt nicht die Hintergründe und Motive der unbewußten Destruktionstendenzen" (H. HUEBSCHMANN), die der krankhaften tuberkulösen Schädigung des Körpers Vorschub leisten. Dabei handelt es sich weniger um akute seelische Traumen als vielmehr um schleichende Konfliktkonstellationen. Besonders wichtig ist die körperliche und seelische Entspannung während der (genügend langen) Ruhekur, wozu der Kranke der seelischen Führung durch den Arzt besonders bedarf. Freilich ist genügend psychotherapeutisches Können erforderlich, um bei der Auseinandersetzung mit schwierigeren seelischen Konflikten die so dringliche Ruhebehandlung des Kranken nicht durch unzweckmäßiges Verhalten zu stören. Wo es angezeigt erscheint und vom Kranken gewünscht wird, sollte gegebenenfalls eine psychotherapeutische Behandlung vom Fachmann durchgeführt werden. Es wird sich im wesentlichen nur um einzelne Fälle handeln. Wichtiger ist es aber, daß der behandelnde Arzt selbst über genügende Menschenkenntnis und psychologische Erfahrung verfügt. Für den Patienten ist es sicher besser, wenn die Behandlung in einer Hand bleibt (MELZER). Um eine erfolgreiche und von schädlichen Nebenwirkungen freie Psychotherapie zu treiben, verlangt diese, entsprechend anderen therapeutischen Maßnahmen, auch jeweils eine strenge Indikation. Als Kontraindikation für die Anwendung der analytischen, aufdeckenden Methode hat die aktive Tuberkulose zu gelten (ROSA). Vielfach lassen sich allein durch menschlich-verständige Aussprache und Führung situative Schwierigkeiten aus dem Wege räumen. Die später noch zu schildernde Beschäftigungstherapie, Anwendung vegetativ-dämpfender und stimmungsstabilisierender Mittel sowie Zusammenlegen mit psychisch gesunden Patienten (HEUSSER) vermögen die psychotherapeutischen Maßnahmen in günstiger Weise zu unterstützen. Daß im Milieu des Strafvollzugs leichtere seelische und nervöse Störungen übersehen werden können, ist naheliegend, da sie vielfach schon auf der allgemeinen Tuberkulosestation oder außerhalb des Krankenhauses übersehen oder verkannt werden können. Aber der Patient hat darunter zu leiden und der Behandelnde erlebt Schwierigkeiten im Heilungsprozeß des ihm anvertrauten Kranken. Denn der Tuberkulöse reagiert empfindlicher als viele andere Kranke auf psychische Einflüsse, zumal auf Verkennung seines Zustandes oder mangelndes Verstehen von seiten des Arztes. Bei der Sensibilität des Tuberkulösen wird daher der Arzt mit jedem Wort die mögliche Reaktion des Kranken im voraus berücksichtigen müssen. Es gilt also für den Arzt auf der Tuberkuloseabteilung des Strafvollzugs auch der nicht körperlichen Äußerungsform des Krankseins, der Psyche des tuberkulösen Häftlings gegenüber die richtige Stellung zu gewinnen. Nicht nur der geisteskranke Gefangene, der meist nur als Einzelfall in Erscheinung tritt, alsbald aus dem Strafvollzug entfernt und nervenärztlicher Behandlung zugeführt werden muß, ist vom Tuberkulosearzt richtig einzuschätzen, sondern ebenso wichtig ist der verständnisvolle *Umgang mit nervösen, abnormen, debilen und psychopathischen Persönlichkeiten,* die sich in reichem Maße auf der Strafvollzugsabteilung zusammenfinden. Öfters wird die Unterstützung des Psychiaters vom Fach erforderlich sein, um echte Psychosen abzusondern und um die Vielfalt seelisch abnormer Erscheinungsformen richtig zu beurteilen. Die Psychiatrie hat bei der Betreuung der Gefängnisinsassen eine ständig wachsende Bedeutung erlangt, wie das auch aus dem ausländischen Schrifttum hervorgeht. Der Tuberkulosearzt wird daher in allen Zweifelsfällen den Psychiater rechtzeitig zur Beurteilung und u. U. auch bei der Behandlung mit hinzuziehen. Auf der Abteilung für *jugendliche Rechtsbrecher* ist vollends ein Arzt mit jugendpsychiatrischer Ausbildung nicht zu entbehren. Auffällige Mitteilungen des Kranken und abnormes Verhalten wollen im einzelnen genau erfaßt und richtig bewertet sein. Man bedenke, daß durch vorschnelles Belegen des Gesehenen mit Fachausdrücken, wie K. SCHNEIDER mit Recht betont, die meisten falschen psychiatrischen Diagnosen entstehen. Wichtig ist immer die Frage, ob und wieweit die im Verlaufe der Tuberkulose auftretenden Verhaltensänderungen psychische Reaktionen auf das Erlebnis der Krankheit oder den Strafvollzug darstellen, um das geeignete Behandlungsverfahren in die Wege zu leiten. — „Die vielfachen Äußerungen der tuberkulösen Veränderungen der Psyche, die allgemeine Stimmungslabilität, die verschiedenen Grundstimmungen (Pessi-, Optimismus), die mangelnde Selbstbeherrschung, die Willensschwäche, die Wehleidigkeit und Überempfindlichkeit, das Mißtrauen, der Egoismus usw. verlangen ganz verschiedene Stellungnahmen des behandelnden Arztes zum Kranken" (HEZEL). Nach Ansicht von SEIBERT rekrutieren sich die tuberkulösen Gefangenen „zu einem Großteil aus ganz besonders gefährlichen Kriminellen, neigen in erhöhtem Maße zu Meutereien und Ausbruchsversuchen, sind wegen ihrer psychischen Widerstandseinstellung besonders schwer zu handhaben...". Gerade die schwierigen, zu abwegigen Reaktionen neigenden Kranken wird der Arzt im Auge behalten müssen und in ständiger Verbindung mit ihnen bleiben. Er wird alle psychischen Auffälligkeiten einzelner Patienten möglichst genau im Krankenblatt niederlegen und ihnen in häufigen Gesprächen nachgehen. Dazu ist natürlich genügend Zeit erforderlich. Ist aber keine Zeit mehr zur Besprechung mit dem Arzt verfügbar, dann werden andere, mitunter sehr ungeeignete Personen Aufklärung und Beeinflussung des Kranken übernehmen. Diejenigen Kranken, die während der Behandlung ihrer Lungentuberkulose Rückschläge erlitten haben oder solche bei Mitkranken beobachten konnten, sind häufig nicht leicht von ihren hypochondrischen Befürchtungen zu befreien. Was an Beobachtungen von Zimmergefährten und -nachbarn über psychische Störungen eines Patienten zu erfahren ist, ist oft recht aufschlußreich. Doch wird man mit dem Erfragen von Mithäftlingen vorsichtig sein müssen. „Besonders Psychopathen reagieren auf solches ‚Bespitzeln' oft durch entsetzliche Explosionen, die sich sowohl gegen die Mitpatienten als auch gegen das ärztliche oder pflegerische Personal richten können" (HEUSSER). Oft wird es während der Behandlung des tuberkulösen Lungenschadens erforderlich werden, sich zusätzlich mit zahlreichen Beschwerden der Kranken auch auf *anderen Körpergebieten* auseinanderzusetzen. In jedem Falle wird man diesen Klagen durch *sorgfältige Untersuchung* und Nachuntersuchung, gegebenenfalls mit fachärztlicher Unterstützung, genau nachgehen, um nicht ernstliche Störungen zu übersehen. Zusätzliche, neben der Tuberkulose bestehende Krankheitsvorgänge sind nicht selten und vermögen den Ablauf der tuberkulösen Erkrankung, ihre Arzneiverträglichkeit und Behandlung entscheidend zu bestimmen (WÜRZBACH). Man bedenke auch, daß der Kranke in Freiheit sich jederzeit an einen anderen Arzt wenden kann, während der Inhaftierte auf den Abteilungsarzt angewiesen ist. Infolge einer wesentlich durch die Haft mitbedingten ichbezogenen Haltung, Selbstbeobachtung und hypochondrischen Einstellung, werden freilich oft allerlei belanglose subjektive Beschwerden erheblich überbewertet. Eine große Rolle spielt das Heer der Organneurosen einschl. echter hysterischer Erscheinungen, deren Erkennung und geeignete, gegebenenfalls psychotherapeutische Behandlung wichtig ist. Sie brauchen hier nicht im einzelnen dargestellt zu werden. „Die gesamte Organwelt des Körpers wird als Ausdruck für seelisches Leiden herangezogen, so daß das Leiden der Haft in ein körperliches Krankheitserleben verwandelt und dem Arzt als Aufgabe zugeschoben wird" (PIETSCH). Vielfach werden im Patienten angelegte Schwächen und funktionelle Störungen unbeabsichtigt ausgebaut und fixiert. Die neurotischen Reaktionen, denn um solche handelt es sich, enthalten ihrem Wesen entsprechend eine demonstrative Note. Sie werden daher leicht als „nur gemacht" angesehen, zumal dem Arzt im Gefängnis viel bewußte Vortäuschung in ähnlicher Form begegnet. Auch Personen, die aus hypochondrischer oder ängstlicher Einstellung, um glaubwürdig zu erscheinen, ihre Beschwerden dem Arzt gegenüber in demonstrativer Weise (Aggravation) vortragen, sollte man nicht mit solchen verwechseln, die in betrügerischer Absicht Krankheit vorzutäuschen suchen.

Bei der Untersuchung und Behandlung ist stets eine *sachlich-ärztliche, vorurteilslose Haltung* einzunehmen. Durch abstoßende Eigenschaften des kranken Häftlings, durch die üble Art seines Auftretens oder seines Deliktes darf sich der Arzt nicht zu unsachgemäßer, affektbeladener oder moralisierender Haltung verleiten lassen und den Gefangenen nicht in eine Abwehrstellung oder Trotzhaltung drängen. Unangebrachte Härte und Schroffheit im Gespräch sind zu vermeiden. Zu bedenken ist, daß sich der Haftgewöhnte im allgemeinen leichter in die Hausordnung fügen wird als der bis dahin Unbescholtene. Es soll bei dem Rechtsbrecher nicht etwas entschuldigt werden, ihm aber eine gerechte Beurteilung und sachgemäße Behandlung zuteil werden. Es ist nicht die Aufgabe des Arztes zu strafen, sondern zu helfen und zu heilen. Dazu ist es notwendig, jederzeit das echte zwischenmenschliche Vertrauensverhältnis zwischen Arzt und Krankem herzustellen, zu wahren und zu pflegen. Er vermag allein die ärztliche Einflußnahme für ein einsichtsvolles Verhalten des Kranken zu fördern, das für den Krankheitsverlauf und die Resozialisierung wesentlich mitentscheidend ist. Oft ist es freilich nicht leicht, dies zu erreichen, da der Gefangene häufig von einem *tiefen Mißtrauen,* ja von Haßgefühlen gegenüber allen Vertretern des Staates, denen er im Gefängnis begegnet, also auch dem Arzt gegenüber, eingenommen ist. Echte mitmenschliche Teilnahme verlangt neben der Durchführung naturwissenschaftlich-biologischer Heilmaßnahmen für den körperlichen Krankheitsprozeß teilnehmende Hilfe an den inneren Nöten des Kranken, um ihn nicht in die Vereinsamung zu drängen und seine Absonderung von der Gemeinschaft zu bewirken. Versucht man zunächst, in dem kriminellen Verhalten vorzugsweise eine abnorme Erlebnisreaktion (F. BAUER) zu sehen, so wird dies das Verhältnis zum Gefangenen wesentlich erleichtern können. Bei der Behandlung schwieriger Kranker und psychisch Abnormer wird die *Person des Arztes* vielfach eine ausschlaggebende Rolle spielen. Zweifellos gehört eine besondere Eignung zur Behandlung von tuberkulösen Häftlingen. Es ist viel Geduld erforderlich, Gewandtheit im Umgang mit psychisch eigenartigen Gefangenen, stets wache Kritik trotz gutem Einfühlungsvermögen, Kontaktfreudigkeit und Mitgefühl ohne Vertraulichkeit, freimütige Offenheit, sicheres Auftreten. Eine ruhige, gleichmäßige, starke, gütige, gelegentlich auch leichten Humor aufbringende Persönlichkeit, der es gelingt, einem Widerstreit die Spitze abzubrechen, zusammen mit Kenntnissen der Psychiatrie, wird die besten Erfolge erzielen können. Es geht darum, das rechte Verhältnis zwischen warmherziger Fürsorge und klarer, überlegener, in gewisser Weise großzügiger (KLOOS) Führung gegenüber dem tuberkulösen Häftling zu gewinnen und eine „optimistische Krankenführung" (KREHL) durchzuführen. Schon der Ruf, der dem Arzt unter den Häftlingen vorausgeht, vermag viel. Ein laut polternder, überheblicher, zum Witzeln und zur Ironie neigender oder in seiner Art steifer und pedantischer Arzt wird nur Störungen, Verbitterung und Widerstand hervorrufen. Man wird sich seine Worte wohl zu überlegen haben, denn zweifellos wird der Zustand des an sich vegetativ und seelisch labilen Tuberkulösen durch Erregungen schlecht beeinflußt. Gelegentlich muß man auch einmal eine herausfordernde Bemerkung überhören können. Namentlich wird man auf der Hut sein müssen, sich von laienhaften Ansichten des Vollzugspersonals, das auch auf dem Gebiet der Geisteskrankenpflege einigermaßen geschult sein sollte, treiben zu lassen und etwa statt der krankhaften Haftreaktion böswillige Absichten oder „Verstellung" zu sehen. *Widerstände*, die auftreten, gehen meist aus der abwegigen Art des Häftlings und aus der abnormen Situation, in der er sich befindet, hervor. Sie dürfen nicht in gereizter Form, sondern müssen sachlich erledigt werden. Aussprache des Kranken, beruhigender und aufrichtender Zuspruch bei regelmäßigen häufigen Besuchen am Krankenbett in den Zellen sind notwendig. Der Gefangene wendet sich bei manchen Anliegen, die gar nicht in dem Aufgabenbereich des Arztes liegen, doch lieber zuerst an diesen. Hier wird dann geschickt zu vermitteln sein. Die *Schweigepflicht* (vgl. S. 90) ist dann zu beachten. Bei dem Geständnis eines Strafgefangenen z. B. muß dessen Ermächtigung vorliegen, ehe es weitergegeben, offenbart werden darf. Erhält aber der Gefängnisarzt Kenntnis von einem schweren Verstoß eines Beamten gegen die Vollzugsvorschriften, so wird er zur Aufrechterhaltung der bedrohten disziplinären und erzieherischen Ordnung die Mitteilung des Gefangenen, ohne sich der Verletzung des § 300 StGB schuldig zu machen, in geeigneter Form weiterleiten müssen (MUNKWITZ). Zweckmäßig ist es, den Gefangenen zu veranlassen, sein Anliegen dem Anstaltsleiter persönlich vorzutragen. — Besuche des Arztes in den *Werkstätten und Betrieben* der Anstalt unter Fühlungnahme mit den Werkbeamten sind sehr wünschenswert. Alle psychopathologischen Erscheinungen des Kranken, wozu namentlich die pathologischen Haftreaktionen zu rechnen sind, sind nach den Regeln der Schulmedizin (s. Lehrbücher der Psychiatrie) zu behandeln, gegebenenfalls unter Beiziehung eines erfahrenen Fachmannes. Vielfältige enttäuschende Erfahrungen lassen den Arzt mitunter resignieren. „Es kann sich aber doch sehr lohnen, wenn nur der richtige psychologische Ansatz gefunden wird, sich jener anzunehmen, denen es schwerfällt, sich unseren sittlichen Normen zu fügen, die aber in verständnisvoller, gütiger und zugleich fester Hand in die soziale Gemeinschaft so störungsfrei zurückgeführt werden können, daß sie die Achtung der Umwelt genießen" (PANSE).

Man hat die *Frauenabteilung* in letzter Zeit vielfach weiblicher Leitung unterstellt und verlangt neben weiblichem Aufsichtsdienst auch weibliche Ärzte und Geistliche. „Die Auslese der Frauen in einer Strafanstalt ist durchweg eine schlechtere als die der Männer"; es finden sich „weit mehr anormale Typen" zusammen als in Männeranstalten; die Behandlung ist daher eine schwierigere und verlangt eine „vertiefte, eingehende Kenntnis menschlichen insbesondere weiblichen Verhaltens und die Beherrschung auch schwieriger Methoden der Menschenbehandlung" (EINSELE, GROSS, MEYER, SACCHETTO). „Die Kriminalität der Frauen ist in einer Vielzahl der Fälle gekoppelt mit Verwahrlosung, die mit anderen Mitteln behandelt werden muß als die reine Kriminalität" (EINSELE). Die Zahl der weiblichen Kriminellen ist aber erheblich geringer als die der Männer. So kommen mangels der Möglichkeit zur

Untergruppierung in getrennten Anstalten, zumal auf der Tuberkuloseabteilung sehr verschiedene Typen zusammen. So weit als möglich ist aber auch hier die *nötige Trennung* durchzuführen (SIEMSEN). Besonders — auch in psychiatrischer und fürsorgerischer Hinsicht — sind zu beachten die Prostituierten, die kaum zum Besseren zu bewegen sind, die Kupplerinnen, gewerbsmäßigen Abtreiberinnen, Hochstaplerinnen und sonstige Psychopathentypen sowie andererseits die kindstötenden Frauen und besonders die Jugendlichen, sofern sie noch in der allgemeinen Frauenabteilung erscheinen. — Da die Frauen offenbar mehr unter der Abgeschlossenheit der Einzelhaft leiden als die Männer, ist für sie in erhöhtem Maße die Gemeinschaftshaft das Gegebene. Die Behandlung der Frauen, die (häufiger als Männer) aus echter Not strafbar werden, ist schwierig; bei verständnisvollem, wohlwollendem Entgegenkommen ist sichere Führung und Takt erforderlich. Die Gefangenen sind vorwiegend mit Hausarbeiten und weiblichen Arbeiten zu beschätigen (EINSELE). Auf geeignetes Pflege- und Aufsichtspersonal ist Wert zu legen. EINSELE fordert für alle weiblichen Aufsichtsbeamtinnen eine Vorbildung in Fürsorgeerziehungsheimen und Dienst in einem Krankenhaus, insbesondere in einer Heil- und Pflegeanstalt. Zudem müssen die Aufsichtskräfte in allen hauswirtschaftlichen Fragen beschlagen sein, da die Ausbildung der Gefangenen zur beruflichen Arbeit allein nicht genügt; die meisten Frauen werden auch im Haushalt und in der Kinderpflege und -erziehung tätig sein und müssen dazu ebenfalls angelernt werden. Der Fürsorgeschwester, die sich um die häuslichen Angelegenheiten der Inhaftierten kümmert, ist nach Bedarf Zutritt zu gewähren. Frauen empfinden die Trennung von der Familie meist sehr schwer. — Ein männlicher Strafvollzugsbediensteter soll sich nie allein mit einer Gefangenen in einem Raum aufhalten, der Arzt sie vor allem nicht ohne anwesende Schwester untersuchen. Bekannt sind die falschen Anschuldigungen hysterischer weiblicher Personen, der Arzt habe sich an ihnen sexuell vergangen. — Über Schwangerschaft und Aufnahme im Gefängnis s. o.

Psychopathen können — und sollen im allgemeinen im normalen Strafvollzug gehalten werden, wenn sie mitunter auch durch ihre Art viel Mühe machen, zumal wenn sie gehäuft auf der Abteilung zusammenkommen. Sie stören häufig nicht nur ihre eigene Behandlung, sondern können das gesamte Abteilungsmilieu und damit die Genesung einsichtiger Kranker erheblich schädigen (EICK). Es gibt einzelne Querulanten, die mehr Unruhe und Mühe machen als die vielfache Anzahl durchschnittlicher Gefangener. Sie ergehen sich fortlaufend in Beschwerden und Eingaben, in denen gewöhnlich Wahrheit und Falsches eng miteinander vermischt sind. Da jedoch viele Psychopathen affektlabil und Affekttäter sind, sind sie dadurch, daß in der Haftanstalt zahlreiche häusliche und sonstige Reibungsmöglichkeiten des freien Lebens wegfallen, im Vollzug meist ganz gut zu haben. Sie sind im Strafvollzug besser als in der psychiatrischen Heilanstalt aufgehoben, weil sie dort nur stören und das Gepräge einer Heilanstalt, namentlich wenn sie dort in größerer Anzahl auftreten, herabmindern. Es gelingt ihnen dort meist bald, durch ihre gewandte Art beim Personal allerhand Vergünstigungen zu erwirken, wie Befreiung von der Arbeit, freien Ausgang. Sie betreiben irgendwelche Gaunereien, schmuggeln Briefe aus der Anstalt heraus, knüpfen innerhalb und außerhalb der Anstalt sexuelle Beziehungen an, reichen fortgesetzt Beschwerdeschriften an das Ministerium ein, hetzen die Kranken untereinander oder gegen das Personal auf, verhelfen Kranken zur Flucht oder finden bald die Möglichkeit selbst zu entweichen. GRUHLE (e) hält es für das beste, wenn sich alle Sachverständigen darauf einigen würden, die Voraussetzungen des § 51 Abs. 2 StGB (verminderte Zurechnungsfähigkeit) nur in den allerseltensten Fällen zu bejahen, sofern es sich um Psychopathen handelt. Wenn bei diesen eine Beeinflussung zum Besseren, eine „Erziehung" überhaupt noch möglich ist, so kann sie am ehesten durch sichere, strenge Führung in straffer Gefängnisunterbringung erreicht werden. Es müsse ihnen, so verlangt BIRNBAUM, gezeigt werden, daß ihre pathologische Undiszipliniertheit sie nicht straffrei macht. Er konnte zeigen, daß diese Methode manchmal Wunder wirkt. Beaufsichtigung durch den Psychiater ist erforderlich. Mitunter kann auch die Psychotherapie zur Anwendung gebracht werden (PIETSCH), nämlich dann, wenn es sich um therapeutisch noch formbare Persönlichkeiten handelt. Es ist oft schon viel gewonnen, wenn es gelingt, sie in ihrem Verhalten einigermaßen tragbar für die Strafanstalt zu machen. Das Aufsichtspersonal muß von der Wesensart der Psychopathen unterrichtet sein. Manche Psychopathen sind in der Tat bildungsfähig und lassen sich günstig beeinflussen. Ihre erzieherische Formbarkeit ist natürlich bei der großen Verschiedenheit der psychopathischen Persönlichkeiten sehr unterschiedlich (WENDT). Nur die schweren Fälle und solche, die lang anhaltende Haftreaktionen zeigen, sind einer Heilanstalt, am besten der psychiatrischen Abteilung (Station für Tuberkulöse) einer Strafanstalt zuzuführen. Jede größere Strafanstalt sollte über eine kleine Abteilung für psychisch Kranke verfügen.

Die *psychogenen Haftstörungen,* auf deren zentrale Bedeutung im Strafvollzug wir bei Besprechung ihrer Entstehung und ihres Bildes hingewiesen haben, bedürfen einer sachverständigen, der jeweils vorliegenden persönlichen Eigenart entsprechenden Behandlung. Viele von ihnen sind vermeidbar durch geeignete Gefangenenbehandlung. Zahl und Art der psychogenen Haftreaktionen werden geradezu als Prüfstein für die Fähigkeit von Arzt und Personal angesprochen, derartige zu pathologischen Reaktionen neigende Kranke zu leiten. Bereits entstandene Haftreaktionen sind bei geeigneten Umweltsfaktoren als rückbildungsfähig anzusehen. Es hat alles zu geschehen, um dies zu erreichen. Weniger schwere Haftreaktionen klingen bei ruhigem Zuwarten gewöhnlich von selbst ab. Hierbei können Arzt und Pflegepersonal durch richtiges Verhalten viel erreichen; namentlich dann, wenn der Erfahrene die ersten Zeichen richtig erkennt: innere Unruhe, Unsicherheitsgefühl, Appetitlosigkeit, Doppeltsehen, Angst und schließlich lebhafte Phantasievorstellungen oder Pseudohalluzinationen. Freundlicher Zuspruch bei sicherer seelischer Führung, allerhand kleine Erleichterungen, Verabreichung von Beruhigungsmitteln, verlängerter Aufenthalt im Freien, Besprechung des Kranken mit dem Anwalt, körperliche Betätigung oder Lesestoff zur Ablenkung, Zusammenlegen mit geeigneten Mitkranken sind angezeigt. Sobald sich der Zustand herauszubilden beginnt, ist Gemeinschaftshaft angezeigt. Bei Erregungszuständen wird sich das Personal beim Eintritt in die Zelle vorsichtig zu verhalten haben. — Es ist Aufgabe des Psychotherapeuten, sich der Haftneurotiker anzunehmen. Nicht allein zur Beseitigung einzelner neurotischer Symptome, sondern um durch Einsatz aller ihm zu Gebote stehenden therapeutischen Möglichkeiten den in seelischer Not Befindlichen echte Hilfe zu leisten. Psychotherapeutisch schwer angreifbar ist die *Pseudodemenz,* da eine geordnete Aussprache nicht durchführbar ist. Von jeher wurden daher zunächst Nichtbeachtung, schrittweises Heranführen des Patienten an einfache Arbeiten angewandt und gelegentlich auch vorübergehende Unterbringung auf der unruhigen Abteilung einer Nervenklinik als Schockwirkung. Mit einer Verlegung in die Heil- und Pflegeanstalt sollte man aber bei psychogen Erkrankten, wie bereits betont wurde, zurückhaltend sein und sie möglichst im Vollzug belassen. Man kann sonst erleben, daß der Kranke nach Rückverlegung aus der Heil- und Pflegeanstalt in den Strafvollzug, im Bestreben, aus der Haft herauszukommen, mit einer neuen Haftreaktion rückfällig wird und der Kreislauf der Verlegungen von neuem beginnt: der Häftling hofft, und es gelingt ihm vielleicht auch, eines Tages aus der Heil- und Pflegeanstalt zu entkommen. Ist dies geschehen, so wird er in Freiheit alsbald seine verbrecherische Tätigkeit wieder aufnehmen, wird wieder eingeliefert, bekommt wieder seine Haftreaktion und so fort. Vorteile aber sollten diese Häftlinge, die der Strafabgeltung und dazu auf unrechtmäßige und unwahrhaftige Weise widerstreben, gegenüber den anderen willigen Gefangenen nicht erreichen können. Sobald der Häftling jedoch merkt, daß er mit seinem hysterischen Verhalten keinen Eindruck macht

und nichts erreicht, wird er meist davon ablassen. Etwas anderes ist die Verlegung
— sofern eine solche nicht umgehbar erscheint — auf die psychiatrische Abteilung der
Strafanstalt oder, wo eine solche nicht vorhanden ist, in die der Landesstrafanstalt
unter Berücksichtigung der tuberkulösen Infektion (Tuberkulosestation). Hier bleibt
der Häftling im Verband des Strafvollzugs unter sachgemäßer Behandlung; außerdem
entsteht keine Strafunterbrechung. — Bei Projektion eines Wahns auf eine bestimmte
Person im Haftmilieu ist eine Überführung des Häftlings in eine andere Strafanstalt
in Erwägung zu ziehen. —

Die Verhängung der *Todesstrafe* wird in mannigfacher Verhaltensweise von den
Verurteilten in der Zeit bis zur Hinrichtung beantwortet (SEELIG). Besonders bei
Erregungszuständen wird der Arzt entsprechende Beruhigungsmittel geben. Allerdings
ist die Überdosierung eines narkotisch wirkenden Mittels unzulässig. —

Im übrigen sei zur Behandlung der vielgestaltigen Psychopathien auf die Lehrbücher
der Psychiatrie verwiesen. Daß echte Psychosen aus dem Strafvollzug herausgenommen
werden und der Heil- und Pflegeanstalt überwiesen werden müssen, ist selbstverständlich.

Bei der nicht gerade selten vorkommenden *Nahrungsverweigerung* („Hungerstreik"), die den Tuberkulösen wegen ihres mangelhaften Appetits offenbar meist
leichter fällt als anderen Häftlingen, wird man zunächst versuchen, mit Nichtbeachtung auszukommen. JUNGMICHEL empfiehlt, grundsätzlich nicht von „Hungern" zu
sprechen, sondern von „Fasten", um der Nahrungsverweigerung den Nimbus zu
nehmen, der das Wort „Hungerstreik" umgibt. Gibt der Kranke zu verstehen, daß
er durch die Nahrungsverweigerung einen Druck auf die Beschleunigung des Gerichts-
verfahrens ausüben möchte und verlangt er vom Arzt, sich hierfür einzusetzen, so
wird man ihm eindeutig erklären, daß es dem Arzt nicht zustehe, hier einzugreifen
und er auf das Verfahren des Gerichts keinen Einfluß nehmen könne. Durch die
Nahrungsverweigerung und damit die Verschlechterung seines Zustandes werde aber
das Verfahren eher hinausgezögert als abgekürzt. Gegenüber gefahrdrohenden Zuständen der *Unterernährung*, wie sie gelegentlich bei fanatischen Psychopathen vorkommen, wird man sich ebenso verantwortlich für das Leben des Häftlings fühlen
müssen wie bei anderen aus suizidaler Absicht geführten Anschlägen eines Kranken
gegen das eigene Leben und *rechtzeitig* die künstliche Ernährung mit dem Magenschlauch durchführen, notfalls mit Gewaltanwendung. Nach den „Grundsätzen" von
1923 (§ 100), denen die neuen Vollzugsordnungen folgen, sind Gefangene, welche die
Aufnahme von Nahrung verweigern, wenn Lebensgefahr eintritt und Vorstellungen
erfolglos sind, unter Aufsicht des Arztes zwangsweise zu ernähren. Die Aufsichtsbehörde ist von der Verweigerung der Nahrungsaufnahme und dem Beginn der
Zwangsernährung unverzüglich zu benachrichtigen. Zunächst wird man es nochmals
mit Zureden versuchen. Man stellt Essen oder Milch an das Bett des Häftlings und
läßt den Kranken scheinbar unbeachtet. Mancher der Kranken langt dann doch noch
zu. — Bei Kranken, die wenig essen, muß die Nahrungszufuhr überwacht und eine
Kalorienberechnung sowie die Gewichtskontrolle durchgeführt werden. Das Personal
muß darüber unterrichtet sein, daß geringe Nahrungsaufnahme oder gar Nahrungsverweigerung dem Arzt sofort zu melden sind, der gegebenenfalls die künstliche
Ernährung, und zwar rechtzeitig, durchführen muß. Als wichtigste Gegenanzeigen
gegen die Magensondierung, die bei dem dünnen, weichen Schlauch allerdings nicht so
streng zu nehmen sind wie bei der früher verwendeten dicken Magensonde, sind zu
nennen: organische Veränderungen der Speiseröhre (Perforationsgefahr), Oesophagus-
varizen, Aortenaneurysma (tödliche Blutung durch Bersten des Gefäßes), schwer
dekompensierte Herzkrankheiten, schweres Asthma bronchiale (Atemnot), Magen-
geschwür (Blutungsgefahr durch Würgen), hochgradige Schwäche.

Technik der Sondenernährung (REGENBOGEN, STURSBERG): Die Sondenernährung darf nur
durch den Arzt persönlich durchgeführt werden. Vor Beginn der Sondenernährung Entfer-

nung des künstlichen Gebisses. Wenn möglich Röntgendurchleuchtung des Thorax (Aorten-aneurysma). Der Kranke kann aufrecht sitzen oder im Liegen gefüttert werden. Stark wider-strebende Kranke müssen von genügendem Hilfspersonal mit größter Vorsicht und Geschick-lichkeit gehalten werden, damit der Kranke die eingeführte Sonde nicht wieder herausreißen kann. Man hängt ihm ein Tuch aus wasserdichtem Stoff um. Bereitzustellen sind eine Nieren-schale, etwas Zellstoff, Mundsperrer, Mulltupfer, Kornzange für den Fall, daß der Kranke während der Fütterung erbricht. Für den Arzt ist eine Gummischürze erforderlich. Der Magenschlauch liegt in warmem Wasser. Beruhigender Zuspruch durch erklärende Worte. Vor Einführung des Magenschlauches sind noch Magenschlauch, gläsernes Verbindungsstück, Ansatzschlauch und Glastrichter miteinander zu verbinden, um später nach Einführung des Magenschlauchs keine Zeit zu verlieren und nicht durch Bewegungen des Schlauchs im Magen einen Würgreiz hervorzurufen. Verwendet wird im allgemeinen ein dünner, weicher, 70 bis 80 cm langer Magenschlauch, an dessen unterem Ende sich nahe der Spitze zwei Öffnungen (Fenster) befinden von 5—6 mm Durchmesser. Der Schlauch hat eine solide Spitze zur Ver-meidung eines toten Raumes. Durch das Vorhandensein zweier Fenster wird einer Ver-stopfung des Schlauches und dem Ansaugen von Magenschleimhaut vorgebeugt. — Kopf nicht nach hinten biegen, weil dadurch der Eingang in die Speiseröhre verengt wird. Der Arzt steht zur Rechten des Kranken und bewirkt durch leichten Druck mit seiner linken Hand gegen den Hinterkopf des Kranken die richtige Kopfhaltung. Er führt mit der rechten Hand den Magenschlauch, den er etwa 15 cm von der Spitze entfernt wie eine Schreibfeder hält, waage-recht durch den weiteren der beiden Nasengänge ein. Die Sonde trifft auf die hintere Rachen-wand auf und gleitet dann nach unten durch die Speiseröhre in den Magen. Die Einführung gelingt meist leicht, besonders wenn ein Schluckakt des Kranken geschickt genutzt wird. Man sollte den Kranken, sobald man einen Widerstand verspürt, auffordern zu schlucken; ob er darauf reagiert, ist natürlich eine andere Frage. Beim Eindringen des Schlauches in den Magen — Entfernung der Sondenspitze von der Zahnreihe etwa 45—50 cm bei mittlerer Größe des Kranken — wird der Kranke zur Überwindung eines auftretenden Brechreizes aufgefordert, tief zu atmen. Man schiebt den Schlauch dann noch einige Zentimeter vor, doch nicht zu weit, da sonst die Schlauchspitze bei Berührung der Magenwand Würgen und Er-brechen hervorrufen kann. Wiederholte Aufforderungen wie „Tief atmen!" pflegen den Kranken abzulenken. Bei allzu großer Erregung des Kranken oder bei starkem, nicht zu unterdrückendem Würgen sind weitere Versuche zunächst zu unterlassen und am besten erst am nächsten Tag, nach Gabe eines leichten Beruhigungsmittels, wieder aufzunehmen. Liegt der Schlauch gut im Magen, füllt man den in Magenhöhe gehaltenen Trichter mit der Nähr-flüssigkeit und hebt ihn allmählich bis zur Kopfhöhe des sitzenden Kranken (oder ent-sprechend hoch beim liegenden Kranken), so daß die Sondenkost langsam in den Magen ein-fließt. Der Trichter wird etwas schräg gehalten, damit ein sich im Trichter bildender Wirbel auf dessen Seitenwand trifft und nicht beim Senkrechthalten Luft mit in den Magen gesaugt wird. Das Ende des Magenschlauches ist nunmehr gut festzuhalten, damit der Schlauch nicht verschluckt wird. Um das Eindringen von Speichel oder Flüssigkeit beim Liegen in den Kehl-kopf und die Luftwege zu verhindern, wird der Kopf am besten stark auf die Seite gedreht und in dieser Stellung festgehalten. Speichel und Flüssigkeit können dann aus dem Munde herausfließen und wenn nötig mit einem durch eine Kornzange gehaltenen Mulltupfer heraus-gewischt werden.

Bei Auftreten von Zwischenfällen, also Atemnot, Cyanose oder Atemstillstand, ist der Eingriff sofort zu unterbrechen. Derartige Zustände sind der Ausdruck für das Eindringen der Sonde in die Luftwege, was besonders bei geschwächten Personen, bei denen der Schluck-reflex nicht in der richtigen Weise abläuft, gelegentlich geschehen kann. Der Zustand ist, sofern er sogleich richtig erkannt wird, nicht gefährlich. Notfalls könnte die Lage der Sonde vor dem Röntgenschirm beobachtet werden. Nach dem Einfüllen der Mahlzeit wird noch etwas Tee nachgegeben, um die Sonde von Nährflüssigkeit zu reinigen. Dann wird der Schlauch entfernt, wobei man nicht vergessen darf, das freie Schlauchende mit zwei Fingern abzuklemmen, um das Eindringen von Schlauchinhalt in die Luftwege zu verhüten. Er wird zuerst langsam, dann, wenn das Ende des Schlauches etwa im oberen Teil der Speiseröhre angekommen ist, rasch herausgezogen. Nach Gebrauch wird der Magenschlauch alsbald durch gründliches Waschen und durch Spülen peinlich gesäubert. Vor neuer Verwendung soll er durch Auskochen desinfiziert werden.

Zur Sondenernährung wird eine *Nährlösung* zubereitet, die kalorisch ausreichend (30 bis 35 Kalorien pro kg Körpergewicht oder rund 2500 Kalorien in 24 Stunden) sein muß, möglichst alle lebenswichtigen Stoffe enthält und leicht resorbierbar ist. Sie muß flüssig bis dünnbreiig, fein gesiebt und glatt verrührt sein, damit sich die Sonde nicht verstopft. Sie soll körperwarm verabreicht werden.

Als Grundlage des Nahrungsgemisches dienen Milch, Sahne, Buttermilch oder Fleisch-brühe in einer Menge von 500—1000 ccm. Zur Anreicherung können genommen werden: Mehl, Reis- oder Grünkernmehl, Haferflocken (als durchgestrichener Haferschleim), Mondamin.

Ferner werden zusätzlich verwendet Zucker als Traubenzucker (100 g), mehrere Eier (3 bis 6 Stück) und Fett, am besten als Butter, und zwar soviel, daß der Kolariengehalt, wie gesagt, etwa 2500 pro die beträgt. — Muß die Sondenkost längere Zeit gegeben werden, so ist auf genügenden Eiweißgehalt des Nahrungsgemisches zu achten; u. U. Zusatz von Eiweißpräparaten (Plasmon) oder Aminosäuren als normale leicht resorbierbare Eiweißspaltprodukte. Außerdem müssen Obst- und Gemüsepreßsäfte oder feingehacktes frisches Gemüse zugegeben werden (Zitrone, Apfelsine, Tomate, Mohrrüben). — Die Sondenernährung erfolgt im allgemeinen zweimal täglich. Die Menge der Einzelmahlzeit beträgt 200—500 ccm. Trotz guter Pflege tritt meist eine nicht unbeträchtliche Gewichtsabnahme bei künstlicher Ernährung ein.

Sieht der Kranke, daß er mit der Nahrungsverweigerung nicht weiterkommt, wird er meist bald zur normalen Nahrungsaufnahme übergehen.

Die *Sexualnot* der männlichen Gefangenen, von der man bei einer Reihe von Häftlingen, die in ihren besten Jahren stehen, sicher sprechen muß, wurde gelegentlich in Veröffentlichungen erheblich übertrieben dargestellt. Es ist jedenfalls die Ansicht einer großen Reihe erfahrener Gefängnisärzte, sie nicht überzubewerten. Das gleiche gilt auch für die tuberkulösen Häftlinge, wie sich uns aus Beobachtung und systematischer Befragung der Häftlinge ergab. Durch geschlechtliche Enthaltsamkeit bedingte Schwierigkeiten — im allgemeinen wird es sich um allgemein-nervöse Störungen handeln — sind im einzelnen von verschiedenen Faktoren wie Alter, Strafzeit, seelischer Verfassung u. a. abhängig. Für die Lösung des sexuellen Problems bei langfristigen Freiheitsstrafen ist unter den im Gefängnis bestehenden Verhältnissen bisher noch keine Lösung gefunden. Nach den Empfehlungen des Zweiten Kriminologischen Kongresses der Vereinten Nationen [ZfStrVo **10**, 22 (1961)] soll „die Frage, ob es ratsam ist, eheliche Besuche für Gefangene zu gestatten, sorgfältig geprüft werden". Durch das lange Fernbleiben des Ehegatten droht die Zerstörung der Ehe. Onanie und das Anknüpfen von homosexuellen Beziehungen kommen im Gefängnis sicherlich häufig vor. Der Arzt sollte dem Kranken zur Beratung zur Verfügung stehen. Spezialbehandlungen wird der Fachmann übernehmen müssen (RIEMENSCHNEIDER, KÜHLER, GIESE, BSCHOR). Es wird in erster Linie auf eine allgemeine Beruhigung des Kranken hinzuwirken sein. Durch Aussprache, psychische Beeinflussung, physikalische Maßnahmen und notfalls durch ein leichtes bis mittelstarkes Beruhigungsmittel wird man versuchen, die Lage des Kranken bei sexueller Spannung zu erleichtern. Körperliche Arbeit als Ausgleich kommt für die Tuberkulösen nur ausnahmsweise in Frage. Alles, was geschlechtlich reizen könnte, aufreizende Bilder u. ä., muß vermieden werden. Geringwertigen Typen, die andere durch ihr Reden geschlechtlich anreizen, ist dies zu untersagen. — Die vorübergehende räumliche Nähe von Tuberkulösen beiderlei Geschlechts brachte auf unserer Strafvollzugsabteilung größte Schwierigkeiten mit sich. Männer- und Frauenanstalten oder -abteilungen sind vielmehr vollständig voneinander zu trennen, sie dürfen nicht in Seh- oder Sprechweite zueinander liegen. — Bei besonders auffälligen oder widernatürlichen Erscheinungen sexueller Art, die meist schwer zu beeinflussen sind, sind fast immer auch andere neuropathische Züge nachweisbar.

Homosexuelle Beziehungen, auffällige „Freundschaften" sind zu unterbinden, Homosexuelle grundsätzlich voneinander zu trennen. Die Belegung der Zellen mit drei oder mehreren Gefangenen bietet keinen ausreichenden Schutz vor homosexuellen Beziehungen. Gefangene, die homosexuelle Handlungen erkennen lassen, gehören selbstverständlich nachts grundsätzlich in eine Einzelschlafzelle. Gemeinsames Baden vermag sexuelle Reize auszulösen. Die *Onanie* wird sich in der Haftanstalt nie gänzlich unterbinden lassen. Doch ist sie nicht als gleichgültig anzusehen. Werden onanistische Handlungen vom Aufsichtsbeamten bei einem Gefangenen beobachtet oder vermutet, so hat er ihn beim Arzt vorzustellen. Durch Onanie können bei besonderer neuropathischer Veranlagung Neigungen zu perversen Handlungen entstehen, durch die später in der Freiheit schwerer Schaden (Sittlichkeitsverbrechen) angerichtet werden kann (KRAEPELIN, RIEMENSCHNEIDER). Bei *Exhibitionisten* wird man vorsichtig sein, sie im Freien zu beschäftigen. *Transvestiten* sollen nicht im Wäschereibetrieb, wo u. U. Frauenkleider gewaschen werden, tätig sein. Bei häufigen Arreststrafen eines Gefangenen sollte man auch daran denken, daß es sich um einen *Masochisten* handeln könne, der aus der Erduldung von strengen Strafen sexuelle Lustgefühle gewinnt. *Tierschänder* dürfen nicht im Stall tätig sein, *Kinderschänder* nicht in Wohnungen bei ungenügender Aufsicht. — Die *Behandlung* der Sexual-Delinquenten ist in neuerer Zeit zu einem Hauptgebiet der Psychotherapie in der Haftanstalt geworden (PIETSCH, WENDT). Schon seit langem wurde man sich der Fragwürdigkeit einer Strafverbüßung mittels Freiheitsstrafe bei sexuell Straffälliggewordenen (KÜHLER) bewußt. Sie bedarf einer Ergänzung durch Psychotherapie. Sexuelle Vergehen oder Verbrechen, die mit einer abnormen Sexualität zusammenhängen, können aus einer neurotischen Fehlentwicklung hervorgegangen, von einer fälschlichen Verarbeitung seelischer Erlebnisse in Gang gebracht worden sein. Dies ist bei Homosexuellen, Exhibitionisten, Fetischisten gar nicht so selten der Fall. Gewöhnlich ist die abnorme Sexualität Ausdruck einer abnormen Persönlichkeit. Die Behandlung der Pervertierten verlangt die Anwendung methodisch konzentrierter Psychotherapie durch den hierzu geschulten Arzt. — Die Frage der *Entmannung* von Sexualverbrechern (MAYKEMPER) ist noch nicht eindeutig geklärt. Sie bedarf in jedem Falle eingehender Erwägungen Sachverständiger auf Grund sorgfältiger körperlich-psychischer Untersuchung (PLENGE). Namentlich bei Jugendlichen ist Zurückhaltung geboten. Die Durchführung der Operation während der Strafhaft ist aus mancherlei Gründen, vor allem, um sich nicht später dem Vorwurf eines gewissen Zwanges auszusetzen, unangebracht.

Eine besondere Beachtung verlangt die Übernahme der *Beaufsichtigung von Geisteskranken* und der auf Geisteskrankheit Verdächtigen. Zwar werden echte Geisteskranke so schnell wie möglich aus dem Strafvollzug zu entfernen und in die Heilanstalt für psychisch Kranke zu verlegen sein; da aber gewöhnlich eine gewisse Zeit bis zur Überführung dorthin zu vergehen pflegt, ist es wichtig, sich der Verpflichtungen dem Geisteskranken und anderen Kranken gegenüber während dieser Zeit bewußt zu sein. Der Anstaltsleiter übernimmt bei der Aufnahme eines Kranken in die Anstalt die Fürsorgepflicht für ihn in weitestem Umfang. Er hat neben sachgemäßer Behandlung dafür zu sorgen, daß weder Verletzungen des Kranken durch andere Kranke vorkommen, noch Verletzungen anderer durch den Geisteskranken. Wer durch *Fahrlässigkeit* die Körperverletzung eines anderen verursacht, wird mit Geldstrafe oder, wenn durch Fahrlässigkeit der Tod verursacht wurde, mit Gefängnis bestraft. Der Anstaltsleiter ist strafrechtlich verantwortlich, wenn er bei der Auswahl oder bei der Beaufsichtigung des Personals Fehler gemacht hat. Die Beaufsichtigung von Geisteskranken durch eine Person, die hierfür keine Erfahrung oder Vorbildung besitzt, kann schon an sich als fahrlässig angesehen werden (RG ST 67,20). — Das Pflegepersonal ist als ausführendes Organ ebenfalls in seinem Bereich strafrechtlich mitverantwortlich. Ist ein *Selbstmord durch Fahrlässigkeit* ermöglicht worden, so droht Bestrafung. Eine Wärterin, die entgegen der Dienstvorschrift eine selbstmordgefährdete Kranke kurze Zeit allein gelassen hatte und dadurch den Selbstmord nicht verhindert hatte, wurde wegen fahrlässiger Tötung verurteilt (RG ST 3,333). Das Pflegepersonal ist auf die Möglichkeit eines Selbstmordes bei depressiven Kranken hinzuweisen. Selbstmordverdächtige dürfen wortwörtlich keine Minute unbewacht bleiben, bis sie auf die geschlossene Abteilung einer psychiatrischen Anstalt verlegt werden. Gegenstände wie Hosenträger, Stricke, Messer, giftige Desinfektionsmittel u. a., die im Umsehen zu einem Selbstmord benutzt werden können, dürfen den Kranken nicht erreichbar sein. — *Gemeingefährliche* Psychopathen und Geisteskranke bedürfen zur Sicherung vor Angriffen und um eine psychiatrische Behandlung zu gewährleisten, einer besonderen Unterbringung (RIXEN), wobei außerdem die tuberkulöse

Erkrankung zu berücksichtigen ist. Da die in den einzelnen Ländern Deutschlands herausgegebenen Bestimmungen zur Überführung von geistig erkrankten Personen aus dem Strafvollzug in eine Heil- und Pflegeanstalt nicht einheitlich geregelt sind, ist es erforderlich, jederzeit die in der betreffenden Gegend geltenden Bestimmungen zur Einsicht bereitzuhalten.

Neuerdings kommt der *Unfallverhütung* durch Erweiterung der handwerklichen und industriellen Tätigkeiten der Gefangenen in den Anstaltsbetrieben eine erhöhte Bedeutung zu (SIEBER). Neben der technischen Unfallverhütung und Erziehung des Arbeitenden durch die Werkbeamten, sich vor Unfallschäden durch die vorgesehenen Unfallverhütungsmaßnahmen zu sichern, wird auch der Anstaltsarzt dem Unfallschutz seine Aufmerksamkeit zuwenden müssen. Durch Kenntnis der Arbeitsgänge wird er den einzelnen Häftling hinsichtlich seiner „Persönlichkeitsgefahrenklasse" (MARBE) besser einschätzen können. Schon bei der Auswahl der Arbeit kommt es darauf an, Gefangenen nicht Arbeiten zuzumuten, für die sie überhaupt nicht geeignet sind. Gelegentlich wird von einem Gefangenen geradezu eine Unfallrente angestrebt. Er möchte, ohne nach der Entlassung einer geregelten Arbeit nachgehen zu müssen, durch die Rente unterhalten werden. Werden Kranke zur Hilfe auf der Krankenstation eingesetzt, so wird sich der Arzt darum kümmern müssen, daß sie dort Unfälle zu verhüten lernen und nicht selbst zu Schaden kommen. Der Arzt wird die erste Hilfe bei Unfällen leisten müssen und auch das Personal über die erforderlichen ersten Hilfsmaßnahmen bei Unfällen unterrichten. Entsprechend den vorkommenden Unfällen wird er Anregungen zu neuen technischen Unfallverhütungsmaßnahmen in den Arbeitsbetrieben geben. Um die von einem *Betriebsunfall* oder einer *Berufserkrankung* betroffenen Gefangenen oder Anstaltsangehörigen in den Genuß der gesetzlich festgelegten Entschädigungen kommen zu lassen, ist die Unfallanzeige sorgfältig zu erstatten.

8. Umgang mit Gefangenen. Unterweisungen. Außenweltbeziehungen

Als *allgemeine Anweisung* bei der Leitung und im Umgang mit Gefangenen hat nach den Vollzugsordnungen zu gelten: „Die Gefangenen sind gerecht und menschlich zu behandeln, ihr Ehrgefühl ist zu schonen und zu stärken. Körperliche Züchtigung ist verboten. Unnötige Härte und Überheblichkeit sind ebenso zu vermeiden wie unangebrachte Milde und Vertraulichkeit." Die Gefangenen sind grundsätzlich mit „Sie" anzureden. Andererseits ist auf eine angemessene Haltung der Gefangenen hinzuwirken. Nachahmung militärischer Formen ist jedoch zu vermeiden. Strenges Schweigegebot für die Gefangenen wird heute abgelehnt. Gefangene dürfen weder den Anstaltsbeamten Geschenke machen, anbieten oder versprechen, noch ohne Erlaubnis des Vorstehers von Besuchern der Anstalt etwas annehmen oder ihnen aushändigen (§ 128 d. Grunds.). Bei straffer Führung ist alles zu vermeiden, was zu trotziger Einstellung und Auflehnung führen muß; es bildet sich leicht ein gefährlicher *Widerstandsgeist*. Die sich unter der Oberfläche abspielenden, „unterirdischen Strömungen" (v. HENTIG), sind von nicht zu unterschätzender Stärke und vermögen die Erziehungsarbeit erheblich zu stören. Sie sind psychologisch noch wenig erforscht. Ein gutes „seelisches Klima" schafft eine tiefere Strafwirksamkeit. — Immer ist, darauf sei nochmals hingewiesen, *„zuerst die Sicherheit"* zu beachten. Der Besserungsgedanke im neueren Strafvollzug hat es naturgemäß mit sich gebracht, daß den Gefangenen allerhand Erleichterungen eingeräumt werden und gegen Ende der Strafzeit auch eine größere Bewegungsfreiheit. Das darf aber nicht zu einer Durchbrechung des Freiheitsentzugs durch die Gefangenen, zum *Entweichen* von mitunter sehr gefährlichen Verbrechern aus der Strafanstalt führen. An das Anstaltspersonal, im besonderen an die Aufsichtsbeamten sind daher zum Schutze der Bevölkerung strenge Anweisungen ergangen, alle Sicherheitsvorrichtungen immer wieder sorgfältig zu überprüfen und die angeordneten Vorkehrungen zur Verhinderung von Entweichungen aufs genauste zu beachten. Die Verhinderung von Ausbrüchen und anderen Fluchtfällen wie die nicht seltene Flucht bei Ausführungen zum Zweck ärztlicher Untersuchungen stellt für die verantwortlichen Strafvollzugsbediensteten ein schwer zu beherrschendes und verantwortungsvolles Gebiet dar. Bei fahrlässigem Entweichenlassen eines Gefangenen bedroht das StGB den Schuldigen mit Strafverfolgung. Der Anstaltsarzt sollte sich über die hier gestellten Aufgaben auch unterrichten, möglichst an Hand von Arbeiten, die das Gebiet von verschiedenen Seiten beleuchten. Wichtig ist es, den *Fluchtverdächtigen rechtzeitig zu erkennen.* Als häufigste Merkmale führt GAENSLER an: jugendliches Alter, ledig, ungelernter, nicht selbständiger Beruf, Vorstrafen, frühere Fluchtfälle (Fürsorgeerziehung, Elternhaus, vor Haft), Diebstahl (evtl. unter den Vorstrafen), geistig beschränkt, debil, minderwertig, psychopathisch. Auch bei Nichtzutreffen des einen oder anderen Merkmals kann Fluchtverdacht bestehen. Die Gründe für ein Entweichen sind mannigfaltig. Die Briefkontrolle vermag wichtige Hinweise zu geben. Sonn- und Feiertage werden für die Flucht bevorzugt, ferner die Gut-Wetter-Monate und die Zeit vor Weihnachten. Man sollte *nichts herumliegen lassen,* was zum Entweichen helfen könnte. Aus einem Kleiderbügelhaken wurde z. B. ein Dietrich hergestellt. — Die im Vollzug der Freiheitsstrafe so wertvolle körperliche Arbeit, von der später noch die Rede sein wird, ist nur unter ganz besonderen Bedingungen beim Tuberkulösen möglich. Um so wichtiger aber auch schwieriger ist es, den Häftling vor den *nachteiligen Folgen* des Strafvollzugs mit seinen dürftigen, zu Einengung und Verkümmerung menschlichen Wesens führenden Lebensbezügen zu bewahren. Auch die Auswirkungen des mit der Behandlung verbundenen Nichtstuns, — Verbitterung, Dahinvegetieren und Lebensuntüchtigkeit — müssen gleichfalls unter allen Umständen vermieden werden. Hierzu kann manches dienen, das von den Vollzugsordnungen zur „geistigen und seelischen Hebung der Gefangenen" empfohlen wird, um den Häftling vor dem Versinken in der Verantwortungslosigkeit des Gefangenendaseins zu bewahren (HAESLER), natürlich nur soweit, als die Kranken entsprechend ihrem Gesundheitszustand dafür in Frage kommen. Die Förderung des persönlichen und gemeinschaftlichen Lebens durch persönliche Beeinflussung und Bereitstellen von geeignetem *Lesestoff* steht hier an erster Stelle. Neben unterhaltenden sollten namentlich auch belehrende Bücher und Schriften, und zwar besonders solche, die dazu dienen können, die Gefangenen in ihrer beruflichen Fortbildung oder sonst in ihrem späteren Fortkommen zu fördern, zur Verfügung stehen. Die Gefangenen werden aufgefordert, von der Bücherei größtmöglichen Gebrauch zu machen. Auch Gefängniszeitungen, freie Zeitungen und Illustrierte können gelesen werden. Die *Übertragungsmöglichkeiten* der Tuberkulose durch das Leihbuch sind gering oder sogar unwahrscheinlich (PATTEN, RICHTER). Trotzdem sollte der Nichttuberkulöse, also z. B. das Anstaltspersonal sich keine Bücher, die von Offentuberkulösen gelesen werden, entleihen oder gar mit nach Hause nehmen. Die schonende Desinfektion der Bücher ist mit Schwierigkeiten verbunden. — *Beschäftigung* und Unterhaltung der Kranken sind als gute Heilfaktoren für den Tuberkulösen in der Haftanstalt naturgemäß nur eingeschränkt anwendbar. Dennoch wird man für Unterhaltungsspiele, Rundfunkhören, Fernsehen (jedoch nicht spät abends), für belehrende und unterhaltende Vorträge sowie für Unterricht und schließlich auch, soweit es in den Anfangsstadien der Behandlung als fließender Übergang zur Arbeitstherapie möglich erscheint, für leichte Handarbeit sorgen (Bastelarbeiten, Zeichnen, Spielzeugherstellung, Korbflechten, Lederarbeiten, Photozirkel u. a.). Bei böswilliger *Sachbeschädigung* sind die entstandenen Kosten vom Patienten voll zu tragen. Wo es möglich ist, sollten, soweit die Kranken zur Teilnahme geeignet erscheinen, zur erziehlichen Beeinflussung Kurse, Besprechungen, Vorführungen von Kultur- und wertvollen Spielfilmen im Sinne der Erwachsenenbildung (DEIMLING, SCHMEITZKY, A. SCHMIDT)

stattfinden. Ebenso sollte die Pflege der Musik gefördert werden. Die Grundlagen der
Staatsbürgerkunde sowie Vorschriften der Gesundheitsbehörden sind zu besprechen.
Auch wirtschaftliche, soziale und berufliche Fragen werden mit dem Gefangenen zu
behandeln sein, um ihm den Blick für das Leben, wie es draußen vor dem Gefängnistor wirklich ist, zu schärfen. Nichts wäre gefährlicher, als wenn er, in unrealistischen
Illusionen befangen, das Gefängnis einst verlassen würde. — Auch die Diskussion
ausgewählter Gefangener untereinander über ein bestimmtes Thema kann förderlich
sein. Von großer Bedeutung ist hierbei die Persönlichkeit des *Lehrers,* von dem viel
gefordert wird. Auch die Tätigkeit des erzieherisch begabten *Geistlichen* (FICHTNER,
KLATT, C. MEYER, Geistliche) vermag fruchtbringend im Gefängnis zu wirken. Er ist
nicht Staatsbeamter, sondern von seiner Kirche mit der Ausübung von Seelsorge und
gottesdienstlichen Handlungen beauftragt. Auch er wird sich über die Eigenart der
Gefangenen klar zu werden versuchen, um dessen innere Entwicklung fördern zu
können. In schweren seelischen Nöten wird er der Vertraute des Gefangenen sein. Die
aus seiner Tätigkeit sich ergebenden fürsorgerischen Maßnahmen führt er im Einvernehmen mit dem Anstaltsfürsorger durch. Keinem Gefangenen wird der Zuspruch
eines Geistlichen seines Bekenntnisses versagt (§ 105 d. Grunds.). — Von *ärztlicher*
Seite sind die Gefangenen in gewissen Zeiträumen immer wieder über die Lungenerkrankung aufzuklären. Die „sanitäre“ oder Gesundheits-Erziehung soll zu hygienischer Lebensweise führen. Gemeinsam unter Mitwirkung der Schwestern und Pfleger,
zum Zwecke der Unterrichtung auch in Anwesenheit der Aufsichtsbeamten, sind mit
den gruppenweise zusammengefaßten Patienten Entstehung und Verhütung der Tuberkulose, Behandlungsmöglichkeiten und Schutzimpfung zu besprechen. Bei dieser Gelegenheit sollte auch gleich auf die Bedeutung der Genußgifte, im besonderen auf die
Auswirkungen des Alkoholmißbrauchs und des Tabakgenusses, sowie auf die Geschlechtskrankheiten und ihre Folgen mit eingegangen werden. Zur Unterrichtung
haben sich auch hierbei Film, Merkblätter und Vorträge bewährt. Bedeutung kommt
ferner der Gruppenpsychotherapie zu. Viel hängt natürlich von der Aufnahmefähigkeit und dem guten Willen der Patienten ab. — Der einzelne Gefangene kann sich,
wenn er das möchte, zu einer Besprechung mit einem Beamten oder dem Arzt melden.
Gefangenen, die nach ihrem Bildungsgrad und nach ihrer Führung eine besondere
Berücksichtigung verdienen, können Freistunden zu geistiger Beschäftigung gewährt
werden (§ 111 d. Grunds.). Wichtig ist die *Freizeitbeschäftigung* (FEIGE, GALLMEIER).
Doch soll hier gerade beim Tuberkulösen nicht zu viel unternommen werden; er
wird seine Freizeit weitgehend zur Erholung brauchen. Glücksspiele sind untersagt.
Die *Beziehungen des Gefangenen zur Außenwelt* möchte man heute nicht mehr so
streng unterbinden, wie das früher geschah (MITTERMAIER), sondern sie im Gegenteil,
durch Briefwechsel, Zeitungszustellung, Besuchsempfang besonders pflegen. Bestimmte
Beziehungen zur Außenwelt sind sogar sehr wünschenswert, z. B. diejenigen zur Familie und zu achtbaren Freunden in regelmäßigen Abständen brieflich oder durch
Besuchsempfang. Dort, wo sie abgerissen sind, sollen sie mit Hilfe des Fürsorgers wieder
angebahnt werden; schreibungewandten Gefangenen soll geholfen werden. Auch alle
Verbindungen, die nach der Entlassung dem Fortkommen dienen können, sind wichtig. Briefe in Gerichts- und Geschäftsangelegenheiten, an Behörden und den Verteidiger und an Fürsorgestellen werden im allgemeinen zugelassen. Für Untersuchungsgefangene gilt StrPro § 116. Unzulässig sind Briefe an Genossen der Unrechtstat oder
(soweit erkennbar) an Dirnen. — Alle ein- und ausgehenden *Briefe* des Gefangenen
werden zensiert. Sie enthalten nicht selten unwahre, das Ansehen der Anstalt schädigende Angaben oder in versteckter Form Andeutungen über Fluchtversuche. Auch
kommen von draußen mitunter Briefe aufhetzenden Inhalts. Aber die Zensur ist ein
Eingriff in das Briefgeheimnis. Der Gefangene muß daher seine Einwilligung geben,
daß die an ihn gerichteten Briefe geöffnet und gelesen werden; andernfalls gehen sie

uneröffnet zurück. Seine eigenen Briefe muß er offen abgeben. Zur *Briefüberwachung* sind nur der Anstaltsleiter und die von ihm beauftragten Beamten, zu denen auch der Arzt gehören kann, berechtigt. Von anderen Beamten dürfen die Briefe nicht geöffnet werden.

Die ausgehenden Briefe dürfen nicht beleidigende, strafbare oder unwahre Angaben enthalten, den Anstand verletzen oder geeignet sein, die Ordnung oder Sicherheit zu stören oder Entweichungen zu fördern. Die Überwachung ist schwierig. Sie sollte nicht überängstlich gehandhabt werden. Nur tatsächliche Unwahrheiten und wirklich beleidigende Aussagen sollen nicht zugelassen werden. Dem *Arzt* vermögen die Briefe nicht selten wichtige Hinweise bezüglich der Geisteshaltung seines Kranken, seiner Sorgen und Nöte zu geben, die bei der Behandlung in geeigneter Weise verwendet werden können. Aus den eingehenden Briefen ist ein Einblick in das Milieu zu gewinnen, in das der Gefangene nach seiner Entlassung zurückkehren wird. Beanstandungen werden dem Gefangenen mitgeteilt; er kann dann den Brief neu schreiben. Von zu beanstandenden, ankommenden Briefen wird dem Gefangenen nur der Teil der Briefe bekanntgegeben, gegen den nichts einzuwenden ist. Schriftstücke, deren Inhalt im Strafvollzug erzieherisch ungünstig wirken oder seelisch beeinträchtigte Gefangene ungewöhnlich erregen könnten, sind zurückzuhalten. Die Beförderung der Briefe darf nie durch die Überwachung verzögert werden.

Jeder *Besuch* aus der Außenwelt bedarf der Genehmigung des Vorstehers. Angemessene Erleichterungen und in geeigneten Fällen finanzielle Unterstützung sollen für Besuche von Familienangehörigen des Gefangenen vorgesehen werden [Krim. Fachausschuß der Vereinten Nationen, ZfStrVo 10, 22 (1961)]. *Fernmündliche Gespräche* unterliegen der Überwachung. In allem ist beim Umgang mit den Gefangenen mit sozialem Verständnis ihre persönliche Eigenart, ihr Vorleben und ihr späteres Fortkommen zu berücksichtigen. Wünschenswert ist es, die Häftlinge zur Selbstverwaltung, besser *Mitverwaltung* (KREBS), mit heranzuziehen z. B. bei der Materialverwaltung, in der Bücherei oder sonst unter Aufsicht bei der Anstaltsordnung, Freizeitgestaltung, Gruppenbehandlung usw. Wird einem Kranken jede Eigeninitiative, jeder eigene Entschluß über Jahre hin genommen, wird er zu seinem großen Schaden nach der Entlassung völlig unselbständig geworden sein. Jedoch darf kein Gefangener im Anstaltsbetrieb eine Stellung einnehmen, mit der eine Disziplinargewalt verbunden ist. Kommt ausnahmsweise *Beurlaubung* (auf Grund besonderer Genehmigung und mit entsprechender Aufsicht) zum Zwecke einer Verhandlung oder zur Wahrnehmung dringender persönlicher geschäftlicher oder rechtlicher Angelegenheiten in Frage, so sind beim Tuberkulösen die üblichen Vorsichtsmaßregeln einzuhalten; mit der zuständigen Tuberkulosefürsorgestelle ist rechtzeitig vorher Verbindung aufzunehmen, um einer Infektion, namentlich im häuslichen Milieu, vorzubeugen. — Auf Grund des Bundeswahlgesetzes vom 7. 5. 1956 (Bundesgesetzblatt 383) erhielten die Strafgefangenen im Bundesgebiet das *Wahlrecht;* ausgenommen bei sachlich begründeten Einschränkungen des allgemeinen Wahlrechts wie rechtskräftige Aberkennung der bürgerlichen Ehrenrechte oder des Wahlrechts, Untergebrachtsein zum Vollzug einer mit Freiheitsentziehung verbundenen Maßregel der Sicherung und Besserung (§ 13,2; § 14,2 BWG). Danach konnten die Strafgefangenen im Bundesgebiet erstmalig zum Bundestag 1957 ihre Stimme abgeben.

9. Zucht und Ordnung im Strafvollzug

Bei allen die Zucht und *Ordnung* betreffenden eingreifenderen Maßnahmen ist ein Zusammengehen zwischen den Vertretern der Justizbehörde und dem Abteilungsarzt unbedingt erforderlich. Zwischen Staat und Gefangenem besteht ein durch das Urteil begründetes Gewalt- und Anstaltsverhältnis. Der Gefangene muß sich allen Maßregeln des Vollzugs fügen, die zur Aufrechterhaltung der Ordnung in der Anstalt erforderlich sind. Dazu gehören u. a. die körperliche Untersuchung, Briefzensur und soweit erforderlich Maßnahmen gegen Selbsttötung, Sicherungsmaßnahmen,

Verkehrsverbote, Zwangsernährung, Hausstrafen. Die Anstalt darf jedoch nicht über das zur Erhaltung nötige Maß der sicheren Verwahrung und Aufrechterhaltung eines wohlgeordneten Gemeinschaftslebens hinausgehen. Die Hausordnung des Strafvollzugs soll straff und verständig sein und unnötige Herausforderungen vermeiden. Sie darf nicht zu sehr ins einzelne gehen; eine allzu große Einschränkung der Bewegungsfreiheit des Häftlings liegt keineswegs im Sinne eines vorbildlichen Strafvollzugs. Die Behandlung des Gefangenen soll menschlich und gerecht gehandhabt werden. Andererseits ist zu bedenken, daß man es auf einer Haftabteilung mit einer Reihe geistig abnormer Menschen zu tun hat, die zwar einer individuellen, aber keineswegs allzu nachgiebigen, sondern einer straff-sachlichen, folgerichtigen Behandlung und gegebenenfalls auch der Bestrafung bedürfen. Es ist eine Erfahrungstatsache, daß schon auf der offenen Tuberkuloseabteilung eine zu nachgiebige, wenig sichere Führung fortgesetzt zu Schwierigkeiten führt, weil allzu große Nachsicht solche geradezu herausfordert. Disziplinlosigkeit wie freches, aufreizendes und unflätiges Reden und Benehmen, gewalttätiges Verhalten, Ungehorsam, Briefschmuggel o. ä. dürfen nicht geduldet werden. Die Krankheit entbindet in keiner Weise vom Einhalten der allgemeinen Ordnung. Sollen *Hausstrafen* oder *Sicherungsmaßnahmen* bei den tuberkulösen Häftlingen verhängt, gewisse Vergünstigungen entzogen oder der Kranke in *Einzelhaft* verbracht werden, so ist vorher eine *Absprache mit dem Arzt* unbedingt notwendig. Namentlich bedarf die Einzelhaft eines Häftlings, der bis dahin mit anderen Häftlingen zusammen untergebracht war, in jedem Falle der ärztlichen Zustimmung. Bei eiligen Fällen ist die nachträgliche Genehmigung des Arztes sobald als möglich einzuholen. Wenn sich ein Kranker nach Isolierung, die ohne ärztliche Anordnung vorgenommen wurde, selbst verletzt oder tötet, so droht dem Verantwortlichen Bestrafung. Mitunter wird der Strafzwang hinter den ärztlichen Behandlungsabsichten zurücktreten müssen. Vom Arzt sind psychische Entgleisungen und Abartigkeiten des Häftlings richtig einzuschätzen. Ungeeignete disziplinarische Maßnahmen vermögen organische und funktionelle seelische Störungen zu verschlimmern oder zu fixieren. Gelegentlich wiederum werden ärztliche Behandlungsmaßnahmen aus Gründen öffentlicher Aufgaben, insbesondere der öffentlichen Sicherheit eine Einschränkung erfahren. Hier heißt es dann, im Einzelfall den geeigneten Mittelweg im Zusammengehen mit der Gefängnisleitung zu finden. Andererseits werden von seiten des Arztes auch Anregungen zu Vergünstigungen zu geben sein. In jeder Anstalt müssen Systeme von *Vergünstigungen* bestehen, die den verschiedenen Gruppen von Gefangenen und den verschiedenen Behandlungsmethoden angepaßt sind, um den Anreiz für eine gute Führung zu geben, den Sinn für Verantwortung zu entwickeln und das Interesse und die Mitarbeit der Gefangenen an ihrer Behandlung sicher zu stellen. Vergünstigungen können im Verkehr mit der Außenwelt durch öfteres Schreiben an die Angehörigen oder häufigeren Empfang von Besuch, ferner durch bessere Raumausstattung, Belassung entbehrlicher Gegenstände, Benutzung eigener Bücher, Halten einer Zeitung, Beleuchtung der Zelle über die festgesetzte Verdunklungszeit hinaus oder durch die Tätigkeit als „Kalefaktor" (Aufwärter) erteilt werden. Jedoch sollen die zulässigen Vergünstigungen wirklich nur bei guter Führung und in allmählich steigendem Maß gewährt werden. Schärfungen oder Vergünstigungen sind überhaupt nur zulässig, soweit sie in der Dienst- und Vollzugsordnung vorgesehen sind. Gegen Gefangene, die gegen allgemeine gesetzliche Vorschriften, gegen die Dienst- und Vollzugsordnung, die Hausordnung, die sonstigen Anordnungen oder gegen Sitte und Anstand verstoßen, kann eine *Hausstrafe* verhängt werden (§ 137 d. Grunds.). Aber jede Maßregel soll auch der Erziehung dienen. Sie soll gelassen und leidenschaftslos nach den Vorschriften bemessen werden. Vergeltungsabsichten sollen nicht mitsprechen. Die Hausstrafen (MITTERMAIER) verhängt die höhere Vollzugsbehörde oder der Anstaltsleiter, der in wichtigen Fällen die Beamtenkonferenz oder einige seiner Beamten

(Arzt, Geistlichen, Fürsorger) zuzieht, da jede Hausstrafe in einem geordneten Verfahren nach gründlicher Erörterung des Falles ausgesprochen werden muß. Die Befugnis zur Verhängung einer Hausstrafe gegen einen Untersuchungsgefangenen steht allein dem Richter zu. Auf der *Tuberkuloseabteilung* des Strafvollzugs wird in jedem Falle der leitende *Arzt beizuziehen* sein, um auf alle Fälle den Kranken vor einer Beeinträchtigung des Gesundungsprozesses während der Bestrafung zu bewahren. Auf Wohlverhalten hin kann die Vollstreckung der Hausstrafe ausgesetzt werden. Bei leichten Verstößen kann von einer Hausstrafe abgesehen und der Gefangene verwarnt werden. — Als Hausstrafen sind im allgemeinen Strafvollzug zulässig der Verweis, Beschränkung oder Entziehung hausordnungsmäßiger Vergünstigungen (§ 138, 139 d. Grunds.) und schließlich Arrest bis zu fünfzehn Tagen sowie geschärfter Arrest durch Wasser und Broternährung. Die Arreststrafe darf die Freiheitsstrafe nicht verlängern. Beim aktiv *Tuberkulösen* oder Rekonvalescenten können Einschränkungen, welche etwa auf eine Kostschmälerung, die Erlaubnis, sich zusätzliche Nahrungsmittel anzuschaffen, eine Beschränkung oder Entziehung des Aufenthalts im Freien oder Entziehung des Bettlagers hinauslaufen, auf keinen Fall als Strafe herangezogen werden. Besser erscheint es, die Hausstrafen im wesentlichen auf Maßnahmen zu beschränken, wie sie etwa auch der Psychiater gegenüber seinen besonnenen Kranken für erlaubt hält; nämlich die Entziehung von Vergünstigungen wie die Beschränkung oder Entziehung der Beleuchtung der Zelle, Einschränkung der Erlaubnis, Besuche zu empfangen, Briefe abzusenden und zu empfangen, die Bücherei zu benutzen, an den gemeinschaftlichen Freizeitbeschäftigungen (Spiele, Filmvorführung u. a.) teilzunehmen, Urlaub zu nehmen oder Terminverlängerung für die bedingte Entlassung auszusprechen u. a. Als recht wirksame Maßregel erweist sich übrigens immer wieder bei Rauchern der Entzug des Tabaks. Auch eine längere Bettruhe wirkt für den Patienten, der bereits aufstehen darf, äußerst peinlich. U. U. kommt eine Verlegung des Patienten in ein anderes Zimmer mit strafferer Ordnung in Frage. Selbstverständlich wird eine gut geleitete Krankenabteilung des Vollzugs möglichst ohne Hausstrafen auszukommen versuchen. — Gefangene, die sich einer belastenden Strafe zu unterziehen haben, besucht der *Arzt* täglich. Er wird zu überwachen haben, wie sich Art und Dauer der angeordneten Maßnahmen auf den Gefangenen auswirken. Den Anstaltsleiter wird er beraten, wenn er glaubt, daß die Beendigung oder eine Abänderung der Strafe aus Gründen der körperlichen oder geistigen Gesundheit notwendig ist. Müssen Sicherungsmaßnahmen, die bei Gefährdung von Ordnung und Sicherheit, bei Widersetzlichkeit, Beschädigungen, Flucht- oder Selbstmordversuchen zu ergreifen sind, gegenüber Gefangenen, die ärztlich behandelt oder beobachtet werden, also auch bei den Kranken der Tuberkulosestation des Vollzugs, in Anwendung kommen, so bedürfen sie der Zustimmung des Arztes (§ 136 d. Grunds.). *Sicherungsmaßnahmen* (Mittermaier) bestehen in Entziehung von Gegenständen, mit denen Schaden gestiftet werden kann, Durchsuchung der Zelle, Licht in der Zelle bei Nacht, Unterbringung in einer Zelle, die nichts enthält, was zu Gewalttätigkeiten benutzt werden könnte, Fesselung und in bestimmten, genau festgelegten Fällen, Waffengebrauch. Zu einer scharfen Maßnahme darf nur gegriffen werden, wenn eine leichtere keinen Erfolg verspricht. Die Sicherungsmaßnahmen werden vom Vorsteher angeordnet. Er berichtet alsbald der vorgesetzten Verwaltungsbehörde. Bei Gefahr im Verzuge können sie auch von anderen Beamten vorläufig angeordnet werden; die Entscheidung des Vorstehers ist aber unverzüglich einzuholen (§ 132 d. Grunds.). Gewalt darf vom Beamten nur angewandt werden „soweit sie zur unmittelbaren Erzwingung eines im Rahmen der Anstaltsordnung geforderten Verhaltens geboten ist". § 134 d. Grunds.: „Ein Gefangener, der in einer *Beruhigungszelle* untergebracht werden mußte, soll alsbald vom Arzt besucht werden. Der Arzt ist darüber zu hören, ob und wie lange der Gefangene in der Beruhigungszelle zu belassen ist. Der Arzt soll den Gefangenen, solange dieser in der Beruhigungszelle bleibt, täglich mindestens einmal besuchen." Die Anwendung von mechanischen Zwangsmitteln, etwa der Zwangsjacke, kennt die neuzeitliche Psychiatrie nicht mehr. Bei großer *Erregung* werden sie besser durch Verabreichung von Arzneimitteln ersetzt. Bei leichteren Erregungszuständen können 4 bis 6 g Paraldehyd innerlich, oder 8—12 g als Einlauf gegeben werden; gegebenenfalls, außer bei schwerer Kreislauferkrankung, Wiederholung nach zwei Stunden. Für schwere Erregungszustände eignet sich Skopolaminum hydrobromicum in Dosen von 0,0005—0,001 g notfalls in Wiederholung oder in Verbindung mit Pantopon 0,01 g. Hierdurch wird eine Beruhigung viel besser als durch mechanische Zwangsmaßnahmen erreicht. Die Verabfolgung derartiger Beruhigungsmittel erfolgt ausschließlich unter Verantwortung des Arztes.

Beschwerderecht. Dem Gefangenen steht das Recht zu, sich über Maßnahmen des Strafvollzugs zu beschweren. Das heißt, er ist berechtigt, Handlungen der Beamten gegen sich in einem geordneten Rechtsverfahren durch eine höhere Instanz nachprüfen zu lassen. Der Beschwerdegang ist genau festgelegt (MITTERMAIER). Die Beschwerde kann mündlich oder schriftlich erhoben oder zu Protokoll eines Beamten erklärt werden. Der Gefangene kann an jedem Werktage verlangen, zum Zwecke der Beschwerde dem Vorsteher oder bei der nächsten Besichtigung der Anstalt seitens der Aufsichtsbehörde dem Beamten vorgeführt werden, der die Anstalt besichtigt, auch ohne daß dabei der Anstaltsleiter oder ein anderes Mitglied des Anstaltspersonals anwesend ist. Über den Inhalt der beabsichtigten Beschwerde braucht er keine näheren Angaben zu machen. Wird die Beschwerde zurückgewiesen, so kann der Gefangene gegen Anordnungen, Verfügungen oder sonstige Maßnahmen der Vollzugsbehörden im Vollzug der Freiheitsstrafen, der Maßregeln der Sicherung und Besserung des Jugendarrestes und der Untersuchungshaft einen Antrag auf *gerichtliche Entscheidung* stellen, für deren Erledigung der Strafsenat des Oberlandesgerichts zuständig ist, in dessen Bezirk die Vollzugsbehörden ihren Sitz haben. Hierzu ist nach Erschöpfung des Beschwerdeweges gemäß § 24 Abs. 1 EGGVG erforderlich, daß der Antragsteller geltend macht, durch bestimmte Maßnahmen oder deren Ablehnung oder Unterlassung in seinen Rechten verletzt zu sein (DANE, ROTTHAUS). Gemeinsame Beschwerden sind selbstverständlich nicht erlaubt. Jede Anfrage oder Beschwerde ist unverzüglich zu behandeln. Die Bearbeitung der Beschwerden verlangt eine kluge, psychologisch verständnisvolle, sachliche Haltung. Mitunter wird es notwendig sein, den psychologisch-psychiatrisch vorgebildeten Arzt, besonders bei abnormen Persönlichkeiten, zu Rate zu ziehen. Es muß möglichst rasch entschieden werden.

10. Der jugendliche tuberkulöse Rechtsbrecher

Einer besonders sorgfältigen, körperlichen und geistigen Betreuung bedarf der *jugendliche tuberkulöse Rechtsbrecher.* Dabei ergeben sich zahlreiche spezielle Probleme. Von dem in seinem Schrifttum fast unübersehbar gewordenen Gebiet der Jugendkriminalität sollen im Zusammenhang der vorliegenden Arbeit nur einige wichtige Grundlinien aufgezeigt werden. — Nach dem zweiten Weltkrieg hat sich die Jugendkriminalität zu einer brennenden sozialen Aufgabe (nicht nur in Deutschland) entwickelt. 25% der Gesamtkriminalität gehen zu Lasten junger Menschen; etwa 80 000 Fälle im Jahr kommen in der Bundesrepublik zur Verhandlung. Im Lauf der letzten Jahrzehnte hat sich auf dem Gebiet des Jugendrechts vieles grundsätzlich gewandelt, dennoch befindet sich noch vieles im Fluß der Entwicklung. Pädagogen, Kriminologen, Ärzte, Gesetzgeber und Richter wetteifern in dem Bemühen, die geeignete, möglichst individuelle d. h. eine der Einzelpersönlichkeit und der Altersstufe angepaßte Behandlung des jugendlichen Unrechttuers ausfindig zu machen, um sein zukünftiges Schicksal in die rechte Bahn zu leiten und kriminellen Rückfällen vorzubeugen. Voraussetzung hierzu ist neben der Berücksichtigung der Tat in jedem Falle eine *sorgsame Beurteilung* der persönlichen Eigenart des Rechtsbrechers und seiner Umwelteinflüsse durch jugendpsychologisch, jugendpsychiatrisch und kriminalbiologisch erfahrene Untersucher und Erzieher, die zudem auf dem Sondergebiet des Jugendrechts besonders bewandert sind (MEGGENDORFER, LANGELÜDDEKE, MUNKWITZ). Arzt, Psychologe, Pädagoge und Sozialarbeiter (Jugendpfleger) teilen sich in geeigneter Weise in die zu bewältigende Aufgabe (MEY). Die Beurteilung ist eine schwierige und verantwortungsvolle Aufgabe. Sie verlangt vom Arzt die Beherrschung der reifungsbiologischen und neuropsychiatrischen Untersuchungsmethoden sowie eingehende Kenntnis von den vielseitigen Entstehungsbedingungen der Jugendverwahrlosung und Jugendkriminalität. Dazu ist eine *vielschichtige Betrachtungsweise* hinsichtlich der soziologischen, konstitutions- und entwicklungsbiologischen, tiefenpsychologischen und der durch Krankheit bedingten Gegebenheiten erforderlich. Nur so werden durch sichere Prognosenstellung Strafzumessung und Resozialisierungsbestrebungen dem jugendlichen Rechtsbrecher nützlich sein können. — Vor dem Jugendgericht wird für den jugendlichen Rechtsbrecher ein eigenes Verfahren durchgeführt. Dem Jugendrichter soll der zur kriminalbiologischen Untersuchung von Jugendlichen befähigte Sachverständige zur Seite stehen. Alter und erreichte körperliche und seelische Entwicklungshöhe (Einsichtsreife, Strafreife) sowie Empfänglichkeit des Jugendlichen für fürsorgerische und erzieherische Maßnahmen spielen eine ausschlaggebende Rolle. Zu beachten sind hormonale und vegetative Disharmonien und psychogene Fehlentwicklungen in ungünstigem erzieherischem Milieu. Nicht selten findet sich eine intellektuell durchschnittliche Entwicklung bei deutlichem Mangel der Entwicklung der Gemüts- bzw. der Gefühlssphäre. Ein Großteil der in Anstalten untergebrachten Fürsorgezöglinge ist geistig abnorm. Die Psychologie der Strafhaft ist daher weitgehend eine Psycho*pathologie*. Mit Hilfe neuzeitlicher Methoden (Electroenzephalographie, Enzephalographie, cerebrale Arteriographie) hat man erkannt, daß vielfach ein Zusammenhang zwischen Schwererziehbarkeit und frühkindlicher Hirnschädigung angenommen werden muß. Psychische Anomalien sind danach nicht selten die Folge einer organischen Hirnschädigung im Sinne einer Encephalopathie, der das kindliche Gehirn um die Zeit der Geburt ausgesetzt war. Damit wird der Begriff der von Hause aus bestehenden „Psychopathie" Krimineller erheblich eingeengt. Auch unter den jugendlichen Rechtsbrechern werden *Gelegenheitstäter* (Dummejungenstreiche, Situations- und Konflikttäter, Verführte u. a.) von *Neigungstätern* (z. B. frühkrimineller Rückfallsverbrecher) zu trennen sein. Besonders die *Reifezeit* bringt für viele, namentlich männliche Jugendliche, große Gefahren mit sich. Sie stellt die noch besonders abzugrenzende Gruppe der sog. *Entwicklungstäter*, namentlich der Pubertätstäter. Es ist zahlenmäßig die größte der drei genannten Gruppen. Sittlichkeitsdelikte und Diebstähle sind hier die häufigsten Delikte. Mit Voraussagen über das künftige Verhalten gerade dieser kriminellen Jugendlichen wird der zur Beurteilung Berufene äußerst zurückhaltend sein müssen. Der Begriff der Anlage vermag zunächst noch nichts über die Erziehbarkeit im Einzelfall auszusagen; auch Anlagemäßiges ist formbar (KRETSCHMER). *Allein der Erziehungserfolg ist ausschlaggebend.* Vor allem dürfen nicht Fehlerzogene, die in Nachkriegszeiten, bei wirtschaftlicher Not, Arbeitslosigkeit und zerrütteten Familienverhältnissen häufiger als in ruhigen gefestigten Zeiten und Verhältnissen gefunden werden, mit angeborenen Asozialen, mit Trägern „schädlicher Neigungen" verwechselt und ihnen gleich behandelt werden. Für sie kommen in erster Linie heilpädagogische Maßnahmen und Überführung in eine geeignete Umwelt in Frage. Eine Verwahrlosung kann sowohl in den Umweltbedingungen als auch in einer kriminellen Veranlagung begründet sein. Meist aber treffen beide Umstände in verhängnisvoller Weise zusammen. Für die zu treffenden Maßnahmen ist es äußerst wichtig, zumindest die *vorwiegende Ursache der Verwahrlosung* zu erkennen (GREGOR u.

SCHMIDHÄUSER u. a.), was jedoch vielfach recht schwierig ist. Bei manchen Jugendlichen läßt erst eine längere Beobachtung in geeigneter Umgebung (z. B. Beobach-
tungsheim), nachdem ein gewisses seelisches Aufgelockertsein, eine Lösung und Auf-
geschlossenheit eingetreten ist, ein richtiges Urteil über Reife oder Unreife des Jugendlichen zu. Anfangs führen mitunter eine Art Stupor oder eine Verhaltenheit des
Jugendlichen dazu, ihn völlig falsch zu sehen. Häufig ist eine *ungünstige Kriminal-
prognose* mit Entwicklung zum Rückfallverbrecher *schon frühzeitig* durch Früh-
symptome asozialen Verhaltens im Jugend- oder im Kindesalter zu stellen.

Die *erziehliche und Strafbehandlung des jugendlichen Rechtsbrechers* (MITTERMAIER,
SCHUMM, SEELIG). Jugendliche Kriminelle können nicht wie Erwachsene behandelt werden.
Alle jugendlichen Rechtsbrecher bedürfen der Erziehung. Im ersten Jugendgerichtsgesetz vom
Jahre 1923 wird der *Grundsatz*, daß Erziehungsmaßregeln beim Jugendlichen der Vorrang
vor Strafmaßnahmen gebühre, erstmalig eindeutig herausgestellt. Der Wesensart Jugendlicher
entsprechend wird immer mehr angestrebt, möglichst weitgehend die „bemakelnde Strafe"
durch Erziehungsmaßnahmen zu ersetzen. Natürlich wird eine Reihe Jugendlicher unerziehbar
bleiben. — Der Grundsatz „Erziehung statt Strafe" hat nichts mit Schwäche zu tun. Im
Gegenteil wird die erziehliche Behandlung mitunter härter als eine Strafe empfunden. Sie
wirkt aber ungleich günstiger auf die vielfach noch bildsamen Jugendlichen als Strafen.

Nach laufender Ergänzung des Gesetzes durch Verordnungen in den folgenden Jahren wurde
das nunmehr maßgebliche neue Jugendgerichtsgesetz (JGG) der Bundesrepublik am 4. August
1953 verkündet. Zu den *„Jugendlichen"* im engeren Sinne werden die zur Zeit der Tat über
14 Jahre, aber noch nicht 18 Jahre alten Kriminellen gerechnet. Die 18—21jährigen bezeichnet man als die *„Heranwachsenden"*. Unter bestimmten Voraussetzungen kann das neue JGG
vom Jahre 1953 auch auf sie ausgedehnt werden. *Kinder*, die zur Zeit der Tat noch nicht
14 Jahre alt sind, sind strafrechtlich nicht verantwortlich.

Der Gesetzgeber unterscheidet bei der Strafbehandlung zwischen *Erziehungsmaßregeln,
Zuchtmitteln und Jugendstrafe*. Zu beachten ist, daß beim Jugendlichen noch ausgesprochener als
beim Erwachsenen gleiche Strafen völlig ungleich wirken können. Als Erziehungsmaßregeln gelten Weisungen, Schutzaufsicht oder Fürsorgeerziehung. Als Zuchtmittel werden die Verwarnung,
die Auferlegung besonderer Pflichten und der Jugendarrest in seinen verschiedenen Formen angewandt, der nicht als Strafe gilt. Als einzige „Jugend*strafe*" nennt das Jugendgerichtsgesetz die
Freiheitsentziehung in einer Jugendstrafanstalt (früheres „Jugendgefängnis"), also in einer für
Jugendliche besonders eingerichteten festen Strafanstalt. Nur bei wirklich schweren Fällen und
dann, wenn Erziehungsmaßregeln oder Zuchtmittel nicht ausreichen, soll die Strafe verhängt
werden. Für Jugendgefängnis kann die *unbestimmte Jugendstrafe*, d. h. eine unbefristete Strafdauer ausgesprochen werden, wenn der Jugendliche „schädliche Neigungen" zeigt und es sich
nicht voraussehen läßt, welche Behandlungszeit ihre Behebung erforderlich machen wird.
Andererseits ist *bedingte Entlassung* zur Bewährung möglich. Nach dem 3. JGG von 1953
kann ein Urteil auf *„Aussetzung der Jugendstrafe zur Bewährung* (§§ 20 bis 26) erkannt
werden, wobei dem Jugendlichen bzw. Heranwachsenden ein Bewährungshelfer zur Seite
gestellt werden soll. Außerdem ist die *„Aussetzung der Verhängung der Jugendstrafe"* (§§ 27
bis 29) möglich; ob und in welcher Höhe eine Strafe später ausgesprochen wird, hängt von
dem Ergebnis der Bewährungszeit ab. *Untersuchungshaft* ist bei Jugendlichen möglichst zu
vermeiden und durch andere Mittel, z. B. vorläufige Fürsorgeerziehung zu ersetzen. Die ausgesprochenen Strafen dürfen nicht dazu führen, den Jugendlichen durch den Makel der Strafe
für sein ganzes Leben zu belasten. Es besteht daher die Möglichkeit, den Strafmakel durch
richterlichen Spruch zu beseitigen. Sämtliche Maßnahmen suchen einen Ausgleich zwischen
Jugendstrafe und Jugendpflege bzw. -erziehung zu schaffen. Auf allen diesen Wegen der
erziehlichen Behandlung oder Bestrafung hat die laufende *gesundheitliche Beaufsichtigung* mit
besonderer Sorgfalt den Gesundheitszustand hinsichtlich einer Tuberkulose zu verfolgen, also
die Gesunden, Gefährdeten und tuberkulös Erkrankten genau zu beobachten. Es ist dafür zu
sorgen, daß auch an abgelegenen Orten eine wirksame Kontrolle gesichert ist. Ferner ist eine
eigene *geschlossene Tuberkuloseabteilung* für jugendliche Rechtsbrecher ebenso notwendig wie
eine wirksame *Entlassenenfürsorge*. Die Fürsorgeerziehung kann in der Erziehungsanstalt als
Anstaltsfürsorgeerziehung durchgeführt werden oder als Erziehungsmaßnahme ohne Freiheitsentzug durch Unterbringung des Jugendlichen in einer hilfsbereiten und geeigneten Familie.
Diese an sich sehr erstrebenswerte Maßnahme wird beim Tuberkuloserekonvalescenten nur
unter besonderen gesundheitlichen Vorsichtsmaßregeln für ihn und seine Umgebung durchgeführt werden können.

Der Jugendstrafvollzug hat die *Erziehung* des Verurteilten zu einem rechtschaffenen
und verantwortungsbewußten Lebenswandel durch möglichst individualisierende Behandlungsmaßnahmen (Gruppenbildung) zum Ziel, wobei dem Vollzug eine weitgehende eigen-

ständige Tätigkeit zuerkannt wird. Als Erziehungsgrundlage gesunder Jugendlicher dienen Zucht und Ordnung, Arbeit, Unterricht (RÜNGER), Leibesübungen, geeignete Freizeitbeschäftigung, Berufsausbildung oder Berufsfortbildung in Lehrwerkstätten und seelsorgerische Betreuung. Kurse in „Erster Hilfe", Bereitschaftsdienst und Einsatz zur Hilfeleistung bei Betriebsunfällen sollen vom eigenen Ich weg- und zur Hilfeleistung am Nächsten hinlenken (KAHLBACH). Strenge und Härte sind bei dem nötigen Verständnis gegenüber den „oft unvorstellbaren Streichen der Jugendlichen" (WEMMER) mitunter notwendig. Eine alte Erfahrung lehrt, daß, wenn jugendliche Übeltäter gleich nach ihrer ersten Verfehlung energisch herangenommen werden, sich dies auf ihr späteres Verhalten nur günstig auswirkt, während zu milde Behandlung geradezu den Anreiz zu neuen Straftaten geben kann. Dabei dürfen ungeeignete disziplinare Maßnahmen wie körperliche Züchtigung, Dunkelarrest, Kostschmälerung o. ä. nicht angewandt werden. Statt dessen ist die Entziehung von Vergünstigungen, Rückversetzung in eine untere Stufe mit geringeren Freiheiten usw. angezeigt. — Alkohol- und Tabakgenuß ist den Jugendlichen nicht erlaubt, Rauchen erst vom 18. Lebensjahr an. Bei allen Erziehungsaufgaben wird der Tuberkulosearzt die für seine Schutzbefohlenen zuträglichen Maßnahmen richtig mitauszuwählen haben. So ergeben sich durch die neuere sozialpädagogische Richtung im Jugendstrafvollzug für den *Anstaltsarzt* mannigfache neue Aufgaben, auch wenn die Bemühungen um die Resozialisierung eine nicht unmittelbar ärztliche Aufgabe ist. *Längere Einzelhaft* ist auf der Tuberkuloseabteilung der Jugendlichen unter allen Umständen zu vermeiden. Der labile Zustand der Pubertät und Nachpubertät, für den eine längere Einzelhaft eine nicht ungefährliche Belastung darstellen könnte, kann sich bei manchen jungen Leuten bis über die Mitte der zwanziger Jahre erstrecken. Hinzu kommt beim Tuberkulösen die krankheitsbedingte Psycholabilität. — *Zeugenaussagen Jugendlicher* sind unter allseitiger Berücksichtigung entwicklungspsychologischer und milieubedingter Faktoren bei sachlicher und auf den Einzelfall zugeschnittener Überprüfung zu werten. In der Jugenstrafanstalt und in der Erziehungsanstalt sollten zusammengehörige Jugendliche nach eingehender psychologischer Prüfung in kleineren Gruppen zusammengefaßt werden. Am besten werden sie auch in räumlich getrennten Gebäudeteilen (Pavillonanlage) zu „Hausgemeinschaften", die ständig von Erziehern beaufsichtigt und betreut werden, untergebracht. Die psychopathischen Jugendlichen abzutrennen, wird während der Behandlungszeit auf der Tuberkuloseabteilung bisweilen auf Schwierigkeiten stoßen. Doch muß dieser *Grundsatz* sehr ernst genommen werden. Jugendliche, die der Erziehung unzugänglich sind oder die Bildungsfähigen gefährden könnten, sind von diesen völlig zu trennen. Psychopathen und jugendliche Schwerverbrecher bedürfen der Sonderbehandlung.

In allem ist der erziehbare Jugendliche entsprechend seiner jugendlichen Eigenart von einem pädagogisch geschickten Erzieher anzuleiten. Ihn zum Guten zu beeinflussen, ihm Hilfe zur selbstgetriebenen, freitätigen Selbsterzeihung zu geben, ihm das Verständnis für ethische Werte zu vermitteln („Werterziehungsarbeit" [PIETSCH]) und in ihm den Willen zur rechtschaffenen Lebensführung mit sozialer Eingliederung zu wecken und zu festigen, ist die Hauptaufgabe. Sobald der Jugendliche auf Grund seines Gesundheitszustandes zur Arbeit herangezogen werden kann, ist seine *Fortbildung* im ursprünglich erwählten Beruf oder, falls erforderlich, seine Umschulung für einen wirtschaftlich aussichtsreichen anderen Beruf alsbald unter ärztlicher Mithilfe einzuleiten. Die Berufsberatung nach fachpsychologischer Eignungsprüfung hat rechtzeitig zu erfolgen. Besonders wichtig ist der Zeitpunkt der *körperlichen Belastbarkeit* mit berufsfördernden Maßnahmen, dessen Wahl große Erfahrung in der Beurteilung der Tuberkulose im jugendlichen Alter voraussetzt. Die Rehabilitation tuberkulöser Jugendlicher (HEESEN) mit der richtigen Berufseingliederung ist für ihn selbst wie für die Allgemeinheit höchst bedeutungsvoll. Schwierigkeiten mannigfacher Art, namentlich bei den ehemals kriminellen Jugendlichen, sind dabei zu überwinden. Daß der Jugendliche nicht zu einer Tätigkeit gezwungen werden soll, die ihm nicht liegt, ist selbstverständlich. Er darf bei der Ausbildung auch *nicht überfordert* werden. Unter den in der Strafanstalt befindlichen Jugendlichen sind nur wenige, die begabungsmäßig geeignet sind, als Lehrlinge eine Ausbildung zu erhalten, um dann im freien Leben als Fachkraft im erlernten Beruf befriedigend tätig sein zu können. Für die meisten würde es besser sein, einen Einarbeitungsberuf für sie in Aussicht zu nehmen. Hierbei ist es möglich, den Jugendlichen sofort auf einen Arbeitsplatz zu stellen, auf dem er sich als Hilfsarbeiter allmählich mit seinem Aufgabengebiet vertraut machen kann. Wenn er sich bewährt, wird er sich später dann zum qualifizierten Hilfsarbeiter, Vorarbeiter, auch zum Meister oder Abteilungsleiter qualifizieren können (MOOG). — Die Beschaffung eines Arbeitsplatzes hat *vor* dem Austritt aus der Anstalt zu erfolgen.

Zur *Nachbetreuung* werden die Jugendlichen den Jugendämtern oder den Fürsorgeverbänden überwiesen.

Einem Verurteilten, dem Strafaussetzung zur Bewährung zugebilligt wurde, kann nach § 10 bzw. 23 des JGG auferlegt werden, sich einer psychotherapeutischen Behandlung zu unterziehen.

Neuerdings ist man dazu übergegangen, den Jugendstrafvollzug weitgehend aufzulockern und in freierer Form durchzuführen. So wurde mit der Einrichtung von *Jugendlagern* ein neuer Weg beschritten. Aber nur ein Teil der jugendlichen Unrechttäter ist für den offenen Lagervollzug geeignet. Im allgemeinen werden hier nur erstmalig Gestrauchelte und Bestrafte aufgenommen. Der Vollzug wird als Stufenvollzug durchgeführt. Nach Bewährung im festen Haus kommen die jugendlichen Gefangenen zur weiteren Strafverbüßung in das offene Jugendlager. Dort werden sie in Handwerksbetriebe, Lehrbetriebe oder in lagereigene Landwirtschaftsbetriebe eingegliedert, um in zunehmendem Maße verantwortliche Pflichten zur charakterlichen Festigung und Persönlichkeitsentfaltung zu übernehmen. — Die *Reformbestrebungen* gehen weiter. Aber nicht alle Verbesserungsvorschläge zeigen den notwendigen Tatsachensinn. Gefordert wird eine weitere Ausgestaltung des Jugendrechts. So werden vor allem Untersuchungsgefängnisse für Jugendliche mit kriminalbiologischer Untersuchung durch einen kriminalbiologisch vorgebildeten und in der Jugendkunde besonders ausgebildeten und erfahrenen Psychiater verlangt. Jugendliche unter 16 Jahren, so verlangt man mit Recht, sollen überhaupt nicht mehr ins Gefängnis kommen und Jugendliche bis zum 18. Lebensjahr möglichst nicht mit Strafe belegt, sondern erziehlich behandelt werden. Aber auch von den über 18 Jahre alten Unrechtstätern werden eine Reihe von Vergehen begangen, die als ausgesprochene Jugendstreiche und unbedachte Handlungen gewertet werden müssen. Die Zahl der als nicht ausgereift anzusehenden kriminell gewordenen Heranwachsenden ist nicht unerheblich. Der durchschnittlich Entwickelte zwischen 18 und 21 Jahren ist aber im allgemeinen unter Erwachsenenstrafrecht zu stellen. Die Entwicklungsreife ist am körperlichen Entwicklungszustand, an dem Verhalten, den Interessensphären und den sozialen Beziehungen zu beurteilen. „Strafen", so wird andererseits hervorgehoben, gehört auch zur erfolgreichen Erziehung. Eigentliche *Strafen* sollten aber nur bei älteren Jugendlichen in bestimmten Fällen bei entsprechender Strafreife zur Anwendung kommen. Sehr umstritten ist die Wirksamkeit des Jugendarrests. Für besonders schwierige, explosible, asoziale oder gemütsarme Jungen, die durch ihr Verhalten die Erziehungsarbeit in der Jugendstrafanstalt ernstlich gefährden, schlägt MUNKWITZ eine Jugendsonderstrafanstalt vor. Ferner wird eine Verbesserung der *nachgehenden Fürsorge* und ein Bewahrungsgesetz für bewahrungsbedürftige, entlassene, asoziale und antisoziale Jugendliche, nicht nur in ihrem eigenen Interesse, sondern auch zum Schutz der Allgemeinheit für notwendig gehalten.

Sehr wichtig ist bei der Erziehung, daß genügend Zeit zu ihrer Durchführung zur Verfügung steht. Die Jugendstrafe ist daher „so zu bemessen, daß die erforderliche erzieherische Einwirkung möglich ist". Hierzu ist die „unbestimmte Verurteilung" bei der Freiheitsstrafe des Jugendlichen sehr geeignet, die es dem Strafvollzug, entsprechend Erziehbarkeit und Führung des Jugendlichen, überläßt, Zeit und Art der Entlassung zu bestimmen. Gleich wichtig ist, daß der Vollzug über geeignete *Erzieherpersönlichkeiten* verfügt, die, überzeugt von der Notwendigkeit und Heilsamkeit straffer Führung, mit unendlichem Langmut und Geduld sich ihren Aufgaben unterziehen.

Dem *Arzt,* der jugendliche Kriminelle als Tuberkulosefacharzt betreut, fällt die Aufgabe zu, sich auch mit der persönlichen Eigenart der ihm Zugewiesenen vertraut zu machen und mit seinem Rat der Vollzugsbehörde zur Seite zu stehen. Die allgemeine Tuberkulosesterblichkeit ist auch bei Adolescenten wesentlich zurückgegangen. Dagegen ist die Morbidität gleich hoch geblieben. Primärinfektionen im frühen Erwachsenenalter (Studenten) sind heute nicht mehr selten. Nach Ansicht zahlreicher erfahrener Autoren ist bei einer großen Zahl der straffällig gewordenen Jugendlichen, teilweise sogar bei anfangs hoffnungslos erscheinenden Fällen, erzieherisch durchaus etwas zu erreichen. Jedenfalls ist wesentlich mehr zu erreichen als beim erwachsenen Kriminellen. Der Jugendliche muß bei genauer Strukturanalyse nach seinen inneren Gesetzen an seinen Lebensraum angepaßt werden (KRETSCHMER). Psychische Führung und Anleitung zu einem der Krankheit angepaßten Verhalten sind die nächstliegenden ärztlichen Aufgaben neben den Behandlungsmaßnahmen. Manche kriminelle Jugendliche zeigen geradezu erstaunliche Fähigkeiten handwerklicher oder industrieller Art (KELLERHALS). Gelingt es diese zu finden, sie auszubilden und ihre praktische Anwendung zu ermöglichen, so gelingt mitunter über die berufliche Könnensbildung eine allgemeine Gesinnungsbildung. Im Laufe der indviduellen Entwicklung rückt, dem seelischen Reifungsvorgang des durchschnittlichen Menschen entsprechend, gegenüber der jugendlichen Leidenschaftlichkeit und Überschwenglichkeit die nüchterne Verstandestätigkeit des Alters, wenn auch in beschränktem Maße, allmählich in den Vordergrund (WILMANNS). Man hat geradezu auf die *Spätreife* jugendlicher Psychopathen hingewiesen. Organpathologisch bedingte Störungen cerebralgeschädigter Jugendlicher, z. B. eine Antriebsarmut, dürfen nicht als Böswilligkeit ausgelegt werden. Pädagogische Mißgriffe dieser Art vermögen zu seelischen Traumen zu führen, die die weitere seelische Entwicklung und damit die Resozialisierung des Jugendlichen in erheblichem Grade stören können. Ist allerdings die seelische Abnormität so ausgesprochen, daß sie verminderte Zurechnungsfähigkeit bedingt, so wird naturgemäß ärztlich und erzieherisch kaum etwas zu erreichen sein. Ist der Erziehungsstrafvollzug nicht in der Lage, den Jugendlichen zum Guten zu beeinflussen, dann besteht die große Gefahr des endgültigen sozialen Abgleitens. Für derartige geistig abnorme, vielfach rückfällige, gefährliche Verbrecher hat nicht eine Bestrafung, die gewollte Übelszufügung, sondern lediglich die sichernde Maßnahme in Anwendung zu kommen, die *Sicherungsverwahrung*. — Es ist der Meinung WILMANNS durchaus zuzustimmen, daß in einer sinnvollen Ausgestaltung der sozialen Fürsorge Jugendlicher, besonders in Form der Fürsorgeerziehung und ihrer rechtzeitigen Einleitung, der Kern der *Verbrechensverhütung* liegt.

11. Arbeitstherapie im Strafvollzug

Einer besonderen Besprechung bedarf die Einteilung der tuberkulösen Häftlinge zur *Arbeit* im Haus oder im Freien. Im allgemeinen Strafvollzug steht die Arbeit im Mittelpunkt des täglichen Lebens als wichtigstes Erziehungsmittel zur Resozialisierung. Laut Strafgesetz gehört zur Freiheitsstrafe ein *gewisser Arbeitszwang;* d. h. die Gefangenen können eine ihren Fähigkeiten und Verhältnissen entsprechende Arbeit nicht ablehnen. Es heißt in der Str.V.O.: „Jeder Gefangene ist verpflichtet zu arbeiten und hat zu leisten, was er bei Fleiß und Sorgfalt leisten kann." Verneint jedoch der Arzt die körperliche Eignung, darf der Gefangene die ihm trotzdem etwa befohlene Arbeit zu Recht verweigern.

a) Auf der Tuberkuloseabteilung des Strafvollzugs, die der Krankenabteilung eines Tuberkulosekrankenhauses ähnelt, sind wesentlich andere Bedingungen für die Arbeit gegeben. Hier dürfen die tuberkulösen Häftlinge — es handelt sich um Aktiv-Tuberkulöse oder um Tuberkulose-Rekonvelescenten — nicht ohne Einverständnis des Arztes vom Personal zu einer Beschäftigung herangezogen werden. Nicht selten aber werden in Abwesenheit des Arztes unversehens vom Pflege- oder Aufsichtspersonal Anforderungen an die Häftlinge gestellt, denen sie keineswegs gewachsen sind. Es kann dadurch die Gefahr einer Verschlechterung des Krankheitszustandes unmittelbar heraufbeschworen werden. Schon der (heute nicht mehr anzuwendende) schematisch durchgeführte Umgang im Hof kann schädlich wirken. Demgegenüber ist grundsätzlich daran festzuhalten, daß *Arbeitsbelastung und Arbeitsbehandlung des tuberkulösen Gefangenen eine ärztliche Angelegenheit* sind. Der Tuberkulöse bedarf dabei der eingehenden Beaufsichtigung des Arztes. Zur praktischen Durchführung muß dem leitenden Arzt hierbei ein Sozialbetreuer oder eine Anstaltsbetreuerin zur Verfügung stehen. Gar nicht so selten wird auch der Arzt vom tuberkulösen Häftling daraufhin angesprochen, ihm Arbeit zuzuweisen, zu einer Zeit, wo dies ärztlich noch nicht verantwortet werden kann, oder es wird darüber hinaus von dem Kranken das Ansinnen an den Arzt gestellt, ihn zur „Bewährungsarbeit" zuzulassen, weil dieser dadurch seine Strafzeit abkürzen möchte. Ohne planmäßige Überprüfung des Gesundheitszustandes kann eine echte Arbeit Rekonvalescenten jedoch nicht zugewiesen werden. Bewährungsarbeit vollends wird meist mit starker körperlicher Anstrengung verbunden sein und ohne besondere ärztliche, schon gar nicht tuberkuloseärztliche Aufsicht vonstatten gehen. Sie wird daher auch für einen Häftling, der die Zeit des Arbeitstrainings verhältnismäßig gut überstanden hat, noch nicht ohne weiteres in Frage kommen. Man wird versuchen, ihm auf andere Weise zu helfen; etwa, gute Führung vorausgesetzt, durch Unterstützung eines Antrags auf bedingte Entlassung, weil er dann unter sachverständiger tuberkuloseärztlicher Aufsicht bleibt.

Kann der tuberkulöse Gefangene auf Grund seines Gesundheitszustandes im Verlaufe seines Aufenthalts in der Haftanstalt als fähig zur Teilnahme an der Arbeitsbehandlung bezeichnet werden, so ist er dieser noch in der Anstalt zuzuweisen. Die Arbeitstherapie ist die wichtigste vorbereitende Maßnahme zur Eingliederung oder Wiedereingliederung Tuberkulöser in das Arbeitsleben. Nach den Richtlinien des

Deutschen Zentralkomitees zur Bekämpfung der Tuberkulose (s. Anmerkung S. 155) soll sie den genesenden Tuberkulösen unter ärztlicher Betreuung auf die Anforderungen des Berufslebens vorbereiten, sein Selbstvertrauen stärken und seine Belastungsfähigkeit testen.

b) Um zu entscheiden, wie weit es möglich oder wünschenswert ist, lungenkranke Häftlinge zur Arbeit zuzulassen, ist von den im offenen Tuberkulosekrankenhaus oder in der Heilstätte üblichen allgemeinen Grundsätzen, die sich auf die *körperliche Betätigung Tuberkulöser* erstrecken, auszugehen. — Im ganzen gesehen wird man in der Behandlung Tuberkulöser hinsichtlich ihrer körperlichen Betätigung im wesentlichen drei Stufen zu unterscheiden haben:

1. Zu Beginn der tuberkulösen Erkrankung ist *absolute Bettruhe* — mit Kritik durchgeführt (BAUR) — einzuhalten. Die körperliche und seelische Ruhebehandlung, streng und genügend lange durchgeführt, ist neuerdings wieder als besonders wichtig herausgestellt worden. An die auf diese Weise von BRONKHORST erreichten Erfolge von Kavernenheilungen mag erinnert sein. Die Bedeutung der systematischen Liegekur für den Heilungsprozeß ist dem Kranken nahezubringen. Andererseits sollen besonders lange Ruhezeiten aus mancherlei Gründen nicht unnötig eingehalten werden; sie kommen im allgemeinen nur bei ausgesprochen toxischen Erscheinungen und käsiger Pneumonie in Frage.

2. Es folgt dann die Zeit, in der dem Kranken das Aufstehen gestattet werden kann. Für alle noch aktiven, irgendwie progredienten Formen ist dann die planmäßige Ruhekur in der Liegehalle, späterhin verbunden mit nachfolgendem Spaziergang — abgesehen von der medikamentösen und sonstigen Behandlung —, die geeignete Behandlungsart. Die „*Beschäftigungstherapie*" dient im wesentlichen dazu, den Kranken ohne körperliche Belastung über die Einförmigkeit des Tagesablaufs durch freiwillige, entspannende Betätigung hinwegzubringen. Sie vermag bereits den resozialisierbaren Kranken, wenn seine Zeit gekommen ist, zu aktivieren, ihn an Stelle planloser Zerstreuung und Lektüre sinnvoll auf die Zukunft einzustellen, seinen Gesundheitswillen zu fördern und ihn zur Wiederaufnahme einer Tätigkeit anzuregen (JENTSCHURA, SCHÜCKING u. HUCHTHAUSEN). Die zur seelischen Hebung der Gefangenen zweckmäßigen Maßnahmen, zu denen namentlich die kulturelle Betreuung gehört, beginnen jetzt in ihr Recht zu treten (vgl. S. 137). — Schon jetzt, bei fortschreitender Besserung während der Ruhekur, werden mit dem resozialisierbaren Kranken künftige Berufspläne in geeigneter Weise durchzusprechen sein. Man wird bei ihm Verständnis für seine neue Lage nach überstandener Krankheit und gegebenenfalls für die der endgültigen Arbeitsübernahme im freien Leben vorzuschaltende Arbeitstherapie in der Anstalt oder in einer Arbeitsheilstätte zu wecken suchen. Die Arbeitstherapie ist im allgemeinen wenig populär (SCHWENKENBECHER). Man wird daher versuchen, dem Patienten ihren Sinn verständlich zu machen: ihn durch allmähliche Anpassung wieder an die Aufgaben des tätigen Lebens heranzuführen und ihn durch eine Art Trainingsbehandlung dahinzubringen, ohne Gefahr für seine Gesundheit nach der Entlassung wieder an die Arbeit gehen zu können. Gegebenenfalls nach geeigneter Umschulung. — Mithin wird sich der *Arzt* nicht zu einseitig auf die Anwendung medizinisch-klinischer Behandlungsmethoden beschränken dürfen, sondern stets auch der psychosomatischen Rehabilitation in geeigneter Weise Vorschub leisten müssen (TEGTMEIER). Die Kranken basteln oder führen Handarbeiten, Schreibarbeiten, leichte Haus- und Gartenarbeiten oder ähnlich leichte Beschäftigungen aus. Hierbei läßt sich bereits ein erster Einblick in die Neigungen und Entwicklungsmöglichkeiten des Gefangenen gewinnen. Es gibt zahlreiche Kranke, die namentlich anfangs eine verständige Anleitung zu folgerichtigem Tun, und sei es auch nur beim Spiel, benötigen. Hier bewährt sich gegebenenfalls die Beschäftigungstherapeutin (LANGER). Für die Gefangenen werden dann Hilfeleistungen auf der Krankenabteilung, Reinigen

der eigenen Kleidung, der Gebrauchsgegenstände und Räume — die Hausarbeiten sollen nach der Vollzugsordnung durch die Häftlinge verrichtet werden (Grunds. § 64) —, besser noch die Beschäftigung in freier Luft, also leichtere Betätigung im Garten, das gegebene sein. Eine genaue Übersicht mit klarer Tageseinteilung über das, was der einzelne, nicht zur eigentlichen Arbeitstherapie eingeteilte Gefangene zu tun bekommt, ist erforderlich. Man wird eine *geregelte Ordnung* für die Tätigkeit der einzelnen Kranken zusammen mit dem Aufsichtspersonal festlegen müssen und darauf dringen, daß diese nicht ohne vorherige Rücksprache mit dem Arzt überschritten wird. Wir sind bei der Anzeigenstellung zur körperlichen Betätigung immer vorsichtiger geworden, versuchen möglichst individuell bei der Beschäftigung zu dosieren und berücksichtigen bei der Zumessung von Arbeit auch die Nebenumstände, wie stärkere Belichtung, Anmarschweg zur Tätigkeitsstelle usw.

3. Nachdem durch ausgedehnte Allgemeinbehandlung und entsprechende medikamentöse Behandlung eine vollständige Beruhigung der tuberkulösen Entzündungsvorgänge erreicht ist, kann als letzte Stufe der Heilbehandlung die Wiederherstellung normaler körperlicher und geistiger Funktionen durch Arbeit in Angriff genommen werden (BRONKHORST). Es wird die *„Arbeitstherapie"* eingeleitet. Sie soll den Tuberkulösen durch allmähliche Gewöhnung an geregelte Arbeit und durch zunehmendes körperliches Training auf die Wiederaufnahme der Arbeit unter betriebsüblichen Bedingungen unter eingehender fachärztlicher Beaufsichtigung vorbereiten, um Rückfälle und Verschlimmerungen durch die berufliche Arbeitsbelastung zu vermeiden. In jedem Fall ist sorgsam zu prüfen, ob mit der Arbeitstherapie begonnen werden kann: unter klarer Trennung von der bloß anregenden „Beschäftigungstherapie" kommt die ernste Arbeitsbehandlung nur bei gut vorbehandelten, zur Ruhe gekommenen oder gutartigen chronischen Tuberkuloseformen in Anwendung, nachdem die Heilmaßnahmen abgeschlossen sind und der größtmögliche Behandlungserfolg erreicht ist. Die Arbeitsbehandlung hat die Aufgabe, früher vorhandene berufliche Kenntnisse und Fähigkeiten zurückzugewinnen und weiterzubilden. Auch bei der Skelett-Tuberkulose ist die Arbeitsbehandlung rechtzeitig (im Stadium der Vernarbung) einzuleiten (A. MÜLLER). Als Vorbereitung und erste Leistungserprobung erweist sich eine vorangehende sorgfältig geleitete, individuell dosierte mehrwöchige *Übungsbehandlung* mittels Körperübungen, Gymnastik (Gruppengymnastik, auch Atemgymnastik) und Sport unter eingehender ärztlicher Beobachtung als sehr zweckmäßig. Mit Hilfe der Arbeitstherapie werden nötigenfalls neue Berufskenntnisse und -fähigkeiten durch Anlehre oder Umschulung auf einen anderen Beruf erworben. Und nicht zuletzt soll die durch die Behandlung erreichte berufliche Leistungsbreite und zumutbare Arbeitsbelastung des Tuberkuloserekonvalescenten ärztlich ausgetestet werden. — Vor Beginn der Arbeitstherapie sind zusammen mit dem Tuberkulosegenesenden eingehende *Überlegungen über die Art eines zukünftigen Arbeitseinsatzes* und seiner Vorbereitung hierzu anzustellen. Es bedarf hierbei der intensiven Zusammenarbeit des Tuberkulosearztes mit seiner Fürsorgerin, mit dem Schwerbeschädigtenvermittler, dem Berufsberater des Arbeitsamts sowie mit dem Fürsorger der Hauptfürsorgestelle (MARX). Unter Umständen wird hierbei noch eine psychologische Eignungsprüfung vorzunehmen sein. Zu prüfen ist, ob die Persönlichkeit des Patienten den Aufwand der bereitzustellenden Mittel für eine bestimmte Ausbildung rechtfertigt. Darüber wird im Abschnitt über die Nachfürsorge noch mehr gesagt werden. Zunächst einiges über die *Arbeitsbehandlung im Strafvollzug.*

c) Die neuzeitlich geführte Strafanstalt hat umfangreiche Erfahrungen in der Durchführung geeigneter Arbeiten der Gefangenen. Gilt doch die Arbeit als „Grundlage eines geordneten und wirksamen Strafvollzugs". Die Arbeitsbehandlung — das möge nochmals betont werden — ist für den Gefangenen, der eine Tuberkulose soeben überstanden hat, aber erst dann möglich, wenn er vom Tuberkulosearzt als hierzu fähig bezeichnet werden kann. Die Arbeitsbehandlung soll über die erwähnte Einführung in eine lohnende Tätigkeit im Alltag hinaus als Mittel der Erziehung zu Ordnung, zu regelmäßiger Arbeit und zu einem rechtsordnungsmäßigen Leben, kurz *zur Resozialisierung* dienen. Die hierzu *nötigen Erfordernisse* sind dem Vollzug gut bekannt (MITTERMAIER): Die Arbeit soll sinnvoll sein, d. h. echte Werte schaffen und einen Verdienst für den arbeitenden Häftling abwerfen. Sie soll den Arbeitenden befriedigen und ihn die Arbeit lieben lehren. Sie muß deshalb seinen Neigungen und Fähigkeiten entsprechen. Erkannt ist der Wert richtiger Anleitung. Voraussetzung ist daher, daß der Häftling in den Arbeitsvorgang lehrmäßig eingeführt wird und daß die verschiedenen Möglichkeiten zu einfacher und gehobener Arbeit in den Gefängniswerkstätten bestehen. In erster Linie soll gute Handwerksarbeit geleistet werden. Behelfsarbeiten sind aber nicht immer zu umgehen. Die Arbeit soll vollwertig sein, indem veraltete Methoden vermieden werden und die Tätigkeit derjenigen im freien Leben weitgehend entspricht, um die Gefangenen auf die Bedingungen des normalen Berufslebens so gut wie möglich vorzubereiten. Landwirtschafts-, Gärtnerei- und Handwerksbetriebe sollen nach den Vollzugsordnungen möglichst Musterbetriebe sein. Wenn möglich, sollen sie die beträchtlichen Kosten des Vollzugs durch die Arbeit der Gefangenen senken helfen. Unrichtig wäre es allerdings, namentlich aus der Tätigkeit junger Gefangener größere Gewinne ziehen zu wollen. Alle erfolgreichen Lehrwerkstätten auch außerhalb des Gefängnisses benötigen der Zuschüsse. Der Vollzug hat mit viel verschiedenartigen, zum Teil recht schwierigen Gefangenen fertigzuwerden; zahlreiche Gefangene werden nicht resozialisierbar sein. Schaffung einer *echten Arbeitsgemeinschaft* ist nötig, in der der Gefangene sich seines Wertes bewußt wird, mitreden und -planen soll und zu vermehrter Selbständigkeit gelangt. Der Aufseher soll, ein persönliches Beispiel gebend, sich als erfahrener Vorarbeiter betätigen. Auch Außenarbeiten, vielleicht als „Freigänger", werden durchgeführt. Sie können von den zu Gefängnis Verurteilten verweigert werden. Für Angehörige der geistigen Berufe besteht die Möglichkeit der Selbstbeschäftigung. Gefangene, die sich für den gewöhnlichen Arbeitsbetrieb nicht eignen, können mit Schreibarbeiten o. ä. beschäftigt werden. Zu beachten ist, daß diese keine mißbräuchliche Verwendung mit den ihnen zur Kenntnis gekommenen Vorgängen treiben. — *Versicherungsschutz* ist den Gefangenen bei Arbeitsunfall und Berufskrankheit in gleicher Weise wie freien Arbeitern zu gewähren. Die allgemeinen *Arbeitsschutzbestimmungen* sind zu beachten. Die Vorschriften über gesundheitspolizeiliche Überwachung gewerblicher Arbeit haben auch für die Strafanstalt Geltung. — Angestrebt wird, dem Gefangenen den *tarifmäßigen Lohn* für ihre Arbeit zu zahlen (MITTERMAIER, KRÜGER). Dadurch besteht der Anreiz, gute Arbeit zu liefern. Der Gefangene kann den Lohn zur Deckung kleinerer Bedürfnisse (Schreibpapier, Tabak u. ä.) im Gefängnis, für seine Familie oder zur Abdeckung des angerichteten Schadens verwenden. Vor allem wurde in letzter Zeit eine entsprechende Entlohnung der Gefangenen nachdrücklich gefordert (KÜHLER), damit sie im Sinne eines pädagogischen Strafvollzugs in die Lage versetzt werden, ihre Opfer angemessen zu entschädigen. Ein Teil des Lohnes, der zurückgehalten wird, dient dazu, die erste Zeit nach der Entlassung bis zur Wiedereingliederung in die Arbeit zu überbrücken. Neben den festgesetzten Arbeitsstunden ist ein wöchentlicher Ruhetag einzuschalten und ausreichend Zeit für Erziehung und andere Tätigkeiten freizuhalten, die als Teil der Behandlung und Wiedereingliederung der Gefangenen notwendig sind. Die Arbeitstherapie des kriminellen Tuberkulösen stellt ein wichtiges Aufgabengebiet des Tuberkulosearztes des Strafvollzugs dar. Die Arbeitsleistungen, auch von Schwerverbrechern, sind nicht selten ganz zufriedenstellend. Es ist allerdings eine alte Erfahrung, daß manche Gefangene sich in den geregelten Verhältnissen des Strafvollzugs gut führen, außerhalb der Anstalt aber bald wieder mit der Arbeit aussetzen und straffällig werden.

d) Die Arbeit des Tuberkuloserekonvalescenten (s. auch unter „Nachfürsorge"
Kap. VII) ist vom Arzt je nach dem Zustand des Kranken zeitlich und belastungs-
mäßig *richtig dosiert* zuzuteilen und ihre Wirkung auf das subjektive Befinden, den
körperlichen Befund und ihre Verträglichkeit hin bei jedem einzelnen Kranken sorgfältig und unvoreingenommen zu überwachen. Gartenarbeit z. B. ist hierzu gut geeignet. Auf ganz allmähliche Steigerung der Anforderungen, Stetigkeit der Arbeit,
nicht zu hohe einseitige körperliche Belastung, richtiges Arbeitstempo und auf genügende Erholungspausen ist zu achten. Kranke, die früher ausgedehnte Krankheits-
veränderungen mit Zerfall zeigten, sind besonders vorsichtig zur Arbeit heranzuziehen. Da die Atmungs-, Herz- und Kreislauffunktionen nach der Krankheitsbehandlung anfänglich stets unökonomische Regulationen zeigen, sollte die Arbeitszeit zunächst zwei Stunden leichte Tätigkeit nicht überschreiten und erst ganz allmählich
auf sechs bis acht Stunden richtige Arbeit ausgedehnt werden. Dabei wird man zunächst die Nachmittagsliegekur noch unbedingt beibehalten. Zeigen sich Mattigkeit,
rasche Ermüdbarkeit, Kurzatmigkeit, Cyanose, Herzklopfen, also im wesentlichen
hypoxämische Erscheinungen oder andere Beschwerden, so ist daraus zu schließen, daß
die Arbeit die Leistungsfähigkeit der Atmungsorgane und des Herzens übersteigt.
Gegebenenfalls ist vorübergehend Einschränkung der Arbeit oder Arbeitsverbot notwendig. Anfangs ist die Beobachtung des Allgemeinbefindens auch nach der Arbeit
unter Puls- und Temperaturkontrolle angezeigt, neben der unentbehrlichen Überwachung von klinischem Bild, Gewicht, Auswurf, Senkung, Blutbefund und Röntgenbild. Mit unerwartetem Auftreten von Tuberkelbakterien im Auswurf ist bei zu-
nehmender körperlicher Belastung jederzeit zu rechnen, weshalb sorgfältige, immer
wiederholte Auswurfuntersuchung nötig ist. Fortlaufende Überprüfungen der körperlichen Leistungsfähigkeit durch genaue Analysen der verschiedenen Atemfunktions-
größen (FELDER, FRUHMANN, BARTELS) mittels Testverfahren sind unumgänglich. Die
Zusammenschau aller ventilatorischen und respiratorischen Funktionsgrößen läßt dann
wichtige Schlüsse auf die Leistungsfähigkeit zu. Durch die spiroergometrische Untersuchung (KNIPPING) läßt sich eine Atemfunktionsminderung erkennen. Das Absinken
der Sauerstoffsättigung des Blutes bei körperlicher Belastung zeigt die Größe der
Funktionsreserven des kardio-respiratorischen Systems und damit die Grenze der
körperlichen Leistungsfähigkeit an. Zahlreiche Methoden der Lungenfunktionsprüfung
sind entwickelt worden (BÜHLMANN u. Mitarb., VARGHA). Die Methodik sollte tech-
nisch so einfach wie möglich sein. Dagegen vermögen Ruheversuche, insbesondere die
Bestimmung von Vitalkapazität und Atemgrenzwert, keine genügende Beurteilung
einer in Frage stehenden funktionellen Atemminderleistung zu geben. FRÖHLICH, der
sich eingehend mit der Frage des Arbeitseinsatzes von Tuberkulösen beschäftigt hat,
weist immer wieder darauf hin, daß die Arbeitsfähigkeit leicht bei Kranken überschätzt werden kann, die ein erheblicheres Sauerstoffdefizit haben, auch wenn die
spirometrisch gemessenen Atemwerte ausreichend zu sein scheinen. Wenn andererseits
die spiroergometrischen Untersuchungen eine wichtige Voraussetzung für die Beurteilung der Arbeitsfähigkeit des Tuberkuloserekonvalescenten bilden, so vermögen auch
sie dennoch nicht einen vollständigen Überblick über die psychosomatische Leistungsfähigkeit des Untersuchten zu geben. Vielmehr hat jederzeit die unmittelbare klinisch-
menschliche Beobachtung des Patienten im Vordergrund zu stehen (SPANGENBERG).
Wo die technischen Methoden der Lungenfunktionsdiagnostik nicht zur Verfügung
stehen, wird man jedenfalls vorsichtig mit der Annahme sein müssen, daß der Kranke
es an gutem Willen fehlen lasse, eine bestimmte Tätigkeit auszuüben. Die *Methoden
der objektiven Leistungsprüfung*, die hoffentlich in absehbarer Zeit in einfacher Form
zur Anwendung kommen können, sind ein unabweisbares Bedürfnis für die Tuberkuloseabteilung des Strafvollzugs. Das ist besonders einleuchtend, wenn man die besonderen Verhältnisse im Vollzug berücksichtigt: es gibt im Strafvollzug eine ganze

Reihe von arbeitsfähigen Häftlingen, die nur sehr schwer an eine geregelte Arbeit heranzubringen sind. Die Wiederaufnahme der Arbeit fällt dem Tuberkuloserekonvalescenten nach langem Krankenlager an sich schon nicht leicht. Um so schwieriger ist es nun, solche *arbeitsunlustigen, aber arbeitsfähigen posttuberkulösen Gefangenen*, die bereits vor ihrer Gefangennahme keiner geregelten Arbeit nachgingen und sich bei jeder Gelegenheit von der Arbeit zu drücken versuchen, an die Arbeit zu bringen. Von ihnen darf sich der Arzt nicht überlisten lassen. Man wird sie unter besonders sorgfältiger ärztlicher Beobachtung und objektiver Funktionsprüfung mit den genannten Methoden hinsichtlich ihrer Belastungsfähigkeit zur Arbeit einsetzen. Es darf bei derart Arbeitsunwilligen darüber kein Zweifel aufkommen, daß sie die Pflicht zur Arbeit haben und ihre Tätigkeit notfalls erzwungen werden kann. Wenn bei ihnen die Resozialisierung überhaupt zu erreichen ist, dann nur unter den Verhältnissen des Strafvollzugs bei ärztlicher Aufsicht.

e) Wo die Arbeitstherapie möglich ist, sinngemäß und sachverständig unter Aufsicht eines erfahrenen Arztes durchgeführt wird, hat sie den Wert eines guten Heilfaktors für den Tuberkuloserekonvalescenten. Richtig angewandt vermag sie die gesamte körperlich-seelische Verfassung zu fördern. Als Teil der sozialen Medizin bedeutet sie im Sinne von v. WEIZSÄCKER nicht nur eine Ergänzung, sondern eine erhebliche Verbesserung der Therapie. Der Kranke gewinnt wieder Anschluß an ein tätiges Leben und lernt seine Krankheit auch seelisch überwinden, indem er vor allem wieder Vertrauen zu sich selbst gewinnt. Seine Einstellung zur Berufstätigkeit, sein Arbeitswille wird geweckt und gestärkt. Gerade in der psychischen Anpassung an die normalen Arbeitsanforderungen mit ihrer Arbeitspflicht und seelischen Arbeitslast (BRONKHORST) sieht man heute den wichtigeren und schwierigeren Teil der Arbeitsbehandlung und verlangt die Berücksichtigung der Grundsätze der *Arbeitspsychologie*. Der Kranke wird auf den Wert der Arbeit für sein körperliches und seelisches Wohl und den Sinn seiner Tätigkeit, eines Tages im freien Leben wieder einen gewinnbringenden Beruf ausüben zu können, hinzuweisen sein. Man wird in ihm die Liebe zur Arbeit, den Willen zur Arbeit zu wecken und ihm die häufig vorhandene Angst vor der Entlassung zu nehmen suchen. Nur individuelles Vorgehen kann bei der Anleitung zur Arbeit von Erfolg sein. Der Arbeitstherapeut muß in der Lage sein, herauszufinden, für welche Tätigkeit sich der einzelne eignet, und ihn zur Herstellung eines guten Werkstücks, das verkauft werden kann, anzuleiten. Anfangs wird sich der Patient nicht selten abwartend oder abweisend zeigen. Von manchen wird die Arbeit zunächst als zusätzliche Strafe angesehen. Die Haltung des Rekonvalescenten ist aber von ausschlaggebender Bedeutung; er muß sich mit seinen Krankheitsfolgen abfinden und bei der Arbeit innerlich mitgehen. Eine angemessene Entlohnung darf nicht fehlen. Die Möglichkeit zum Erwerb eines Befähigungsnachweises vermag ebenfalls günstig zu wirken. Der Arbeitende darf sich nicht in vielerlei Tätigkeiten zersplittern und soll nicht nur basteln. Vielmehr ist auf Qualitätsarbeit zu achten. Je zuverlässiger und besser der Tuberkulöse arbeitet, desto leichter wird er sich im freien Wettbewerb durchsetzen. Von besonderer Bedeutung ist die von ROSA aufgeworfene Frage: wie steht der Patient selbst zu seiner Rehabilitation und welchen Beitrag will und kann er dazu geben? Sie verlangt eine eingehende Beachtung und Vertiefung. Je nach der seelischen Veranlagung, ob es sich etwa um einen von Haus aus geistig beweglichen, tatkräftigen oder antriebsschwachen Menschen, um einen Ausdauernden oder schnell Ermüdbaren handelt, wird sie verschieden ausfallen. Die vom Genesenen bei der psychosomatischen Rehabilitation selbst zu vollziehende Leistung wird in geeigneter Weise unter ärztlicher Leitung zu entwickeln sein. Staat und Sozialversicherung werden die notwendigen materiellen Vorbedingungen für eine gute Arbeitsanleitung und Rehabilitation für eine „Hilfe zur Selbsthilfe" schaffen müssen.

12. Entlassung und Überleitungsmaßnahmen

Ist der Zeitpunkt der Entlassung aus der Strafhaft bekannt, kann und soll die Entlassung ärztlich und fürsorgerisch rechtzeitig gut vorbereitet werden. Zwar soll der Gefangene in jedem Abschnitt seines Aufenthalts in der Vollzugsanstalt in geeigneter Weise auf seine Rückkehr in das freiheitliche Leben vorbereitet werden, doch wird man ihm für gewisse Einzelheiten erst im letzten Abschnitt seiner Gefangenschaft richtungweisende Anleitungen geben können. Es sind die Stellen außerhalb des Gefängnisses, die den Entlassenen in weitere Betreuung übernehmen werden (Gesundheitsamt [Tuberkulosefürsorgestelle] seines künftigen Aufenthaltsortes, Entlassenenhilfe, Sozialamt), rechtzeitig zu unterrichten, damit ihnen genügend Zeit zur Unterbringung des Entlassenen zur Verfügung steht. Diese Forderung ist nicht immer leicht durchzuführen. Sie ist jedoch außerordentlich wichtig, damit nach der Entlassung des Häftlings keine Lücke in seiner ärztlichen und fürsorgerischen Betreuung entsteht, durch die dem Entlassenen wie der Allgemeinheit ein nicht unbeträchtlicher Schaden entstehen könnte. Manchmal treten dabei Schwierigkeiten (Frage der Kostenübernahme, der Zuständigkeit usw.) auf. Der *Arzt* wird sich daher mit den in absehbarer Zeit zur Entlassung kommenden Gefangenen besonders befassen, um mit den zuständigen Stellen deren zukünftige Unterbringungsmöglichkeit zu besprechen. Die arbeitsfähigen Tuberkulosegenesenen soll der *Berufsberater* oder der Arbeitsvermittler des für die Anstalt zuständigen Arbeitsamtes in Zusammenarbeit mit dem Anstaltsarzt über ihre zukünftige Berufstätigkeit beraten, und zwar zu einem Zeitpunkt, an dem eine Ansteckung praktisch nicht zu befürchten ist (Richtlinien d. DZK Abs. B, s. Anmerk. S. 155). Die Krankheitserscheinungen sollen so weit abgeklungen sein, daß Maßnahmen zur Eingliederung in einen Beruf eingeleitet werden können. Das Ergebnis der Beratung wird umgehend dem *Heimatarbeitsamt* des Tuberkulösen zugeleitet, Abschrift erhält das zuständige Gesundheitsamt und der behandelnde Arzt. Da der Wechsel aus dem geregelten Anstaltsleben in die Selbständigkeit des freien Lebens bei dem entlassenen Häftling mitunter eine geradezu schockartige Wirkung mit Lähmung zu jeglicher Tätigkeit auslöst, ist der Häftling schon längere Zeit vor Beendigung der Haft auf seine Entlassung *psychologisch vorzubereiten*. Man wird ihn u. a. in geeigneter Weise auf die ihm draußen möglicherweise begegnenden Widerstände hinweisen. Manche ehemaligen Gefangenen wird man erst ganz allmählich aus den Maßnahmen der Nachfürsorge entlassen können. — Besondere *Schwierigkeiten* bei Entlassung des Tuberkulosekranken liegen darin, daß die Entlassung aus dem Vollzug nicht wie aus dem Krankenhaus oder der Heilstätte nach medizinischen Gesichtspunkten, nach dem Stande des tuberkulösen Krankheitsprozesses erfolgt. Da vielmehr die Behandlungsdauer im Vollzug immer der Strafzeit entspricht, wird der Kranke, sobald die Haft aus juristischen Gründen beendet ist, entlassen. So werden Untersuchungsgefangene oft unmittelbar vom Termin aus entlassen, so daß der Arzt der Tuberkuloseabteilung den Kranken womöglich gar nicht mehr zu sehen bekommt. In diesem Falle ist es daher notwendig, vom Gefängnis aus mit den zuständigen Stellen der Gerichtshilfe und Tuberkulosefürsorge umgehend, u. U. fernmündlich voraus, in Verbindung zu treten, um die Versorgung des Entlassenen sicherzustellen. Auch sonst muß die Behandlung mitunter in einem für den Krankheitsprozeß ungünstigen Zeitpunkt abgebrochen werden. Wie heute die Kranken aus der offenen Heilanstalt häufig vorzeitig aus mancherlei Gründen aus der Kur nach Hause drängen, zumal wenn die Verhältnisse zu Hause schlechter geworden sind, so nehmen nicht wenig Häftlinge die plötzliche Entlassung aus der Haftanstalt zum willkommenen Anlaß, aus der Kur nach Hause zu kommen. Die Tuberkulosefürsorgestelle, die den Kranken nach der Entlassung übernimmt, wird daher im Zusammengehen mit dem Tuberkulosearzt des Gefängnisses zu *prüfen* haben, ob nicht eine weitere stationäre Heilbehandlung des entlassenen tuberkulösen Häftlings, seine Aufnahme in eine Übergangs- oder Arbeitsheilstätte oder eine Asylierung angezeigt ist. Eine vorzeitig abgebrochene, unzureichende Kur und ein ungenügendes körperliches Training werden nach einiger Zeit vielfach eine Wiederholung der Kur unter verschlechterten Krankheitsbedingungen für den Patienten und hohe finanzielle Belastungen für den Versorgungsträger notwendig machen.

Bei sozial gesicherten, berufstüchtigen Tuberkulosegenesenen genügt es, besonders wenn ihnen von ihren Angehörigen geholfen wird und sie in der Anstalt einer Leistungsprüfung unterzogen werden konnten, festzustellen, daß sie nach der Entlassung Unterkunft und Verdienst haben. Die Tuberkulosefürsorgestelle übernimmt ihre weitere Beaufsichtigung und Leitung. Schon während der Strafzeit wird, wie erwähnt, dem Gefangenen die Möglichkeit gegeben, mit den Angehörigen, den zuständigen Arbeitsnachweis- und Fürsorgeämtern sowie anderen öffentlichen und privaten Wohlfahrtseinrichtungen in Verbindung zu treten.

Tuberkulöse Häftlinge, die monate- und jahrelang inhaftiert waren und unter ärztlicher Kontrolle in Heilwerkstätten an einer gut abgewogenen, ihrem Gesundheitszustand entsprechenden systematischen Arbeitstherapie teilnehmen konnten und dabei einer eingehenden Beurteilung ihrer Leistungsfähigkeit unterzogen wurden, können in gezieltem Verfahren untergebracht werden. — Für alle Arbeitsfähigen, die infolge der Strafverbüßung ihre Stellung verloren haben oder aus anderen Gründen in ihre frühere Berufsstellung nicht zurückkehren können, und für die noch Behandlungsbedürftigen ist nach den Gesichtspunkten, wie sie im folgenden Abschnitt dargestellt werden sollen, rechtzeitig vorzusorgen. — Gefangene, die als gefährlich gelten müssen, werden der Polizei gemeldet; Gerichtshilfe, öffentliche Wohlfahrtspflege und Arbeitsamt erhalten rechtzeitig die Entlassungsmeldung. — Die Vollzugsordnungen enthalten eingehende Bestimmungen über die Entlassenenfürsorge.

In jedem Fall ist bei der Gefangenenentlassung ein sorgfältiger *Entlassungsbericht* an den ärztlichen Leiter der Tuberkulosefürsorgestelle, die den Entlassenen übernimmt, mit sachlichen Vorschlägen für seine weitere Versorgung zu geben. Die Beurteilung im Entlassungsbericht soll eine eingehende Würdigung des Gesundheitszustandes und möglichst auch der Belastungsfähigkeit auf Grund arbeitstherapeutischer Untersuchungen geben. Mitzuteilen sind ferner laut Vollzugsordnung der Beruf, ob Unterkunft für den Entlassenen vorhanden ist, welche Kleidung und welche Barmittel er besitzt. Mit Recht verlangt SCHWAB auch nähere Angaben über Wesensart und Entwicklung der Persönlichkeit des Gefangenen während der Strafzeit: Angaben über soziale Einstellung, Strebungen, Arbeitsfreude, Anpassungsfähigkeit, Einstellung zur Gemeinschaft und über Beobachtungen, die für die Unterbringung des Entlassenen draußen und seine Wiedereingliederung in die Arbeit von Wichtigkeit sein könnten. Die Tuberkulosefürsorgestelle wird ganz besonders aufmerken, wenn sie erfährt, daß ihr ein Tuberkulöser mit asozialem oder mindestens nicht ganz zuverlässigem Verhalten überwiesen wird. Es handelt sich dann darum, den Schutz der Allgemeinheit vor einer tuberkulösen Infektion durch den Asozialen unter allen Umständen zu sichern, u. U. auf dem Wege der Gefährdetenhilfe (BSHG §§ 72—74) oder der Zwangsabsonderung. Die Fürsorgestelle wird doppelte Sicherung in der Überwachung einführen, auf Schwierigkeiten gefaßt sein, aber gerade deswegen entgegenkommende Mühe besonders walten lassen und mit der Entlassenenhilfe zusammenarbeiten.

Für den Tag der Entlassung ist der Gefangene und seine Unterbringung fürsorglich von der Anstaltsverwaltung vorbereitet. Er benötigt (WEHR) Wohnung und Arbeitsplatz, ordnungsmäßige Personal- und Arbeitspapiere, Straßen- und Arbeitsbekleidung sowie ausreichende Wäsche zum Wechseln, Überbrückungsgeld, tatkräftige Nachbetreuung. Kleidung und Wäsche sind ordentlich (grundsätzlich auf eigene Kosten) hergerichtet. Sie soll der Jahreszeit, dem Gesundheitszustand und der Schicklichkeit entsprechen. Nötige Anschaffungen sind vermittelt. Genügt die eigene Kleidung und Wäsche nicht, so sind angemessene Stücke anderweitig zu beschaffen oder aus den Beständen des Gefängnisses abzugeben (Grunds. § 217). Der zu Entlassende hat seine Habe zusammengepackt. Eine Fahrkarte ist auf eigene Kosten, notfalls auch fürsorgerisch, dem Gefangen besorgt worden. Für ausreichendes Reise- und Zehrgeld sowie Übergangsunterstützung ist gesorgt. Das von ihm mitgebrachte oder in der Anstalt verdiente Geld wird ihm in der Regel bar übergeben, wenn es nicht einem Fürsorgeverein zu allmählicher Verwendung überwiesen wird, von dem es der Entlassene dann ausgehändigt erhält (Grunds. § 229). Er erhält seinen Entlassungschein über Strafverbüßung und in manchen Ländern ein Verzeichnis, in dem die zuständigen Nachfürsorgestellen (Tuberkulosefürsorge, Entlassenenhilfe), das Arbeitsamt, die Ortsgruppen der Gefängnisgesellschaft und deren Helfer zu finden sind. — Der Anstaltsleiter, der Geistliche und der Fürsorger unterhalten sich vor seinem Weggang noch einmal eingehend mit ihm. Aber auch der *Arzt* wird noch einmal mit ihm, nachdem er ihn vorher untersucht hat, über seine Krankheit und seine Zukunft sprechen und ihm zu einem angemessenen Verhalten zureden. — Jede Verlängerung der Strafzeit ist unzulässig. Ein zu entlassender Gefangener kann jedoch mit seiner Einwilligung noch *als Freier auf der Krankenabteilung* des Gefängnisses bleiben, wenn er wegen Krankheit nicht reisefähig ist, wenigstens solange der Arzt die Reise für bedenklich hält. Er *muß aber, wenn er es wünscht, entlassen werden,* „selbst bei Gefahr durch das Weggebrachtwerden".

VII. Nachfürsorge nach der Entlassung aus der Haftanstalt

Der *Nachfürsorge* [1] für den aus dem Strafvollzug entlassenen tuberkulösen Häftling kommt größte Bedeutung zu. Nach den Forderungen des Fachausschusses der Vereinten Nationen für Gefangenenfürsorge [ZfStrVo 10, 29 (1961)] sollte jeder aus einer Vollzugsanstalt entlassene Tuberkulöse eine geeignete Nachfürsorgestelle für entlassene Gefangene in Anspruch nehmen können; er ist außerdem der zuständigen Tuberkulosefürsorgestelle zu überweisen. — a) Nach Verbüßung seiner Freiheitsstrafe kann sich der entlassene Gefangene freiwillig an die „Entlassenenhilfe" wenden. Es ist dies eine Sozialbehörde zur Straffälligenfürsorge für entlassene Gefangene beim Landesfürsorgeamt. b) Bei Strafaussetzung zur Bewährung (§ 23 StGB) und bei bedingter Entlassung (§ 26 StGB) erfolgt durch die gleiche Behörde von Amts wegen Bewährungshilfe; der Bewährungshelfer wird vom Richter namentlich bestellt. — Die nächstliegenden *Aufgaben* der Tuberkulosefürsorge (Gesundheitsamt) nach der Entlassung aus der Strafanstalt sind 1. die Gesundheitsfürsorge mit weiterer gesundheitlicher Überwachung und gegebenenfalls Behandlung des Entlassenen einschließlich Arbeitstherapie, 2. die Wohnungsfürsorge und die Sicherung des Lebensunterhalts, möglichst durch Unterbringung in eine lohnende Tätigkeit, also 3. die Berufsfürsorge. Diese drei wichtigsten Obliegenheiten der Fürsorge des entlassenen Tuberkulösen müssen miteinander gekoppelt sein. Als besondere soziale Leistung kann Tuberkulosehilfe beantragt werden. Diese regelt sich nach dem Bundessozialhilfegesetz (BSHG) vom 30. 6. 61, Unterabschnitt 8, Tuberkulosehilfe, §§ 48—66. Aufgabe der Tuberkulosehilfe ist es, die Heilung Tuberkulosekranker zu fördern und zu sichern sowie die Umgebung der Kranken gegen die Übertragung der Tuberkulose zu schützen. Die

---

[1] Vgl. die vom Deutschen Zentralkomitee (DZK) zur Bekämpfung der Tuberkulose herausgegebenen „Richtlinien für die Beschäftigung von Tuberkulösen an geeigneten Arbeitsplätzen". Sie werden in zwei sachlich im wesentlich gleichen Fassungen unentgeltlich von der Geschäftsstelle des Zentralkomitees (89 Augsburg, Schießgrabenstr. 24) abgegeben. 1. für Gesundheitsämter u. Werksärzte sowie 2. für das Arbeitsamt und den Arbeitgeber.

Tuberkulosehilfe umfaßt 1. Heilbehandlung, 2. Hilfe zur Eingliederung in das Arbeitsleben, 3. Hilfe zum Lebensunterhalt, 4. Sonderleistungen, 5. vorbeugende Hilfe.

Die Betreuung hat zu erfolgen unter Zusammenschau der klinischen, beruflichen und gesellschaftlichen Gegebenheiten des entlassenen tuberkulösen Gefangenen bei eingehender Berücksichtigung der Besonderheiten der einzelnen Persönlichkeit. — „Das beste Sanierungsmittel für den Tuberkulösen ist eine gesunde und trockene Wohnung" (BRAUER). Die Verpflichtung der Länder, dem Tuberkulösen bei der Wohnungsbeschaffung Hilfe zu leisten, ist im Bundessozialhilfegesetz (Tuberkulosehilfe) § 56 niedergelegt (E. ADAM). Trotz der Schwierigkeiten, die die Nachkriegszeit für die Beschaffung von gesundheitsförderndem Wohnraum in Deutschland mit sich brachte, wurde doch schon erhebliches erreicht (PAETZOLD, GEISSLER). Doch hatten 1952 noch über ein Drittel der Offentuberkulösen kein eigenes Zimmer (Tuberkulose-Jahrbuch 1953/54). Aber auch für die „geschlossenen" Tuberkulösen ist die Wohnungsbeschaffung eine wichtige Aufgabe (FRIEDRICH u. BOSSE). Der Landschaftsverband Rheinland z. B. gewährt nach dem neuen BSHG als freiwillige Leistung Beihilfen und Darlehen zum Bau von Eigenheimen, zum Neubau von Mietwohnungen oder zur Renovierung und Erweiterung der von Tuberkulosekranken und Genesenen bewohnten Räume [Tuberk.-Arzt 16, 135 (1962)]. Die nachgehende Fürsorge für den ehemaligen tuberkulösen Gefangenen sollte in möglichst engem Zusammenhang mit der bereits innerhalb der Strafanstalt durchgeführten Betreuung des Gefangenen stehen. Etwa in der Weise, daß der Fürsorger der Tuberkulosefürsorge bzw. der Entlassenenhilfe, der den Gefangenen bereits in der Strafanstalt kennengelernt und ihm in seinen persönlichen, Familien- und wirtschaftlichen Angelegenheiten geholfen hat, ihn auch nach seiner Entlassung im freien Leben betreut. Nähert sich die Zeit der Entlassung, wird sich der Fürsorger dann rechtzeitig mit den für die Nachfürsorge des Häftlings zuständigen Stellen und mit dem behandelnden Arzt in Verbindung setzen. Eine zweckmäßige Gestaltung der sozialen Maßnahmen während der Nachfürsorge stößt oft auf erhebliche Widerstände. Endgültige Formen der Versorgung stehen noch aus; es handelt sich um Neuland. Bei zahlreichen tuberkulösen haftentlassenen Rekonvaleszenten kann nur durch stete Führung, die für die notwendige Lebensordnung und die erforderlichen Sicherungsmaßnahmen sorgt, mit erfolgreicher Rehabilitation gerechnet werden. Die amtliche Fürsorge mit entsprechender Organisation und Wirtschaftshilfe genügt oft nicht. Hinzuzukommen hat die seelische Betreuung und ein uneigennütziges, hilfsbereites, sachverständiges Zugreifen von seiten öffentlicher und privater Helfer.

Besonderer Hilfe bedürfen diejenigen entlassenen tuberkulösen Gefangenen, bei denen Rehabilitationsmaßnahmen angezeigt sind, also medizinische Maßnahmen im Heilverfahren und berufsfürsorgerische Maßnahmen wie Umschulung, Umsetzung, Vermittlung eines geeigneten Arbeitsplatzes, der ihren Kräften entspricht, und die als arbeits- und vermittlungsfähig anzusehenden Tuberkulösen. Eine zunehmende Bedeutung gewinnt die Eingliederung von Tuberkulösen der älteren Jahrgänge.

Für unseren „Sozialen Rechtsstaat" ist die berufliche Wiedereingliederung arbeitsfähiger Tuberkulöser eine verpflichtende Aufgabe. Die Vermittlung Tuberkulöser in Beruf und Arbeit ist Pflichtaufgabe der Bundesanstalt für Arbeitsvermittlung und Arbeitslosenversicherung. Ihre Aufgabe erstreckt sich auf die Berufsberatung, die Wiedereingliederung behinderter Personen in den Arbeitsprozeß, die Arbeitsvermittlung und die Ordnung der Arbeitslosenhilfe (nach dem AVAVG). Wichtig ist bei der ärztlichen Begutachtung die Verbindung von medizinischem und berufskundlichem Wissen. Ohne Berufskunde ist eine Begutachtung nicht möglich. Die Verwaltung entscheidet über die „Verfügbarkeit" erst, wenn sich der Arzt in Beschränkung auf sein Gebiet über das „Leistungsvermögen" des Versicherten geäußert hat. Eine gleiche Verpflichtung zur Fürsorge besteht für den entlassenen tuberkulösen Gefangenen.

Die Wiedereingliederung bedarf, worauf wir wiederholt hinwiesen, der eingehenden ideellen und praktischen Vorbereitung bereits während des Aufenthalts in der Strafanstalt. Das *Arbeitsamt* des Heimatorts, das die zentrale Stelle bei der Wiedereingliederung in die berufliche Arbeit einnimmt, wird rechtzeitig (s. u.) seinen Berufsberater in Tuberkuloseangelegenheiten auf die Tuberkuloseabteilung des Strafvollzugs entsenden. Soweit erforderlich, hat das Arbeitsamt die notwendigen Maßnahmen der Arbeits- und Berufsförderung zu veranlassen (§ 39 Abs. 3 AVAVG). Hierbei hat das Arbeitsamt, soweit notwendig, mit den sonstigen Trägern (§ 1244 a RVO, § 21 a AVG, § 43 a RKG, § 3 Nr. 2 THG, § 26 BVG) zusammenzuwirken (§ 39 Abs. 4 AVAVG) (s. Anmerk. S. 155). Vorgesehen ist die Bildung von Arbeitsgemeinschaften für die Wiedereingliederung (ARENS). Ärzte, Sozialfürsorger, Berufs- und technische Berater, der in der Industrie tätige Psychologe, Arbeitsverwaltungen, Versicherungsträger werden, soweit erforderlich, zu gemeinsamer Hilfstätigkeit zusammentreten müssen. Ein sicheres Unterkommen in geordnete Verhältnisse und in Arbeit läßt sich keineswegs immer sogleich ausfindig machen. Nicht selten sind die Plätze in Übergangsheimen, Heilwerkstätten usw. noch unzureichend vorhanden, wie es überhaupt in Deutschland trotz erheblichen Bedarfs nur verhältnismäßig wenige Einrichtungen für die Durchführung von Rehabilitationsmaßnahmen gibt (MARX).

In England können sich gesundheitsgeschädigte, erwerbsbehinderte Personen und damit auch Tuberkulorekonvaleszenten, die keine geeignete Arbeit finden oder ihren Arbeitsplatz verloren haben, in das „Disabled Persons Register" eintragen lassen (BRIEGER). Sie bewerben sich damit um ein Rehabilitationsverfahren. Auf Initiative der schweizerischen Vereinigung „Das Band" haben sich die Selbsthilfewerke der Tuberkulose-Patienten zahlreicher Länder zu einer internationalen Arbeitsgemeinschaft, der auch Deutschland angehört, für die Wiedereingliederung Tuberkulosegeschädigter zusammengeschlossen [Tuberk.-Arzt 15, 76 (1961)].

1. Erste Maßnahmen nach der Entlassung. Leistungsfähigkeit und Unterbringungsmöglichkeiten

Der entlassene tuberkulöse Häftling wird, auch wenn er bei der Entlassung keinen aktiven Lungenprozeß mehr aufweist, im Gegensatz zu den *nicht*tuberkulösen Gefangenen in *jedem* Falle einer fürsorgerischen Betreuung, nämlich der *Lungenfürsorge* zugeführt, wie dies bei nichtkriminellen Tuberkulösen nach Entlassung aus dem offenen Tuberkulosekrankenhaus oder der Heilstätte auch der Fall ist. Das ist sicher ein Vorteil für ihn. Alle Vorschläge, die dem entlassenen posttuberkulösen Gefangenen für seine Wiedereingliederung ins freie tätige Leben gegeben sind, und alle für ihn zu ergreifenden Maßnahmen haben sich zunächst einmal auf eine genaue Kenntnis seines Gesundheitszustandes als Tuberkulöser zu gründen. Der Tuberkulosefürsorgearzt stellt die Arbeitsfähigkeit des Tuberkulösen fest und prüft die Frage der Ansteckungsmöglichkeit [Richtlinien d. DZK (B 11), s. Anmerk. S. 155]. Dabei soll er im Benehmen mit dem behandelnden Arzt unter Berücksichtigung aller Unterlagen, insbesondere des Entlassungsberichtes des Anstalts- bzw. Heilstättenarztes, ein Urteil über die Belastungsmöglichkeit des Tuberkulösen dem Arbeitsamt mitteilen (U. BAUER). Nach DANZER kann die Wiederherstellung der *Arbeitsfähigkeit* unter folgenden Voraussetzungen angenommen werden: Inaktivität der Tuberkulose, angemessener Ausfall der Lungenfunktionsprüfung, keine wesentlichen Störungen auf anderen Körpergebieten, Berücksichtigung der früher ausgeübten Tätigkeit und der angeborenen und erworbenen geistigen und körperlichen Fähigkeiten. Im Zusammenhang mit der Befunderhebung sind sogleich alle Maßnahmen zum Erwerb und zur Erhaltung der Arbeitsfähigkeit zu bedenken und die zukünftige Tätigkeit, vor allem die körperliche, in Form einer gesundheitlich und sozial geeigneten Stellung eingehend zu berücksichtigen (VAN BEEK). Das medizinische Leistungsbild darf nicht allein, sondern immer nur zusammen mit dem Berufsbild des Untersuchten gesehen werden. Es ist ein großer

Unterschied, ob der Betreffende als Facharbeiter, angelernter Arbeiter oder Hilfsarbeiter eingesetzt werden kann.

Zur Durchführung der Arbeitsvermittlung wird der arbeitsfähige Tuberkulöse mit seinem Einverständnis durch das Gesundheitsamt dem zuständigen *Arbeitsamtarzt* benannt. — Die *Tätigkeit des Handarbeiters* im industriellen Betrieb hat in den letzten Jahrzehnten einen auffälligen Strukturwandel durchgemacht. An die Stelle handwerklicher Gesamtfertigungsarbeiten trat im Zuge der sich immer mehr durchsetzenden Mechanisierung und Automatisierung die Aufgliederung der Arbeitsvorgänge an der Maschine. Es bedeutet dies vielfach einen Vorteil für den arbeitsuchenden Posttuberkulösen und seine Wiedereingliederung in den Arbeitsprozeß, weil sich daraus weniger körperlich anstrengende Tätigkeiten ergeben. Neuerdings wird bei der Automation die Zusammenfassung zahlreicher maschineller Abläufe durch einen gewandten Techniker verlangt. Es ist jedenfalls erforderlich, durch Kenntnis der *Leistungsgrenze* des Tuberkulosegenesenen auf der einen und genaue Kenntnis der *Anforderungen* des Arbeitsplatzes auf der anderen Seite, die wirklich geeignete Arbeit für ihn ausfindig zu machen.

Die größte Gefahr beim Einsatz des Rückkehrers ist der Rückfall, das *Rezidiv* der tuberkulösen Erkrankung. Der Krankheitsrückfall bedeutet, abgesehen von der gesundheitlichen Schädigung mit Verschlechterung der Prognose, seelische Niedergeschlagenheit und schwere wirtschaftliche Belastung für den Kranken wie für die Allgemeinheit.

Bei Personen mit einer inaktiven Tuberkulose ist die Wahrscheinlichkeit, an einer aktiven Tuberkulose zu erkranken, 16mal so hoch wie bei der gesunden Bevölkerung (Tuberk.-Jahrb. 1958). Von einem „Rezidiv" kann nur gesprochen werden, wenn nach vollem Schwinden der Aktivitätszeichen ein frischer Schub auftritt (DANZER). Nach KEUTZER werden in Deutschland etwa 5% der inaktiven Tuberkulösen wieder ansteckungsfähig. GRAHAM (England) gibt 20%, GABUS (Schweiz) 40% Rezidive bei Lungentuberkulose an, um einige Zahlen zu nennen. — Nach GRAHAM ereignen sich fast 50% der Rückfälle innerhalb der ersten drei Jahre nach der Behandlung. Nach anderen Statistiken sind es bis 80%, die innerhalb der ersten vier Jahre auftreten. Die Spätrezidive treten nach 5—23jährigem Intervall auf (DANZER). (Das Rezidiv darf nicht mit dem Pseudorezidiv verwechselt werden, das z. B. bei ungenügender Behandlung vorliegt und genau betrachtet kein Rezidiv ist, sondern eine verdeckte Progredienz darstellt [GÖTTSCHING].) — Je chronischer und ausgedehnter der Befund bei der ersten Diagnosenstellung war, um so größer ist die Gefahr eines Rückfalls. Je intensiver die Behandlung, namentlich im Beginn der Erkrankung und die vorbereitende Arbeitstherapie war, desto geringer ist die Gefahr eines Rückfalls. Bei Männern über 45 Jahren ist die Zahl der Rückfälle relativ hoch. Die Kurdauer muß beim älteren Menschen länger sein und gegebenenfalls durch eine besondere Allgemein- und Kreislaufbehandlung ergänzt werden. Die Erfolge der Rehabilitation sind bei älteren Patienten insgesamt gering (WINKELMANN). Als wesentliche Ursachen eines Rezidivs sind nach GRAHAM zu nennen: (1) Körperliche Überanstrengung und psychische Belastung. (2) Interkurrente Infekte und Erkrankungen wie Diabetes mellitus, Grippe. (3) Ferner Störungen in der Ernährung. Der Rekonvaleszent ist quantitativ und qualitativ ausreichend zu ernähren; Überernährung ist zu vermeiden. Bei der Behandlung ulcuskranker Tuberkulosepatienten oder nach Magenresektion muß eine Unterernährung vermieden werden. Chronischer Alkoholismus ist eine erhebliche Gefahrenquelle. (4) Wesentlich ins Gewicht fallen ferner die Umweltsfaktoren: Schlechte soziale Verhältnisse, mangelhafte Wohnverhältnisse und sonstige Lebensbedingungen, ungünstige klimatische Verhältnisse. Die Hauptursache der durch ungünstige äußere Lebensbedingungen entstandenen Rückfälle ist aber die vorhandene konstitutionelle Disposition. Dabei spielen auch psychisch abwegige Eigentümlichkeiten (BERNEBURG) eine Rolle. Auch bei einwandfreien Arbeitsumständen treten Rezidive auf (NUSSBAUM u. PARIS); ein Teil der Rückfälle liegt im Wesen der Erkrankung selbst und ist somit schicksalsbedingt. Ein sicheres Kennzeichen für die dauernde Rezidivfreiheit gibt es nicht (DANZER).

Neben den unmittelbar mit dem *Infektionsvorgang* zusammenhängenden Fragen, also der Bakterienausscheidung, der Rezidivgefahr u. a. darf bei der Beurteilung der Arbeitsfähigkeit des Tuberkulösen die Herabminderung der allgemeinen Leistungsfähigkeit durch die verschiedenen Formen der *Einschränkung der Atem- und Kreislauffunktion,* die das Überstehen der Tuberkulose an Lunge und Brustfell bei den heutigen Behandlungsverfahren häufig mit sich bringt, nicht übersehen und vernachlässigt werden. Gewebsausfälle durch Gewebsnekrose, Fibrose, chronische Entzündung oder Überbeanspruchung der gesund verbliebenen Lungenabschnitte, Schädigung des Herzens (Cor pulmonale) bedingen häufig eine Herabsetzung der Atem- und Kreislauffunktion und damit der körperlichen Belastungsfähigkeit. Das ist besonders der Fall bei cirrhotischen Prozessen, Emphysem, spastischer Bronchitis, Pleuraschwarten und bei den Folgen operativer Eingriffe, der Kollaps- und Resektionsbehandlung. Besonders beim älteren Menschen. Körperliche Überlastung bei der Arbeit vermag dann die Gefahr der cardio-respiratorischen Insuffizienz heraufzubeschwören. Eine nicht unbeträchtliche Zahl davon betroffener Posttuberkulöser verfällt der dauernden Arbeitsunfähigkeit (DANZER).

Zwischen klinische Behandlung und Wiederaufnahme der Arbeit sollte daher als wichtigstes Bindeglied die *Arbeitstherapie* eingeschaltet werden als Arbeitstraining und als Test für die zumutbare Leistung oder, wo nicht erforderlich, zumindest eine mehrwöchige *Übungsbehandlung* mit Körperübungen, Gymnastik und Sport.

Am günstigsten liegt der Fall, wenn der ausgeheilte in sich gefestigte, *arbeitsfähige* Tuberkulöse, nachdem er noch im Gefängnis an einer sachgemäßen Arbeitsbehandlung mit Überprüfung seiner Leistungsfähigkeit teilnehmen konnte, durch Vermittlung der Anstalt in seine alte Tätigkeit zurückkehren kann. Hausarzt und Tuberkulosefürsorgestelle übernehmen dann die weitere gesundheitliche Überwachung.

Entstehen irgendwelche Schwierigkeiten bei der Wiederaufnahme der früheren Tätigkeit vorübergehend arbeitsunfähiger Tuberkulöser oder ist die Rückführung in die frühere Arbeit nicht möglich, hat das „Rehabilitationsteam" in Tätigkeit zu treten. Ein *eigenes Rehabilitationsverfahren* ist immer angezeigt 1. bei den anfänglich schwereren Tuberkulösen, 2. bei Patienten, die einen größeren Eingriff hinter sich haben (ADELBERGER) und 3. bei denen, die vor der Erkrankung körperlich schwer arbeiten mußten (BREU). Gegebenenfalls ist die Umschulung, am besten in Form entsprechender Arbeitstherapie, vorzubereiten. Unter Rehabilitation versteht der Gesetzgeber Maßnahmen zur Erlangung und Wiedergewinnung der beruflichen Leistungsfähigkeit. In der Rehabilitationskommission sind alle hierfür in Betracht kommenden Ärzte und Betreuungsstellen einzusetzen. MARX schlägt vor, den Tuberkulosearzt, den Arbeitstherapeuten, den Berufsberater, den Schwerbeschädigtenvermittler des Arbeitsamtes und die Hauptfürsorgestelle bzw. den jeweiligen Rentenversicherungsträger zur Zusammenarbeit heranzuziehen. Bei den ehemaligen Gefangenen hätte gegebenenfalls noch der Vertreter der Entlassenenhilfe mitzuarbeiten. Für Anlern- und Umschulungsmaßnahmen ist Verbindung mit dem Landesarbeitsamt und mit dem Sozialversicherungsträger aufzunehmen. Von ausschlaggebender Bedeutung ist aber die Einstellung und das Verhalten des zu Rehabilitierenden selbst. Es ist zu bedenken — dies wurde von JANZ eingehend erörtert —, daß die Durchführung einer für den Staat kostspieligen Rehabilitation, wozu eine ganze Reihe von Gesetzen die besten Möglichkeiten bietet, *unnütz* vertan ist, wenn der Betroffene an der Schulung oder Umschulung nicht den rechten inneren Anteil nimmt und womöglich nach jahrelangen Bemühungen um ihn, zu arbeiten verweigert und die Berentung vorzieht. Zur Arbeit aber kann niemand gezwungen werden (Grundgesetz der Bundesrepublik). Kostspielige Rehabilitationsmaßnahmen sollten nur dort erfolgen, wo sie sinnvoll, erfolgversprechend sind und ein ernstliches Rehabilitationsbemühen des Genesenen erkennbar wird. Hier wird deutlich, wie wichtig es ist, sich mit den zu Rehabiliterenden bereits frühzeitig zu beschäftigen und die Geeigneten bereits während des Heilverfahrens in der Haft von dem Nutzen der Rehabilitation zu überzeugen und sie unablässig darin fest zu machen, um sie zu echter Berufsarbeit zu bewegen.

Als erstes ergibt sich die Frage, kann der Arbeitsfähige seine *alte Tätigkeit* wieder aufnehmen und womöglich an seinen alten Arbeitsplatz wieder zurückkehren oder ist eine Umvermittlung in eine andere Tätigkeit erforderlich? Zu beachten sind die Tätigkeiten, Berufe, die für Tuberkulöse bzw. Posttuberkulöse *nicht geeignet*, gefahrbringend sind oder zum Schutz der Allgemeinheit nicht von ihnen ausgeübt werden dürfen und daher zu untersagen sind.

Dahin gehören alle schweren körperlichen Arbeiten und Arbeiten mit gefährdenden Stoffen (Stäube, Gase, Dämpfe), also Staubarbeiten in Gestein-, Metall-, Holz-, Textil-, Lackstaub usw., ferner alle Arbeiten mit reizenden Dämpfen und Gasen sowie Arbeiten, bei denen eine Schutzmaske zu tragen ist. Unzulässig sind Arbeiten mit starken Temperaturbelastungen im besonderen „Hitzearbeit" (BORNEFF) und mit starken Temperaturschwankungen, mit starker Sonnenbestrahlung und in Nässe (Erkältungsgefahr). Als besonders nachteilig hat sich die Arbeit im Freien („Außenarbeit") erwiesen, da bei ihr der Tuberkulöse vielfach körperlichen Überanstrengungen und Witterungsunbilden ausgesetzt ist (als Maurer, Gärtner, Straßenarbeiter, Grubenarbeiter, Fernlastfahrer usw.). Als höchst ungünstig sind ferner die Beschäftigung im Dreischichtbetrieb bekannt, infolge der dauernden Umstellung des Lebensrhythmus, überhaupt Arbeiten mit Wechselschicht, Nachtarbeit, Überstundenarbeit und unzweckmäßiger Akkord- oder Fließbandarbeit. Schädlich für den Tuberkulösen sind schließlich alle sogenannten „gefährdenden Arbeiten", also solche Arbeiten, für deren Ausübung das Gewerbeaufsichtsamt ärztliche Reihenuntersuchungen vorschreibt (KIRN u. KUHN).

Hieraus ergibt sich, daß eine ganze Reihe von entlassenen Tuberkulösen nicht in ihren alten Beruf zurückkehren können. NEERFORT weist darauf hin, daß sich heute noch ein großer Teil der als arbeitsfähig aus den Heilstätten entlassenen Patienten durch Wiederaufnahme der früheren Arbeit, auf weitere Sicht gesehen, übernimmt. Damit ist die Gefahr des Krankheitsrückfalls gegeben. In der metallverarbeitenden Industrie (KIRN u. KUHN) werden daher die Gruppen der gelernten Former, Schmelzer, Gießer und Galvaniseure und viele ungelernte Arbeiter ihre Tätigkeit nicht wieder aufnehmen dürfen. Ebenso nicht die Gruppe der Spritzer, Zink- und Kupferspritzer, der Emaillierer, Lackierer und andere mehr. Wohl aber werden Facharbeiter wie Mechaniker, Werkzeugmacher, Schlosser, Schreiner oder Elektriker häufig ihren Beruf weiterführen können. Der Kopfarbeiter soll möglichst im Einzelzimmer oder zusammen mit anderen Tuberkulösen arbeiten; er soll nicht in Dienststellen verwendet werden, in denen er viel sprechen und diktieren muß. — Bevorzugte Berufe der Unterbringung sind solche der Güterverteilung, des Verkehrswesens, der Verwaltung und der Technik (VAN BEEK).

Für die Frage der *Infektiosität* kann nicht allein der mehr oder minder zuverlässige Nachweis von Tuberkelbakterien im Auswurf maßgebend sein („Scheinnegativität" nach Chemotherapie), sondern wichtig ist vor allem Art und Ausdehnung des Lungenprozesses sowie der Allgemeinbefund. Hat der Tuberkulöse zwar gelegentlich Tuberkelbakterien im Auswurf, ist jedoch auf Grund laufender sorgfältiger klinisch-röntgenologischer Beobachtung eine Ansteckungsgefahr praktisch nicht anzunehmen, so kann er unter gewissen Einschränkungen zur Arbeit zugelassen werden. Die Zulassung Offentuberkulöser zur Arbeit ist also nicht in jedem Falle unmöglich. Bei wenig Husten und besonders bei diszipliniertem Verhalten „bedeutet der Offentuberkulöse bei normalen Umwelts- und Arbeitsverhältnissen praktisch eine geringere Gefahr für Erwachsene als die, der jeder Mensch im neuzeitlichen Verkehr ausgesetzt ist" (GRIESBACH). Nach statistischen Untersuchungen von KEUTZER gehen von den erkannten und überwachten Offentuberkulösen die wenigsten Neuinfektionen aus. Selbstverständlich ist, daß der Tuberkulöse eine seinem Gesundheitszustand entsprechende Arbeit erhält und einer sorgsamen ärztlichen Nachfürsorge unterstellt bleibt. Denn auch ein Kranker, der wochen- und monatelang einen negativen Bakterienbefund im Auswurf gezeigt hat, kann eines Tages wieder einen positiven Befund haben. Das DZK hat wiederholt darauf aufmerksam gemacht, daß die Zahl der Rückfälle von der Gruppe der geschlossenen in die Gruppe der offenen Lungentuberkulose von Jahr zu Jahr zugenommen hat. — Für die *Unterbringung Arbeitsfähiger* sind die vom Deutschen Zentralkomitee zur Bekämpfung der Tuberkulose heraus-

gegebenen „Richtlinien für die Beschäftigung von Tuberkulösen an geeigneten Arbeitsplätzen" (vgl. Anmerk. S. 155) maßgebend. Die Richtlinien erfassen nur Tuberkulöse, die im Sinne des § 88 AVAVG *arbeitsfähig* sind, d. h. die ohne Gefährdung
der eigenen Gesundheit oder ihrer Umgebung zur Arbeit zugelassen werden können.
Die Arbeitsvermittlung erstreckt sich auf die Ermittlung eines geeigneten Arbeitsplatzes, der den gesundheitlichen Erfordernissen und der Neigung und Eignung des
Tuberkulösen entspricht. Der Lungentuberkulöse muß mit der Bekanntgabe seines
jeweiligen Gesundheitszustandes an die bei der Arbeitsvermittlung in Betracht kommenden Stellen einverstanden und selbst bereit sein, sich hygiensch einwandfrei zu
verhalten.

Arbeitsfähig im Sinne der Arbeitslosenversicherung ist ein Tuberkulöser, dessen
Arbeits- und Erwerbsfähigkeit ohne gesundheitliche Gefährdung durch die Arbeits-
belastung eine Arbeitsaufnahme zuläßt und der keine Gefahrenquelle für seine
Arbeitskameraden darstellt (E. SCHRÖDER).

4/I Unbedenklich wird die Beschäftigung eines Tuberkulösen ärztlich als gegeben erachtet,
a) wenn es sich um einen abgelaufenen Tuberkuloseprozeß handelt,
b) wenn niemals Tuberkelbakterien nachgewiesen worden sind,
c) wenn der letzte Nachweis von Tuberkelbakterien bei mindestens vierteljährlicher Auswurfuntersuchung ein Jahr oder länger zurückliegt,
d) wenn bei gleicher Häufigkeit der Auswurfuntersuchung der letzte Nachweis von Tuberkelbakterien im Auswurf weniger als ein Jahr zurückliegt, aber zur Zeit der Arbeitsvermittlung der klinisch-röntgenologische Befund dafür spricht, daß keine Tuberkelbakterien ausgeschieden werden.

Nach den „Richtlinien" können aber auch unter bestimmten Umständen Tuberkulöse, die *wenig Tuberkelbakterien* im Auswurf haben oder bei denen der letzte
Bakterienbefund erst kürzere Zeit als ein Jahr zurückliegt, zur Arbeit zugelassen
werden:

4/II Eine Arbeitsaufnahme ist auch bei einem Tuberkulösen unbedenklich, der zwar gelegentlich Tuberkelbakterien ausscheidet, bei dem jedoch auf Grund laufender sorgfältiger
klinisch-röntgenologischer Beobachtung eine Ansteckung praktisch nicht zu befürchten ist, und
zwar mit folgenden Einschränkungen: In der Regel kommen nur berufliche Tätigkeiten in
Betracht, die keine engere Berührung mit anderen Personen (z. B. ständiger Publikumsver-
kehr) mit sich bringen; der Tuberkulöse eignet sich aber zur Betreuung von Tuberkulösen.
Tuberkulöse Ärzte, Zahnärzte, Zahntechniker, Krankenpflegepersonen usw. (4/II) sollten in
Tuberkulose-Heilstätten, -Laboratorien und dergleichen beschäftigt werden. — Tuberkulöse
im Sinne von 4/II eignen sich nicht für berufliche Tätigkeiten, bei denen ein Kontakt mit
Kindern und Jugendlichen unumgänglich ist (Erziehung und Pflege von Kindern und Jugendlichen, Erteilung von Unterricht, Beschäftigung in Haushalten mit Kindern und Jugendlichen,
in Lehrlingsbetrieben und -werkstätten; auch im Friseur- und kosmetischen Gewerbe). Nicht
gestattet ist die Beschäftigung von Tuberkelbakterien-Ausscheidern mit Arbeiten bei der Ge-
winnung, Herstellung und dem Vertrieb von Nahrungs- und Genußmitteln, wie z. B. in
Lebensmittelhandlungen, Kantinen, Molkereien, Bäckereien, in der Lebensmittelindustrie und
in Gast- und Schankwirtschaftsbetrieben, weil die Gefahr besteht, daß Tuberkelbakterien auf
andere Personen oder Lebensmittel übertragen werden [VO betr. die Bekämpfung übertragbarer Krankheiten vom 1. 12. 38 (RGBl. S. 1721)]. Zu bedenken ist, daß das Ausmaß der
Gefährdung keineswegs leicht abgrenzbar ist und es vielfach Tätigkeiten gibt, die zwar im
Regelfall *nicht*, wohl aber unter bestimmten Umständen mit einer erhöhten Ansteckungsgefahr
verbunden sein können (KÜPPER).
Diese Anweisung der Richtlinien (A 4/II), nach der ein Tuberkulöser, auch dann, wenn
er gelegentlich Bakterien ausscheidet, in den Arbeitsprozeß eingegliedert werden kann, ist
nicht ohne Kritik geblieben (APITZ). Als Begründung wurde u. a. darauf hingewiesen, daß der
Tuberkulöse zwar am Arbeitsplatz von Jugendlichen fern gehalten werden könne, er aber
doch in der Freizeit, in der Kantine, in den Pausen mit ihnen in Berührung kommt. Demnach
dürften also „wirklich nur geschlossene Lungenkranke" zur Arbeit herangezogen werden.
Diese Forderung geht offensichtlich zu weit. Es müssen vielmehr geeignete Vorkehrungen
getroffen werden, um auch Bakterienausscheider, die arbeiten können, in Betrieben arbeiten
zu lassen. Bei dem Stande unserer Behandlungsmöglichkeiten erscheint dies als eine Notwendigkeit.

Wie weit *weniger Infektiöse, fakultativ Offene und Offentuberkulöse*, deren Befund über das hinaus geht, was nach den „Richtlinien" für die Beschäftigung von Lungentuberkulösen am öffentlichen Arbeitsplatz gefordert werden muß, zu geschehen hat, wird sich weitgehend nach den örtlichen Möglichkeiten richten. Diese heute nicht seltenen chronisch Tuberkulosekranken („Chroniker"), deren Krankheit nicht mehr zum Stillstand kommt und im allgemeinen keine regelmäßige Arbeit mehr erlaubt, stellen ein schwieriges Problem dar. Soweit es ihr Zustand erlaubt und sie damit einverstanden sind, wird ein Teil von ihnen als stabilisiert Gebesserte bei sorgsamer ärztlicher Überwachung in einem geschützten Arbeitsverhältnis am hygienisch einwandfreien Sonderarbeitsplatz, etwa in geschlossenen Gruppen in Sonderwerkstätten von Großbetrieben gegebenenfalls wieder tätig sein können. Von MARX wurde die Einrichtung von Staatlichen Schwerbeschädigtenbetrieben vorgeschlagen, wie sie in England, z. T. in Verbindung mit Fachkliniken, bestehen. Bei der Anhäufung und dem dichten Zusammensein vieler Menschen im Betrieb und auf den öffentlichen Verkehrsmitteln sowie bei dem oft leichtsinnigen Verhalten der Patienten ist allerdings strenge Aufsicht und Wachsamkeit erforderlich. Nach Arbeitsschluß könnten sie zweckmäßig in einem Nachtsanatorium bis zum nächsten Morgen versorgt werden. — In erster Linie ist es die Arbeitsheilstätte, die für die weitere Betreuung der chronisch Offentuberkulösen sorgt. ALEXANDER hatte daran gedacht, aus der Arbeitsheilstätte die *Tuberkulosesiedlung* herauswachsen zu lassen; sie sollte Möglichkeiten zur Beschäftigung in der Industrie bieten.

Der Gedanke der Siedlung für Offentuberkulöse mit erhaltener Teilarbeitsfähigkeit wurde auch sonst immer wieder aufgegriffen, blieb aber ein noch immer umstrittenes Problem (PAETZOLD). In Deutschland hat DORN (Charlottenhöhe) bereits seit Jahrzehnten hierfür vorbildliche Arbeit geleistet. Seine „Siedlungskolonien" sollen dem nicht mehr rehabilitationsfähigen Offentuberkulösen, der hier mit seinen Restkräften leichte Arbeit in günstigem Klima verrichtet, und seiner Familie namentlich hinsichtlich der schwierigen Wohnraumfrage helfen. In Tuberkulosesiedlungen werden die Tuberkulösen nach oder noch während der Behandlung in Gemeinschaften zusammengefaßt, um ihnen durch Ansiedlung die Grundlage für wirtschaftliche Selbständigkeit zu geben. Dem aus der Heilbehandlung Entlassenen werden für Jahre geeignete Arbeit, gute Lebensbedingungen und ärztliche Überwachung zugesichert. Familienreihenhäuser mit Etagenwohnungen sind in der Dorfsiedlung besser als das alleinstehende Siedlungshaus, das mit seiner schwierigen Beheizung und der Mehrarbeit durch den Garten eine erheblich größere Belastung für den Tuberkulösen mit sich bringt. Die Wohnraumsiedlung für Tuberkulöse kommt hauptsächlich für ältere Männer in Frage, die eine Familie zu versorgen haben und deren Gesundheitszustand für den Wettbewerb auf dem freien Arbeitsmarkt nicht geeignet ist. Wird erneut Krankenhausaufnahme notwendig, ist der Siedler gewiß, daß seine Familie während dieser Zeit in der Siedlung wirtschaftlich gesichert ist. Intrafamiliäre Ansteckung kann niemals ganz vermieden werden. Die mit der Siedlung verbundene Übersiedlung aufs Land wird allerdings von vielen Großstädtern abgelehnt, für sie kommen Werkstätten mit Wohnmöglichkeit in den Städten in Frage.

Nach BIRKHÄUSER sollte es oberster Grundsatz fürsorgerischer Arbeit sein, Familiengemeinschaften möglichst beisammen zu lassen, sofern keine Kinder gefährdet sind. Dazu ist es nötig, den geforderten Wohnungsbau für Tuberkulöse nachdrücklich zu steigern. Geeignete Unterkommen sind ferner, wie sie auch im Ausland, namentlich in England, schon seit langem bestehen, unter anderem das Ledigenheim und Nachtkliniken, in denen Tuberkulöse gute Lebensbedingungen und genügend Ruhe finden, um am Tage drei oder mehr Stunden zu arbeiten. In England gibt es Spezialfabriken, die nur Tuberkulöse beschäftigen. Für Offentuberkulöse ist es unerläßlich, daß ihre Unterkünfte mit einem Behandlungszentrum in Verbindung stehen, das die Kranken überwacht, in die Arbeit einweist und in das sie bei einem Rückfall aufgenommen werden können. Ihnen ist eine Beschädigtenindustrie angegliedert, die denjenigen Kranken, die keine volle Rehabilitation mehr erlangen, eine angemessene Existenzmöglichkeit bietet (BRIEGER). — Nicht eingesetzt werden können beim Arbeitsprozeß die *Hochinfektiösen*, die sogenannten Massenbazillenstreuer mit ständigem Husten und reichlichem bakterienhaltigem Auswurf (Schwartz), die Tuberkulösen mit „hoher Ansteckungskraft" (Kayser-Petersen) und die nicht mehr erziehbaren hygienisch undisziplinierten Offentuberkulösen. — Die Tatsache, daß es durch die neueren antituberkulösen Behandlungsmethoden häufig zum Übergang in die chronische Form der Lungentuberkulose mit ihren Begleiterscheinungen ohne genügende Ausheilung kommt, bringt es mit sich, daß die Zahl der *nicht mehr einsatzfähigen Kranken* recht erheblich ist. Nicht nur die Fälle mit ausgedehntem doppelseitigem Kavernensystem und Streuungen bis in die Unterfelder sind lediglich Bewahrungsfälle, sondern auch Kranke mit einzelnen kleinen nicht zu beeinflussenden Kavernen und erheblichem Emphysem oder mit cirrhotischen Prozessen, die eine solche Beeinträchtigung der Atem- und Kreislauffunktion ergeben, daß für sie bestenfalls leichteste Tätigkeit für einige Stunden möglich ist. Hier besteht die Hauptaufgabe darin, dafür zu sorgen, daß diese Kranken nicht eine Quelle für Neuerkrankungen in ihrer Umgebung werden, zumal sich unter den ehemals tuberkulösen Häftlingen eine ganze Anzahl asozialer disziplinloser Personen befindet. — Diejenigen bedauernswerten Kranken, die trotz einwandfreien Verhaltens immer wieder eine Verschlechterung ihres Zustandes erleben müssen, durch die sie aus Arbeit und Beruf gerissen werden und allmählich einem Siechtum entgegengehen, bedürfen der besonderen Anteilnahme und seelischen Führung des Arztes. Zur Invalidität tritt bei ihnen das Asylierungs- und Pflegeproblem. Für diese Kranken mit *aussichtsloser Prognose* kommt die häusliche Isolierung oder eine möglichst „heimatnahe" Krankenhausisolierung in Frage.

Bei den noch als *behandlungsbedürftig* aus der Heilstätte oder dem Strafvollzug entlassenen Tuberkulösen ist die weitere stationäre oder die häusliche und ambulante Behandlung (Griesbach) zu erwägen. Bei letzterer handelt es sich darum, die in der Heilstätte oder Haftanstalt erreichten Heilerfolge durch geeignete häusliche Behandlung, gegebenenfalls durch chemotherapeutische ambulante Nachbehandlung, zu erhalten und möglichst noch zu fördern, die Kosten für eine Dauerunterbringung in einer Anstalt einzusparen und die Umwelt des Kranken vor Infektion zu schützen. Der unvollständig behandelte tuberkulöse Häftling, der wegen Ablaufs seiner Strafzeit vorzeitig aus der Kur im Gefängnis entlassen wurde, sollte die fehlende Zeit in einer offenen Heilstätte oder Einrichtung, die auch die Möglichkeit zu einer sachgemäßen Arbeitsbehandlung bietet, nachholen. Meist vergeht eine nicht unerhebliche Zeit zwischen der Entlassung aus der Haftanstalt und der Möglichkeit zur Wiederaufnahme einer Arbeit. Diese sollte auf alle Fälle genutzt werden. Entsprechend der mangelnden Kurbereitschaft auch der nichtkriminellen Tuberkulösen, wird ein Teil der entlassenen Häftlinge die vorgeschlagene Kur von vornherein ablehnen. Da aber das Behandlungsergebnis wesentlich von der Länge der Behandlungszeit abhängig ist, kann sich dies auf den Gesundheitszustand sehr nachteilig auswirken. Andere werden den vorbeugenden Kurmittelgebrauch und die Arbeitsbehandlung durch ungenügende Beachtung der Kurvorschriften oder vorzeitigen Abbruch der Kur nicht zur vollen Auswirkung kommen lassen. Finanzielle Sicherstellung über die zuständige Tuberkulosefürsorgestelle und seelische Führung durch Arzt und Fürsorger sind in dieser Zeit erforderlich. — Leider ist der Vorschlag einer vorbereitenden Arbeitsbehandlung im allgemeinen wenig beliebt. Ihr eigentlicher Sinn wird vielfach noch verkannt, wobei der Rekonvaleszent die Ansicht äußert: Wenn ich schon arbeiten soll, dann tue ich es lieber zu Hause. Es ist notwendig, den Patienten noch während der Heilbehandlung über die Vorteile, die eine sachgemäße Berufsvorbereitung durch Arbeitsbehandlung bietet, aufzuklären. Von einsichtigen Kranken wird allerdings bereits in zunehmendem Maße eine gute Vorbereitung auf die eigentliche Arbeitsübernahme in einer entsprechenden Einrichtung gefordert. Manche dagegen ziehen das Nichtstun als Arbeitsunfähige mit Unterstützung, Rente und gelegentlichen kleinen Nebenverdiensten dem Neugewinn ihrer Arbeitskraft in einer Arbeitsheilstätte vor. Die geeignete seelische

Führung des tuberkulösen Häftlings während der ganzen Zeit seiner Behandlung, der Arbeitstherapie und Nachfürsorge kann nicht hoch genug eingeschätzt werden. Hat der Patient erst einmal den Willen zur aktiven Mitarbeit aufgegeben, so sind die Aussichten für eine fruchtbare Rehabilitation äußerst schlecht.

Bei Auftreten eines *Rezidivs,* das so frühzeitig wie nur möglich festgestellt werden sollte, ist weiterhin umgehend klinische und ambulante Behandlung erforderlich, bis der stationäre Zustand oder die Abheilung erreicht ist. Eignet sich der entlassene Tuberkulöse wieder zur Arbeit, geht es darum, ihn nach genügender Schonzeit und gegebenenfalls Arbeitsbehandlung wieder in den normalen Arbeitsbetrieb einzugliedern. Zur gesundheitlichen Beaufsichtigung, Beschaffung eines geeigneten Arbeitsplatzes und zur Wohnungs- und Ernährungsfürsorge bleibt der Genesene weiterhin in enger Verbindung mit der Tuberkulosefürsorgestelle.

2. Methoden zur Prüfung der Belastbarkeit des Expatienten und der Leistungsanforderungen des Arbeitsplatzes

Die Arbeitsvermittlung für Arbeitsfähige verlangt eine eingehende *Beurteilung* der Ansteckungsmöglichkeit des ins Erwerbsleben zurückkehrenden Posttuberkulösen und darüber hinaus eine Einschätzung des Grades seiner Belastungsfähigkeit. Sie ist durch das zuständige Gesundheitsamt (Tuberkulosefürsorgestelle) in Verbindung mit den behandelnden Ärzten zu geben. Im vorigen Abschnitt war bereits von der Arbeitsfähigkeit die Rede (S. 157, 161).

Bei mangelnder Zusammenarbeit können sich unterschiedliche Ansichten zwischen den beteiligten Ärzten bezüglich Belastungs- und Arbeitsfähigkeit des Einzugliedernden sehr zu dessen Nachteil auswirken (VAN BEEK). Sei es, daß z. B. eine auf Grund der Beurteilung des Heilstättenarztes vermittelte Arbeit nach Meinung des Lungenfürsorgearztes von dem Tuberkulösen nicht angetreten werden kann oder umgekehrt die Unterbringung eines nach Ansicht des Lungenfürsorgearztes arbeitsfähigen Posttuberkulösen nicht rechtzeitig vorbereitet wurde. Oder die genauen Berufsvorschläge des Heilstättenarztes lassen sich nicht verwirklichen, weil die Arbeitsmarktlage des Heimatortes dies nicht gestattet. Nicht selten geraten dabei die Zahlungen der Tuberkulosehilfe oder der Arbeitslosenunterstützung ins Stocken. Eine schwere Enttäuschung des Expatienten kann bei alledem die Folge sein.

Am sichersten wird sich ein Urteil über den Gesundheitszustand, die Anpassungsfähigkeit und die Belastbarkeit des Genesenen gewinnen lassen, wenn er sich bei entsprechender Eignung einer sachgemäßen vorbereitenden *Arbeitsbehandlung* mit eingehender arbeitsphysiologischer Leistungsprüfung während seiner Gefangenenzeit oder nach seiner Entlassung aus der Strafanstalt in einer Arbeitsheilstätte bereits unterzogen hat (s. u.). Dabei wird die dem Tuberkulösen verbliebene oder wieder erreichte Leistungsfähigkeit spiroergometrisch und am Arbeitsplatz überprüft, um Art und Größe der dem Tuberkulösen nach seiner Entlassung zuzumutenden Arbeit ausfindig zu machen. Krankheitsrückfälle und Verschlechterung des Befundes nach der Entlassung aus der Heilbehandlung sollen möglichst ausgeschlossen werden. Es ist für den Kranken und seine Umgebung äußerst nachträglich, wenn sich nach Wiederaufnahme der Arbeit herausstellt, daß er die ihm zugewiesene Arbeit nicht zu leisten vermag oder womöglich neu erkrankt. Unter Umständen wird zunächst Schonplatzbeschäftigung oder Kurzarbeit zu empfehlen sein. Eine solche Überprüfung der Leistungsfähigkeit ist besonders angezeigt bei Tuberkulösen, die eine schwere Tuberkulose überstanden haben, einen größeren lungenchirurgischen Eingriff hinter sich haben (ADELBERGER), wie überhaupt bei allen Rückfallgefährdeten oder bei Offentuberkulösen, bei denen nur noch eine beschränkte Arbeitsfähigkeit vorhanden ist. Die heute noch hohe Zahl von Rückfällen bei den als arbeitsfähig aus den Heilstätten entlassenen Kranken durch Wiederaufnahme der früheren Arbeit (NEERFORT) verlangt bei Überprüfung der tatsächlichen Leistungsfähigkeit größte Sorgfalt, Erfahrung und

Verantwortung auf diesem Sondergebiet der Tuberkulosefürsorge. Die Feststellung der Belastungsgrenze des Tuberkuloserekonvaleszenten und damit eine einigermaßen sichere *Voraussage* über seine Belastungsfähigkeit und Sicherung vor einem Krankheitsrückfall ist zwar außerordentlich wichtig, aber klinisch sehr schwierig und bisweilen unmöglich. Es ist daher anzustreben, die erreichte Leistungsfähigkeit objektiv genauer festzulegen. Neben der röntgenologisch-bakteriologischen und klinischen Betrachtung ist eine klare objektive *funktionelle* Betrachtung erforderlich (OVERRATH). Die Überlastung am Arbeitsplatz ist sicherlich der Hauptgrund für eine Reaktivierung des tuberkulösen Lungenprozesses, wohl infolge der entstehenden Sauerstoffschulden. Eine Überforderung führt letzten Endes zu einer chronischen Hypoxämie, die ein Aufbrauchfaktor ersten Ranges ist (KNIPPING). Auch nach der Entlassung aus der Behandlung sind daher *Nachuntersuchungen* der Leistungsfähigkeit, soweit erforderlich unter Zuhilfenahme der spiroergometrischen Methodik, vorzunehmen. Letztere vermag einen Einblick in die Leistungsbreite des kardio-respiratorischen Systems zu geben. Dies ist besonders bei den Kranken des höheren Lebensalters, die neuerdings immer zahlreicher in Erscheinung treten, von besonderer Bedeutung.

OVERRATH fand ein erstaunliches Abweichen der Beurteilung chronisch Lungentuberkulöser bei einerseits röntgenologisch-klinischer und andererseits spiroergometrischer Untersuchung. Bei 57% seiner Kranken, also bei mehr als der Hälfte aller Untersuchten, betrug die Minderung der Atemfunktion 30—60% gegenüber dem Sollwert; dabei sind Kranke mit einer Minderung der Atemfunktion über 60% praktisch als invalide anzusehen.

Andererseits wird es, mehr als es bisher geschieht, notwendig sein, die *Leistungsanforderungen des einzelnen Arbeitsplatzes* in der Industrieproduktion eindeutig arbeitsphysiologisch herauszuarbeiten, um in der Heimat, entsprechend der in der arbeitsphysiologischen Abteilung festgestellten Leistungsfähigkeit des Tuberkulösen, einen geeigneten Arbeitsplatz aussuchen zu können. Um die auf die Dauer zu fordernde Arbeitsleistung festzulegen, ist die eingehende Kenntnis aller Arbeitsvorgänge der zu übernehmenden Arbeit mit zusätzlichen Einflüssen notwendig. In allen Krankenabteilungen, in denen eine konservative Behandlung Tuberkulöser durchgeführt wird, also auch auf den Tuberkuloseabteilungen des Strafvollzugs, sollten daher *arbeitsphysiologische Laboratorien* zur Verfügung stehen. Außer dem körperlichen Zustand nach überstandener Tuberkulose sind auch andere Eigenschaften wie Empfindlichkeit z. B. gegenüber Wärme, hautangreifenden Stoffen u. ä., bewegungsrhythmische oder andere Eigentümlichkeiten, die sich als krankheitsfördernde Ursache auswirken könnten, mit zu berücksichtigen. Sie sind in ihrer arbeitsmedizinischen Bedeutung heute erst zum Teil erkannt. Nur wenn die Leistungsgrenze des Tuberkulose-Rekonvaleszenten und die Leistungsanforderungen des Arbeitsplatzes einschließlich der psychologischen Gegebenheiten in einem ausgewogenen Verhältnis zueinander stehen, kann von einem zweckmäßigen gesundheitsgemäßen Arbeitseinsatz die Rede sein. Selbst nach völlig ausgeheilter Tuberkulose ist zwischen Leistungsanforderung des Arbeitsplatzes und erwiesener Leistungsfähigkeit des Tuberkulose-Rekonvaleszenten eine ausreichend große Sicherheitszone einzuschalten.

3. Interne und externe Arbeitsbehandlung

Auf eine geeignete Vorbereitung für die Arbeitsvermittlung durch *Arbeitsbehandlung*, die im Anschluß an die klinische Behandlung zur Überbrückung der Zeit bis zum Erreichen der höchstmöglichen Arbeitsfähigkeit durch mehrmonatiges Arbeitstraining, Testung, Anpassung, Schulung und Umschulung unter ärztlicher Aufsicht statthat, wird heute ärztlicherseits großer Wert gelegt. Patienten, die nur eben gebessert, unvorbereitet durch Arbeitstherapie ungenügend belastungsfähig in den Existenzkampf zurückkehren, verfallen nur zu leicht einer Reaktivierung ihrer Krankheit. Zwar braucht nicht jeder Genesene am Ende der Ruhekur eine Arbeitsheilstätte zu durchlaufen.

Mitunter genügt auch eine *Übungsbehandlung* mit Training und Prüfung der Leistungsfähigkeit durch Leibesübungen, Gymnastik (Gruppengymnastik, auch Atemgymnastik) und Sport als Mittel zur Rehabilitation (BRECKE, STEINBRÜCK, TEGTMEIER); sie ist allgemeiner anwendbar als Werkstättenarbeit (OPPIKOFER). Tuberkuloserekonvaleszenten, die nicht wieder in den alten Beruf oder in eine verwandte Tätigkeit zurückzukehren können, bedürfen einer besonderen Anleitung durch *Umschulung* [2—3% (GÖTTSCHING)]. Jeder dieser Patienten sollte nachdrücklich dazu ermuntert werden, sich einem Umschulungskurs zu unterziehen. Die Umschulung hat in einer geeigneten Umschulungswerkstätte oder bei einem besonders ausgewählten Arbeitgeber zu erfolgen (HEIDELBACH). Der bis dahin *ungelernte Arbeiter* sollte, sofern er sich dazu eignet, nach Möglichkeit eine Ausbildung oder Anlehre erhalten, auch wenn sich infolgedessen seine Ausbildung länger hinziehen wird. Es ist bekannt (ICKERT, KOELTSCH, FRÖHLICH u. a.), daß die Gruppe der ungelernten Arbeiter mit die höchste Tuberkulosesterblichkeit aufweist, was wohl u. a. auf den geringen Verdienst zurückzuführen ist. — Die Wiedereingliederung der Skelett-Tuberkulösen stellt ein eigenes Aufgabengebiet dar (BEHRENDT).

Das *Ziel* der beruflichen Schulung ist, den Posttuberkulösen möglichst dahin zu bringen, das gleiche wie voll einsatzfähige Arbeitskameraden zu leisten und den gleichen Lohn zu erhalten. Jede Schulung hat daher unter Berücksichtigung der medizinischen, psychologischen, sozialen, beruflichen und wirtschaftlichen Gesichtspunkte zu erfolgen. Nicht allein der Genesene selbst, sondern auch die Allgemeinheit hat ein Interesse daran, daß seine Arbeitskraft nicht verloren geht, sondern möglichst bald wieder zum Einsatz kommen kann. Das Arbeitstraining sollte unter Bedingungen stattfinden, die dem Normalen der zukünftigen Tätigkeit möglichst nahekommen. Mit Rücksicht auf die allgemeine Lebensverlängerung der Tuberkulösen und die damit verknüpfte ständige Zunahme der *älteren Jahrgänge* sollte eine Beschränkung durch Altersgrenzen hinsichtlich der Arbeitsbehandlung und des Arbeitseinsatzes weitgehendst vermieden werden. Vielfach ist allerdings durch mangelhafte psychische Eignung der Ausbildungsmöglichkeit eine enge Grenze gezogen. Der posttuberkulöse Haftentlassene oder in Bewährung Stehende darf keinesfalls durch ein zu hoch gestecktes Ziel überfordert werden. Viele ehemals Kriminelle eignen sich nicht zum Facharbeiter. Sie können sich andererseits auf dem Weg über den Hilfsarbeiter gegebenenfalls für eine gehobenere Stellung qualifizieren (MOOG). Ob es zweckmäßiger ist, die Arbeitsbehandlung noch innerhalb der Heilanstalt durchzuführen oder in einer besonderen hierzu eingerichteten, jedoch noch in unmittelbarer Verbindung mit der Heilstätte stehenden arbeitstherapeutischen Anstalt oder in einer von der Heilanstalt gänzlich abgetrennten Arbeitsheilstätte, darüber gehen die Ansichten der Tuberkuloseärzte noch auseinander. Auch die jeweils vorhandenen örtlichen und finanziellen Möglichkeiten verlangen Berücksichtigung und werden verschiedene Lösungen mit sich bringen. Wenigstens die *ersten Arbeitsversuche* oder eine Übungsbehandlung sollten möglichst noch vor der Entlassung aus der Tuberkulose-Heilstätte durchgeführt werden. Eine Arbeitskur wird im Tuberkulosekrankenhaus und in der normalen *Lungenheilstätte* meist nur in beschränktem Umfang und über einen zu kurzen Zeitraum hin möglich sein (Bettenmangel). Eine Arbeitsbehandlung findet daher, um eine nachhaltigere und bessere Testung durchzuführen, in Einrichtungen statt, die unter verschiedenen Namen laufen wie Nachkurheilstätte, Arbeitsheim, *Arbeitsheilstätte,* Umschulungsheilstätte mit entsprechend eingerichteten Heilwerkstätten, und zwar in Anlehnung an eine Heilstätte oder an ein Tuberkulosekrankenhaus.

Es hat sich herausgestellt, daß es zweckmäßig ist, nicht sämtliche Tuberkulose-Heilstätten mit den erforderlichen umfangreichen Einrichtungen für eine zweckentsprechende Arbeitstherapie und für alle Umschulungsmöglichkeiten auszustatten. Denn es sind Werkstätten und geeignete erfahrene Lehrkräfte für zahlreiche Berufsarten erforderlich. Nach dem Vorschlag von GRIESBACH (1938) sollten sich nur einzelne Anstalten mit diesem Sondergebiet befassen und zu dem Sondertyp einer „Übergangs- und Arbeitsheilstätte" ausgestaltet werden. Diese dient dazu, als Durchgangs- und Übergangsstation Tuberkuloserekonvaleszenten mit abgeschlossener Kur auch aus anderen Heilstätten zum Zwecke der Rückgewinnung früherer und Erwerb neuer Berufskenntnisse sowie zur Leistungs-Prüfung aufzunehmen. Auswahl, Ausstattung und Arbeitsbetrieb der Werkstätten müssen im einzelnen reiflich überlegt sein (OPPIKOFER). Eine allzu große Vielfalt von Werkstätten ist nicht angezeigt. Andererseits wird verlangt, daß es hier „von der einfachsten und zeitlich begrenzten Handarbeit im Sitzen über Präzisionsarbeit der Feinmechanik und handwerkliche Arbeiten mit geringen körperlichen Anstrengungen bis zur ganztägigen Beschäftigung im Stehen und Gehen, zum Teil mit Lasten, jeder Berufsgruppe entsprechende und steigerungsfähige Einsatzmöglichkeiten gibt". Dazu sind große und modern eingerichtete, auch in hygienischer Hinsicht einwandfreie Werkstätten sowie gute Lehrkräfte erforderlich. Für Männer kommen Tätigkeiten als Schneider, Buchbinder, Maler, Schuhmacher, Elektrotechniker, Tischler, Schlosser, Schmied in Frage. Frauen führen Arbeiten, angefangen von einfachen Näh- und Strickarbeiten bis zu kunstgewerblichen Handarbeiten, mit den erforderlichen Werkzeugen und Werkmaschinen aus. Nur ein gewisser Teil der zu entlassenden Kranken einer Heilanstalt wird für eine solche Übergangsheilstätte in Frage kommen (Richtlinien zur Krankenauswahl siehe bei GRIESBACH). Die Arbeitsheilstätte ist nicht als Daueraufenthalt gedacht. Die Patienten werden entlassen, wenn ihre optimale Leistungsfähigkeit durch das Arbeitstraining erreicht ist und ihr Arbeitseinsatz außerhalb der Anstalt erfolgen kann.

Schulung und Umschulung können also als „interne" Arbeitstherapie in eigens dafür vorgesehenen Lehrwerkstätten bei stationärer Unterbringung mittels Einzelarbeit erfolgen. Sie haben ihren besonderen Wert namentlich für die chronisch Offentuberkulösen. Die Umschulung auf einen lohnenden Beruf, wie sie für Jüngere in Frage kommt, verlangt zwei bis drei Lehrjahre. Aber nur wenige Patienten werden damit einverstanden sein, so lange sich zusätzlich in der Heilstätte aufzuhalten. Die langwierige Trennung von der Familie stellt einen gewichtigen Hinderungsgrund dar (SCHWENKENBECHER). Die Arbeitsbehandlung daselbst belastet mit dem dazu nötigen Kraft- und Energieaufwand, worauf DORN hinweist, manche Tuberkulöse ganz erheblich. Führt die Umschulung darüber hinaus nicht zum gewünschten Erfolg, so ist die Enttäuschung groß. Denn darin liegt überhaupt die Schwierigkeit, nach der Umschulung einen Arbeitgeber zu finden, der bereit ist, den umgeschulten Tuberkuloserekonvaleszenten bei sich aufzunehmen (APITZ). Man ist daher vielfach zur *ambulanten Umschulung* mit kürzerer Ausbildungsdauer (bis zu drei Monaten) in dazu geeigneten Werkstätten Betrieben, Schulen der Großherstellungsbetriebe in Form des *Anlernverfahrens* übergegangen, und zwar mit gutem Erfolg. Nach den Richtlinien des DZK (vgl. Anmerk. S. 155) können Tuberkulöse außer mit Einzelarbeiten auch mit Gemeinschaftsarbeit in dafür vorgesehenen Arbeitsstätten beschäftigt werden, und zwar a) außerhalb des Wohnorts in Form von Werkstättensiedlungen (meist im Anschluß an eine Heilstätte), oder b) am Wohnort in Form von besonderen Betriebsabteilungen oder in Form von selbständigen Sonderwerkstätten (etwa nach dem Muster der in Arbeitsheimstätten geschaffenen, von der Industrie mit regelmäßigen Aufträgen bedachten arbeitstherapeutischen Einrichtungen und Arbeitsgemeinschaften). Geeignete ärztliche Beaufsichtigung muß selbstverständlich gewährleistet sein.

Durch eine solche *Anlehre* können viele Tuberkuloserekonvaleszenten in den Industriebetrieben (mit finanzieller Beihilfe als Lohnausgleich) untergebracht werden. Zahlreiche Möglichkeiten vom wenig belasteten Maschinenarbeiter angefangen, über den Gütekontrolleur bis zum Konstrukteur sind hier gegeben. Es empfiehlt sich daher für die geschlossenen, nicht ansteckungsfähigen Tuberkulosegenesenen auch die „externe" Arbeitstherapie (OVERRATH u. a.). Der Patient kommt von der Heilstätte oder einer anderen Einrichtung aus, in der er untergebracht und unter fachärztlicher Beobachtung oder in Behandlung bleibt, zum abgestuften Arbeitseinsatz auf Arbeitsplätzen in Betrieben und Werkstätten der freien Wirtschaft, nötigenfalls in einer eigenen Gruppe. Durch die hier gegebenen milieuechten Bedingungen ist ein sicherer Belastungstest gegeben. Es ist nicht allein die Arbeitsbelastung als solche, der der Genese am

Arbeitsplatz ausgesetzt ist, sondern es kommen noch andere unwägbare Belastungen des technischen Betriebes wie Lärm, eiliges Zeitmaß, unruhige Betriebsamkeit ringsum u. a. hinzu. Die Ausbildung wird dem Strukturwandel der industriellen Fertigung, welche sich immer mehr von einer rein handwerklichen Tätigkeit entfernt hat, besser gerecht. Voraussetzung ist, daß sich die Unterbringung (z. B. Heilstätte) in geeigneter Lage zu einem industriellen Wirtschaftsraum befindet. Der Wiedergenesene wird bei geeigneter Anleitung aus mannigfachen Gründen besser den Anschluß an das freie Leben und das nötige Selbstvertrauen wiedergewinnen. OVERRATH schlägt vor, zwischen Beendigung der stationären Heilstättenbehandlung und Arbeitstherapie mit externem Arbeitseinsatz eine Zeit *allgemeiner Trainingsbehandlung* von etwa vier Wochen Dauer unter Anwendung von gymnastischen, hydrotherapeutischen Maßnahmen, Spiel und Sport einzuschieben, um Kreislaufdysregulationen mit unökonomischer Sauerstoffausnützung, die sich während der monatelangen Ruhigstellung während der Heilstättenbehandlung herausgebildet haben, zu überwinden. — Auch der offene, chronisch Lungentuberkulosekranke könnte unter Umständen, bei Vorhandensein entsprechender Sonderabteilungen, im externen Arbeitseinsatz untergebracht werden. Zur Unterbringung von Rekonvaleszenten, die zur Arbeit in einen Betrieb gehen, könnten auch zweckentsprechende, in der Nähe von Großbetrieben gelegene Krankenhäuser, die einige Betten für Resozialisierungszwecke Tuberkulöser zur Verfügung stellen („Nachtsanatorium"), mitherangezogen werden (NEERFORT).

Die *Ausgestaltung der Arbeitstherapie* ist neuerdings lebhaft in Fluß gekommen. Eine endgültige Lösung der mit ihr verknüpften Fragen ist aber noch keineswegs erreicht. Dogmen sind hier völlig unangebracht. Nach Lage des einzelnen Falles wird auf verschiedenen Wegen vorzugehen sein. Besondere Bedeutung kommt dabei, wie dies bereits für die Arbeitstherapie in der Haftanstalt (S. 152) geschildert wurde, der geeigneten seelischen Führung zumal des ehemaligen Justizgefangenen nach den Grundsätzen einer zweckentsprechenden Arbeitspsychologie zu. Durch eine äußerliche Form der Unterweisung und Ordnung der sozialen Verhältnisse ist das Problem der Rehabilitation nicht allein zu lösen. Ganz besondere Beachtung wird man daher in allen Einrichtungen, die der Schulung und Umschulung dienen, der Auslese und Vorbildung des *Ausbildungspersonals* zuwenden müssen. Nur ein sehr beschränkter Kreis von Personen der Belegschaft wird neben den fachlichen auch die notwendigen menschlichen Eigenschaften für die zu stellenden Aufgaben mitbringen. Voraussetzung für eine genügend lang durchzuführende Arbeitsbehandlung ist ferner wirtschaftliche Sicherstellung des Rekonvaleszenten. Jeder Rehabilitationsvorgang erfordert staatliche Zuschüsse. Bei manchen Dienststellen macht sich in neuerer Zeit die laienhafte Vorstellung hemmend bemerkbar, daß die Tuberkulose aussterbe und man nichts mehr in die Arbeitsheilstätte „hineinstecken" solle. Eine gute Heilwerkstätte kann zwar ihre Unkosten durch die geleistete Arbeit u. U. herabmindern, aber nicht vollständig decken. Sie erweist sich jedoch auf die Dauer — abgesehen von dem menschlichideellen Wert — von hohem volkswirtschaftlichem Wert durch Wiederherstellung der Arbeitskraft und Wegfall der Fürsorgeleistungen. Auf weite Sicht ist für den Staat mit einer Kostentilgung zu rechnen (MARX). Namentlich ist auch die Zahl der Rückfälle nach Durchführung der Arbeitsbehandlung viel geringer als ohne sie (OPPIKOFER). Sie verhindert außerdem das soziale Abgleiten der von ihr betreuten Personen, was im Hinblick auf die entlassenen tuberkulösen *Häftlinge* besonders wichtig erscheint.

4. Arbeitsvermittlung. Sozialwirtschaftliche Hilfe

Arbeitsvermittlung [s. Richtlinien d. DZK (B 9—11), Anmerk. S. 155]. Die Vorbereitungen zur Eingliederung oder Wiedereingliederung Tuberkulöser in das Arbeitsleben haben, wie wiederholt betont, bereits bei der Behandlung auf der Tuberkuloseabteilung des Strafvollzugs zu beginnen. Die Arbeitsbehandlung, von der soeben die Rede war, wird von vornherein auf die zukünftige Tätigkeit des Tuberkuloserekonvaleszenten nach der Entlassung auszurichten sein. Diejenigen, die die alte Arbeit wieder aufnehmen können, werden nach Beendigung der Heilmaßnahmen neu geschult.

Um jeden Tuberkulosegenesenen nach seiner Entlassung an einen seiner Ausbildung, seinen Neigungen und seiner Leistungsfähigkeit entsprechenden, gesundheitserhaltenden Arbeitsplatz zu stellen, ist es notwendig, rechtzeitig Wünsche und Einsatzmöglichkeiten des Tuberkulösen zwischen ihm und seinen Angehörigen mit einem erfahrenen Vertreter der *Berufsberatung oder der Arbeitsvermittlung* des für die Heilstätte zuständigen Arbeitsamtes durchzusprechen. Es hat dies in Zusammenarbeit mit dem Heilstättenarzt zu geschehen. Und zwar zu einem Zeitpunkt, an dem eine Ansteckung praktisch nicht zu befürchten ist. Die Krankheitserscheinungen sollen soweit abgeklungen sein, daß Maßnahmen zur Eingliederung in einen Beruf eingeleitet werden können. Das Ergebnis der Beratung wird umgehend dem Heimatarbeitsamt des Tuberkulösen zugeleitet. Abschrift erhält das zuständige Gesundheitsamt und der behandelnde Arzt (Richtlinien d. DZK). Der Arbeitsvermittler ist am besten über die jeweilige Arbeitsplatzkonjunktur unterrichtet, hält enge Verbindung mit den Industriebetrieben und den Betriebsärzten und versteht am besten den bei den Behörden und Betrieben auftretenden Schwierigkeiten zu begegnen. Wenn möglich, soll der zu entlassende Tuberkulöse an einem für ihn passenden normalen Arbeitsplatz untergebracht werden. Erst wenn dies nicht möglich ist, müßte ihm eine konsequente Schonplatzbeschäftigung (SUSSMANN) oder Kurzarbeit, wenigstens vorübergehend, zugewiesen werden oder er an einem „geschützten" Arbeitsplatz eingesetzt werden. „Geschützte" Werkstätten, die einen auskömmlichen Lebensstandard und individuelle Arbeitsbedingungen ermöglichen, sollten daher zur Verfügung stehen (MEYERINGH). Heimarbeit wird im Sinne der Rehabilitation kaum je in Frage kommen. Der Patient soll sobald als möglich Art und Beginn seiner künftigen Arbeit erfahren.

Grundsätzlich wird man anstreben, den Tuberkulösen seinem *früheren Beruf* wieder zuzuführen. Berufswechsel bedeutet nicht selten wirtschaftlichen Abstieg, wenn auch durchaus nicht immer (VAN BEEK). Namentlich Fachkräfte wird man möglichst im gleichen oder ähnlichen Beruf unter leichteren Arbeitsbedingungen verwenden. Wenn es möglich ist, daß der Tuberkulosegenesene in den *gleichen Betrieb,* in dem er früher tätig war, und in seine alte Häuslichkeit wieder zurückkehren kann, so ist dies im allgemeinen wesentlich besser, als wenn er völlig neu als Rekonvaleszent in einen anderen Betrieb kommt. Er erhält dadurch leichter die für seine Gesundheit notwendigen Arbeitserleichterungen. Im Zuge der fortschreitenden Automation, die nicht selten körperlich weniger anstrengende Arbeit mit sich bringt, sind „Umsetzungen" von einem Arbeitsplatz zum anderen innerhalb des Betriebes oder von einem Betrieb zum anderen keine Seltenheit mehr. In industriellen Großfertigungsbetrieben haben sich besondere Umschulungswerkstätten und betriebseigene Schulen herausgebildet. Zum Beispiel laufen da und dort Kurse für Schweißer und Fräser. In manchen ist es möglich, auf qualifizierte Berufe als Laborant, Chemiefacharbeiter, Gütekontrolleur usw. umgeschult zu werden. Andere Betriebe haben Invalidenwerkstätten mit stundenweiser leichter Belastung (BÖHME). Im Großbetrieb der metallverarbeitenden Industrie (KIRN u. KUHN) wird sich für den ungelernten Arbeiter, der häufig eine andere Beschäftigung nach seiner Genesung erhalten muß, im allgemeinen auch wieder eine passende neue Arbeit ausfindig machen lassen. Handelt es sich um einen Facharbeiter, so wird er als Mechaniker, Werkzeugmacher, Schlosser, Schreiner oder Elektriker meist in seinem alten Beruf tätig sein können.

Diejenigen, *die nicht mehr in der Lage sein werden,* nach der Entlassung *den erlernten Beruf auszuüben,* sollten so früh wie möglich hierauf aufmerksam gemacht werden; doch sollte man ihnen gleichzeitig neue Vorschläge für eine zweckmäßige, ihren Restfähigkeiten entsprechende Berufsänderung machen. Der Wechsel sollte in einen verwandten, praktisch verwertbaren, einträglichen Beruf, der den Tuberkulösen befriedigt, erfolgen. — Bei der Aufstellung des *Ausbildungsplanes* sind außer dem Alter und dem körperlichen Gesundheitszustand des Tuberkulösen seine geistigen Fähigkeiten, Bildungsgrad und Berufsneigung, sein Vorleben, seine sozialen und Familienverhältnisse, seine Lebensgewohnheiten und die Unterbringungsmöglichkeiten zu berücksichtigen. Auch der in der Anstalt gewonnene Eindruck von der Art und den Strebungen des Patienten wird mit ausschlaggebend sein. Hier sei ferner nochmals die Notwendigkeit einer *konstitutionsgebundenen Arbeitsplatzwahl* erwähnt, auf die KIRN nachdrücklich hinweist. Wie bei jedem Industriearbeiter ist sie besonders auch beim Tuberkulösen zu beachten. Das heißt, es sind neben der überwundenen oder noch bestehenden Tuberkulose bei der Arbeitsplatzwahl noch andere, in erster Linie konstitutionsgebundene Eigentümlichkeiten des Unterzubringenden z. B. konstitutionelle Hautüberempfindlichkeit, Neigung zur Ölakne oder zu Dermatitiden usw., zu berücksichtigen.

Einige besondere Ausbildungs- und Unterbringungsmöglichkeiten seien hier noch kurz erwähnt. Eine wesentliche Hilfe für die Unterbringung ist nach KIRN und KUHN der Gruppenakkordplatz am *Fließband*. Akkord- und Fließbandarbeit, die im Zuge der Rationalisierung im Großbetrieb einen immer breiteren Raum einnehmen, sind durchaus nicht in jedem Fall schädlich für den Tuberkuloserekonvaleszenten. Freilich gleicht nicht ein Fließband dem anderen. Zusätzliche Arbeitsnoxen zum Beispiel, die dem Tuberkulösen schaden könnten, schließen seine Verwendung bei der betreffenden Bandarbeit aus. Im allgemeinen aber sind die Fließbänder reine Montagebänder, an denen vorwiegend leichte bis mittelschwere Frauen- oder Schwerbeschädigtenarbeit verrichtet wird. Zahlreiche einfache Prüfungsarbeiten werden am Fließband ausgeführt. Außerdem lassen sich gewisse Arbeitserleichterungen etwa durch eingeschaltete Arbeitsruhe oder zweckmäßige Arbeitsstühle an der Laufkatze einrichten. Selbstverständlich kann der Einsatz des Tuberkulosegenesenen im Gruppenakkord, der dem Einzelnen einen gleichmäßigen Lohn sichert, nur unter Mitwirkung des Werkarztes wie der verantwortlichen Fertigungsfachleute geschehen. Ebenso verlangen *Überstunden, Wechselschicht, Nachtschicht, Arbeit im Freien* die ausdrückliche Zustimmung des Arztes.

Für die Unterbringung müssen neben Kenntnissen in Handwerk und Industrie auch solche in *kaufmännischer Lehre*, Büroarbeit und für *geistige Berufe* vermittelt werden. So ist die Weiterbildung der Angestellten und Betreuung der Studenten (FRANKE, HOEFER, SCHRÖDER) notwendig. Damit kann bereits im Gefängnis oder in der Heilstätte begonnen werden. Auch Umschulung auf kaufmännische Tätigkeit etwa als Buchhalter oder Stenotypistin, ferner Ausbildung als technischer oder Bau-Zeichner sollte möglich sein. Zur Weiterbildung kommen in geeigneten Fällen Teilnahme an kaufmännischen Ferienkursen oder in einem selbständigen Schwerbeschädigtenbetrieb in Frage. Manche Heilstätten haben sich als Tuberkulose-Umschulungsheilstätten auf die Ausbildung bestimmter Personen- und Berufsgruppen eingestellt. So gibt es solche für Jugendliche, d. h. 14—18jährige zum Aufholen der Schulbildung (GERECKE), für Oberschüler, Studenten (BRECKE, MELZER) und Lehrer (STEINBRÜCK). Die Behandlung der an Tuberkulose erkrankten Studenten findet im Hochschulsanatorium St. Blasien statt. Sobald als möglich nehmen sie an dem dort gebotenen Studium generale teil. Die weitere Betreuung während des folgenden Fachstudiums ist noch nicht an allen Universitäten in geeigneter Weise gewährleistet, ist aber von großer Dringlichkeit (HOEFER). Ferner werden weibliche Posttuberkulöse für medizinisch-technische Berufe ausgebildet, als Krankenschwestern und medizinisch-technische Assistentinnen (TEGTMEIER, WOHLRABE) (zugleich zur Minderung des Mangels an qualifiziertem medizinischem Personal in Tuberkuloseheilstätten), als Apothekenhelfer und -helferinnen. LANGER machte gute Erfahrungen mit der Unterbringung von Gesundeten (nach entsprechender Testung, Prüfung sowie nach einem Arbeitsversuch) in Landesversehrtenberufsfachschulen für handwerkliche und Büro-Berufe. Die für die Ausbildung daselbst vorgesehenen Posttuberkulösen werden über den zuständigen Kostenträger zu ein- bzw. zweijährigen Kursen eingewiesen. Durch die Ausbildung kamen sie rasch und gut im Wirtschaftsleben unter. — Besondere Schwierigkeiten bestehen bei der Rückgliederung von Posttuberkulösen in ausgesprochen landwirtschaftlichen Gegenden, bei tuberkulösen Landwirten und landwirtschaftlichen Arbeitern. Umschulungen in industrielle Berufe scheiden meist aus. Am besten eignen sich noch Tätigkeiten wie: Geflügelzucht, Blumen- und Kranzbinderei, Gemüsebau, Obstbau, Baumschulen, Garten- und Landschaftsgestaltung (HERRMANN). Staatliche Hilfe wird häufig erforderlich sein.

Die *Durchführung der Arbeitsvermittlung* Lungentuberkulöser ist in den Richtlinien des DZK für die Beschäftigung von Tuberkulösen (s. Anmerk. S. 155) geregelt
(B 9—11).

Bei der Unterbringung Tuberkulöser im Arbeitsleben sollen in den einzelnen Ländern die
Dienststellen des öffentlichen Gesundheitsdienstes, der Bundesanstalt für Arbeitsvermittlung
und Arbeitslosenversicherung, der Landesfürsorgeverbände, der Rentenversicherungsträger,
das Deutsche Zentralkomitee zur Bekämpfung der Tuberkulose oder entsprechende Landes-
organisationen in enger Verbindung mit den Gewerkschaften, den Arbeitgeberverbänden, den
Landesobleuten der werksärztlichen Arbeitsgemeinschaft und Arbeitsgemeinschaften zur Bekämpfung der Tuberkulose zusammenarbeiten. Folgende Stellen sind bei der Arbeitsvermittlung beteiligt: a) das Arbeitsamt, dessen Aufgabe die Durchführung der Berufsberatung und
der Arbeitsvermittlung Tuberkulöser in engster Zusammenarbeit mit den Betrieben, einschließlich der Ermittlung der geeigneten Arbeitsplätze ist; b) das Gesundheitsamt und die behandelnden Ärzte, die Heilstättenärzte, der ärztliche Dienst der Rentenversicherungsträger,
die Gewerbeärzte, Werksärzte sowie der vertrauensärztliche Dienst der Krankenversicherung;
c) der Arbeitgeber; d) der Betriebs- oder Personalrat; die beiden letzteren im Rahmen der
ihnen obliegenden Fürsorgepflicht. — Diese Vorschriften haben sinngemäß auch für die zur
Entlassung kommenden tuberkulösen Häftlinge des Gefängnisses, gegebenenfalls unter Hinzu-
ziehung eines Vertreters der Entlassenenhilfe, zu gelten.

Die Eingliederung der als arbeitsfähig anzusehenden Tuberkulose-Rekonvaleszenten wird sich am besten von einer der Einrichtungen aus, die sich die Arbeitsbehandlung der Tuberkulösen zur Aufgabe gemacht haben, in reibungsloser, persönlich gestaltbarer und zweckmäßiger Weise durch Beziehungen zu den Tuberkulosefürsorgestellen, örtlichen Arbeitsbehörden und Betrieben durchführen lassen. Damit ist
eine pflegliche Behandlung der Arbeitskraft des noch Schonungsbedürftigen gewährleistet. Oft wird aber die Einleitung der Wiedereingliederung des tuberkulösen Rekonvaleszenten in die berufliche Arbeit vom heimatlichen Arbeitsamt oder der Schwer-
beschädigten-Betreuungsstelle auszugehen haben, da in Deutschland Möglichkeiten zur
Ausbildung in geeigneten Berufen oder zur Umschulung durch Arbeitstherapie in oder
von der Heilstätte aus nur in beschränktem Maße bestehen (BÖHME).

Jeder in Arbeit zu vermittelnde arbeitsfähige Lungentuberkulöse wird mit seinem
Einverständnis durch das Gesundheitsamt (Tuberkulosefürsorgestelle) dem *Arbeitsamtarzt* des für die Arbeitsvermittlung zuständigen Arbeitsamtes namhaft gemacht.

Das Arbeitsamt wird seine Berufsberater oder Arbeitsvermittler, sofern sich der
Tuberkulöse noch in der Heilstätte oder in der Tuberkuloseabteilung des Strafvollzugs befindet, dorthin entsenden, um hier bereits Verbindung mit dem zu vermitteln-
den Patienten aufzunehmen. Erforderlichenfalls im Einvernehmen mit der Entlassenenhilfe. Andererseits wird sich das Arbeitsamt unter Angabe des Verwendungs-
grades mit dem Arbeitgeber wegen der Ermittlung eines geeigneten Arbeitsplatzes in
Verbindung setzen. Der Grundsatz der *Schweigepflicht* muß dabei, im besonderen
gegenüber der Belegschaft gewahrt werden; nur dem Arzt des Arbeitsamtes und
gegebenenfalls dem Werksarzt darf mit Einverständnis des Werksangehörigen der
Befundbericht übermittelt werden; ersterer unterrichtet den Arbeitsvermittler und den
Berufsberater über das Ausmaß der Leistungs- und Arbeitsfähigkeit des Tuberkulösen
(unter besonderer Berücksichtigung von A 4/I—III der Richtlinien des DZK). Bei
Arbeitsplatzwechsel von Betrieb zu Betrieb ist entsprechend zu verfahren. Die Schweigepflicht wird nicht verletzt, wenn den für die Einstellung und bei der Arbeit maßgeblichen verantwortlichen Personen gewisse wichtige Vorgänge aus dem Leben des
Arbeitsuchenden mitgeteilt und die besonderen Erfordernisse, die im Interesse des
Tuberkulose-Genesenen in gesundheitlicher und personaler Hinsicht zu berücksichtigen
sind, soweit dies erforderlich ist, dargelegt werden. Der Arbeitgeber könnte sonst eines
Tages erklären, er sei bei der Einstellung arglistig getäuscht worden. Oft hat auch
der Tuberkulöse bereits selbst aus seiner Vorgeschichte den Mitarbeitern berichtet.
Zweckmäßig ist es, wenn beim Arbeitsamt die Arbeitsvermittlung Tuberkulöser in

der Hand eines eigens für Tuberkulöse zuständigen, *geeigneten Sachbearbeiters*
liegt. — Erforderlichenfalls veranlaßt das Arbeitsamt die Fortbildung, Umschulung
oder Anlehre. Gute Zusammenarbeit zwischen den medizinischen, sozialen und technischen Sachkennern ist erste Vorbedingung für eine fruchtbare Eingliederung des
Expatienten. Ohne *fachärztliche Mitwirkung* ist eine vom Arbeitsamt allein vorgenommene Vermittlung eines Posttuberkulösen für ihn und die Allgemeinheit gefährlich und daher unzulässig. Hohe Anforderungen sind an die Tätigkeit des *Arbeitsver-
mittlers* gestellt. Ebenso ist eigene Mitarbeit des Einzugliedernden unerläßlich. Die
Aufgabe liegt außer in der Auswahl des geeigneten Arbeitsplatzes in der Regelung der
zukünftigen gesundheitlichen und wirtschaftlichen Betreuung. Alle an der Eingliederung des Posttuberkulösen Beteiligten sind zu interessierter, teilnehmender Fürsorge,
die mit Verständnis für sachdienlich wirksame Maßnahmen entsprechend dem Gesundheitszustand des Unterzubringenden einhergeht, aufgerufen. — Der durch Arbeitstherapie trainierte und für die vorgesehene Tätigkeit als gut belastungsfähig getestete
Posttuberkulöse ebenso wie der Schonplatzbedürftige sollten so schnell wie möglich in
Arbeit gebracht werden. Eine längere Zeit des Nichtstuns würde ihren Arbeitswillen
erheblich schädigen können.

Alle Überlegungen, die hinsichtlich des Übergangs von der Heilbehandlung des
nichtkriminellen tuberkulösen Kranken zum Arbeitseinsatz angestellt wurden, sind
gerade für den *entlassenen tuberkulösen Gefangenen* von besonderer Bedeutung. Daß
die Wiedereingliederung des entlassenen tuberkulösen Häftlings ins freie Leben je nach
Maßgabe der durch seinen gesundheitlichen Zustand und seine persönliche Eigenart
gezogenen Grenzen besonders schwierig und verantwortungsvoll ist, ist um so verständlicher, als die Fragen der Arbeitsfürsorge und wirtschaftlichen Fürsorge auch für
den nichtkriminellen Tuberkulösen noch keine endgültige Form gefunden haben.

Wichtig ist, daß der Tuberkulöse wirtschaftlich sichergestellt ist. Die Tuberkulosefürsorgestelle wird daher auf die Gewährung ausreichender *sozialwirtschaftlicher
Hilfe* für den Kranken oder Genesenen sowie für seine in bedrängter Lage befindliche
Familie bedacht sein müssen. Die gesetzlichen Voraussetzungen, die es ermöglichen,
dem Tuberkulösen und seiner Familie in geeigneter Weise zu helfen, sind überaus
günstig (BREU, JANZ, MARX, WETZLER); sei es für die Wiederherstellung der Arbeitsfähigkeit, für Rehabilitationsmaßnahmen oder als Ausgleich geminderten Arbeitsver-
dienstes nach Wiederaufnahme der Arbeit, etwa bei Lohnausfall infolge notwendiger
Leistungseinschränkung, oder um die für jeden Tuberkulösen erforderlichen zusätzlichen Aufwendungen an guter Ernährung und besserer Wohnung sicherzustellen. Das
neue Gesetz über die Tuberkulosehilfe (THG) vom 23. 7. 59 (BGBl. I, S. 513) regelt
diese Fragen (Kommentare von F. LUBER und von MUTHESIUS u. Mitarb.). Das THG
ist in dem neuen *Bundessozialhilfegesetz* (BSHG) vom 30. 6. 61 aufgegangen [Unter-
abschnitt 8, Tuberkulosehilfe (§§ 48—66)].

Durch das Gesetz werden gewährt 1. Heilbehandlung, 2. Eingliederungshilfe. Hierzu
gehört die Hilfe zur Schulbildung, zur Berufsausbildung, -fortbildung oder -umschulung oder
zur Befähigung für eine andere Tätigkeit. Ferner Hilfe zur Unterbringung im Beruf oder in
einer anderen Tätigkeit und nachgehende Hilfe, soweit die Krankheit besondere Maßnahmen
erfordert. 3. Wirtschaftliche Hilfe. Sie umfaßt a) Lebensunterhalt für den Kranken oder
Genesenen und seine Familienangehörigen, b) Taschengeld für den Kranken oder Genesenen
während der stationären Behandlung und der stationären Eingliederungsmaßnahmen, c) Ergänzung von Hausrat, Bekleidung und Heizung für den Kranken oder Genesenen und seine
tuberkulosegefährdeten oder -bedrohten Familienangehörigen. Die wirtschaftliche Hilfe ist
nach den Bedürfnissen des Einzelfalles auszudehnen auf eine besondere Ernährung für den
Kranken oder Genesenen und seine tuberkulosegefährdeten oder -bedrohten Familienangehörigen, auf Beihilfe zur Haltung von Ersatzkräften im Haushalt oder Kleinbetrieb und auf die
Mitwirkung bei der Wohnungsbeschaffung. Sie *kann* ausgedehnt werden auf Beihilfen und
Darlehen zur Verbesserung der Wohnverhältnisse und auf Beihilfen für den Besuch naher
Angehöriger während der stationären Behandlung. — 4. Vorbeugende Hilfe. Sie umfaßt alle

Maßnahmen, die geeignet sind, tuberkulosegfährdete oder -bedrohte Personen gegen die Übertragung der Krankheit oder eine erneute Erkrankung widerstandsfähig zu machen. Ferner ist sie für Minderjährige und ihre Mütter zu gewähren, wenn sie in Wohngemeinschaften mit einem Kranken leben, der an einer ansteckungsfähigen Tuberkulose leidet.

Die Tuberkulosehilfe wird auf Antrag des Gesundheitsamtes (Tuberkulose-Fürsorgestelle) vom Landesfürsorgeverband gewährt, in dringenden Fällen von Amts wegen. Der Berechtigte hat den Antrag bei dem Gesundheitsamt oder bei der Gemeinde, in der er seinen *gewöhnlichen* Aufenthalt hat, zu stellen. — Das Gesetz macht dem Kranken und seinen Familienangehörigen zur Pflicht, den Weisungen der für die Bekämpfung der Tuberkulose zuständigen Stellen und des Gesundheitsamtes Folge zu leisten. Der Kranke ist jedoch *nicht* verpflichtet, sich einer Heilbehandlung, die mit einer erheblichen Gefahr für Leib und Gesundheit verbunden ist, oder einer Operation, die einen erheblichen Eingriff in die körperliche Unversehrtheit bedeutet, zu unterziehen. Bei Einweisung in eine Heilstätte sind berechtigte Wünsche des Kranken zu würdigen. — Bei Nichtbefolgen der Weisungen durch den Kranken, den Genesenen oder einen Familienangehörigen oder bei vorsätzlicher oder grob fahrlässiger Gefährdung anderer Personen, des Erfolgs der Heilbehandlung oder einer Eingliederungsmaßnahme, können die Leistungen der wirtschaftlichen Hilfe oder die Barleistungen der Versicherungsträger, mit Ausnahme von Renten, auf Zeit ganz oder teilweise versagt werden, wenn das Verhalten trotz *schriftlichen* Hinweises auf diese Weise fortgesetzt wird.

Die Fälle sind nicht ganz selten, in denen sich Kranke durch eine hohe Beihilfe veranlaßt sehen, Maßnahmen zur Ausheilung und Rehabilitation abzulehnen, weil sie sich nach der Genesung wirtschaftlich wesentlich schlechter stehen würden als im Krankenstand (BERNEBURG).

Durch das *Schwerbeschädigtengesetz* vom 16. 6. 1953, in dem der Tuberkulöse unter bestimmten Voraussetzungen den Schwerbeschädigten gleichgestellt wird, ist eine weitere wesentliche Hilfe in der Arbeitsfürsorge gegeben. Bei Neuerkrankung etwa ist der Tuberkulöse schleunigst in das Krankenhaus einzuweisen, wobei ihm der Kündigungsschutz, durch den der Tuberkulosekranke nicht mehr seinen Arbeitsplatz verlieren kann, von der ärgsten wirtschaftlichen Sorge um die Zukunft befreit. — Über weitere einschlägige Gesetze, die die Grundlage für eine nutzbringende Rehabilitation zu schaffen vermögen, siehe die Zusammenstellungen bei JANZ und bei WETZLER.

5. Fürsorge am Arbeitsplatz. Allgemeine Nachfürsorge

Die Fürsorge am Arbeitsplatz von seiten der Gesundheitsämter (Tuberkulosefürsorgestellen) hat sich nach den Richtlinien des DZK für die Beschäftigung von Tuberkulösen an geeigneten Arbeitsplätzen (C 12 a—d) (vgl. Anmerk. S. 155) zu regeln: a) Die Betreuung eines Tuberkulösen in bezug auf seine Tuberkulosekrankheit ist gemäß den geltenden gesetzlichen Bestimmungen Aufgabe der Tuberkulose-Fürsorgestelle; das gilt auch für die in Arbeit vermittelten Tuberkulösen. Die Fürsorgestelle steht mit dem behandelnden Arzt in steter Verbindung. Bei den in Arbeit vermittelten Tuberkulösen sollen sich der Werksarzt, der Tuberkulose-Fürsorgearzt und der behandelnde Arzt im Interesse des Tuberkulösen und seiner Arbeitsumgebung laufend unterstützen und gegenseitig ihre Wahrnehmungen austauschen. b) Der in Arbeit stehende Tuberkulöse ist zu verpflichten, den Aufforderungen zu Kontrolluntersuchungen in der Tuberkulose-Fürsorgstelle stets Folge zu leisten. Falls er eine Verschlimmerung seines Zustandes bemerkt, hat er sich unverzüglich mit dem Werksarzt, mit seinem behandelnden Arzt oder der Tuberkulose-Fürsorgestelle in Verbindung zu setzen.

c) Die Fürsorgestelle muß den Tuberkulösen, gemäß Ziffer 12 a der Richtlinien des DZK, entsprechend dem jeweiligen Krankheitsbefund terminmäßig zur Nachuntersuchung vorladen. Sehr wichtig ist die häufige bakteriologische Untersuchung des Auswurfs. Diese Untersuchungen können in der Regel ohne besondere Belastung des Tuberkulösen und ohne dessen Fernbleiben von der Arbeit vorgenommen werden. Die körperlichen Untersuchungen können dann auf das Notwendigste beschränkt werden. — d) Hat sich nach den Untersuchungsergebnissen der Fürsorgestelle der Befund bei dem Tuberkulösen zu seinen Gunsten oder Ungunsten geändert, so kann in für notwendig erachteten Fällen die Fürsorgestelle dies mit Genehmigung des Tuberkulösen dem Werksarzt bzw. dem Arbeitgeber, sofern ein Werksarzt nicht vorhanden ist, mitteilen. Treten wieder Tuberkelbakterien im Auswurf auf, so ist zu prüfen, ob nicht der Tuberkulöse wieder als arbeitsunfähig = krank im Sinne der RVO zu erklären ist; dies ist Angelegenheit des behandelnden Arztes. Weiterhin ist zu prüfen, ob und in welchem Grade der Tuberkulöse an seinem Arbeitsplatz seine Mitarbeiter durch Ansteckung gefährdet. Auch ohne die Zustimmung des Tuberkulösen kann das Gesundheitsamt in solchen Fällen im Betrieb Umgebungsuntersuchungen vornehmen lassen.

Der *Arbeitsplatz* des arbeitsfähigen Tuberkulösen soll sich in einem hygienisch einwandfreien, hellen, weiten, staubarmen, nicht verräucherten, genügend warmen, aber gut belüfteten Arbeitsraum befinden. Staubarbeiten müssen in einem von ihm abgetrennten Raum durchgeführt werden. Ernstere Gefahren sind in engen, unhygienischen Werkräumen gegeben. Raumdesinfektion durch ultraviolettes Licht, durch Aerolisierung der Luft des Arbeitsraumes, d. i. durch Vernebelung von geeigneten Desinfektionsmitteln mit Hilfe von Aeroliseuren oder Dampfzerstäubern und durch Ultraschallgeräte, die von der Decke herabhängen und in den Arbeitspausen oder nach der Arbeit eingestellt werden, ist, soweit sich derartige neue Verfahren als wirksam erwiesen haben, angebracht. Die Arbeitsstelle sollte möglichst von dem Tuberkulösen selbst unter Verwendung von geeigneten Desinfektionsmitteln feucht gereinigt werden. Die Verwendung von staubbindenden und desinfizierend wirkenden Bohnermassen bei der Fußbodenpflege vermag nicht die Scheuerdesinfektion zu ersetzen (HEICKEN). Die allgemeinen Arbeitsschutzbestimmungen sind durchzuführen. Die Art der zu übernehmenden Arbeit hat sich nach der körperlichen Leistungsfähigkeit zu richten. Stets ist darauf zu achten, daß eine Arbeitsüberlastung, ein *Überschreiten der Leistungsgrenze des Rekonvalescenten vermieden* wird, da sie die häufigste Ursache eines Krankheitsrückfalles mit weiterer Leistungsminderung darstellt. Weitgehend mechanisierte und nicht überwiegend mit Muskelarbeit verbundene Tätigkeit ist anzustreben. Sie soll vorwiegend im Sitzen ausgeführt werden. Erfahrungsgemäß versuchen Patienten, die sich eingelebt haben, ihre Arbeitsleistung über das vom Arzt verordnete Maß hinaus zu steigern (SCHWENKENBECHER). Auch seelische Überlastung kann Ursache eines Wiederaufflammens der Krankheit sein (BRONKHORST). Bei dem häufigen Gefügewandel des Arbeitsvorganges an der modernen Maschine genügt nicht die Vermittlung in den Beruf schlechthin, sondern es sind unmittelbar am Arbeitsplatz die dort gestellten Anforderungen im Hinblick auf die Leistungsfähigkeit des für die betreffende Tätigkeit Vorgesehenen zu prüfen. Stets ist das seelische Verhalten neben den körperlichen Funktionen mitzubeachten. Als „eigentliches pathogenes Agens" des Rückfalls können vielfach gestörte Sozialbeziehungen erkannt werden (HUEBSCHMANN). Durch die Unterbringung in einem gesonderten Arbeitsraum fühlt sich der Posttuberkulöse u. U. als Verseuchter abgestempelt. Falls nicht in einer Arbeitsheilstätte oder auf der Tuberkuloseabteilung des Strafvollzuges ein bestimmtes Maß von Arbeit als zulässig für den Tuberkulösen festgestellt wurde, kann nur eine allmähliche Belastung durchgeführt werden. Die *Arbeitszeit* ist mit dem Arzt, der die Restfähigkeiten des Posttuberkulösen kennt, genau zu regeln, z. B. Halbtagsarbeit, verkürzte Arbeitszeit oder leichtere Arbeit etwa für den Übergang, wird manchmal erforderlich sein; jedoch ist verkürzte Arbeitszeit meist schwer zu erreichen und verlangt Verständnis und Wohlwollen von seiten des Arbeitgebers. Es sollten mehr und mehr Arbeitsplätze mit leichter oder Halbtagsarbeit geschaffen werden. Die Arbeit hat unter weitgehender Befreiung vom Druck der Zeitnot vor sich zu gehen. *Nachteilig* ist ein beschwerlicher Anmarschweg; ungünstig und nur ausnahmsweise mit Einwilligung des Arztes sind Nachtarbeit, Wechselschichten oder Überstunden zulässig. Keine Lagerunterbringung; es ist Betreuung in der Familie zu fordern. — Die Betätigung in der *Freizeit* darf nicht Überanstrengungen mit sich bringen. Selbstverständlich muß alles geschehen, um die *Gefahr der Ansteckung* für die Umgebung zu verhindern. Zusammenarbeit Tuberkulöser mit Jugendlichen unter 25 Jahren ist unzulässig. Auch außerhalb des Arbeitsbetriebes ist der Umgang mit Jugendlichen,

z. B. im Speiseraum, zu verhindern. — Nach der Unterbringung des Tuberkulösen hat eine *fortlaufende Beaufsichtigung* am Arbeitsplatz stattzufinden. Sie hat unter ständiger und interessierter Zusammenarbeit von Tuberkulosefürsorge, Werksarzt und Betrieb zu erfolgen. Die Fürsorge am Arbeitsplatz obliegt dem Arbeitgeber, der zur Fürsorge für seine Belegschaft verpflichtet ist (§ 618 Abs. 1 BGB). Werksarzt und Gesundheitsamt (Tuberkulosefürsorgestelle) haben den Arbeitgeber zu beraten, der die vom Gesundheitsamt (Tuberkulosefürsorgestelle) als notwendig erachteten Vorsichts- und Schutzmaßnahmen (Ziffer A 4/II und III, C 12 a—d der Richtlinien für die Beschäftigung Lungentuberkulöser (s. Anmerk. S. 155) durchzuführen hat. Ärztlich handelt es sich um die regelmäßige gesundheitliche und arbeitsmedizinische Überwachung des Tuberkulosegenesenen sowie um den Umgebungsschutz. Arbeitsart und Arbeitsweise sind in ihrer Auswirkung auf den Organismus sorgfältig zu überwachen. Zu Beginn der Arbeit sind bakteriologische und röntgenologische Kontrollen häufiger vorzunehmen. Auf keinen Fall darf der Offentuberkulöse am Arbeitsplatz sich selbst überlassen bleiben. Läßt der Gesundheitszustand des in Arbeit stehenden Tuberkulösen eine Änderung seiner Arbeitsverwendung angezeigt erscheinen, so ist der Arbeitgeber besonders eingehend zu beraten. Die Bestimmung über die Unkündbarkeit während der Krankheit wird gern umgangen. Ein Krankheitsrückfall wird sich bei den in Arbeit Stehenden trotz bester Bedingungen nie ganz vermeiden lassen.

Gründe für die *Lösung von Arbeitsverhältnissen* wieder eingegliederter Tuberkulöser waren nach VAN BEEK meist persönlicher Art wie mangelnde berufliche oder charakterliche Eignung oder der Wunsch nach wirtschaftlicher Verbesserung. Nur in 20% erfolgte die Lösung aus gesundheitlichen Gründen. Bei den Schwerbeschädigten jedoch kam eine solche Lösung gesundheitshalber doppelt so oft vor.

Zur Befürsorgung der *Angehörigen* gehört auch die Durchuntersuchung und gegebenenfalls die Tuberkulose-Schutzimpfung. Bei der gesundheitlichen Überwachung der Umgebung des Rekonvaleszenten ist eine strenge Kontrolle angezeigt, da viele Personen der Aufforderung zur Untersuchung in der Tuberkulosefürsorgestelle nicht Folge leisten. Hierzu seien die eindrucksvollen Zahlen von KAYSER-PETERSEN erwähnt: unter denjenigen angeblich Gesunden, welche auf die erste Aufforderung der Fürsorgestelle hin zur Röntgenuntersuchung erscheinen, befinden sich 13% Kranke. Unter den angeblichen Gesunden, die sich erst auf Grund energischer Maßnahmen zur Untersuchung einfinden, sind bereits 18—28% Kranke und unter den durch Polizeiverfügung Zitierten sogar 50% Kranke. In der Umgebung Offentuberkulöser werden auf 1000 Personen etwa 100—150 aktiv Tuberkulöse gefunden, die von ihrer Krankheit nichts ahnen. Gerade im Verwandtenumkreis des tuberkulösen Häftlings finden sich zudem mehr Tuberkulöse als beim nichtkriminellen Tuberkulösen. Erfahrungsgemäß läßt die Vorsicht der Angehörigen gegenüber der Infektion durch den zurückgekehrten Kranken sehr bald erheblich nach. Die Umgebungsuntersuchungen sind nachweislich für die Früherfassung Tuberkulöser wesentlich ergiebiger als die allgemeinen Röntgenreihenuntersuchungen.

Die *Hausbesuche* des Fürsorgers oder der Fürsorgerin, die gegebenenfalls im Einvernehmen mit der Entlassenenhilfe durchgeführt werden, sind meist nicht beliebt, man möchte sie vor der Nachbarschaft möglichst verbergen. Auf der Straße geht der Kranke dem Fürsorger aus dem Wege und grüßt ihn nicht, um nicht anderen zu zeigen, daß man ihm bekannt ist — eine Einstellung, die dem Fürsorger oder dem Arzt der Geisteskrankenpflege, der Geschlechtskranken- oder Gefangenenfürsorge übrigens ebenfalls nicht fremd ist. Bei der hygienischen Ausbesserung der Wohnung pflegt der Betreuer häufig auf erheblichen Widerstand zu stoßen; z. B. wenn aus hygienischen Gründen die Trennung der Ehebetten verlangt werden muß, weil dadurch die Bekannten auf eheliche Zwietracht schließen könnten. Es ist daher für die Erziehung der Tuberkulösen und ihrer Angehörigen wesentlich, daß jede Unterstützung, die die

Familie von irgendeiner Stelle erhält, nur durch Vermittlung der Tuberkulosefürsorgestelle gewährt und davon abhängig gemacht wird, daß der Kranke die Anordnungen der Tuberkulosefürsorgestelle einschließlich der Anstalts- und sonstigen Behandlung gewissenhaft durchführt. Erweiterung der gesetzlichen Bestimmungen zu besserer Erziehungsmöglichkeit von Gesunden und Kranken wurde gefordert (BOENING u. BRÄEUNING).

Neben den Aufgaben der gesundheitlichen und wirtschaftlichen Fürsorge treten alsbald nach der Entlassung Schwierigkeiten auf, die weitgehend *seelisch* bedingt sind. Sie liegen teils im Entlassenen selbst, teils gehen sie von der widerstrebenden Umgebung aus. Sind diese Schwierigkeiten schon in erheblichem Maße bei der Eingliederung eines nichtkriminellen Tuberkulösen vorhanden, so erscheinen sie bei dem Versuch der Arbeitsaufnahme eines Tuberkulösen, der soeben eine Strafe hinter sich hat, mitunter fast unüberwindlich. Neben den Bemühungen der Tuberkulosefürsorgestelle ist daher gegebenenfalls zusätzlich die Betreuung der *Entlassenenhilfe* angezeigt. Es ist leichter möglich, einen Blinden, einen Querschnittsgelähmten, einen Ohnhänder oder mehrfach Amputierten unterzubringen als einen Tuberkulösen (VAN BEEK), und nun gar einen posttuberkulösen Strafanstaltsentlassenen. Den Tuberkulösen erwarten Vorurteile, übertriebene Furcht vor Ansteckung und Regreßpflicht, mangelndes Verständnis. Oder man fragt sich, warum der äußerlich gesund Aussehende noch der Ruhe bedürfe und wie ein Kranker behandelt werden solle. Den größten Schwierigkeiten sehen sich erfahrungsgemäß die Angehörigen geistiger Berufe gegenüber. Besonders folgenschwer können sich die Bedenklichkeiten und die ablehnende Haltung der *Betriebsleitung* und der *Arbeitskollegen* eines Werkes auswirken. Um zu erreichen, daß sich Verwaltung und Betriebe der öffentlichen Hand wie der privaten Wirtschaft in größerem Maße bereitfinden, ehemalige tuberkulöse Sträflinge und namentlich solche, deren Gesundheitszustand eine Vollbeschäftigung nicht zuläßt, einzustellen, ist immer wieder eingehende *Aufklärungsarbeit* notwendig.

Im Einzelgespräch, durch Presse und Rundfunk ist anzustreben, die Allgemeinheit, besonders die Regierungsstellen, die Gewerkschaften und die Arbeitgeber für die Mitarbeit beim Wiedereingliederungsprozeß des Tuberkulösen zu gewinnen. Die Richtlinien des DZK (s. Anmerk. S. 155) empfehlen daher nachdrücklich eine Aufklärung der Arbeitnehmer und Arbeitgeber zur Förderung der Beschäftigung von Tuberkulösen. Hierzu dienen vorzugsweise Merkblätter, Filme, Vorträge u. dgl. Zweckmäßigerweise liegt diese Aufklärung in der Hand des Deutschen Zentralkomitees zur Bekämpfung der Tuberkulose. Durch eine geeignete Aufklärung soll vor allem einer übertriebenen Furcht vor der Ansteckung mit Tuberkulose entgegengearbeitet und auf eine Bereitschaft der Arbeitskollegen zur Zusammenarbeit innerhalb des Betriebes hingewirkt werden. Eine sinnvolle Zusammenarbeit zwischen Arbeitgebern und Arbeitnehmern ist besonders wichtig.

Man wird darauf hinweisen können, daß der Tuberkulosegenesene ohne Krankheitskeime im Auswurf keine Gefahr für seine Mitarbeiter darstellt. Der fortlaufend unter Aufsicht stehende Tuberkulosegenesene ist weniger gefährlich als ein Gesunder, der eines Tages erstmalig an Tuberkulose erkrankt und längere Zeit als krank unerkannt bleibt. Auch wenn der Tuberkulöse Bakterien in mäßiger Anzahl im Auswurf hat, besteht kaum eine Gefährdung für seine Mitarbeiter, sofern er sich bei Krankheitseinsicht und nach sorgfältiger Erziehung hygienisch einwandfrei verhält und nicht zu Arbeiten herangezogen wird, bei denen er in enge persönliche Berührung mit Gesunden kommt. Dagegen wird eine ernste Gefahr für die Allgemeinheit dann entstehen, wenn man arbeitswillige tuberkulöse Patienten vom Erwerbsleben und der sozialen Gemeinschaft ausschließt, da sie sich dann unter der Hand eine unbeaufsichtigte Arbeit suchen werden. Sorgsame und oft mühevolle *persönliche* Verhandlungsarbeit mit dem *Arbeitgeber* von seiten des Tuberkulosefürsorgearztes und seiner Fürsorgerinnen zur Unterbringung Tuberkulosegenesender ist hierbei nötig (APITZ). Dem Strafentlassenen steht außer der überstandenen Krankheit auch noch seine „Vergangenheit" im Wege; keiner will etwas mit dem „Zuchthäusler" zu tun haben. Die meisten denken immer gleich an den arbeitsscheuen Berufsverbrecher, wenn von einem Vorbestraften die Rede ist. Sicherlich ist eine solche Ablehnung häufig unbegründet. Wenn aber der Staat den entlassenen Gefangenen von weiterer Beschäftigung ausschließt, so ist es verständlich, daß Privatunternehmungen, Handelshäuser, Reedereien usw. nicht anders handeln (SEYFARTH, MARX). Die Gemeinschaft sollte, anstatt den entlassenen Tuberkulosegenesenen und Gefangenen zurückzustoßen, es über sich bringen, ihm in gewissem Maße entgegenzukommen. Andererseits wird man nicht leugnen können, daß ein gewisses Mißtrauen zumal bei dem verantwortungsbewußten Laien, der die Verhältnisse nicht genauer kennt, gegenüber dem Unterzubringenden verständlich ist. Der entlassene tuberkulöse Gefangene kann in der Tat wieder infektiös werden und es ist auch vielfach die Rückfallneigung des Tuberkulösen, wie sie sich etwa ohne vorheriges Arbeitstraining auswirken kann, die den Betrieb bei der Einstellung Tuberkulöser zurückhaltend macht, da durch eine Arbeitsunterbrechung die Durchführung des Arbeitsplanes leidet. Ebenso kann der entlassene Gefangene eines Tages wieder einer kriminellen Neigung unterliegen. Beides wird niemand für die Zukunft mit Sicherheit ausschließen können. Zur Überwindung der Angst und Abneigung des Betriebsleiters und der Mitarbeiter bedarf es der sachlich begründeten Versicherung durch geeignete Personen, daß nach sorgsamer fachmännischer Überprüfung von Gesundheit und Persönlichkeit des Entlassenen kein Grund zur Beunruhigung vorliegt und daß sowohl eine wirksame, lückenlose Überwachung des Entlassenen in gesundheitlicher Hinsicht durch die Tuberkulosefürsorgestelle als auch, wenigstens in bestimmten Fällen, eine fürsorgerische Betreuung durch einen auf dem Gebiet der Gefangenen-Nachfürsorge bewanderten und erfahrenen Fachmann der Entlassenenhilfe gesichert ist, solange dies nötig ist. Der Vorschlag, Unternehmungen, die Tuberkulöse beschäftigen, staatliche Zuschüsse zukommen zu lassen, sollte wohl erwogen werden. Mit Recht weist EXNER darauf hin, daß eine gewisse Tragik darin liegt, daß das Unwerturteil der Gemeinschaft, d. h. das moralische Unwerturteil, das die Gemeinschaft über den Verbrecher fällt, auf der einen Seite für die Verbrechensbekämpfung zwar unentbehrlich ist, auf der anderen Seite aber — nach Entsühnung der Tat — den Rückfall geradezu fördert. — Nach oft jahrelanger Krankheit, selbstverantwortlicher Arbeit entwöhnt, fällt dem entlassenen Gefangenen die Neueingliederung in den Arbeitsprozeß des freien Lebens an sich schon schwer genug. Tritt ihm Verständnislosigkeit oder gar Widerstand entgegen, sieht er sich überall zurückgesetzt, entstehen leicht Gefühle der Minderwertigkeit und des Verzichts. Der Kranke fühlt sich nicht selten ausgestoßen aus der Gesellschaft („Pariakomplex"). In solchen, mitunter verzweifelten Stimmungen wird man den Entlassenen nicht sich selbst überlassen dürfen. Viele brauchen daher einen helfenden, ratenden oder warnenden Rückhalt in Gestalt eines freiwilligen oder amtlichen *Helfers* oder einer Vereinigung von Menschen etwa in einem Verein. Die kritische Zeit der Rückkehr in das alte Milieu und die Arbeit verlangt unter Umständen auch eine Unterstützung durch den *Psychotherapeuten*. Einem Verurteilten, dem Strafaussetzung zur Bewährung zugebilligt wurde, kann nach § 24 StGB auferlegt werden, sich einer psychotherapeutischen Behandlung zu unterziehen (WENDT). Man hat daher eigene kriminaltherapeutische Kliniken bzw. Klinikabteilungen vorgeschlagen (Internat. Kongreß f. Kriminologie 1955), die, zusammen mit einem gut organisierten *System der Fürsorge,* es ermöglichen, daß gewisse Straffällige nach der Entlassung aus der Haftanstalt eine Behandlung, etwa nach der Arbeitszeit, erhalten. Nicht immer ist der Zurückgekehrte mit dem Vorschlag für eine Arbeit einverstanden oder mit einem Platzwechsel. Eine ungeschickte, unfreundliche, vielleicht abstoßende Art des ehemaligen Häftlings, mangelnde Selbstdisziplin und Bequemlichkeit von seiner Seite oder der Umgebung vermögen viel zu verderben. Man wird vor der Entlassung aus der Strafanstalt mit dem Gefangenen über die ihm im freien Leben bevorstehenden Schwierigkeiten eingehend sprechen müssen. Manche Tuberkulöse sind nach jahrelangem Aufenthalt in der Heilstätte oder im Gefängnis nicht mehr in der Lage, aus eigenem Antrieb den Weg zu produktiver Tätigkeit zurückzufinden, sinken sozial immer mehr ab und fallen, falls ihnen niemand zu Hilfe kommt, frühzeitig als untätige Dauerrentner samt ihrer Familie der öffentlichen Fürsorge für immer zur Last. Gerät ein solcher Mensch ohne Halt in ein unheilvolles Milieu, etwa in das seiner früheren Kumpane, so kann in kurzer Zeit wieder alles verloren gehen, was durch mühevolle Behandlung während des Aufenthalts im Strafvollzug für seine Resozialisierung gewonnen schien. Der *Arbeitseinsatz* des ehemaligen Häftlings muß also hinsichtlich einer geeigneten Tätigkeit, die für viele Jahre schwere körperliche Arbeit nicht zuläßt und bestimmte Vorsichtsmaßregeln erfordert, sowie gemäß seiner Persönlichkeitsart, mit der Umwelt in Beziehung zu treten, besonders gut überwacht und *zweckmäßig durchgeführt* werden. Die Rückführung in die menschliche Gesellschaft soll ihn vor dem Absinken bewahren. Bei dem einen wird es sich darum handeln, ihm den ungerechtfertigten Makel des Bestraftseins zu nehmen, bei dem anderen, gewisse Sicherheitsmaßnahmen vor einer möglichen kriminellen Neigung einzuschalten. Gelingt die Eingliederung in Beruf und Gesellschaft, findet er Befriedigung und Anerkennung seiner Arbeit, so wird dies eine günstige Wirkung in seelischer Hinsicht nach sich ziehen und ihm den nötigen Halt geben. Das erste muß natürlich die Sorge für eine gesunde Wohnung sein. Namentlich dem Alleinstehenden muß eine geeignete Unterkunft bereitgestellt werden. Sollen vollends die zahlreichen von Hause aus *haltschwachen* Menschen unter den ehemals kriminellen Tuberkulösen, deren Schicksal weitgehend von ihrem Milieu abhängig ist, in das sie der Zufall führt, oder abartige Straffällige, zum Trunk oder zur Rauschgiftsucht neigende Personen nicht rückfällig werden und in der Reihe der haltlosen Gewohnheitsverbrecher landen, so ist eine besonders aufmerksame und *wirksame Fürsorge* für sie erforderlich. Die Tuberkulosefürsorgestelle wird sich bei der großen Gefahr, die diese Menschen hinsichtlich Weitergabe ihrer Krankheit darstellen, besondere Sicherungen in ihre Überwachung einschalten müssen und, falls sie mit ihnen nicht fertig wird oder ihr ein bedenkliches Verhalten auffällt, unverzüglich an die Entlassenenhilfe wenden. Gegebenenfalls kann dann die *Hilfe für Gefährdete* entsprechend der Regelung des Bundessozialhilfegesetzes Unterabschnitt 12, §§ 72—74 eingeleitet werden.

Es heißt dort u. a.: Personen, die das zwanzigste Lebensjahr vollendet haben und die dadurch gefährdet sind, daß sie aus Mangel an innerer Festigkeit ein geordnetes Leben in der Gemeinschaft nicht führen können, soll Hilfe gewährt werden. Aufgabe der Hilfe ist es, den Gefährdeten zu einem geordneten Leben hinzuführen. Hierbei kommt vor allem die Gewöhnung des Gefährdeten an regelmäßige Arbeit in Betracht. — Dem Gefährdeten soll geraten werden, sich in die Obhut einer Anstalt, eines Heimes oder einer gleichartigen Einrichtung zu begeben, wenn andere Arten der Hilfe nicht ausreichen. Lehnt ein Gefährdeter die ... Hilfe ab, kann das Gericht ihn anweisen, sich in einer geeigneten Anstalt, in einem geeigneten Heim oder in einer geeigneten gleichartigen Einrichtung aufzuhalten, wenn 1. der Gefährdete besonders willensschwach oder in seinem Triebleben besonders hemmungslos ist und 2. der Gefährdete verwahrlost oder der Gefahr der Verwahrlosung ausgesetzt ist und 3. die Hilfe nur in einer Anstalt gewährt werden kann. Das Grundrecht der Freiheit der Person nach Artikel 2 Abs. 2 des Grundgesetzes wird insoweit eingeschränkt.

So schwer die doppelte Belastung der Vorgeschichte des entlassenen tuberkulösen Häftlings, überstandene Krankheit und Gefängnisaufenthalt auch sein mag, so ist es doch ein Vorteil, daß er gleich den nichtkriminellen Tuberkulösen alsbald nach seiner Entlassung unter die Aufsicht der Tuberkulosefürsorgestelle kommt, die ihm nicht dauernd seine Bestrafung vorhält, wie das bei nicht kranken Gefängnisentlassenen durch ihre Umgebung und mitunter auch durch die Betreuungsstellen der Straffälligen geschieht. — Die *Straffälligenfürsorge* für den entlassenen Häftling wird entweder als Bewährungshilfe bei Strafaussetzung zur Bewährung und bei bedingter Entlassung (§§ 23 u. 26 StrGB) oder bei freiwilliger Inanspruchnahme des Entlassenen nach dem

Gesamtvollzug durch die Entlassenenhilfe gewährt. Sie verlangt einen sorgfältig ausgewählten Bewährungshelfer bzw. Fürsorger mit guter Vorbildung und Eignung für seine Sonderaufgabe, der ein hohes Maß von selbstloser Hingabe an seine Aufgabe, Takt, Klugheit, Menschenkenntnis, um nicht so leicht durch Ausreden und Beschönigungen in die Irre geführt zu werden, und einen gehörigen Schuß Optimismus mitbringt. Dem Schützling soll er als freundschaftlicher Helfer, nicht als Aufseher gegenübertreten. Wie es nicht zu machen ist, bringt Hans FALLADAS Buch vom Blechnapf dem Leser nahe, das frei von jeder Gefühlsduselei, für echte Humanität werben möchte. Der Autor zeigt, wie trotz fortgeschrittener organisatorischer Maßnahmen wie Stufenvollzug, Bewährungsfrist, geldliche und materielle Unterstützung, Übergangsheim, Verdienstmöglichkeit u. a. alle echte Fürsorge infolge der Art der Handhabung dieser Maßnahmen durch unzulängliche Persönlichkeiten geradezu in ihr Gegenteil verkehrt wird. Die überragende Bedeutung jedes Einzelnen, von dem das Wohl und Wehe des Gefangenen während der Strafhaft und nach der Entlassung abhängt, tritt in der Darstellung grell zutage. — Bei zahlreichen entlassenen Sträflingen ist allerdings, wie früher ausgeführt, die Aussicht auf nachhaltige Besserung sehr gering. Milieumängel und soziale Schädlichkeiten vermögen besonders bei entsprechender Bereitschaft kriminelle Handlungen herbeizuführen. Es ist daher auf jede nur mögliche Weise für *geeigneten Milieuschutz*, für Milieusicherung zu sorgen, um der Resozialisierung des ehemaligen Häftlings *Dauer* zu verleihen, was wohl die schwierigste Aufgabe kriminaltherapeutischer Bemühungen ist. Wichtig sind geordnete Wohnverhältnisse und eine sichere Arbeitsstelle; unter Umständen wird als Auflage in der Bewährungshilfe Aufenthaltsortbestimmung und -beschränkung angeordnet werden.

Bewährungshilfe sollte möglichst von einem dem ehemaligen Gefangenen gegenüber kameradschaftlich eingestellten, warmherzigen Bewährungshelfer durchgeführt werden, der jederzeit seinem Schutzbefohlenen mit Rat zur Seite steht, andererseits aber auch dem Gericht verantwortlich ist und diesem gröbere Verfehlungen oder Nichtbefolgen von gegebenen Weisungen mitteilen muß. Viele ehemalige Gefangene bedürfen einer solchen Hilfe jahrelang. In zahlreichen Fällen ist eine Betreuung, eine Bewährungshilfe sowohl in der Probezeit bei bedingter Entlassung als auch ganz allgemein nach der Entlassung, und zwar besonders in der ersten Zeit mit Führung und helfender Stützung, individuell gestaltet, unbedingt erforderlich. Der Ausbau der hierzu nötigen Einrichtungen will sorgsam überlegt und durchgeführt sein. Dazu ist eine straffe Organisation notwendig, ähnlich derjenigen der Fürsorge entlassener Geisteskranker. Mit einem Erfolg kann aber, wie gesagt, nur gerechnet werden, wenn geeignete, gut *vorgebildete Bewährungshelfer* zur Verfügung stehen. Es muß auch möglich sein, gelegentlich einen gewissen Zwang auf den Entlassenen auszuüben; manche Häftlinge lehnen in ihrem Drang, frei und selbständig zu sein, jede Hilfe ab, obwohl sie gar nicht in der Lage sind, sich selbst weiterzuhelfen. Personen, die aus Mangel an innerer Festigkeit ein geordnetes Leben in der Gemeinschaft auf die Dauer nicht führen können, bedürfen der Hilfe, wie sie nach dem Bundessozialhilfegesetz (§§ 72—74) gewährt wird (s. o.). Gelegentlich muß die Entmündigung erfolgen, um den Folgen einer psychischen Abartigkeit (Verschwendungssucht, Trunksucht, Geistesschwäche u. a.) vorzubeugen.

Auch allgemeine Maßnahmen, die der *Verhütung von Verbrechen* dienen (KREBS, SEELIG), bedürfen einer tatkräftigen Unterstützung von Staat und Gesellschaft; vor allem Maßnahmen, die eine *Herabsetzung verbrechensfördernder Umweltreize* bedingen, wie Verminderung der Arbeitslosigkeit, ausreichende Unterstützung der Arbeitslosen, Fürsorge für kinderreiche Familien und für Familien, deren Mitglieder von langdauernden Krankheiten oder Unfällen betroffen wurden; Einschränkungen des Alkoholausschankes und Behandlung zum Trunk Neigender; Verhinderung der Verbrechensausführung. Ferner wird man versuchen, auf jede nur mögliche Weise das

Rechtsgefühl im einzelnen zu stärken und gelegentlich auch gesetzliche Strafen an-
drohen, um die Tat- bzw. Verbrechensbereitschaft herabzusetzen. Fürsorgekinder sollten rechtzeitig in Kinderdörfern nach dem Vorbild der SOS-Kinderdörfer des Öster-
reichers Hermann GMEINER, also im möglichst familienähnlichem Heim, untergebracht
werden. Wichtig sind außerdem Maßnahmen der Jugendfürsorge zum Schutz der
Jugend vor Verführung zur Bummelei, zum Besuch von Nachtlokalen, vor Prostitution oder Diebstahl. Sobald sich Zeichen der Verwahrlosung bemerkbar machen, ist
Fürsorgeerziehung zu verfügen. Die Betreuung Strafentlassener und damit auch die
des tuberkulösen Strafentlassenen ist eine *vom Staat anerkannte Pflicht*, schon um die
über den verhängten Freiheitsentzug hinausgehenden nachteiligen Nebenwirkungen
hinsichtlich Ehre, Gesundheit, Familie und wirtschaftlicher Substanz möglichst weitgehend auszugleichen (SEYFARTH). Im Entwurf zum Strafvollzugsgesetz von 1926
§ 240 heißt es, daß die Fürsorge für die aus der Strafhaft Entlassenen „eine gemeinsame Angelegenheit des Staates und der Gesellschaft" ist. Es sind staatliche und freiwillige *Fürsorgeeinrichtungen* vorzusehen, wie sie z. B. in der „Entlassenenhilfe"
bestehen. Der Staat hat die Aufgabe, geeignete Fürsorgeeinrichtungen für die Entlassenen zu fördern und zu unterstützen. Die Gewährung von staatlicher Hilfe in
Form von Geldmitteln, Unterkunft usw. genügt nicht. Die staatliche Fürsorge bedarf
dringend der Ergänzung durch die *nichtamtliche, persönliche Hilfstätigkeit* von
Mensch zu Mensch, die unter Umständen wichtiger sein kann als materielle Unterstützung. Es gibt konfessionelle und interkonfessionelle Verbände und auch politische
Vereinigungen, die im Zusammenwirken mit der staatlichen Fürsorge bereits ansehn-
liche Leistungen auf dem Gebiet der Entlassenenfürsorge zu verzeichnen haben (SEY-
FARTH). Als hervorragende nichtstaatliche Leistung kann bereits die Wohnungsbeschaffung für Tuberkulosekranke und deren Familien durch die Gemeinschaften der Versicherten, die Träger der Sozialversicherung, gelten (GEISSLER). Läßt es die Gemeinschaft an der nötigen Hilfsbereitschaft gegenüber der Not des Einzelnen fehlen, so
wird durch ihre Schuld der Entlassene in die Vereinsamung mit ihren schlimmen Folgen gedrängt. In verschiedenen Einrichtungen können *stellenlose Strafentlassene*
manchenorts solange untergebracht werden, bis es gelingt, ihnen eine geeignete Arbeit
zu vermitteln. Dahin gehören die „Entlassenenheime", „Übergangsheime" (SEYFARTH,
KELLERHALS), allgemeine Fürsorgeheime, Werkhöfe usw. Vielfach sind es noch Ge-
meinschaftsheime ohne Arbeitsmöglichkeit. Besser ist es, wenn für die untergebrachten
Entlassenen Gelegenheit besteht, vollbezahlte Arbeit zu erhalten, bis sie in der freien
Wirtschaft untergebracht werden können. Aber diese Heime werden nur einen Teil
der entlassenen *tuberkulösen* Häftlinge, bei denen sicher keine Infektionsgefahr
besteht, unterbringen können; abgesehen davon, daß es nicht zweckmäßig ist, falls
nicht eine ganz besonders gute Heimleitung vorhanden ist, zu viele ehemals Straffällige an einem Unterkunftsort zusammenzubringen. Ganz und gar nicht kommt die
Unterbringung des Strafentlassenen in den Asylen in Betracht, die oft eher Massen-
quartieren als Fürsorgeheimen ähneln und vielfach keinen anderen Wert haben, als
den Obdachlosen von der Straße zu nehmen, ihm ein Nachtlager zu gewähren und
ihn vor Hunger zu schützen (SEYFARTH). Auch die Aufnahme in geeignete Familien,
eine Maßnahme, die sich zur Unterbringung ehemaliger Gefangener sonst bestens
bewährt hat, kann wegen der Infektionsgefahr ebenfalls nur in Ausnahmefällen
durchgeführt werden. Man sieht, wieviel Schwierigkeiten der Förderung des entlassenen tuberkulösen Häftlings entgegenstehen. Im wesentlichen werden für den aus
der Strafanstalt entlassenen Posttuberkulösen auch die *Unterbringungsmöglichkeiten
für nichtkriminelle Tuberkulöse,* soweit nicht besondere Gründe entgegenstehen, in
Frage kommen. Das wird natürlich auf manche Schwierigkeiten stoßen. Es gibt staatliche „Übergangsheime" für Tuberkulöse verschiedener Art mit Unterkunft und
Arbeitsgelegenheit für aus der klinischen Behandlung Entlassene, die nicht in einen

Familienkreis oder sonst geordnete Verhältnisse zurückkehren können oder bei denen die Gefahr besteht, daß sie in schlechte Gesellschaft geraten, wenn sie sich selbst überlassen bleiben. Derartige Übergangsheime, zum Teil unter anderer Bezeichnung, sind in den einzelnen Ländern vorhanden. Wichtig ist, daß auch für ehemalige Gefangene mit höherer akademischer, kaufmännischer, Lehrer- oder Beamten-Vorbildung gesorgt wird. Ist der Häftling während der Gefangenschaft noch nicht einer systematischen Arbeitsbehandlung unterzogen worden, so sollte dies, wie vorgeschlagen wurde, in einer *Arbeitsheilstätte* möglichst noch nach seiner Entlassung geschehen, um den verbliebenen Grad seiner Arbeitsfähigkeit festzustellen, gegebenenfalls eine Umschulung vorzunehmen und seinen Übergang in die freie Wirtschaft sachgemäß durchzuführen. Er sollte dabei bereits die ihm zustehende Entlohnung erhalten.

Bei Strafanstaltsentlassenen, deren Verhalten im freien Leben von vornherein bedenklich erscheinen muß, sollte die Möglichkeit bestehen, *rechtzeitig vorbeugend Aufsicht* zu führen, damit nicht erst dann eingegriffen wird, wenn bereits ein neues Strafverfahren gegen den früheren Gefangenen anhängig ist. Dies gilt namentlich für die erste Zeit nach der Entlassung, in der erfahrungsgemäß der Entlassene besonders leicht auf Abwege gerät. Eine amtliche Aufsicht findet von vornherein bei Strafaussetzung zur Bewährung (§ 23 StrGB) und bei bedingter Entlassung (§ 26 StrGB) statt. Dagegen besteht gerade bei denjenigen entlassenen Gefangenen, denen eine solche Erleichterung der Freiheitsstrafe aus bestimmten Gründen nicht gewährt wurde, bisher keine rechtliche Handhabe, eine Überwachung und gegebenenfalls rechtzeitig einsetzende Hilfe durchzuführen. Nur wenn sie sich freiwillig an die Entlassenenhilfe wenden, wird man sich um sie kümmern. Ob diese bisherige Regelung genügt oder ob nicht auch bei diesen Entlassenen eine geeignete nachgehende Fürsorge unmittelbar im Anschluß an ihre Entlassung aus dem Gefängnis anzustreben wäre, muß die Praxis ergeben. Der Antrag auf Gefährdetenhilfe (BSHG §§ 72—74) kann leicht zu spät kommen. *Polizeiaufsicht* wird bei der Bestrafung ausgesprochen und stellt keine eigentliche Fürsorge dar. Sie sollte nur bei gefährlichen und antisozialen Verbrechern in Anwendung kommen.

Bei aller Hilfe, die man dem entlassenen tuberkulösen Häftling angedeihen läßt, ist es das Wichtigste, daß dem Entlassenen wirklich *sachverständige Helfer* zur Seite stehen: Als Fürsorger, die sowohl auf dem Gebiete der Tuberkulosefürsorge, als auch der Strafentlassenenhilfe gut bewandert sind. So lobenswert und wünschenswert es ist, daß sich der Entlassenenhilfe ehrenamtlich tätige Angehörige „aller Stände und Berufe" zur Verfügung stellen, so bedürfen sie doch der sicheren Anleitung (SUTTINGER). Das gute Herz und der gute Wille können allein nicht genügen. Laienhafte, medizinisch nicht begründete Vorstellungen können bei dieser Tätigkeit nicht unbedenkliche Folgen nach sich ziehen. Ernstliche Bemühungen dieser Helfer um die neuen Erkenntnisse der Entlassenenhilfe sind unumgänglich. Gründliche psychologische, psychiatrische und pädagogische Ausbildung sollte immer mehr als notwendige Voraussetzung zur Tätigkeit als Helfer erkannt und von den zuständigen Stellen geboten werden. Jedenfalls sollte jeder Laienhelfer die Grenzen seiner Aufgabe in Wort und Tat genau kennen, um bei dem Sachverständigen dieser schwierigen Gebiete rechtzeitig Rat einzuholen, nicht zuletzt beim sachverständigen Arzt. Noch mehr als bisher sollte sich die Strafentlassenenhilfe die großen und erfolgreichen Erfahrungen der medizinischen Geisteskrankenpflege der Heil- und Pflegeanstalten und deren Für- und Nachsorge für Geisteskranke zunutze machen.

Literatur

ABATE, L., e D. ZANNONI: Die Gastritis der Tuberkulösen. Zbl. ges. Tuberk.-Forsch. **83**, 316 (1959/60). — ADAM, E.: Wohnungsfürsorge für Tuberkulöse. Öff. Gesundh.-Dienst **23**, 469 (1961). — ADÁM, G., G. KISS und E. FRIEDMANN: Die Lage der lungentuberkulösen Kranken im Gefängnis. Zbl. ges. Tuberk.-Forsch. **90**, 363 (1962). — ADELBERGER, L.: Wann kann der Operierte wieder arbeiten? Tuberk.-Arzt **15**, 208 (1961). — ALBRECHT, J.: Infektionsgefährdung im Tuberkuloselaboratorium. Tuberk.-Arzt **15**, 563 (1961). — ALEXANDER, H.: Arbeitsbehandlung in Lungenheilstätten. Z. Tuberk. **65**, 264 (1932); — Die Bedeutung der Psyche für die Behandlung des Tuberkulösen. Münch. med. Wschr. **11**, 397 (1938); — Einige grundsätzliche Bemerkungen zur Arbeitstherapie bei Lungentuberkulose. Gesundheitsfürsorge **4**, 41 (1954/55). — ALEXANDER-BAER: Praktisches Lehrbuch der Tuberkulose. 3. Aufl. Leipzig 1955. — APITZ: Rehabilitation des Tuberkulose-Kranken vom Standpunkt des Tuberkulose-Fürsorgearztes. Kongreßber. 22. Tagg. Wiss. Ges. Südwestd. Tuberk.-Ärzte, Gaggenau 1956, S. 32. Ref. Tuberk.-Arzt **10**, 561 (1956). — ARENS, J. J.: Die berufliche Wiedereingliederung Tuberkulöser nach dem neuen Tuberkulosehilfsgesetz (THG). Tagungsbericht Tuberk.-Arzt **15**, 215 (1961). — ASCHENBRENNER, A.: Symptomatische Psychosen bei Lungentuberkulose. Nervenarzt **15**, 381 (1942). — AUGSTEIN, E.: Die Tuberkulose der Asozialen. Tagg.ber. Dtsch. Tbk.fürs.ärzte v. 14. VI. 1930. Ref. Zbl. ges. Tuberk.-Forsch. **33**, 276 (1930). — AUGUSTINITZ, W.: Tuberkulose — Psyche — Zwangsanhaltung. Wien. med. Wschr. **111**, 821 (1961).

BAACKE, N.: Einfluß der Lungentuberkulose auf die Schilddrüse. Tuberk.-Arzt **14**, 38 (1960). — BAADER, E., u. H. SYMANSKI: Die Simulation innerer Krankheiten. Handb. d. Artefakte, hrsg. v. J. Mayr, Jena 1937. — BACKMANN, A.: Der Einfluß von experimentell erzeugtem Hyper-Thyreoidismus auf die Experimentaltuberkulose der Maus. Zbl. ges. Tuberk.-Forsch. **89**, 139 (1961). — BARTELS, H., E. BÜCHERL, C. W. HERTZ, G. RODEWALD u. M. SCHWAB: Lungenfunktionsprüfungen. Berlin-Göttingen-Heidelberg: Springer 1959. — BASSERMANN, F. J.: Streptomycin und Tuberkulose. Tuberk.-Arzt **3**, 72 (1949); — Beobachtungen zur praebazillären Phase des Tuberkuloseerregers. Z. Tuberk. **106**, 70 (1935). — BATES, S.: Moderne Tendenzen im amerikanischen Gefängniswesen. ZfStrVO **5**, 270 (1955). — BAUER, F.: Straffälligenhilfe nach der Entlassung. Bewährungshilfe **3**, 180 (1957). — BAUER, U.: Gibt das Elektroneurogramm Hinweise für die Aktivitätsdiagnose der Tuberkulose? Tuberk.-Arzt **11**, 221 (1957); — Betriebsärztliche und fürsorgliche Aufgaben bei der Rehabilitation von Kranken mit Lungentuberkulose. Verkehrsmedizin **9**, 89 (1962). — BAUR, H.: Bettruhe als therapeutischer und pathogenetischer Faktor. Münch. med. Wschr. **1955**, 37, 74, 107. — BECK, R.: Die Beeinflussung der Urteilsbildung. ZfStrVo **4**, 307 (1954). — BECKER, W.: Die Bewährungshilfe im neuen Recht. ZfStrVo **4**, 1 (1954). — VAN BEEK: Die Vermittlungsmöglichkeiten bei den Tuberkulösen. Tagungsbericht. Tuberk.-Arzt **15**, 210 (1961). — Behandlung Straffälliger. Den Strafvollzug betreffende Beschlüsse und Empfehlungen des Ersten Kongresses d. Vereinten Nationen, Genf 1955 über Verbrechensverhütung und — ZfStrVo **8**, 141 (1959). — BEHRENDT: Diskussion. Kongreßber. 22. Tagg. Wiss. Ges. Südwestd. Tuberk.-Ärzte, Gaggenau 1956, S. 94. Ref. Tuberk.-Arzt **10**, 564 (1956). — BERGER, G.: Nil nocere! Fehler bei der Erkennung, Beurteilung und Behandlung von Lungentuberkulose. Münch. med. Wschr. **101**, 188 (1959). — BERNEBURG, H. J.: Probleme der Rezidive von Lungentuberkulose. Tuberk.-Arzt **15**, 830 (1961). — BERTHOLD, FR.: Tuberkuloseablauf und innere Sekretion. Tuberk.-Arzt **7**, 719 (1953). — BESTA, B.: Die Unterfunktion der Nebennierenrinde bei tuberkulösen Erkrankungen. Beitr. Klin. Tuberk. **113**, 125 (1955). — BIRKHÄUSER, H., u. M. STOLL: Über asoziale Tuberkulöse. Schweiz. Z. Tuberk. **8**, 79 (1951). — BIRKHÄUSER, H.: Alterstuberkulose und Fürsorge. Wien. med. Wschr. **111**, 681 (1961). — BIRNBAUM, K.: Kriminalpsychopathologie und psychobiologische Verbrecherkunde. 2. Aufl. Berlin 1931; — Die psychopathischen Verbrecher. 2. Aufl. Leipzig 1926. — BLECKWENN, H.: Abschließender Erfahrungsbericht über 2^1/$_2$ Jahre organisierter Schul- und Berufsrehabilitation Tuberkulöser. Z. ärztl. Fortbild. **54**, 1159 (1960). — BLEULER, M.: Endokrinologische Psychiatrie. Stuttgart 1954. — BLITTERSDORF, F.: Tuberkulose-Ansteckung von Patienten während einer Krankenhausbehandlung. Tuberk.-Arzt **11**, 419 (1957). — BOENING, H. u. H. BRAEUNING: Über das seelische Verhalten der Lungentuberkulösen und die Maßnahmen seiner Beeinflussung im Rahmen der Tuberkulosebekämpfung. Ergebn. Tuberk.-Forsch. **9**, 495, Leipzig 1939. — BÖHLAU, V., H. DENNHARDT u. H. ROTHE: Energetische Stoffwechseluntersuchungen bei Lungentuberkulose. Z. ärztl. Fortbild. **20**, 852 (1958). — BÖHME, H.: Diskussion. Kongreßber. 22. Tagg. Wiss. Ges. Südwestd. Tuberk.-Ärzte, Gaggenau 1956, S. 81. Ref. Tuberk.-Arzt **10**, 564 (1956); — Erfahrungen über den Arbeitseinsatz von Tuberkulosekranken in Bochum. Gesundheitsfürsorge **5**, 43 (1955/56). — BONHOEFFER, K.: Nervenärztliche Erfahrungen und Eindrücke. Berlin 1941. — BORELLI, S., u. W. STARCK: Die Prostitution als psychologisches Problem. Berlin-Göttingen-Heidelberg 1957. — BORGOTTE, W.: Die Tuberkulose als Rentenerkrankung. Tuberk.-Arzt **13**, 350 (1959). — BORNEFF, J., u. W. BLÜMLEIN: Über die Schädlichkeit der Hitzearbeit für die Atemwege. Med. Klin. **1960**, 494. — BRANDENBURG, K.: Selbstmord durch Tuberkelbazillen. Med. Klin. **1938**, 1266. — v. BRAUCHITSCH, H.: Statistische Untersuchungen über die Anfälligkeit Tuberkulöser für Geisteskrankheiten. Ref. Zbl. ges. Tuberk.-Forsch. **90**, 166 (1962). — BRECKE, F.: Die Allgemeinbehandlung der Tuberkulose. Kongreßber. 22. Tagg. Wiss. Ges. Südwestd. Tuberk.-Ärzte, Gaggenau 1956, S. 96. Ref.

Tuberk.-Arzt 10, 565 (1956); — 2 Jahre der Zusammenarbeit mit dem „Hochschulsanatorium St. Blasien". Tuberk.-Arzt 13, 711 (1959). — BREU, K.: Diskussion. Kongreßber. 22. Tagg. Wiss. Ges. Südwestd. Tuberk.-Ärzte, Gaggenau 1956, S. 84. Ref. Tuberk.-Arzt 10, 564 (1956); — Kostenregelung der Heilbehandlung bei der Tuberkulose. Tuberk.-Arzt 16, 624 (1962). — BRIEGER: Erfahrungen mit Rehabilitation in England insbesondere Papworth. Kongreßber. 22. Tagg. Wiss. Ges. Südwestd. Tuberk.-Ärzte, Gaggenau 1956, S. 40. Ref. Tuberk.-Arzt 10, 562 (1956). — BRONKHORST, W.: Das psychische Moment bei der Behandlung der Lungentuberkulose. Psyche 3, 721 (1950); — Klinische Behandlung, Arbeitskur und Nachfürsorge bei der Tuberkulose. Tuberk. Bibl. Nr. 77, Leipzig 1940. — BROWN, K. E., u. A. H. CAMPBELL: Tabak, Alkohol und Tuberkulose. Zbl. ges. Tuberk.-Forsch. 90, 220 (1962). — BSCHOR, FR.: Notzuchtstäter und Sicherungsprobleme. Feststellung und Beurteilung von Verletzungen und Spuren am Körper und an den Kleidern des Opfers und des Täters. Mschr. Krim. 41, 146 (1958). — BUCHHOLZ, E.: Es bleibt bei Schuld und Sühne. Die Zeit 15, 30. 9. 1960. — BÜCHNER, F.: Grundsätzliches zur psychosomatischen Medizin. Med. Klin. 1952, 269 u. 301. — BUHL, W.: Erziehungsvollzug? ZfStrVo 3, 67 (1952); — Was erwartet der Strafvollzug von der Strafrechtsreform? ZfStrVo 5, 129 (1955). — BÜHLMANN, A., M. SCHERRER u. H. HERZOG: Vorschläge zur einheitlichen Beurteilung der Arbeitsfähigkeit durch die Lungenfunktionsprüfung. Schweiz. med. Wschr. 91, 105 (1961); Zbl. ges. Tuberk.-Forsch. 88, 286 (1961). — BUMKE, E.: Deutsches Gefängniswesen. Berlin 1928. — BUMKE, O.: Lehrbuch der Geisteskrankheiten. 7. Aufl. München 1948. — BÜRGER-PRINZ: Über Motiv und Motivation. Nervenarzt 18, 241 (1947). — BUSCH, M.: Die Durchführung der Untersuchungshaft an jungen Gefangenen nach der Untersuchungshaftvollzugsordnung v. 12. 2. 1953. ZfStrVo 3, 345 (1952/53); — Die Bedeutung der Einzelunterbringung der Gefangenen für den Strafvollzug. ZfStrVo 8, 315 (1959); — Die Zusammenarbeit von Psychotherapeut, Psychologe und Fürsorger in der Strafanstalt aus der Sicht des Sozialpädagogen. Mschr. Krim. 44, 201 (1960). — BYKOW, K. M.: Großhirnrinde und innere Organe. Berlin 1952.

CERVIÁ, T.: Die Tuberkulose bei Prostituierten und ihr sozialmedizinisches Problem. Rev. esp. Tuberc. 20, 677 (1951); Zbl. ges. Tuberk.-Forsch. 61, 134 (1952). — CHENEBAULT, J., u. P. BERTIN: Der Magen und die Lungentuberkulose, Beeinflussung durch Antibiotika. Tuberk.-Arzt 11, 584 (1957). — CHRISTIAN, P.: Das Personverständnis im modernen medizinischen Denken. Tübingen 1952. — CZIKAJLÓ, G., u. L. KABAY: Spontane Milzruptur in zwei Phasen bei einem Tuberkulösen. Zbl. ges. Tuberk.-Forsch. 65, 21 (1953/54).

DALLINGER, W., u. K. LACKNER: Jugendgerichtsgesetz mit Kommentar. München u. Berlin 1955. — DANE, R.: Gerichtliche Entscheidungen über Maßnahmen im Strafvollzug. ZfStrVo 10, 184 (1961). — DANZER, W.: Lungentuberkulose und Arbeitsfähigkeit. Tuberk.-Arzt 12, 796 (1958); — Das Spätrezidiv der Lungentuberkulose. Tuberk.-Arzt 14, 285 (1960); — Wiederherstellung der Arbeitsfähigkeit bei Lungentuberkulose. Tuberk.-Arzt 15, 485 (1961). — DEAKINS, D. D., L. M. BARBER and E. W. MINARD: A tuberculosis survey of prisoners in San Joaquim Country. Amer. Rev. Tuberc. 73, 882 (1956); Zbl. ges. Tuberk.-Forsch. 73, 168 (1956). — DEGEN, R.: Der Strafvollzug in Stufen. In E. Bumke, Deutsches Gefängniswesen, Berlin 1928, S. 310. — DEIMLING, G.: Über die Möglichkeiten der Erwachsenenbildung in Vollzugsanstalten. ZfStrVo 10, 145 (1961). — DEIST, H.: Die Allgemeinbehandlung der Tuberkulose. Neue Z. ärztl. Fortbild. N. F. 2, 106 (1959). — DÖLL, W.: Statistische Bemerkungen zum Tuberkelbakteriennachweis. Tuberk.-Arzt 9, 37 (1955). — DORN: Ein Menschenalter Arbeitstherapie. Kongreßber. 22. Tagg. Wiss. Ges. Südwestd. Tuberk.-Ärzte, Gaggenau 1956, S. 16. Ref. Tuberk.-Arzt 10, 560 (1956). — DRABKINA, R. O., u. A. G. GOUBANOW: Zur Frage über den Charakter pathologischer Veränderungen der Lungenverästelung des vegetativen Nervensystems bei Lungentuberkulose. Zbl. ges. Tuberk.-Forsch. 76, 292 (1957).

EBERMAYER, L.: Der Arzt im Recht. Leipzig 1930. — EFFENBERGER, H.: Die stationäre Unterbringung (Zwangsasylierung) asozialer Tuberkulöser. Öff. Gesundh.-Dienst 22, 47 (1960). — EICK: Tuberkulosebekämpfung im Strafvollzug. Tuberk.-Arzt 14, 382 (1960). — EINSELE, H.: Ausbildung zum weiblichen Aufsichtsdienst. ZfStrVo 4, 203 (1954); — Dürfen Kinder „hinter Gittern" geboren werden? ZfStrVo 7, 29 (1957). — EINSELE, H., E. KITTEL u. K. TOMERIUS: Die Bedeutung der Arbeit im Strafvollzug bei Frauen. ZfStrVo 9, 213 (1959/60). — EITNER, S.: Zur Rolle des Nervensystems bei der Pathogenese der Tuberkulose. Berlin 1954. — Entschädigung der nicht hauptamtlichen Ärzte bei den Justizvollzugs- und Jugendarrestanstalten. Kleine Anfrage über —. Mitteilungen d. Präsidenten d. Abgeordnetenhauses v. Berlin 5. 9. 1953, Nr. 54. — Entweichung von Strafgefangenen, Mitteilungen d. Präsidenten des Abgeordnetenhauses v. Berlin 24. 2. 1954, Nr. 66. — ERNST, W.: Über Haft- und Verhandlungsfähigkeit. ZfStrVo 2, 20 (1951). — EWALD, G.: Temperament und Charakter. Berlin 1924; — Handbuch der Geisteskrankheiten, hrsg. v. O. Bumke, Bd. VII.

Tuberkulose. Berlin 1928; — Biologische und „reine" Psychologie im Persönlichkeitsaufbau (Temperament und Charakter II. Teil). Abh. Neurol. Psychiatr. Psychol. hrsg. v. Bonhoeffer, Heft 68, Berlin 1932; — Psychosen bei akuten Infektionen, bei Allgemeinleiden und bei Erkrankungen innerer Organe. Handb. d. Geisteskrankh. hrsg. v. O. Bumke, 1. Ergänzungsband 1939; — Lehrbuch der Neurologie und Psychiatrie. 2. Aufl. Berlin-München 1948. — EXNER, F.: Kriminologie. 3. Aufl. Berlin-Göttingen-Heidelberg 1949. — EYSENECK, H. J.: Wege und Abwege der Psychologie. Hamburg 1956.

FALLADA, H.: Wer einmal aus dem Blechnapf frißt. Berlin 1955. — FASSBENDER, H. G.: Tödlicher Vagusreflex bei Prozessen im Brust- und Bauchraum. Langenbecks Arch. 284, 180 (1956). — FEIGE, J.: Aufgaben und Grenzen der Freizeitgestaltung im Strafvollzug. Mschr. Krim. 42, 206 (1959). — FELDER, O.: Aussagemöglichkeiten der modernen Lungenfunktionsanalyse. Münch. med. Wschr. 102, 901 (1960). — FELTER, H.: Unfälle der Gefangenen. ZfStrVo 3, 39 (1952/53). — FICHTNER, H.: Grundprobleme der Gefangenendiakonie. Berlin 1950. — FISCHER, H.: Gesundheitsfürsorge in den Gefangenenanstalten. In E. Bumke, Deutsches Gefängniswesen, Berlin 1928. — FLECK, U.: Symptomatische Psychosen (1941—1957). Fortschr. Neurol. Psychiat. 28, 1 (1960). — FLYNN, M. P.: Zwangsabsonderung Tuberkulöser. Zbl. ges. Tuberk.-Forsch. 78, 342 (1958). — FRANKE: Die Betreuung tuberkulosekranker Studenten. Kongreßber. 22. Tagg. Wiss. Ges. Südwestd. Tuberk.-Ärzte, Gaggenau 1956, S. 143. Ref. Tuberk.-Arzt 10, 567 (1956). — FREERKSEN, E.: Angeborene und erworbene Widerstandskraft bei der Tuberkulose. Tuberk.-Arzt 11, 65 (1957). — FREUDENBERG, K.: Die Selbstmordhäufigkeit bei Tuberkulösen. Ärztl. Wschr. 1957, 936. — FREUDENTHAL, B.: Die staatsrechtliche Stellung der Gefangenen. ZfStrVo 5, 157 (1955). — FRÖHLICH, M.: Tuberkulose und Arbeit. Z. Tuberk. 100, 200 (1952); — Der Arbeitseinsatz Tuberkulöser. Z. Tuberk. 98, 107 (1951). — FREY, H. P.: Neubau einer Untersuchungshaftanstalt in Stuttgart. ZfStrVo 7, 204 (1958). — FRIEDRICH u. BOSSE: Probleme der Wohnungsbeschaffung für Tuberkulöse. Tagungsbericht Tuberk.-Arzt 15, 569 (1961). — FRUHMANN, G.: Die ergospirographische Lungenfunktionsprüfung in der klinischen Diagnostik und für die Begutachtung. Münch. med. Wschr. 102, 668 (1960). — FUCHS, A.: Beurlaubung von Strafgefangenen. ZfStrVo 3, 366 (1952/53). — Fürsorgepflichtverletzungen einer Gefängnisbehörde gegenüber Strafgefangenen. Neue Juristische Wochenschrift 9, 1399 (1956).

GABLER, E.: Trauma und Lungentuberkulose im zweiten Weltkrieg. Wien. med. Wschr. 1955, 43.— GABUS, P.: Über die Häufigkeit von Rezidiven bei Lungentuberkulose. Schweiz. Z. Tuberk. 14, 292 (1957); Zbl. ges. Tuberk.-Forsch. 77, 334 (1958). — GÄDEKE, R., u. W. JACOB: Über die Bedeutung der Schilddrüsenfunktion für den Ablauf der Tuberkulose unter besonderer Berücksichtigung der Methylthiouracilwirkung auf experimentelle Meerschweinchentuberkulose. Ärztl. Forsch. 7 I/215 (1953); Zbl. ges. Tuberk.-Forsch. 63, 251 (1953). — GADRAT, J., u. Mitarb.: Bronchialkarzinom bei normalem Röntgenbefund. Tuberk.-Arzt 15, 859 (1961). — GAENSLER, J.: Wie kann das Entweichen von Strafgefangenen verhindert werden? ZfStrVo 3, 291 (1952/53). — GALLMEIER, M.: Das Klassifizieren in der Strafanstalt als Gemeinschaftsleistung. ZfStrVo 4, 252 (1954); — Zur Psychologie der Freizeitbeschäftigung. ZfStrVo 8, 117 (1958). — Geistlichen im Strafvollzug, Die — ZfStrVo 4, 43 (1954). — GEERDS, F.: Zur kriminellen Prognose. Mschr. Krim. 43, 92 (1960). — GEISSLER, O.: Wohnungsfürsorge für Tuberkulöse. Öff. Gesundh.-Dienst 20, 361 (1958); — Die Leistungen der deutschen Sozialversicherung auf dem Gebiete der Wohnungsbeschaffung für Tuberkulosekranke. Tuberk.-Arzt 13, 569 (1959). — GENTZ, W.: Straffälligen-, Gefangenen- und Entlassenenfürsorge. Neue Justiz 1948, 72. — GERECKE: Diskussion. Kongreßber. 22. Tagg. Wiss. Ges. Südwestd. Tuberk.-Ärzte, Gaggenau 1956, S. 91. Ref. Tuberk.-Arzt 10, 565 (1956). — GESCHKE, H.: Das Delikt der falschen Anschuldigung im Bezirk des Amtsgerichts Leipzig. Jena 1940. — GIESE, H.: Die fachärztliche Behandlung von Sexualdelinquenten. Mschr. Krim. 41, 219 (1958). — GIOBBI, A.: Fünf Jahre Tuberkulosebehandlung im Gefängnis von San Vittorio. Zbl. ges. Tuberk.-Forsch. 64, 307 (1953/54). — GIROND, J.: Alkoholismus und Tuberkulose im Anstaltsmilieu. Zbl. ges. Tuberk.-Forsch. 78, 109 (1958). — GLASS, R.: Zwangsasylierung von Patienten mit aktiver Tuberkulose. Zbl. ges. Tuberk.-Forsch. 84, 262 (1960). — GLAUBRECHT, W.: Zur Frage der Abwendung der Selbstmordgefahr bei Untersuchungsgefangenen. ZfStrVo 10, 248 (1961). — GORDELADZE, A. S.: Morphologische Veränderungen im peripheren Teil des somatischen Nervensystems bei sekundärer Tuberkulose. Zbl. ges. Tuberk.-Forsch. 73, 199 (1957). — GÖTTSCHING, CHR.: Der Lungentuberkulöse und die berufliche Tätigkeit. Beitr. Klin. Tuberk. 122, 422 (1960); — Die Neuzugänge an aktiver Lungentuberkulose und ihre Ansteckungsquellen. Tuberk.-Arzt 16, 261 (1962). — GRAHAM, S. H.: Über die Ätiologie von Rückfällen bei Lungentuberkulose. Medical Press Nr. 6178, 320 (1957). Zbl. ges. Tuberk.-Forsch. 77, 334 (1958). — GRASS: Sind offene und geschlossene Tuberkulosen in der Heilstätte zu trennen? Kongreßber. Zbl. ges. Tuberk.-Forsch. 22, 478 (1924). — GRASSL, E.: Wirksame Scheuerdesinfektion bei Tuberkulose. Münch. med. Wschr.

1958, 1781 u. 1960, 2416. — GREINER, H. B.: Persönlichkeitsforschung im Strafvollzug. ZfStrVo 3, 52 (1952). — GREUEL, H., u. E. L. SCHÄFER: Die Gonadotropin-Ausscheidung bei der menschlichen Lungentuberkulose vor und während der INH-Behandlung. Tuberk.-Arzt 14, 226 (1960). — GRIESBACH, R.: Die Tuberkulose-Bekämpfung. 2. Aufl. Stuttgart 1948; — Die BCG-Schutzimpfung. Stuttgart 1954; — Allgemeines zur Rehabilitierung von Tuberkulose-Rekonvalescenten (Tagungsbericht). Tuberk.-Arzt 10, 179 (1956); — Die häusliche und ambulante Therapie der Lungentuberkulose. Tuberk.-Arzt 11, 280 (1957); — Die Epidemiologie der Tuberkulose und ihre Folgerungen für eine neuzeitliche Tuberkulosebekämpfung. Öff. Gesundh.-Dienst 22, 349 (1960). — GRJAZNOVA, V. P.: Nichtspezifische pathologisch-anatomische Veränderungen im Gehirn bei Lungentuberkulose. Zbl. ges. Tuberk.-Forsch. 70, 331 (1955/56). — GROSS u. Mitarb.: Berichte aus dem Leben der Vollzugs-Anstalt Aichach (Frauenstrafanstalt). ZfStrVo 10, 251 (1961). — GRUHLE, H. W.: (a) Selbstmord. Leipzig 1940; — (b) Die Erforschung und Behandlung des Verbrechers in den Jahren 1938 bis 1940. Fortschr. Neurol. 14, 123 (1942); — (c) Zurechnungsfähigkeit der Psychopathen. In Ponsold, A.: Lehrbuch der Gerichtl. Medizin. Stuttgart 1950, S. 95; — (d) Lehrbuch der Nerven- und Geisteskrankheiten. Halle 1952; — (e) Verstehen und Einfühlen. Berlin-Göttingen-Heidelberg 1953. — Grundsätze für den Vollzug von Freiheitsstrafen vom 7. Juni 1923 (RGBl. II, 263 ff.) In E. Bumke, Deutsches Gefängniswesen (Anhang), Berlin 1928. — GUCKENHEIMER: Über die Zuhälterfrage. Dtsch. Z. ges. gerichtl. Med. 16, 1931 (Ref.-Teil), 205.

HADDENBROCK, S.: Zur Frage eines theoretischen oder pragmatischen Krankheitsbegriffs bei Beurteilung der Zurechnungsfähigkeit. Mschr. Krim. 38, 183 (1955). — HAESLER, W.: Zur Psychohygiene in der Strafanstalt. ZfStrVo 8, 276 (1959). — HÄFNER, G.: Kann bei der Gewährung von Gefangenen-Unfallfürsorge noch zwischen Arbeitsunfällen und sog. Hausarbeitsunfällen unterschieden werden? ZfStrVo 5, 367 (1955). — HAFEMANN, G.: Die Zwangsasylierung von Tuberkulösen. Tuberk.-Arzt 11, 159 (1957). — Handbuch der gerichtlichen Psychiatrie, hrsg. v. A. Hoche, 2. Aufl., Berlin 1909. — HANSE, A.: Nervöse und psychische Störungen bei Tuberkulose. Arch. Psychiat. 69, 296 (1923). — HANSEN, K.: Der gefährdete Mensch unserer Zeit aus der Sicht des Internisten. Öff. Gesundh.-Dienst 18, 253 (1956/57). — HARTUNG, K.: Lassen sich konstitutionelle Faktoren nachweisen, die den Verlauf der Meningitis tuberculosa beeinflussen? Tuberk.-Arzt 11, 411 (1957). — HAUKE: Der Zuhälter als asozialer Typ. Arch. Kriminol. 107, 22 (1940). — HAUSSER, R., u. U. WEISSE: Über die Rehabilitation von Tuberkulosekranken nach Lungenresektion. Tuberk.-Arzt 11, 341 (1957). — HEAF, F.: Rehabilitation. Zbl. ges. Tuberk.-Forsch. 63, 309 (1953). — HEBERER, G., H. J. PEIPER u. H. H. LÖHR: Die Diagnose und Behandlung von Fremdkörpern im Thorax. Erg. Chir. 41, 203 (1958). — HEESEN, W.: Zur Rehabilitation tuberkulöser Jugendlicher. Tuberk.-Arzt 12, 790 (1958). — HEICKEN, K.: Entwurf einer Desinfektionsanweisung bei Tuberkulose. Desinfektion 42, 57 (1950); — Zweckmäßige Desinfektion bei Tuberkulose. Öff. Gesundh.-Dienst 14, 15 u. 53 (1952); — Desinfektionsmaßnahmen im Rahmen der Tuberkuloseverhütung. Kongreßber. XVII. Tagg. d. Deutschen Tuberkulosegesellschaft. Tuberk.-Arzt 11, 44 (1957); — Bohnerwachs. Tuberk.-Arzt 13, 656 (1959). — HEIDELBACH: Rehabilitationsmaßnahmen, insbesondere Umschulung bei Tuberkulösen in Rheinland-Pfalz. Tagungsber. Tuberk.-Arzt 15, 354 (1961). — HELDMANN, H.: Strafrechtliche Sonderbehandlung der Frau? Mschr. Krim. 40, 86 (1957). — HELLSTERN, E.: Kriminalbiologische Untersuchungen bei Strafgefangenen. Z. Neurol. 108, 261 (1927). — v. HENTIG, H.: Die Strafe. Berlin-Göttingen-Heidelberg. Bd. I: Frühformen und kulturgeschichtliche Zusammenhänge 1954; Bd. II: Die modernen Erscheinungsformen 1955. — HERREN, R.: Zur Psychologie der Dirnenmentalität. Mschr. Krim. 42, 245 (1959). — HERRMANN, H.: Die Rehabilitation Tuberkulosekranker aus landwirtschaftlichen Berufen. Mschr. Tuberk.-Bekämpf. 4, 129 (1961). — HERTWIG, B.: Nehmen Heilstättenpatienten die ihnen verordneten PAS-Praeparate regelmäßig ein? Tuberk.-Arzt 15, 106 (1961). — HEUSSER, W.: Psychische Störungen als Folge tuberkulöser Erkrankungen. Tuberk.-Arzt 12, 691 (1958). — HEZEL, O.: Tuberkulose und Nervensystem. Handb. d. Tuberkulose, hrsg. v. L. Brauer, 3. Aufl., Bd. III, 279. Leipzig 1923. — v. HIPPEL, R.: Die geschichtliche Entwicklung der Freiheitsstrafe. Deutsches Gefängniswesen, hrsg. v. E. Bumke, Berlin 1928. — HOEFER, W.: Wiedereingliederung tuberkulöser Studenten in die Universität. Tuberk.-Arzt 15, 130 (1961). — HOLLMANN, W.: Psychologische Probleme der Tuberkulose. Tuberk.-Arzt 6, 323 (1952). — HOLLMANN, W., E. MIEHLKE u. J. REINHARDT: Lungentuberkulose und psychische Situation. Tuberk.-Bibl. Nr. 89 Leipzig 1954. — HÜBNER, A., u. H. DROST: Ärztliches Haftpflichtrecht, Berlin-Göttingen-Heidelberg 1955. — HÜBNER, H.: Von Teppichen und Tuberkulosebekämpfung. Z. ärztl. Fortbild. 16, 1030 (1959). — HUEBSCHMANN, H.: Psyche und Tuberkulose. Stuttgart 1952; — Die Tuberkulose als geistig-seelische Erkrankung. Zbl. ges. Tuberk.-Forsch. 74, 151 (1957).

ICKERT, F.: Tuberkulose und Trauma. Erg. Tuberk.-Forsch. VIII; — Arbeitsbeschaffung für erwerbsbeschränkte Tuberkulöse. Tuberk.-Fürsorgebl. (Berl.) 17, 36 (1930); Zbl. ges.

Tuberk.-Forsch. 33, 698 (1930); — Darf ein gravides Stationsmädchen auf einer Station mit Offentuberkulösen beschäftigt werden? Tuberk.-Arzt 4, 50 (1950). — IHMS, M.: Charaktero-logische Untersuchungen an strafgefangenen Frauen. Z. angew. Psychol. 56, 129 (1939). — Internationaler Kongreß f. Kriminologie 1955. Mschr. Krim. 40, 146 (1957).

JANTZEN, G.: Über die Gewährung zusätzlicher Verpflegung usw. Tuberk.-Arzt 13, 785 (1959); — Die zwangsweise Unterbringung Offentuberkulöser. Tuberk.-Arzt 13, 131 (1959). — JANZ, H.: Kritische Betrachtung der Rehabilitation Tuberkulöser. Tuberk.-Arzt 13, 488 (1959). — JAROSCH, F.: Die Zwangsasylierung asozialer Offentuberkulöser in Hamburg. Hamburg Diss. Zbl. ges. Tuberk.-Forsch. 56, 524 (1944). — JARYGIN, N. E.: Russische Arbeiten zur Pathomorphologie des vegetativen Nervensystems bei Tuberkulose. Zbl. ges. Tuberk.-Forsch. 58, 167 (1951). — JASPERS, K.: Allgemeine Psychopathologie. Berlin-Göttingen-Heidelberg: Springer 1946; — Der Arzt im technischen Zeitalter. Klin. Wschr. 36, 1037 (1958). — JENSEN, E.: Über das Dienst- und Erkrankungsalter tuberkulöser Krankenschwestern. Tuberk.-Arzt 10, 626 (1956); — Die Erfassung der Tuberkulose beim Heil- und Pflegepersonal. Beitr. klin. Tuberk. 117, 53 (1957); — Die Aufdeckung der Tuberkulose bei exponiert gewesenen Heil-und Pflegepersonen. Tuberk.-Arzt 11, 358 (1957); — Medizinisch-klinische Erfahrungen über die Tuberkulose als Berufskrankheit durch Laborinfektionen. Tuberk.-Arzt 13, 473 (1959). — JENTSCHURA, G.: Beschäftigungstherapie. Stuttgart: G. Thieme 1959. — JOCHUM, K., u. F. JOST: Nikotinsucht und ihre Behandlung. Münch. med. Wschr. 103, 618 (1961). — JOHANNES, TH.: Strafvollzug und tuberkuloseärztliche Versorgung. Kongreßber. 22. Tagg. Wiss. Ges. Südwestd. Tuberk.-Ärzte, Gaggenau 1956, S. 154. Ref. Tuberk.-Arzt 10, 568 (1956). — JOHANNES, TH., u. K. HEINZ: Diabetes mellitus und Lungentuberkulose bei oraler Diabetes-behandlung. Z. Tuberk. 109, 218 (1956). — JOST, F., K. JOCHUM u. I. TUBA: Rauchergewohn-heiten und Nikotinentwöhnung. Wien. med. Wschr. 111, 727 (1961). — Reform des Jugendstraf-rechtes. Stellungnahme der „Arbeitsgemeinschaft für Reform des Strafvollzugs" mit Erläuterun-gen von Wilhelm Mollenhauer. ZfStrVo 3, 92 (1952/53). — JUNGMICHEL, G.: Gerichtlich-medi-zinische Erfahrungen zum Problem der Selbstbeschädigung. Handb. der Artefakte, hrsg. v. J. Mayr. Jena: G. Fischer 1937.

KAHLBACH, W.: Erste Hilfe in der Jugendstrafanstalt. ZfStrVo 8, 65 (1958). — KAHN, E.: Die psychopathischen Persönlichkeiten. Handb. d. Geisteskrankh. Bd. V, Spez. Teil I, Berlin 1928. — KATZ, J., u. R. PLUNKETT: Amer. Rev. Tuberc. 61, 51 (1950). Zbl. ges. Tuberk.-Forsch. 57, 223 (1950/51). — KAYSER-PETERSEN, J. E.: Die Bedeutung der Superinfektion für das tuberkulöse Geschehen beim Menschen. Beitr. Klin. Tuberk. 86, 582 (1955); — Zur Frage der terminmäßigen Umgebungsuntersuchungen. Münch. med. Wschr. 1939; — Asylierung. Tuberkulosis 18, 100 (1942). Zbl. ges. Tuberk.-Forsch. 56, 150 (1943). — KECK, K.: Der Erziehungsstrafvollzug. ZfStrVo 7, 290 (1958). — KEIL, E.: Der Abteilungsleiter im nieder-sächsischen Strafvollzug. ZfStrVo 3, 114 (1952/53). — KELLER, P.: Zum Erkrankungswege bei der Berufstuberkulose der pathologischen Anatomen. Zbl. Path. 93, 97 (1955); Zbl. ges. Tuberk.-Forsch. 69, 316 (1955). — KELLERHALS, O.: Übergangsheime für Strafentlassene. Bl. Gefängnisk. 69, 43 (1938). — KEMMING, TH.: Staumühle, ein Unternehmen neuzeitlichen Strafvollzugs an jungen Rechtsbrechern. ZfStrVo 3, 246 (1952/53). — KEUTZER, A.: Ursachen der Neuerkrankungen an Lungentuberkulose im Spiegel der Statistik. Tuberk.-Arzt 11, 533 (1957). — KIRN, L.: Die Psychosen in der Strafanstalt in ätiologischer, klinischer und forenser Beziehung. Allg. Z. Psychiatr. 45, 1 (1889). — KIRN u. KUHN: Zur Frage betriebsgebundener Rehabilitation. Kongreßber. 22. Tagg. Wiss. Ges. Südwestd. Tuberk.-Ärzte, Gaggenau 1956, S. 27. Ref. Tuberk.-Arzt 10, 560 (1956). — KLARE, K.: Die tuberkulöse Belastung. Z. Tuberk. 98, 272 (1951); — Seelisches Erleben und Heilstättenkur. Kongreßber. 22. Tagg. Wiss. Ges. Südwestd. Tuberk.-Ärzte, Gaggenau 1956, S. 124. Ref. Tuberk.-Arzt 10, 566 (1956). — KLATT, D.: Seelsorge an evangelischen Gefangenen. In E. Bumke, Deutsches Gefängniswesen, Berlin 1928. — KLAWITTA, G.: Noch einmal zur Frage der Vortäuschung von Lungentuber-kulose. Tuberk.-Arzt 5, 226 (1951). — KLEIN, G., u. H. W. MÜLLER: Das Tuberkuloseproblem im Rahmen der Betreuung Geisteskranker. Tuberk.-Arzt 8, 172 (1954). — KLOOS, G., u. E. NÄSER: Die psychische Symptomatik der Lungentuberkulose. Berlin 1938; — KLOOS: Psychopatholo-gie der Tuberkulösen. Med. Klinik 1949, 520. — KNIPPING, H. W., W. BOLT, H. VALENTIN u. H. VENRATH: Untersuchung und Beurteilung des Herzkranken. Stuttgart 1955. — KOHLHAAS, M.: Der Sinn der Strafe ist vielschichtig. Christ und Welt XIII, Nr. 18 (1960). — KOLLE, K.: Das Bild des Menschen in der Psychiatrie. Stuttgart 1954; — Die Schuldfrage aus der Sicht des Psychiaters. Neue Juristische Wschr. 13, 2223 (1960). — KOOPMANN, H.: Lungentuber-kulose und Selbstmord. Dtsch. med. Wschr. 1926, II, 1553. — KRAUSE, K.: Strafvollzug und Strafrechtsreform. ZfStrVo 9, 254 (1959/60). — KREBS, A.: (a) Das Berufsbild des Straf-anstaltsfürsorgers. ZfStrVo 4, 51 (1954); — (b) Entwicklung der Persönlichkeitserforschung im deutschen Gefängniswesen. ZfStrVo 4, 241 (1954); — (c) Kulturnationen erörtern Straf-vollzugsfragen. ZfStrVo 5, 282 (1955); — (d) Straffälligenhilfe, Hinweise auf ihre wichtigsten

Aufgaben und Probleme. ZfStrVo 6, 129 (1956); — (e) Ansprache. ZfStrVo 9, 67 (1960); — (f) Kulturnationen erörtern Strafvollzugsfragen I. ZfStrVo 10, 5 (1961) u. ZfStrVo 10, 284 (1961); — (g) Strafvollzugsbauten in der Gegenwart. ZfStrVo 10, 220 (1961). — KREFFT, S.: Über die Schweigepflicht des Arztes. Dtsch. Ges. Wesen 12, 385 (1957). — KRETSCHMER, E.: (a) Medizinische Psychologie. 10. Aufl. Stuttgart 1950; — (b) Der soziale und moralische Defekt als biologisches Problem. Münch. med. Wschr. 1953, 32; — (c) Der triebhafte Verbrecher und seine Diagnostik. Arch. Psychiat. u. Z. Neurol. 191, 1 (1953); — (d) Der Begriff der motorischen Schablonen und ihre Rolle in normalen und pathologischen Lebensvorgängen. Arch. Psychiat. 190, 1 (1953); — (e) Die Orbitalhirn- und Zwischenhirnsyndrome nach Schädelbasisfrakturen. Arch. Psychiat. 182, 452 (1949); — (f) Körperbau und Charakter. 21. u. 22. Aufl. Berlin-Göttingen-Heidelberg 1955. — KREUSER, F.: Über Tuberkulose bei Krankenpflegepersonen während der Nachkriegsepidemie. Beitr. Klin. Tuberk. 106, 35 (1951). — KRISTÓ, B., u. G. POLGAR: Neue Gesichtspunkte zur Bewertung der Magenacidität tuberkulosekranker Kinder. Beitr. Klin. Tuberk. 116, 569 (1957). — KRÜGER, R.: Zur Entlohnung der Strafgefangenen. ZfStrVo 9, 102 (1959/60). — KRÜTTNER, F.: Ziele und Methoden des heutigen deutschen Strafvollzugs. Juristenzeitung 10, 102 (1955). — KÜHLER, H.: Zur Behandlung der sexuell Straffälligen im Ausland. Mschr. Krim. 38, 93 (1955). — KÜNKELER, H.: Das Hausstrafverfahren aus psychologischer Sicht. ZfStrVo 6, 36 (1956). — KUNTZ, E.: Gastro-intestinale Beschwerden bei Tuberkulose und ihre Behandlung mit synthetischen Azulenen. Medizinische 1956, 1504. — KÜPPER, A.: Neue Aspekte der Tuberkulosefürsorge. Öff. Gesundheit.-Dienst 17, 217 (1955/56); — Die Verwendungsmöglichkeiten Tuberkulöser in Berufen und Tätigkeiten mit erhöhter Ansteckungsgefährdung. Tagungsbericht Tuberk.-Arzt 15, 212 (1961).

LANGE, J.: Verbrechen und Schicksal. Leipzig 1929. — LANGE, J., u. F. EXNER: Die beiden Grundbegriffe der Kriminologie. Mschr. f. Kriminalpsychologie u. Strafrechtsreform 27, 353 (1936). — LANGELÜDDEKE, A.: Neuerungen auf dem Gebiet des Deutschen Jugendstrafrechts und Jugendstrafvollzugs. Fortschr. Neurol. 19, 362 (1951). — LANGER, W.: Erfahrungen mit der Rehabilitation in einer Versorgungsheilstätte. Kongreßber. 22. Tagg. Wiss. Ges. Südwestd. Tuberk.-Ärzte, Gaggenau 1956, S. 47. Ref. Tuberk.-Arzt 10, 562 (1956); — Beschäftigungstherapie und Ausbildung der Therapeutin. Beitr. Klin. Tuberk. 121, 512 (1959). — LAUBER, H. J.: Trauma und Tuberkulose. Med. Klin. 44, 161 (1949). — LEGENDRI, R.: Der „asoziale" Tuberkulöse und die Tuberkulosebekämpfung im Ausland. Ref. Tuberk.-Arzt 12, 663 (1958). — LEHMANN-GRUBE, F.: Über Psychosen durch Isonikotinsäurehydrazid. Tuberk.-Arzt 10, 160 (1956). — LEOPOLD, H.: Schuld und Sühne. ZfStrVo 10, 70 (1961). — LEPPMANN, FR.: Zur ärztlichen Begutachtung der Glaubwürdigkeit von Zeugenaussagen. Ärztl. Sachverst.ztg. 31, 63 (1925). — LEVENDEL, L.: Vorkommen die Persönlichkeitsentwicklung schädigender Faktoren bei der Tuberkulose im Erwachsenenalter. Zbl. ges. Tuberk.-Forsch. 82, 205 (1959). — LEVENDEL, L., u. A. MEZEI: Zum Problem der Personalität lungentuberkulöser Patienten. Tuberk.-Arzt 14, 542 (1960). — LIEBERMEISTER, G.: Tuberkulose und Psychosen. Arch. Psychiat. 70, 58 (1924). — LIEBERMEISTER, K.: Die Desinfektion bei Tuberkulose. Med. Mschr. 9, 541 (1955). — LIEBKNECHT, W. L.: Die moderne Tuberkulosebehandlung und ihre Auswirkungen auf die Fürsorge. Gesundh.-Fürs. 1955, 185; — Zweckmäßige Intervalle periodischer Röntgenreihenuntersuchungen. Tuberk.-Arzt 10, 223 (1956); — Nochmals Absonderung! Tuberk.-Arzt 12, 87 (1958). — LINDIG, W.: Die Bedeutung der Röntgenreihenuntersuchungen für die Auffindung unspezifischer Lungenerkrankungen. Tuberk.-Arzt 15, 779 (1961). — LORBACHER, W.: Genußmittel und ihr Einfluß auf die Heilstättenbehandlung. Tuberk.-Arzt 13, 579 (1959). — LOTTIG, H.: Wechselbeziehungen zwischen Psyche und vegetativem Nervensystem beim Flieger. Luftfahrtmed. Abh. I, 221 (1936/37). — LUBER, F.: Kommentar zum Gesetz über die Tuberkulosehilfe. Verlag R. S. Schulz, München 15. — LÜCHTRATH, H.: Tuberkuloseansteckungen in Pathologischen Instituten und ihre Verhütung. Beitr. Klin. Tuberk. 117, 58 (1957). — LÜTGERATH, F., u. L. SPIELMANN: Fürsorgerische Kontrollen chemotherapierter Tuberkulosen. Tuberk.-Arzt 10, 750 (1956).

MAAS, G.: Psychotherapeutische Erfahrungen unter besonderer Berücksichtigung des autogenen Trainings in einer Tuberkulose-Heilstätte. Tuberk.-Arzt 11, 633 (1957). — MANN, B.: Ein Fall von Selbstverstümmelung, der als Hämoptoe in Erscheinung trat. Zbl. ges. Tuberk.-Forsch. 63 (1953). — MANNHEIM, H.: Über einige neuere Entwicklungstendenzen in der kriminologischen Forschung. Mschr. Krim. 40, 1 (1957). — MARCHAND, H., u. CH. REUTER: Phenothiazine in der Behandlung der Lungentuberkulose. Tuberk.-Arzt 11, 19 (1957). — MARION, A. J., u. D. SALKIN: Ist ein berufliches Rehabilitationsprogramm in einem Tuberkulosekrankenhaus gerechtfertigt? Amer. Rev. resp. Dis. 80, 59 (1959). Ref. Tuberk.-Arzt 14, 256 (1960). — MARKWELL JR., Earl D.: Eine Untersuchung über das Gleichgewicht des vegetativen Nervensystems bei tuberkulösen Patienten. Zbl. ges. Tuberk.-Forsch. 90, 341 (1962). — MARX, R.: Die Rehabilitation Tuberkulosekranker. Tuberk.-Arzt 12, 782 (1958). — MAUCH, G.: Strafvollzugs-Sanitätspersonal. ZfStrVo 5, 83 (1955). — MAURATH, J.: Lungenfunktionsprüfungen. Medizinische 1956, 1455. — MAUZ, F.: Der gefährdete Mensch unserer Zeit aus der Sicht des Psychiaters. Öff. Gesundh.-Dienst 18, 267 (1956/57). — MAYKEMPER, R.: Zur Frage der Entmannung von Sexualverbrechern. ZfStrVo 7, 222 (1958). — MAYR, J.: Hand-Buch der Artefakte. Jena 1937. — McKONE, B.: Heim für Rehabilitation von Tuberkulösen nach der Sanatoriumsbehandlung (Kanada). Zbl. ges. Tuberk.-Forsch. 64, 376 (1953/54). — MEESSEN, H.: Plötzlicher Tod beim Erwachsenen. In Ponsold: Lehrbuch d. gerichtl. Medizin (1957), S. 323. — MEGGENDORFER, E.: Neuerungen auf dem Gebiete des deutschen Jugend-strafrechts und Jugendstrafvollzugs. Fortschr. Neurol. 15, 37 (1943). — MELZER, E.: Der Einfluß der Tuberkulose auf das Seelenleben des Kranken. Stuttgart 1933; — Über das seelische Verhalten des Tuberkulösen. Handb. d. Tuberkulose Bd. I, S. 565, Leipzig 1943; — Psychodiagnostische Untersuchungen an Lungentuberkulösen mit Hilfe des Rorschach-Testes. Beitr. Klin. Tuberk. 103, 301 (1950); — Psyche und Tuberkulose. Hippokrates 28, 1 u. 35 (1957); — Ärztliche Erfahrungen in der Behandlung der vom „Hochschulsanatorium" betreuten Studenten. Tuberk.-Arzt 13, 717 (1959). — MERKEL, K. L.: Alkoholismus bei Lungentuber-kulösen. Beitr. Klin. Tuberk. 116, 653 (1957); — Alkoholismus in der Heilstätte. Tuberk.-Arzt 14, 312 (1960); — Die Kontrolle des Alkoholkonsums in der Heilstätte mit Hilfe des Alcotest-Prüfröhrchens. Tuberk.-Arzt 15, 50 (1961). — MERKEL, K. L., u. J. MERKEL: Der dissoziale Tuberkulöse. Beitr. Klin. Tuberk. 120, 205 (1959). — MEUSERT, W.: Die Weiter-entwicklung der Lehre Pawlows durch K. M. Bykow. Aus d. Tagungsber. „Über das Werk J. P. Pawlows und seiner Schüler". Dresden 1952. — MEY, H. G.: Über Aufgaben und Aus-stattung von Auswahlanstalten innerhalb des Jugendstrafvollzugs. ZfStrVo 9, 93 (1960). — MEYER, C.: Seelsorge an katholischen Gefangenen. In E. Bumke: Deutsches Gefängniswesen. Berlin 1928. — MEYER, E.: Die Wirkung der Freiheitsstrafe auf die Frau. ZfStrVo 9, 275 (1959/60). — MEYER, FR.: Der kriminologische Wert von Prognosetafeln. Mschr. Krim. 42, 214 (1959). — MEYERINGH, H.: Seminar über berufliche Rehabilitation der Tuberkulose-kranken in Clairvivre (Dordogne) und Paris v. 16.—25. 9. 1957. — MEYERS, H. J., G. JACOB-SON u. F. W. OECHSLI: Prophylaktische Maßnahmen im Landesgefängnis von Los Angeles durch Röntgenuntersuchung der Brustorgane. Zbl. ges. Tuberk.-Forsch. 74, 329 (1957). — MEZEI, A. u. L. LEVENDEL: Eine sachliche Untersuchung schädlicher Faktoren der Persönlich-keitsentwicklung beim Tuberkulosekranken. Ref. Zbl. ges. Tuberk.-Forsch. 88, 212 (1961). — — MEZGER, E., u. E. SEELIG: Kriminalbiologische Gegenwartsfragen. Stuttgart 1953; — Der MEZGER, E.: Kriminalpolitik und ihre kriminologischen Grundlagen, 3. Aufl., Stuttgart 1944. § 51 StGB und der Strafrichter. In E. Metzger u. E. Seelig: Kriminalbiologische Gegenwarts-fragen. Stuttgart 1953. — MIDDENDORF, W.: Vorbeugen ist besser als Heilen. Recht der Jugend 3, 357 (1955). — MITCHELL, R. S.: Rückfälle an pulmonaler Tuberkulose nach fünf-jähriger oder längerer Inaktivität. Zbl. ges. Tuberk.-Forsch. 71, 412 (1956); — Der gegen-wärtige Stand der Tuberkulosebehandlung. Zbl. ges. Tuberk.-Forsch. 75, 302 (1957). — MITTERMAIER, W.: Gefängniskunde. Berlin und Frankfurt a. M. 1954; — Neue Entwick-lungen im deutschen Strafvollzug. ZfStrVo 4, 33 (1954); — Über den Erziehungsstrafvollzug. ZfStrVo 7, 4 (1957). — MOOG, K.: Muß es immer ein Lehrverhältnis sein? ZfStrVo 7, 317 (1958). — MÜLLER, A.: Arbeitsbehandlung bei Skelettuberkulose. Beitr. Orthop. 2, 211 (1955). — MUELLER, B.: Kriminologische Begutachtung chronischer Rechtsbrecher. Mschr. Krim. 39, 17 (1956). — MÜLLER, E.: Abgrenzung der Zusammenarbeit im Erziehungsheim zwischen Psychiater, Psychologe und Pädagoge. ZfStrVo 4, 107 (1954). — MÜLLER, REINER W.: Der Tuberkuloseablauf im Körper. Georg Thieme, Stuttgart 1952. — MÜLLER-WIELAND, K.: Besonderheiten der Pathogenese und Symptomatologie der Diabetikertuberkulose. Dtsch. med. Wschr. 85, 1650 (1960) — MÜLLER-HESS, V.: Interessante Simulationsfälle mit kurzen Bemerkungen zur Frage der Simulation im Wandel der jüngsten Zeit. Ärztl. Sachverst.ztg. 44, 227 (1938). — MUNKWITZ, W.: Zur Schweigepflicht des Gefängnisarztes. ZfStrVo 5, 231 (1955); — Psychisch anfällige Jugendliche im Strafvollzug. ZfStrVo 8, 48 (1958); — Be-handlung besonders schwieriger junger Rechtsbrecher in psychiatrisch geleiteten Sonderstraf-anstalten. Mschr. Krim. 42, 149 (1959). — MUTHESIUS, H., C. P. SPAHN u. P. CAESAR: Recht der Tuberkulosehilfe. Kommentar zum Tuberkulosehilfsgesetz. Schriften des deutschen Vereins für öffentliche u. private Fürsorge, H. 216, 1961. Carl Heymanns Verlag, Köln.

NAEGELSBACH, H.: Strafvollzug und Strafrechtsreform. ZfStrVo 9, 160 (1959/60). — NASS, G.: Über die zweifache archaische Wurzel der Strafe. Mschr. Krim. 40, 40 (1957). — NAU, E.: Das ärztliche Berufsgeheimnis. Jahreskurse ärztl. Fortb. 32 (1941). — NAUMANN, R.: Die Haftfähigkeit im Strafvollzug. Beitr. gerichtl. Med. 19, 116 (1925). — NEERFORTH: Rehabilitation und Sozialversicherung. Kongreßber. 22. Tagg. Wiss. Südwestd. Tuberk.-Ärzte, Gaggenau 1956, S. 21. Ref. Tuberk.-Arzt 10, 560 (1956). — NEUMANN, G.: Zwangsabson-derung und Behandlungsaussichten. Tuberk.-Arzt 12, 81 (1958). — NIELSON, E.: Über die Verpflegungsfragen im Gefängnis. ZfStrVo 2, 53 (1951). — NUSSBAUM u. Paris: Wieder-erlangung der Arbeitsfähigkeit bei Lungentuberkulösen in der Elektro- und Gasindustrie. Ref. Zbl. ges. Tuberk.-Forsch. 85, 225 (1960).

OPPIKOFER: Erfahrungen mit Arbeitstherapie und Umschulung in der Arbeitsheilstätte Appisberg (Schweiz). Kongreßber. 22. Tagg. Wiss. Ges. Südwestd. Tuberk.-Ärzte, Gaggenau 1956, S. 52. Ref. Tuberk.-Arzt 10, 562 (1956). — ORTH, A.: „Besinnung". Anregung zur Selbstbildung in Anstalten und Heimen. 2. Aufl. hrsg. vom Fliednerverein e. V., Butzbach, 0,50 DM; — Die Rolle des Fürsorgers in der Jugendstrafanstalt. „Wir alle" Nr. 62/63, 11 (1954). — ORTHNER, H.: Zur Frage des psychiatrischen Krankheitsbegriffs. Psyche 3, 561 (1949). — OTTINGER, E.: Die betrügerische Persönlichkeit im Strafvollzug und unter Bewährungskontrolle. ZfStrVo 6, 85 (1956). — OVERRATH, H.: Diskussion. Kongreßber. 22. Tagg. Wiss. Ges. Südwestd. Tuberk.-Ärzte, Gaggenau 1956, S. 77. Ref. Tuberk.-Arzt 10, 563 (1956); — Die Bedeutung der Lungenfunktionsdiagnostik für die Begutachtung und allgemeine Therapie der Lungentuberkulose. Tuberk.-Arzt 12, 425 (1958).

PACZOWSKY, J.: Welche Forderungen ergeben sich aus der „Bill of Rights", den Habeas Corpus-Akten und der Bundesverfassung für das Vorgehen bei asozialen Tuberkulösen? Tuberk.-Arzt 3, 701 (1949); — Einige Probleme und Erfahrungen bei der Behandlung tuberkulöser Strafgefangener. Z. Tuberk. 95, 166 (1950); — Zur Frage der Haftfähigkeit krimineller Tuberkulöser. Tuberk.-Arzt 4, 220 (1950). — Neue Wege der Zwangsabsonderung Offentuberkulöser. Tuberk.-Arzt 3, 226 (1949). — PAETZOLD: Rehabilitation als ärztliche und soziale Aufgabe. Kongreßber. 22. Tagg. Wiss. Ges. Südwestd. Tuberk.-Ärzte, Gaggenau 1956, S. 8. Ref. Tuberk.-Arzt 10, 559 (1956). — PANSE, FR.: Die psychologische Problematik des Strafvollzugs im Hinblick auf den Besserungsgedanken. Mschr. Krim. 39, 5 (1956). — PARADE, G. W.: Innere Sekretion und Tuberkulose. Tuberk.-Arzt 4, 371 (1950); — Inkretorischer Apparat und Tuberkulose-Klinik. Tagungsber. Tuberk.-Arzt 7, 682 (1953). — PARAF, J., u. M. PARAF: Die Bildungsstufen der alten, chronischen Tuberkulose. Zbl. ges. Tuberk.-Forsch. 83, 209 (1959/60). — PATAT, P.: Beitrag zur Sexualfunktion tuberkulöser Frauen. Zbl. ges. Tuberk.-Forsch. 82, 359 (1959). — PATSCH, J.: Kreislaufregulationsprüfungen tuberkulös Erkrankter vor und nach Chemotherapie. Wien. med. Wschr. 1956, 564. Ref. Tuberk.-Arzt 11, 116 (1957). — PATTEN, W.: Untersuchungen zur Infektiosität von Büchern. Tuberk.-Arzt 14, 368 (1960). — PAULUSCH, A.: Bemerkenswertes aus dem Jugendstrafvollzug Neumunster/ Moltsfelde. ZfStrVo 3, 317 (1952/53). — Personalbemessung, Mitteilungen 1957, Nr. 48 des Präsidenten des Abgeordnetenhauses von Berlin. — PETERS, G.: Spezielle Pathologie der Krankheiten des zentralen und peripheren Nervensystems. Stuttgart 1951. — PFAFFENBERG, R.: Über die Lungentuberkulose als Komplikation des Diabetes mellitus. Tuberkulose-Bibliothek Nr. 95. Leipzig: J. A. Barth 1959; — Zum Tuberkulin- und Röntgenkataster bei Diabetikern. Tuberk.-Arzt 14, 513 (1960); — Lungentuberkulose bei Diabetikern. Beitr. Klin. Tuberk. 124, 265 (1960). — PFLEIDERER: Klimatische Gesichtspunkte der Tuberkulosebehandlung. Tuberk.-Arzt 14, 382 (1960). — PHILLIPS, S.: Nachuntersuchungen von Patienten mit Lungentuberkulose. Zbl. ges. Tuberk.-Forsch. 73, 392 (1957). — PIETSCH, K.: Der Psychotherapeut in der Strafanstalt. I u. II. ZfStrVo 7, 102 u. 143 (1957). — PLENGE, H.: Die Behandlung erheblich rückfälliger Sexualdelinquenten, vornehmlich der Homosexuellen, unter Berücksichtigung der Kastration. Mschr. Krim. 44, 15 (1961). — PONICK, U.: Die Endo-Myocarditis bei Lungentuberkulose. Tuberk.-Arzt 10, 13 (1956). — PONSOLD, A.: Lehrbuch der Gerichtl. Medizin. 2. Aufl., Stuttgart 1957. — POPELIANSKI, J. U.: Über Initialpsychosen bei der tuberkulösen Meningitis. Zbl. ges. Tuberk.-Forsch. 76, 153. — PRESS, P.: Die Tuberkulose zu Beginn des Erwachsenenalters. Zbl. ges. Tuberk.-Forsch. 71, 162 (1956). — Die moderne Psychiatrie. Fachblatt für das Pflegepersonal psychiatrischer Kliniken und Landeskrankenhäuser. Göttingen 1956. — Psychopharmacologia. Berlin-Göttingen-Heidelberg: 1959/60.

RACAMIER, P. C.: Lungentuberkulose. Zbl. ges. Tuberk.-Forsch. 74, 153 (1957). — RACHOLD, R.: Die psychopathische Persönlichkeit in der amtsärztlichen, gerichtsärztlichen und vertrauensärztlichen Beurteilung. Öff. Gesundh.-Dienst 17, 83 (1955/56). — RADBRUCH, G.: Psychologie der Gefangenschaft. ZfStrVo 3, 140 (1952/53); — Der Mensch im Recht. Göttingen: Vandenhoeck u. Rupprecht 1957. — RANGOL, A. J.: Warum Strafvollzugsstatistik? ZfStrVo 9, 158 (1959/60). — RÄNTSCH: Diskussion, Kongreßber. 22. Tagg. Wiss. Ges. Südwestd. Tuberk.-Ärzte, Gaggenau 1956, S. 87. Ref. Tuberk.-Arzt 10, 564 (1956). — RASCH-BAUER: Die Gruppenpädagogik und ihre Anwendung im Strafvollzug. ZfStrVo 9, 15 (1959/60). — REDEKER, F.: Die Großepidemiologie der Tuberkulose. Beitr. Klin. Tuberk. 108, 1 (1953). — REDHARDT, R.: Strafaussetzung zur Bewährung und ärztliche Behandlung als Bewährungsauflage. Mschr. Krim. 41, 164 (1958). — REGENBOGEN, E.: Diagnostische und therapeutische Eingriffe des Internisten. Stuttgart 1949. — REID, D. D.: Die Häufigkeit von Tuberkulose bei medizinischem Laborpersonal. Brit. Med. J. Nr. 5035, 10 (1957). Ref. Zbl. ges. Tuberk.-Forsch. 77, 183 (1958). — REIMERS, E.: Gebt dem Strafgefangenen den Blick in die Außenwelt frei. ZfStrVo 6, 378 (1956). — RICH, A. R., A. H. HOWARD u. McCARDOCK: Die Pathogenese der tuberkulösen Meningitis. Bull. Johns Hopkins Hosp. Editorial Board Vol. LII, S. 5 Baltimore, Maryland 1933. — RICHTER, K. H.: Übertragungsmöglichkeiten, insbesondere der

Tuberkulose durch das Leihbuch. Z. ärztl. Fortb. **1937**, 164. — Richtlinien für die Beschäftigung von Lungentuberkulösen an geeigneten Arbeitsplätzen, Teil I u. II, hrsg. v. Deutschen Zentralkomitee zur Bekämpfung der Tuberkulose 1954, Geschäftsstelle Augsburg, Schießgrabenstr. 24 (wird auf Anforderung kostenlos abgegeben). — RICKMANN, L.: Genußmittel und Tuberkulose. Erg. Tuberk.-Forsch. Bd. XI, 349 (1935). — RIEBSCHLÄGER, F.: Beitrag zur Frage der traumatischen Lungentuberkulose. Tuberk.-Arzt 7, 612 (1953). — RIEMENSCHNEIDER, H.: Zum Thema: Sexualfragen in Männerstrafanstalten. ZfStrVo 5, 358 (1955); — Einleitung einer Alkoholentziehungsbehandlung während des Strafvollzugs? Mschr. 39, 24 (1956). — RIOU, J.: Tuberkulose und Psyche usw. Zbl. ges. Tuberk.-Forsch. 74, 152 (1957). — RIXEN, P.: Die gemeingefährlichen Geisteskranken im Strafrecht, im Strafvollzug und in der Irrenpflege. Monogr. Neurol. Psychiatr. Heft 24, Berlin 1921. — ROLOFF, W.: Tuberkulose-Lexikon, 2. Aufl. Stuttgart 1949; — Tuberkulose und Persönlichkeit. Psyche 3, 732 (1950). — Röntgenuntersuchungen in den Vollzugsanstalten der Justizverwaltung. Die Justiz 5, 98 (1956). — ROMANESCU, N.: Sterblichkeit an Tuberkulose. Zbl. ges. Tuberk.-Forsch. 37, 798 (1932). — Durchführungsbestimmungen für die regelmäßigen Röntgenuntersuchungen der Lehrer und Erzieher. Tuberk.-Arzt 10, 308 (1956). — RORSCHACH, H.: Psychodiagnostik. 4. Aufl. Bern 1941. — ROSA: Der Patient und die Rehabilitation. Kongreßber. 22. Tagg. Wiss. Ges. Südwestd. Tuberk.-Ärzte, Gaggenau 1956, S. 35. Ref. Tuberk.-Arzt 10, 561 (1956); — Diskussion. Kongreßber. 22. Tagg. Wiss. Ges. Südwestd. Tuberk.-Ärzte, Gaggenau, 1956, S. 134. — ROSA-WOLFF: Möglichkeiten des autogenen Trainings bei Tuberkulösen. Kongreßber. 22. Tagg. Wiss. Ges. Südwestd. Tuberk.-Ärzte, Gaggenau 1956, S. 130. Ref. Tuberk.-Arzt 10, 566 (1956). — ROTTER, H.: Prophylaxe des Alkoholismus bei Lungenkranken. Tuberk.-Arzt 15, 566 (1961); — Erfassung, Behandlung und nachgehende Betreuung Alkoholkranker. Wien. med. Wschr. 111, 756 (1961). — ROTTHAUS: Zur Bearbeitung der Gefangenenbeschwerde. ZfStrVo 10, 201 (1961). — RUDAT, KL.: Über die Infektiosität fixierter gefärbter Bakterienpräparate. Z. ges. Hyg. 1, 70 (1955). — RÜNGER, H.: Möglichkeiten des Unterrichts im Jugendstrafvollzug. ZfStrVo 8, 31, 89 (1958).

SACCHETTO, C.: Frauen im Strafvollzug. ZfStrVo 9, 330 (1959/60). — SACHS, J.: Zur Behandlung von kriminellen Psychopathen in Dänemark. Mschr. Krim. 39, 69 (1955). — SAMALE, L.: Arch. pricol. neurol., Milano 15, 397 (1954) (zit. n. Heusser). — SAUER, W.: Über den Einfluß der Kriminologie auf die Strafrechtsreform. Mschr. Krim. 40, 105 (1957). — SCHÄFER, E. L.: Tuberkulose und innere Sekretion. Erg. Tuberk.-Forsch. Bd. XII, Stuttgart 1954. — SCHANEN, A., u. F. W. WOLF: Beitrag zur Epidemiologie der Lungentuberkulose bei Jugendlichen. Tuberk.-Arzt 10, 598 (1956). — SCHILLING, V.: Plötzlicher Tod durch diffuse tuberkulöse Herzmuskelentzündung. Neue med. Welt 1, 860 (1950). — SCHLEPKOW: Kann man heutzutage auf eine Zwangsasylierung asozialer, chronisch Offentuberkulöser verzichten? Kongreßber. 22. Tagg. Wiss. Ges. Südwestd. Tuberk.-Ärzte, Gaggenau 1956, S. 150. Ref. Tuberk.-Arzt 10, 568 (1956). — SCHLEYER, F.: Studien über das Delikt der gewalttätigen Kindesmißhandlung. Mschr. Krim. 41, 65 (1958). — SCHMEITZKY, R.: Zur Frage der Erwachsenenbildung im Strafvollzug. ZfStrVo 10, 108 (1961). — SCHMIDT, A.: Unterricht in der Strafanstalt. ZfStrVo 10, 230 (1961). — SCHMIDT, EB.: Brennende Fragen des ärztlichen Berufsgeheimnisses. München 1951; — Ansprache. ZfStrVo 9, 76 (1960). — SCHNEIDER, J.: Die Stellungnahme des Vollzugsbeamten zu Gesuchen von Gefangenen. ZfStrVo 3, 302 (1952/53). — SCHNEIDER, K.: Studien über Persönlichkeit und Schicksal eingeschriebener Prostituierter. 2. Aufl., Berlin 1926; — Selbstmordversuche. Dtsch. med. Wschr. 1933, II, 1389; — Über Psychopathen und ihre kriminalbiologische Bedeutung. Mschr. Krim. 29, 353 (1938); — Klinische Psychopathologie. 3. Aufl., Stuttgart 1950; — Die Beurteilung der Zurechnungsfähigkeit. 3. Aufl. Stuttgart: G. Thieme 1956; — „Der Psychopath" in heutiger Sicht. Fortschr. Neurol. 26, 1 (1958). — SCHOLZ, L.: Leitfaden für Geisteskrankenpfleger. 26. Aufl., bes. v. L. Ziegelroth. Halle a. d. S. 1950. — SCHOTT, O.: Die Sorge um das „Nachher". Wir alle Nr. 62/63, 13 (1954); — Entlassungsvorbereitungen im Fliedner-Haus Groß Gerau. ZfStrVo 6, 184 (1956). — SCHRÖDER, E.: Das Schicksal des chronisch Tuberkulösen. Dtsch. med. Wschr. 79, 327 (1954); — Auskunftspflicht des Arztes. Öff. Gesundh.-Dienst 15, 233 (1953/54); — Gesundheitsfürsorge als Aufgabe und Methode. Öff. Gesundh.-Dienst 17, 385 (1955/56); — Erfassung und Behandlung der Tuberkulose bei Studenten. Münch. med. Wschr. 1956, 1203/1228; — Kompendium der Gesundheitsfürsorge. Stuttgart: G. Thieme 1959. — SCHRÖDER, G.: Grundsätzliches zur Allgemeintherapie der Tuberkulose. Erg. Tuberk.-Forsch. 3, 515 (1931). — SCHÜCKING, B., u. G. HUCHTHAUSEN: Leitfaden der Beschäftigungs- und Arbeitstherapie. Darmstadt: Steinkopff 1961. — SCHULTE, W.: Greise als Täter unzüchtiger Handlungen an Kindern. Mschr. Krim. 42, 138 (1959). — SCHULTZ, J. H.: „Therapeutische Bekämpfung der Kriminalität?" — Probleme und Möglichkeiten. Med. Klin. 55, 27 (1960). — SCHUMM, P.: Die Jugendkriminalität. Fortschr. Neurol. 24, 281 (1956). — SCHWAB, G.: Tuberkulose und Strafvollzug. Bl. f. Gefängnisk. 71, 275 (1940/41). — SCHWANER, H. L.: Plötzlicher Tod bei chromaffinem Tumor. Dtsch. Z. gerichtl. Med. 40, 561 (1951). — SCHWARTZ, E.: Die Bedeutung des BK-Befundes in der Begutachtung von Arbeitsunfähigkeit und Invalidität und bei Arbeitseingliederung. Zbl. ges. Tuberk.-Forsch. 82, 343 (1959). — SCHWENKENBECHER, D.: Letztjährige Erfahrungen über die Arbeitstherapie und Rehabilitation bei Lungenkranken. Tuberk.-Arzt 10, 550 (1956). — SEELIG, E., u. K. WEINDLER: Die Typen der Kriminellen. Berlin u. München 1949. — SEELIG, E.: Lehrbuch der Kriminologie. 2. Aufl., Graz 1951; — Der nichtseßhafte Mensch. Mschr. Krim. 30, 141 (1939). — SEIBERT, O.: Tuberkulose und Haftfähigkeit. Dtsch. med. Wschr. 1950, 620. — SEIDEL: Der Wert der Allgemeinbehandlung als Operationsvorbereitung und postoperative Kur. Kongreßber. 22. Tagg. Wiss. Ges. Südwestd. Tuberk.-Ärzte, Gaggenau 1956, S. 114. Ref. Tuberk.-Arzt 10, 565 (1956). — SELGE, E.: Jugendstrafvollzug in Herford. ZfStrVo 4, 22 (1954); — Die Entlassung zur Bewährung bei Jugendstrafe von unbestimmter Dauer aus der Sicht des Strafvollzugs. ZfStrVo 6, 146 (1956). — SEYFARTH, H.: Fürsorge für Gefangene und Entlassene. In E. Bumke: Deutsches Gefängniswesen, Berlin 1928, S. 434. — Sexualforschung, Beiträge zur —. Stuttgart: Enke. — SIEBECK, R.: Medizin in Bewegung. Stuttgart (1957). — SIEBER, F.: Unfallverhütung. ZfStrVo 6, 110 (1956). — SIEMON, G.: Zur Magendiagnostik in der Lungenheilstätte. Tuberk.-Arzt 9, 203 (1955). — SIEMSEN, G.: Wunsch und Wirklichkeit im Berliner Strafvollzug an Frauen. ZfStrVo 9, 201 (1960). — SIXT, K.: Tuberkulosehilfe einst und jetzt. Tuberk.-Arzt 8, 502 (1954). — SPANGENBERG, W. W.: Kritische Bemerkungen zur Messung der Lungenventilation (Spirographie). Z. ärztl. Fortb. 1957, 221. — SPENGLER, F.: Methodik und Bewertung von Lungenfunktionsprüfungen. Z. ärztl. Fortb. 50, 619 (1956). — SPRANGER, E.: Der geborene Erzieher. Heidelberg: Quelle u. Meyer 1958. — STARKE: Die Behandlung der Gefangenen. In E. Bumke: Deutsches Gefängniswesen, Berlin 1928, S. 147. — STEFAN, H.: Simulation und Dissimulation auf dem Gebiete der Psychiatrie und Neurologie. Handb. d. Artefakte, hrsg. v. J. Mayr, Jena 1937. — STEFFENS, H.-J.: Selbsthilfe bei Lungentuberkulose. Selbstverlag, Köln 1961, Brosch. 3,— DM. — STEIGERTHAL, G.: Der Vollzug der Unterbringung im Arbeitshaus, Asyl, in der Trinkerheilanstalt und in der Heil- und Pflegeanstalt. Bl. f. Gefängnisk. 69, 30 (1938). — STEINBRÜCK: Die Rehabilitation in der DDR. Kongreßber. 22. Tagg. Wiss. Ges. Südwestd. Tuberk.-Ärzte, Gaggenau 1956, S. 56. Ref. Tuberk.-Arzt 10, 563 (1956). — STEINEMANN, K.: Das „persönliche" Gespräch. ZfStrVo 6, 342 (1956). — STEINHÄUSER: Rehabilitation des Tuberkulosekranken aus der Sicht des freipraktizierenden Lungenfacharztes Kongreßber. 22. Tagg. Wiss. Ges. Südwestd. Tuberk.-Ärzte, Gaggenau 1956, S. 71. Ref. Tuberk.-Arzt 10, 561 (1956). — STERN, E.: Beitrag zur Psychologie des Lungenkranken. Der Eindruck der Diagnose „Lungentuberkulose" auf den Kranken. Dtsch. med. Wschr. 51, II, 1146 (1925); — Die Psyche des Lungenkranken. 2. Aufl., Berlin 1954. — Strafvollzugsbedienstete, Auswahl und Ausbildung. Beschlüsse des 1. Kongresses d. Vereinten Nationen zur Verhütung von Verbrechen und zur Behandlung von Straffälligen. ZfStrVo 6, 257 (1956) u. 8, 184 (1959). — Strafanstalt für Männer Frankfurt am Main-Preungesheim, Gustav Radbruch-Haus. ZfStrVo 9, 67 (1960). — STRAUSS, E.: Bedingt modifizierter Strafvollzug bei aktiv Tuberkulösen. Diss. Berlin 1950. — STRÜDER, J.: Erziehungsstrafvollzug? ZfStrVo 3, 241 (1952/53). — STUMPFL, FR.: Erbanlage und Verbrechen. Berlin 1935; — Die Ursprünge des Verbrechens. Leipzig 1936; — Erbpsychologie des Charakters, Kriminalität und Vererbung. Handb. der Erbbiologie des Menschen, Bd. V, S. 368 ff., 1223 ff. (1939). — STURM, A.: Gutachterliche Beurteilung von Zwischenhirnstörungen. Dtsch. med. Wschr. 1952, 655. — STURSBERG, H.: Technik der wichtigsten Eingriffe in der Behandlung innerer Krankheiten. 5. Aufl., Berlin 1946. — STUTTE, H.: Zur Frage der heilerzieherischen Behandlung i. S. von § 10, Abs. II des Jugendgerichtsgesetzes. Mschr. Krim. 39, 103 (1956). — SUGA, M.: Psychologische Erfahrungen an hospitalisierten Tuberkulösen. Zbl. ges. Tuberk.-Forsch. 75, 319. — SUSSMANN, FR.: Probleme der Rehabilitation bei Lungentuberkulose. Jena: Gustav Fischer 1959. — SUTTINGER, G.: Das Gefängnis als Abschreckungs-, Erziehungs- und Verwahrungsanstalt. Ref. Soziale Arbeit 2, 371 (1953); — Ehrenamtliche Schutzhelfer in der Strafentlassenenfürsorge. ZfStrVo 3, 300 (1952/53); — Persönlichkeit und Strafvollzug. Mschr. Krim. 43, 76 (1960). — SZALAY, GG., u. A. LEHOCZKY: Die Lungentuberkulose und ihre Therapie während der Schwangerschaft und im Wochenbett. Tuberk.-Arzt 15, 622 (1961).

TEGTMEIER, A.: Erfahrungen mit der Umschulung in den Heilstätten Bad Berka. Kongreßber. 22. Tagg. Wiss. Ges. Südwestd. Tuberk.-Ärzte, Gaggenau 1956, S. 63. Ref. Tuberk.-Arzt 10, 563 (1956); — Ziele der Rehabilitation bei Tuberkulose. Mschr. Tuberk. Bekämpf. 1, 113 (1958); — Die Bedeutung der Beschäftigungstherapie. Beitr. Klin. Tuberk. 121, 505 (1959). — THELEN, H. J.: Hirnverletzung und Kriminalität. Arch. Psychiatr. u. Z. Neurol. 190, 221 (1953). — THIELE, H.: Tuberkulose und Gefängniswesen. Z. Tuberk. 40, 264 (1924). — THIELE, R.: Zur somatologischen Fundierung der Psychosen. Psychiat. Neurol. med. Psychol. (Lpz.) 9, 322 (1951). — TOMÁNEK, A., u. M. HYKEŠ: Positiver Tuberkelbazillennachweis bei negativem Lungenbefund. Tuberk.-Arzt 10, 133 (1956). — TRAUTWEIN, H.: Die Aktivitätsdiagnose der Tuberkulose. Münch. med. Wschr. 1958, 137. — TRESS, J.: Die Asozialenfrage. Bl. f. Gefängnisk. 72, 163 (1942). — TRÜB, P.: Der Begriff der Pflegebedürftigkeit. Öff. Gesundh.-Dienst **19**, 30 (1957). — Tuberkulose-Abteilung Plötzensee. Mitteilungen des Präsidenten des Abgeordnetenhauses von Berlin, Nr. 48 (1957). — Tuberkuloseforschung, Neuere (Tuberkulose-Bücherei), 1. Verhandlungsbericht, erst. v. R. Griesbach. Stuttgart 1949. — Tuberkulose-Jahrbuch 1954/55, hrsg. v. R. Griesbach (DZK), Berlin-Göttingen-Heidelberg 1957. — Tuberkulose-Jahrbuch 1957, hrsg. v. R. Griesbach (DZK), Berlin-Göttingen-Heidelberg 1959. — Tuberkulose-Jahrbuch 1958, hrsg. v. R. Griesbach (DZK), Berlin-Göttingen-Heidelberg 1960. — Tuberkulose-Jahrbuch 1959, hrsg. v. Fritz Keuser (DZK), Berlin-Göttingen-Heidelberg 1961. — Tuczek: Diskussion. Kongreßber. 22. Tagg. Wiss. Ges. Südwestd. Tuberk.-Ärzte, Gaggenau 1956, S. 92. Ref. Tuberk.-Arzt 10, 564 (1956). — Tuberkulose-Hilfe, Rechtsanspruch auf —. Tuberk.-Arzt **1953**, 171. — Tuberkulinprobe bei den im Gesundheitsdienst und in der Wohlfahrtspflege tätigen Personen vom 1. 7. 1952. Über die Notwendigkeit der Anstellung einer Tuberkulinprobe. Z. Tuberk. **101**, 205 (1952).

Umgebungsuntersuchungen, Notwendigkeit, Dauer und Ergebnisse der —. Symposion, Dtsch. Tuberk.-Ges., Feiburg i. Br. 1960. Beitr. Klin. Tuberk. **124**, 237 (1961). — Umhauer, E.: Vorläufige Entlassung und Beurlaubung auf Wohlverhalten (Bedingter Erlaß eines Strafrestes). In E. Bumke: Gefängniswesen, Berlin 1928, S. 392. — Unholtz, K.: Tuberkulose-Ansteckungen im Krankenhaus und ihre Verhütung. Beitr. Klin. Tuberk. **117**, 41 (1957).

Vargha, G.: Lungenfunktionsprüfungen in der Tuberkulosepraxis. Tuberk.-Arzt **12**, 280 (1958). — Vašku, J., M. Pospisil, u. Vl. Turek: Die Beeinflussung der experimentellen Kaninchentuberkulose durch verschiedene funktionelle Zustände des Zentralnervensystems. Z. inn. Med. **1955**, 128. Ref. Tuberk.-Arzt 10, 120 (1956). — Verbrechensverhütung und Behandlung von Straffälligen, Der erste Kongreß der Vereinten Nationen über —. v. 22. 8. bis 3. 9. 1955. ZfStrVo 5, 259 (1955). — Verschuer, O. Frhr. v.: Tuberkulöse Zwillinge. Dtsch. med. Wschr. **1955**, 1635. — Vervaeck, zit. n. Exner, Fr.: Kriminologie, 3. Aufl. Berlin-Göttingen-Heidelberg 1949, S. 192. — Villinger, W.: Über die Grenzen der Erziehbarkeit im Strafvollzug. In Frede-Grünhut, Reform des Strafvollzugs, Berlin 1927.

Warren, S.: Die psychologischen Aspekte der Tuberkulose. Zbl. ges. Tuberk.-Forsch. **75**, 319. — Weber, Kl.: Die Ausbildung für den einfachen Dienst. ZfStrVo 4, 149 (1954). — Wehr, G.: Der Strafanstaltsfürsorger als Entlassungshelfer. ZfStrVo 6, 169 (1956). — Weiger, H.: Der Rachenabstrich in der Tuberkulosefürsorge. Tuberk.-Arzt 9, 418 (1955). — Weiss, J.: Tuberkulose im Schriftbild. E. Reinhard, München-Basel 1957. — Weissrieder, O.: Die Strafanstaltsbeamten. In E. Bumke: Deutsches Gefängniswesen, Berlin 1928. — Weitsch, E.: Technik der geistigen Arbeit. Ein Wegweiser für Selbstbildung und Benutzung des Unterrichts, 4. Aufl. Herausgeg. v. Fliedner-Verein e. V., Butzbach, 1,— DM. — Wemmer, F.: Erfahrungen bei der stationären Behandlung jugendlicher Tuberkulosekranker. Tuberk.-Arzt **16**, 14 (1962). — Wendt, C.-F.: Die Möglichkeiten und Grenzen psychotherapeutischer Behandlung von erwachsenen und jugendlichen Rechtsbrechern. Mschr. Krim. 40, 193 (1957). — Wernli-Hässig, A.: Zeitfaktor in der Heilstättenbehandlung. Tuberk.-Arzt 5, 158 (1951). — Werrolt, W.: Die seelische Haltung des Lungenkranken in der Heilstätte. Tuberk.-Arzt 4, 666 (1950). — Westermann, H.: Ist der „Gegentypus" (nach Jaensch) bei Lungentuberkulösen besonders häufig? Beitr. Klin. Tuberk. **100**, 13 (1944); — Die Sexualität bei Tuberkulösen. Tuberk.-Bücherei, Stuttgart 1950; — Über die Entstehung und Verschlechterung der Tuberkulose durch seelische Ursachen. Beitr. Klin. Tuberk. **105**, 164 (1951). — Wetzler, W.: Die wirtschaftliche Betreuung der Tuberkulosekranken. Tuberk.-Arzt **15**, 344 (1961). — Wickenhäuser, K.: Der plötzliche oder ziemlich plötzliche Tod bei Nebennierenmarktumoren und seine Bedeutung für die gerichtliche Medizin. Dtsch. Z. gerichtl. Med. **31**, 97 (1939). — Wiemann, H.: Die Ausbildung des Personals der Berliner Gefängnisse und Vollzugsanstalten. Freiheit 5, 9 (1952). — Wiese, O.: Tabakrauchen in Lungenheilstätten. Tuberk.-Arzt 8, 112 (1954). — Williams, M., and W. Smith: Mental disturbances in tuberculous meningitis. J. of Neur., N. S. 17, 173 (1954). — Wilmanns, K.: Die sog. verminderte Zurechnungsfähigkeit. Berlin 1927; — Das Vagabundentum in Deutschland. Z. Neurol. **168**, 65 (1940). — Winkelmann, M.: Tabakrauchen und Lungentuberkulose. Tuberk.-Arzt **11**, 243 (1957); — Die Problematik der Rehabilitation älterer und chronisch ansteckender Tuberkulöser. Z. ärztl. Fortbild. **54**, 1167 (1960). — Wohlrabe: Diskussion. Kongreßber. 22. Tagg. Wiss. Ges. Südwestd. Tuberk.-Ärzte, Gaggenau 1956, S. 88. Ref. Tuberk.-Arzt 10, 566 (1956). — Worch: Die Ernährung des Tuberkulosekranken. Kongreßber. 22. Tagg. Wiss. Ges. Südwestd. Tuberk.-Ärzte, Gaggenau 1956, S. 119. Ref. Tuberk.-Arzt 10, 566 (1956). — Würzbach, K.: Zur Allgemeinbehandlung der Tuberkulose. Tuberk.-Arzt **15**, 390 (1961).

Zivy, P.: Die Tuberkulose der Alkoholiker und der Alkoholismus der Tuberkulösen. Zbl. ges. Tuberk.-Forsch. **71**, 198 (1956). — Zwangsabsonderung asozialer Offentuberkulöser (in Bayern). Tuberk.-Arzt 5, 111 (1951).

Sachverzeichnis

Die kursiv gesetzten Seitenzahlen sind Hauptnachschlagstellen.